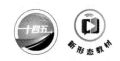

国家卫生健康委员会
"十四五"规划新形态教材

全国高等学校教材

供临床、预防、口腔、护理、检验、影像专

U0618831

药理学

第 3 版

主　　编　魏敏杰　王垣芳
副 主 编　赵晓民　鲁开智　李 华

数字负责人　刘明妍　许 勇
编　　者　马月宏　内蒙古医科大学　　李晓冰　西南医科大学
（按姓氏笔画排序）
王玉琨　南方科技大学　　李晓娟　南方医科大学
王垣芳　滨州医学院　　　沈华杰　天津医学高等专科
王艳春　吉林医药学院　　　　　　　学校
云 宇　昆明医科大学　　赵晓民　山东第一医科大学
邓雅婷　西安医学院　　　胡爱萍　温州医科大学
刘 嫱　海南医科大学　　班 涛　哈尔滨医科大学
刘明妍　中国医科大学　　唐敏芳　山东医学高等专科
刘春娜　锦州医科大学　　　　　　　学校
许 勇　滨州医学院　　　彭求贤　湖南中医药大学
许键炜　贵州医科大学　　鲁开智　陆军军医大学第一
李 华　大连医科大学　　　　　　　附属医院
李 军　济宁医学院　　　魏敏杰　中国医科大学
李 娟　宁夏医科大学

编写秘书　任 婕　中国医科大学
数字秘书　杜 可　中国医科大学

人民卫生出版社
·北京·

图书在版编目（CIP）数据

药理学 / 魏敏杰，王垣芳主编 . -- 3 版 . -- 北京：
人民卫生出版社，2024. 9. -- ISBN 978-7-117-36430-0

I. R96

中国国家版本馆 CIP 数据核字第 2024Y069S0 号

药理学
Yaolixue
第 3 版

主　　编	魏敏杰　王垣芳
出版发行	人民卫生出版社（中继线 010-59780011）
地　　址	北京市朝阳区潘家园南里 19 号
邮　　编	100021
E – mail	pmph @ pmph.com
购书热线	010-59787592　010-59787584　010-65264830
印　　刷	人卫印务（北京）有限公司
经　　销	新华书店
开　　本	787×1092　1/16　　印张：31.5
字　　数	741 千字
版　　次	2013 年 8 月第 1 版　　2024 年 9 月第 3 版
印　　次	2024 年 9 月第 1 次印刷
标准书号	ISBN 978-7-117-36430-0
定　　价	89.00 元

打击盗版举报电话　010-59787491　　E-mail　WQ @ pmph.com
质量问题联系电话　010-59787234　　E-mail　zhiliang @ pmph.com
数字融合服务电话　4001118166　　　E-mail　zengzhi @ pmph.com

出版说明

为了深入贯彻党的二十大和二十届三中全会精神，实施科教兴国战略、人才强国战略、创新驱动发展战略，落实《教育部办公厅关于加强高等学历继续教育教材建设与管理的通知》《教育部关于推进新时代普通高等学校学历继续教育改革的实施意见》等相关文件精神，充分发挥教育、科技、人才在推进中国式现代化中的基础性、战略性支撑作用，加强系列化、多样化和立体化教材建设，在对上版教材深入调研和充分论证的基础上，人民卫生出版社组织全国相关领域专家对"全国高等学历继续教育规划教材"进行第五轮修订，包含临床医学专业和护理学专业（专科起点升本科）。

本套教材自1999年出版以来，为促进高等教育大众化、普及化和教育公平，推动经济社会发展和学习型社会建设作出了重要贡献。根据国家教材委员会发布的《关于首届全国教材建设奖奖励的决定》，教材在第四轮修订中有12种获得"职业教育与继续教育类"教材建设奖（1种荣获"全国优秀教材特等奖"，3种荣获"全国优秀教材一等奖"，8种荣获"全国优秀教材二等奖"），从众多参评教材中脱颖而出，得到了专家的广泛认可。

本轮修订和编写的特点如下：

1. 坚持国家级规划教材顶层设计、全程规划、全程质控和"三基、五性、三特定"的编写原则。

2. 教材体现了高等学历继续教育的专业培养目标和专业特点。坚持了高等学历继续教育的非零起点性、学历需求性、职业需求性、模式多样性的特点，贴近了高等学历继续教育的教学实际，适应了高等学历继续教育的社会需要，满足了高等学历继续教育的岗位胜任力需求，达到了教师好教、学生好学、实践好用的"三好"教材目标。

3. 贯彻落实教育部提出的以"课程思政"为目标的课堂教学改革号召，结合各学科专业的特色和优势，生动有效地融入相应思政元素，把思想政治教育贯穿人才培养体系。

4. 将"学习目标"分类细化，学习重点更加明确；章末新增"选择题"，与本章重点难点高度契合，引导读者与时俱进，不断提升个人技能，助力通过结业考试。

5. 服务教育强国建设，贯彻教育数字化的精神，落实教育部新形态教材建设的要求，配备在线课程等数字内容。以实用性、应用型课程为主，支持自学自测、随学随练，满足交互式学习需求，服务多种教学模式。同时，为提高移动阅读体验，特赠阅电子教材。

本轮修订是在构建服务全民终身学习教育体系、培养和建设一支满足人民群众健康需求和适应新时代医疗要求的医护队伍的背景下组织编写的，力求把握新发展阶段，贯彻新发展理念，服务构建新发展格局，为党育人，为国育才，落实立德树人根本任务，遵循医学继续教育规律，适应在职学习特点，推动高等学历医学继续教育规范、有序、健康发展，为促进经济社会发展和人的全面发展提供有力支撑。

新形态教材简介

  本套教材是利用现代信息技术及二维码，将纸书内容与数字资源进行深度融合的新形态教材，每本教材均配有数字资源和电子教材，读者可以扫描书中二维码获取。

  1. 数字资源包含但不限于PPT课件、在线课程、自测题等。

  2. 电子教材是纸质教材的电子阅读版本，其内容及排版与纸质教材保持一致，支持多终端浏览，具有目录导航、全文检索功能，方便与纸质教材配合使用，可实现随时随地阅读。

获取数字资源与电子教材的步骤

① 扫描封底**红标**二维码，获取图书"使用说明"。

② 揭开红标，扫描**绿标**激活码，注册／登录人卫账号获取数字资源与电子教材。

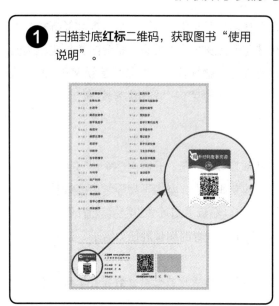

③ 扫描书内二维码或封底绿标激活码随时查看数字资源和电子教材。

④ 登录 zengzhi.ipmph.com 或下载应用体验更多功能和服务。

扫描下载应用

客户服务热线 400-111-8166

前　言

　　本版是全国高等学历继续教育规划教材第五轮修订第3版教材。本教材可作为全国高等学历继续教育教材，也可作为临床医师、药师、护士、从事医药学研究及药厂技术人员的参考书。

　　本书自2013年出版以来，受到了读者的一致好评。本版的修订以《关于推进新时代普通高等学校学历继续教育改革的实施意见》《关于加强高等学历继续教育教材建设与管理的通知》等文件为指导，以整体提升新时期高等学历继续教育教学水平和人才培养质量为目标，在培养学生精湛医术的同时，教育引导学生始终把人民群众生命安全和身体健康放在首位。我们组织长期工作在医学继续教育教学方面的教师、临床服务一线的医生及相关专家修订编写了本版教材。

　　本教材在编写中始终坚持"三基"（基本理论、基本知识、基本技能）、"五性"（思想性、科学性、先进性、启发性、适用性）、"三特定"（特定的对象、特定的要求、特定的限制）的原则，力求适应高等学历继续教育教学的需求，强调基础理论与临床合理用药有机结合，参阅临床最新的疾病用药指南，合理安排相关内容，深度和广度适宜。本教材共分为42章，第1~4章主要介绍药理学的基本概念、研究对象和任务、药物代谢动力学和药物效应动力学的基本原理，以及影响药理效应的因素；第5~42章分别介绍了作用于传出神经系统、中枢神经系统、心血管系统、内分泌系统、消化系统、呼吸系统等不同系统常用药物的体内过程、药理作用、作用机制、临床应用、不良反应、药物相互作用和用药注意事项，以及化学治疗相关药物的种类、各类药物的作用特点、临床应用及不良反应等，并适当增加了最新研究进展。

　　本版注重教材知识的系统性和实用性，在第2版的基础上突出了模块的作用。本教材各章首的"学习目标"简明扼要指出教学大纲的具体要求；在每章末，用"学习小结"提纲挈领地总结该章节的重点知识，力求使学生消化理解本章的重点内容；章末的"复习参考题"部分，通过选择题和简答题的形式，让学生对所学知识进行测验，以便进行查漏补缺。在每章中根据章节特点设置有"案例"模块，是根据教材的重要知识点和临床用药容易出现的问题，结合学生的特点编写的临床用药案例，力求达到理论联系实际，使医学生在学习药理学阶段就体验早临床、多临床、反复临床的培养模式。本版教材增加了课程思政内容，讲述学科中的重大事件、重要人物；完善了"相关链接""理论与实践"和"问题与思考"模块："相关链接"模块根据该章节的重点内容引申和扩展了相关知识；"理论与实践"模块则通过基础知识和临床应用相结合介绍了与该章节相关的知识，目的是强化理论联系实际、强调临床应用；"问题与思考"则根据该章节的重点内容，提出问题，并指出思考的出发点。

　　为了生动、形象、直观地表达教材内容，方便学生自主学习，提高分析能力，加深对教材理论知识的理解和掌握，增强教材的实用性和可读性，每章还有配套的数字资源，包括在线课程、教学课件、案例分析和自测题等，扫描二维码即可获取。

　　每位编者既要从事繁忙的教学和临床工作，又要完成繁重的教材编写任务，为保证教材的质量付出了自己的辛勤劳动，但也难免存在疏漏和不足之处，敬请广大读者、各位同道不吝赐教和批评指正，以便及时改正和提高，谢谢！

魏敏杰　王垣芳

2024年5月

目　录

推荐阅读
476

索　引
477

第一章　绪言

学习目标	
掌握	药理学、药物的概念。
熟悉	药理学的研究对象、内容和任务。
了解	药理学的发展简史，新药研究的基本过程和药理学的研究方法。

第一节　药理学的概念、研究对象、内容和任务

药理学（pharmacology）是研究药物与机体（包括病原体）之间相互作用规律和机制的学科。药理学的发展与药物化学、药物分析、药剂学、药物治疗学及毒理学等学科的发展密切相关，是基础医学与临床医学及医学与药学的桥梁学科。它运用基础医学理论知识，阐明药物的作用及其机制、明确治疗效果、揭示不良反应，为临床合理用药提供理论依据，为研究和开发新药提供理论和实验依据。因此，药理学是医学、药学及其他医药相关专业共同的重要课程。

药物（drug）是指能调节机体生理功能和生化过程、改变机体病理状态，可用以预防、治疗、诊断疾病的化学物质。药物可来源于植物、动物、矿物质，也可通过化学合成和基因工程获得。药物和毒物（poison）之间没有严格的界限，任何药物在用量超过治疗浓度时，甚至在治疗浓度时都有可能产生毒性作用。

药理学研究的对象主要是人体、动物，其次是病原体。研究内容主要包括两方面：① 药物代谢动力学（简称"药动学"），即研究药物在机体内所发生的变化及其规律；② 药物效应动力学（简称"药效学"），即研究药物对机体的作用及作用机制。

药理学的学科任务包括：① 阐明药物与机体相互作用的基本规律和机制，即在阐明药动学和药效学基本原理的基础上，正确指导临床合理用药；② 研究和发现新的药物，开发老药新用途；③ 揭示生命活动的规律。

> **问题与思考**
> 能否区分药物与毒物?

第二节 药理学的发展简史

药理学的建立和发展与科学技术的发展紧密相关，早期的药理学是作为药物学分支逐渐发展起来的。

传统药物学阶段：药物的发现有五千年以上的历史，古人们从生产和生活经验中认识到某些天然物质可以治疗病痛，如饮酒止痛、柳树皮退热、楝实驱虫、大黄导泻等。我国最早的一部药物学著作《神农本草经》记载了动物、植物、矿物药共365种，其中有不少药物至今仍沿用。唐代的《新修本草》是我国第一部由政府颁发的药典，也是世界上最早的药典，全书共收载药物844种。明朝药物学家李时珍著的《本草纲目》是世界闻名的一部药物学巨著，全书52卷，约190万字，共收载药物1 892种，药方11 096条，插图1 160幅，已译成英语、日语、朝鲜语、德语、法语、俄语、拉丁语7种语言文字，传播到世界各地，是全世界关注的重要药物学文献之一。

思政案例1-1　　　　　　　　　　　屠呦呦与青蒿素的发现

中医药理论是历代中医药前辈们总结出来的实践真知，至今仍具有广泛的指导意义和应用价值。在屠呦呦寻找抗疟药的工作处于迷茫时，从《肘后备急方》中的"青蒿一握，以水二升渍，绞取汁，尽服之"获得灵感，尝试从青蒿中提取抗疟药，经历无数次失败后，最终她用低沸点的乙醚提取青蒿，并成功开发了对疟原虫有100%抑制率的双氢青蒿素、蒿甲醚等系列衍生物及制剂。中医药在治疗瘟疫、急性传染病中具有独特的优势。在国务院印发《中医药发展战略规划纲要（2016—2030年）》中，把中医药发展上升为国家战略，对新时期推进中医药事业发展作了系统部署。中医药作为我国独特的卫生资源，是国之瑰宝。我们要尊重中医药理论，传承中医药事业，大力弘扬中医药文化，加强现代科学研究，积极推动中医药为构建人类命运共同体发挥更大作用。

近现代药理学阶段：19世纪初，有机化学和实验生理学的兴起，为药理学的建立奠定了理论和实验的基础。这一阶段对药理学最突出的贡献就是从具有治疗作用的植物中分离提纯有效成分，如1806年从鸦片中提取获得吗啡。这一时期对药理学的另一突出贡献是在化学和实验生理学方法的基础上，建立了实验药理学的整体动物和离体器官研究方法。"药理学之父"、德国学者鲁道夫·布克海姆（Rudolf Buchheim, 1820—1879）创建了世界上第一个药理学实验室，编著了第一本药理学教科书，与其继承人Schmiedeberg一起奠定了药理学学科的基础。1909年德国微生物学家保罗·埃尔利希（Paul Ehrlich, 1854—1915）发现砷凡纳明（606）能治疗梅毒，开创了应用化学合成药物治疗疾病的新纪元。1928年英国细菌学家亚历山大·弗莱明（Alexander Fleming, 1881—1955）发现了青霉素，后人提取了青霉素，使化学治疗进入抗生素治疗时代。

近几十年来，药理学又有了很大发展，已由过去的只与生理学有联系的单一学科发展成为与生物物理学、生物化学及分子生物学等多学科密切联系的一门综合学科。科学技术的飞速发展促使药理学产生了许多新的分支，如生化药理学、分子药理学、免疫药理学、遗传药理学、临床药理学等。目前，药理学的研究已从整体水平、器官水平上升到分子水平、基因水平。

第三节　药理学与新药研究

新药是指化学结构、药品组分或药理作用不同于现有药品的药物。根据《中华人民共和国药品管理法》《药品注册管理办法》：新药是指未曾在国内外上市销售的药品。对已上市的药品改变剂型、改变给药途径、增加新的适应证的药品，均不属于新药，但可按照新药申请的程序申报药品注册。

新药的研究大致可分四个阶段：药物发现、临床前研究（preclinical research）、临床研究（clinical research）和上市后药物监测（post-marketing surveillance），总的目标是证明其安全性和有效性。

> **相关链接** | 国内创新药主要有三种研发模式，分别是Big pharma模式（自主研发）、Biotech模式（授权引进）和VIC模式（主动型资本投资）。

新药的临床研究一般分为四期：Ⅰ期临床试验是对正常健康志愿者（必要时对患者）进行的初步药理学及人体安全性试验（观察其耐受情况和药动学）；Ⅱ期临床试验为随机、双盲、对照试验，对新药的安全性和有效性进行初步评价，推荐临床用量；Ⅲ期临床试验是在新药批准上市前进行的多中心临床试验，对新药的安全性和有效性进行社会考察；Ⅳ期临床试验是在药品上市后在社会人群范围内继续进行安全性和有效性评价，即上市后药物监测（又称售后调研），是为了考察广泛、长期使用后的疗效和不良反应。

为了更好地控制新药的临床风险，美国食品药品监督管理局（Food and Drug Administration, FDA）在2006年提出了0期临床试验。0期临床试验是指在新药研究完成临床前试验但还未正式进入临床试验之前，允许新药研制者使用微剂量（一般不大于100μg，或小于标准剂量的1%）对少量人群（6人左右，健康志愿者或患者）进行药物试验，以收集必要的有关药物安全及药动学的试验数据。

在新药研究的漫长过程（平均需要12~13年）中，药理学研究是成药性的关键步骤之一。

理论与实践　　　　新药的临床研究

临床分期	研究内容	受试者	试验例数与要求	内涵
Ⅰ期	耐受情况 药动学	健康人（必要时用患者）	20~30例	初步药理学及人体安全性试验
Ⅱ期	随机、双盲、对照试验	患者	≥100对	治疗作用初步评价阶段
Ⅲ期	多中心临床试验	患者	≥300例	治疗作用确定阶段
Ⅳ期	上市后药物监测	患者	开放试验>2 000例	申请人自主进行的应用研究阶段

问题与思考

1. Ⅰ期临床试验包括什么内容?

2. 0期临床试验中对少量人群使用微剂量进行药物试验,少量人群一般为多少人? 微剂量一般为多少?

第四节　药理学的研究方法

作为实验性科学的药理学,其研究方法可分为两类。

一、基础药理学方法

该方法是以动物为研究对象,研究药物与动物机体相互作用的规律。其内容包括:① 实验药理学,研究对象为清醒或麻醉的健康动物或其正常器官、组织、细胞、亚细胞结构和受体分子等。研究内容为药物在上述对象体内和体外的药效学和毒性等。② 实验治疗学,研究对象为动物病理模型或其组织器官,研究内容包括药物对病理模型的影响和治疗效果,以及观察毒性作用的靶器官变化等。③ 药动学,研究药物在动物体内的吸收、分布、代谢、排泄及血药浓度随时间变化的规律。

二、临床药理学方法

该方法是以人为研究对象,包括健康志愿者和患者。研究内容包括与临床用药有关的各个研究领域。从药物与人体相互作用的规律中阐明药物的临床疗效、临床药动学、临床疗效评价、不良反应监测、药物相互作用等。

药理学实验包括在体(*in vivo*)实验和离体(*in vitro*)实验,前者包括整体动物实验等体内实验,后者包括用器官、组织、细胞、亚细胞等进行的体外实验。

案例1-1　　试简要说明一种药的药效学或药代学。

学习小结

药理学是研究药物与机体之间相互作用规律和机制的学科。药理学研究的对象主要是人体、动物,其次是病原体。药理学的研究内容主要包括药效学和药代学。药理学的学科任务包括:阐明药物与机体相互作用的基本规律和原理;研究和发现新的药物,开发老药新用途;揭示生命活动的规律等。药理学与新药研究密切相关,新药的研究大致可分为四个阶段:药物发现、临床前研究、临床研究和上市后药物监测。药理学的研究方法包括基础药理学方法和临床药理学方法。

(魏敏杰)

复习参考题

一、选择题

1. 药效学是研究
   - A. 药物的疗效
   - B. 药物在体内的过程
   - C. 药物对机体的作用规律
   - D. 影响药效的因素
   - E. 药物的作用规律

2. 药动学是研究
   - A. 药物作用的客观动态规律
   - B. 药物作用机制
   - C. 药物在体内的动态变化
   - D. 药物在机体内所发生的变化及其规律
   - E. 药物作用的强度，随着剂量、时间变化的规律

3. 下列关于毒物的描述不正确的是
   - A. 毒物在较小剂量下对机体产生毒害作用
   - B. 药物在治疗量范围内使用也可能有毒性
   - C. 药物与毒物之间没有本质的区别
   - D. 毒物在较大剂量下对机体产生毒害作用

   - E. 药物大剂量应用也会中毒

4. 下列关于临床试验的描述，错误的是
   - A. Ⅰ期临床试验观察病例不少于50例健康成年志愿者
   - B. Ⅱ期临床试验观察病例不少于100对
   - C. Ⅲ期临床试验观察例数不少于300例
   - D. Ⅳ期临床试验是售后调研
   - E. Ⅰ期临床试验观察病例为20~30例健康成年志愿者

5. 对新药的描述正确的是
   - A. 新药是指化学结构不同于现有药品的药物
   - B. 新药是指药品组分不同于现有药品的药物
   - C. 新药是指药理作用不同于现有药品的药物
   - D. 新药指未在国内外上市销售的药品
   - E. 以上均是

   答案：1. C；2. D；3. D；4. A；5. E

二、简答题

1. 什么是药理学、药效学和药动学？药物的本质是什么？有什么用途？

2. 结合药理学的研究内容和学科任务阐述药理学的意义。

3. 简述新药研究的四个阶段和0期临床试验的目的。

第二章　药物代谢动力学

　　药物代谢动力学（pharmacokinetic）简称"药动学"，是指应用数学原理和动力学模型来研究机体对药物的处置（disposition）过程，即药物在体内的吸收、分布、代谢和排泄过程及体内药物浓度随时间变化的规律，进而为制订合理的给药方案及正确解释临床用药出现的相关问题提供依据。

第一节　药物的体内过程

　　药物产生药理作用或毒性反应，与药物在体内的处置过程密切相关。一般来说，药物经吸收进入血液循环后，随血流分布到各个组织器官；部分药物在肝脏等代谢组织器官被代谢后形成代谢产物；最终，原形药物及其代谢产物经肾脏或胆汁等途径排泄到体外。药物在体内的吸收（absorption）、分布（distribution）、代谢（metabolism）及排泄（excretion）过程，统称药物的体内过程，也称为ADME过程（图2-1）。

一、药物的跨膜转运与转运体

（一）药物的跨膜转运

　　药物在体内的ADME过程，均需先通过多种生物膜如人体的胃肠道黏膜、毛细血管壁及各种生物屏障如血脑屏障等，才能发挥其药理作用。药物通过生物膜的过程称为药物的跨膜转运（transmembrane transport）。药物的跨膜转运能力与药物的理化性质如脂溶性、极性、解离度及分子量大小有关，其转运方式主要分为被动转运、主动转运和膜动转运（图2-2）。

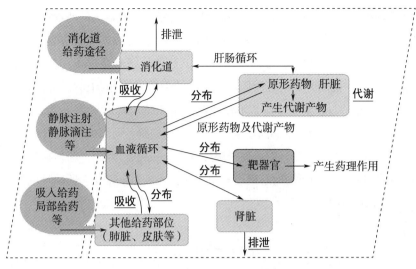

▲ 图2-1 药物的体内过程示意图

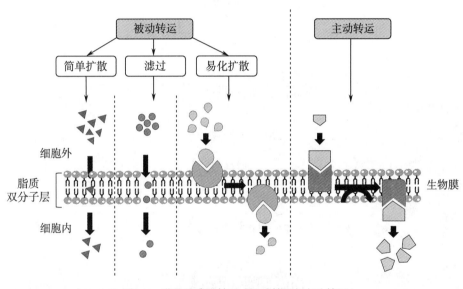

▲ 图2-2 药物的跨膜转运（被动转运与主动转运）

1. 被动转运（passive transport）　又称顺流转运或下山转运，是指药物依赖于生物膜两侧的药物浓度梯度或电位差，从高浓度侧向低浓度侧扩散的过程。当生物膜两侧药物浓度达到平衡时，转运即停止。大多数药物是通过被动转运方式进行跨膜转运。被动转运可分为简单扩散、滤过和易化扩散。

（1）简单扩散（simple diffusion）：又称脂溶性扩散。其特点是：① 药物由高浓度侧向低浓度侧进行顺浓度梯度的转运；② 不消耗能量；③ 不需要载体；④ 无饱和现象；⑤ 无竞争性抑制现象。

影响简单扩散的主要因素有：① 膜两侧浓度差及膜面积。膜两侧浓度差越大，转运速率越快，当膜两侧浓度相同时，转运停止；膜面积越大，越有利于药物跨膜转运。② 药物的脂溶性。

一般用油/水分配系数表示。由于生物膜属于脂质双分子层，因此转运的药物需要既具备脂溶性，也具有水溶性，方可通过生物膜。因此，药物油/水分配系数越大，说明脂溶性相对越强，溶入脂质生物膜越多，简单扩散越快。③ 药物的解离度。药物的解离度越高，越容易被解离，水溶性越强，则越难以简单扩散的方式进行跨膜转运。④ 药物所在环境的pH。大多数药物都是弱酸性或弱碱性的非极性分子，在溶液中都以非解离型（分子型）和解离型（离子型）两种形式存在。通常，只有非解离型药物才能以简单扩散方式通过生物膜，而解离型药物则由于极性强，难以通过生物膜而被限制在膜的一侧，形成离子障（ion trapping）。因此，药物在体液中的解离度，还取决于药物所在环境的pH。药物的解离度取决于药物本身的pKa及其所在环境的pH，此关系可采用Handerson–Hasselbalch方程表示。

弱酸性药物：

$$HA \rightleftharpoons H^+ + A^-$$

$$K_a = \frac{[H^+][A^-]}{[HA]}$$

$$pK_a = pH - \log\frac{[A^-]}{[HA]}$$

$$\frac{[A^-]}{[HA]} = \frac{[解离型]}{[非解离型]} = 10^{pH-pK_a}$$

弱碱性药物：

$$BH^+ \rightleftharpoons H^+ + B$$

$$K_a = \frac{[H^+][B]}{[BH^+]}$$

$$pK_a = pH - \log\frac{[B]}{[BH^+]}$$

$$\frac{[BH^+]}{[B]} = \frac{[解离型]}{[非解离型]} = 10^{pK_a-pH}$$

由Handerson–Hasselbalch方程可见，当弱酸性或弱碱性药物在50%解离时溶液的pH在数值上等于pK_a。pK_a是药物的固有性质，每种药物都有其固定的pK_a。当pK_a与pH的差值以数学值增减时，药物的解离型与非解离型浓度比以指数变化。因此，药物所在体液pH的微小变化可显著改变药物解离度，从而影响药物在体内的跨膜转运。例如，弱酸性药物在胃液中非解离型多，在胃中即可被吸收；弱碱性药物在酸性胃液中解离型多，不易被吸收，在碱性肠液中非解离型多，易在小肠被吸收。因此，弱酸性药物（如苯巴比妥）中毒的患者，可选用碳酸氢钠静脉滴注碱化体液，碱化血液可促使神经细胞内蓄积的药物进入血液循环，碱化尿液则促进其排泄。

（2）滤过（filtration）：又称水溶性扩散、膜孔转运，是指水溶性小分子药物（如乙醇、乳酸等）受流体静压或渗透压的影响，通过生物膜膜孔（亲水通道）进行的跨膜转运。一般水溶性小分子药物的分子量小于100Da（道尔顿）方可滤过。

（3）易化扩散（facilitated diffusion）：是一种载体转运（图2-2）。该转运方式的特点是：① 药物由高浓度侧向低浓度侧进行顺浓度梯度的转运；② 不消耗能量；③ 需要载体或通道蛋白介导；④ 存在饱和现象；⑤ 存在竞争性抑制现象。葡萄糖进入红细胞及体内 Na^+、K^+、Ca^{2+} 等离子的吸收都以此方式转运。

2. 主动转运（active transport） 属于载体转运，是药物从低浓度侧跨膜向高浓度侧的跨膜转运，又称逆流转运或上山运动（图2-2）。其特点是：① 逆浓度梯度进行转运，膜一侧的药物转运完毕后转运即终止；② 消耗能量；③ 需载体参与；④ 有饱和现象；⑤ 有竞争性抑制现象。如丙磺舒和青霉素在肾小管经同一分泌型有机阴离子转运体转运，二者合用时，前者竞争性抑制后者在肾小管的分泌，从而使青霉素排泄减慢。

3. 膜动转运 大分子物质的转运常伴有膜的运动（图2-3）。膜动转运又分为两种情况：① 胞饮作用（pinocytosis），又称入胞，指某些液态蛋白质或大分子物质可通过生物膜内陷形成的小泡吞噬而进入细胞内的过程，如垂体后叶素粉剂，可从鼻黏膜给药吸收。② 胞吐作用（exocytosis），又称出胞，指将某些液态大分子物质通过胞裂外排或出胞，从胞内转运到胞外的过程，如腺体分泌物及递质的释放等。

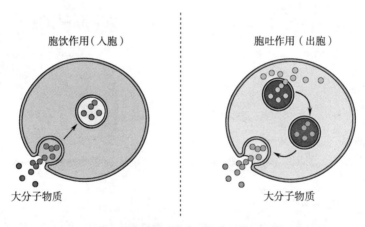

▲ 图2-3　药物的膜动转运示意图（胞饮作用和胞吐作用）

（二）药物转运体

药物转运体（drug transporter）属于跨膜转运蛋白，介导药物的跨膜转运。机体的肠道、肝脏、肾脏、脑等重要器官均存在多种与药物及内源性物质转运相关的转运体（图2-4）。按转运机制和方向不同，可将药物转运体分为摄取性转运体（uptake transporter）和外排性转运体（efflux transporter）。摄取性转运体的主要功能是促进药物向细胞内转运如有机阴离子转运多肽（organic anion transporting polypeptide，OATP）、有机阳离子转运体（organic cation transporter，OCT）、寡肽转运体（oligopeptide transporter，PepT）等；外排性转运体的主要功能则是将药物从细胞内排出，其功能类似排出泵，如P糖蛋白（P-glycoprotein, P-gp）、乳腺癌耐药蛋白（breast cancer resistance protein，BCRP）、多药耐药蛋白（multidrug resistance protein，MRP）等。因此，药物转运体可影响药物在体内的ADME过程，并与药物疗效、药物相互作用及药物不良反应等密切相关。

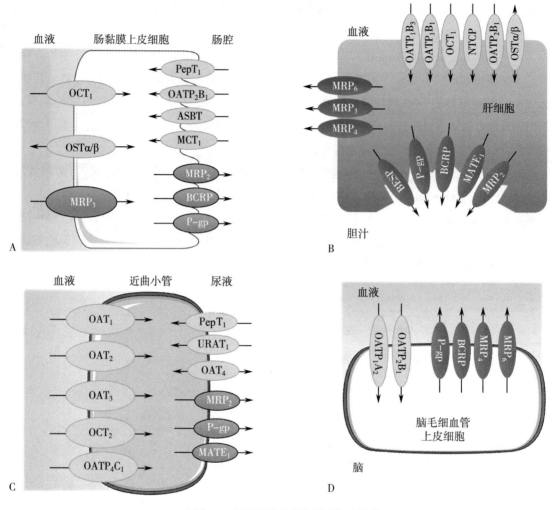

▲ 图2-4　不同部位的药物转运体示意图
A. 消化道；B. 肝脏；C. 肾脏；D. 血脑屏障。

🔔 问题与思考

1. 请利用Handerson-Hasselbalch公式从环境pH对药物解离度影响的角度，分析弱酸性药物水杨酸中毒时，应如何解救？并说明原因。

2. 某弱酸性药物pK_a为4.4，请问该药物在血液（pH 7.4）中的药物浓度是尿液在（pH 5.4）中的多少倍？

3. 请简述主动转运、易化扩散及简单扩散三种转运方式的异同点。

4. 请结合药物转运体相关知识，分析可能与肿瘤细胞多药耐药相关的可能机制。

二、药物的体内过程

药物从给药部位进入体内后，在机体中经历ADME过程，并由此形成药物在体内的量随时间的推移而变化的现象。

（一）吸收

吸收是指药物从给药部位进入血液循环的过程。对于静脉注射给药，因药物被直接注入血液，故不存在吸收相。大多数药物的吸收过程属于被动转运，极少数为主动转运。药物的吸收速度决定药物起效的快慢，药物的吸收程度影响药物作用的强弱。药物的吸收过程受到多种因素的影响。

1. 药物本身的理化性质　药物本身的理化性质如脂溶性、解离度和分子量等与药物吸收的速度和程度密切相关。

（1）脂溶性：脂溶性药物可溶于生物膜的类脂质中而扩散，故较易被吸收。而水溶性药物单纯经被动扩散，不易被吸收，但若能经主动转运机制吸收，则易被吸收。

（2）解离度：大多数药物呈弱酸性或弱碱性，容易受胃肠道内pH的影响。弱酸性药物在碱性体液中解离度大，不易被吸收，因此临弱酸性药物过量导致中毒时，可采用弱碱性药物如碳酸氢钠碱化血液和尿液，减少弱酸性药物在肾小管的重吸收，促进其排泄以解毒。

（3）分子量：分子量大的水溶性药物不易被吸收，分子量小的水溶性药物可以自由通过生物膜的膜孔扩散而被吸收。分子量大的脂溶性药物，吸收也受限。

2. 给药途径　除药物的理化性质决定药物吸收的速度和程度外，还有其他因素会影响药物吸收的速度和程度，其中较重要的是给药途径。不同的给药途径，不同的药物吸收特征也不同。

（1）口服给药（oral administration）：是最普遍和常用的给药途径。由于小肠黏膜具有大量的小肠绒毛，可提供较大的与药物接触的表面积，且血流丰富，因此口服给药后大部分药物都经由小肠被吸收入血。药物经胃肠道吸收不仅与药物本身理化性质（脂溶性、解离度、分子量等）和剂型（如药物粒径的大小、赋形剂种类等）有关，也与机体生理病理情况有关，包括胃肠内pH、胃排空速度、肠蠕动、胃肠内容物、首过效应及转运体的功能与数量等。

首过效应（first-pass effect），又称首过消除（first-pass elimination），是指某些药物首次通过肠黏膜和肝脏时部分被代谢，使进入体循环的原形药量减少的现象。某些药物尽管在胃肠道吸收完全，但因该药具有显著的首过效应，所以进入体循环的药量降低。因此，首过效应明显的药物（如硝酸甘油）不宜采用口服给药，以避免首过效应。

（2）舌下给药（sublingual administration）：经口腔黏膜吸收直接进入血液循环，可避免首过效应。

（3）直肠给药（rectal administration）：是利用药物在直肠部位的吸收，发挥局部或全身治疗作用。直肠给药的优点是部分药物经肛管静脉和直肠下静脉吸收后进入下腔静脉，可部分避免肝脏的首过效应，从而提高药物的生物利用度；还可避免药物对胃肠道的刺激。另外，直肠给药若给药位置过深，药物吸收后进入直肠上静脉，则可经过门静脉入肝，而不能避开首过效应。

（4）注射给药：是将药物直接注射到血管内或注射到血流丰富的某些部位，包括静脉注射

（intravenous injection）、静脉滴注（intravenous infusion）、皮下注射（subcutaneous injection）、肌内注射（intramuscular injection）等。静脉注射及静脉滴注无吸收相，药物100%进入血液循环，具有剂量准确和起效迅速等优点，适用于药物容积大、不易吸收或对胃肠道刺激性强的药物。肌内注射是指将一定剂量的药液直接注入肌肉组织的方法。皮下注射是指将少量药液注入皮下组织的方法。

（5）吸入给药（inhalation）：人的肺泡约有3亿个，总面积达200m²，且为单层细胞层，其肺泡壁与毛细血管相连，血流丰富，因此吸入给药吸收极其迅速，适用于气体及挥发性药物（如全身麻醉药）。气雾剂可将药液雾化为直径1~5μm的微粒，使后者到达肺泡而迅速吸收。直径约为10μm的微粒能在小支气管内沉积，如异丙肾上腺素治疗支气管哮喘。较大雾粒的喷雾剂可用于鼻咽部的局部治疗。

（6）其他给药途径：除上述常用给药途径外，还可将经皮给药制剂通过皮肤进行给药。另外，还可采用如外用药、滴眼剂、贴剂等给药方式实现局部给药。

案例2-1　患者，男，56岁。劳累后出现胸骨后压榨性疼痛，伴有胸闷、出汗、恶心及左肩疼痛等症状。心电图显示 V_1~V_3 导联ST段抬高4mm，T波低平。诊断为心绞痛急性发作。经治疗后好转。出院时医生开具了硝酸甘油片，并叮嘱随身携带，再次胸痛时取半坐卧位舌下含服，若15分钟内连续含服3片硝酸甘油片仍未缓解，应马上就医。

思考：请分析硝酸甘油采用舌下含服的原因。

（二）分布

分布是指吸收入血的药物随血液循环向各个组织器官转运的过程。大多数药物的分布过程属于被动转运，少数为主动转运。药物的分布与药物产生的药效和毒性反应密切相关，具有重要的临床意义。药物分布受到多种因素的影响，其主要影响因素如下。

1. 药物与血浆蛋白结合　药物入血后，可不同程度地与血浆蛋白结合，从而形成药物-血浆蛋白复合物，这类药物被称为结合药物（bound drug）；未与血浆蛋白结合的药物，被称为游离药物（free drug）。需注意的是，只有游离药物才具有药理活性，结合药物由于分子体积大，难以跨膜转运，从而使药物暂时丧失药理活性。药物与血浆蛋白结合的过程是可逆的，且处于动态平衡。当血液中游离药物浓度下降时，该平衡被打破，结合药物也可与血浆蛋白发生解离，释放游离药物，直至再次恢复平衡。

药物与血浆蛋白结合率与游离药物浓度、药物与血浆蛋白的亲和力及血浆蛋白浓度有关。当多种药物竞争同一血浆蛋白结合位点时，可能引起游离药物浓度增加，药理效应增强。在某些病理情况下，血浆蛋白的合成减少（如肝硬化）、丢失过多（如肾病综合征、尿毒症）时，药物与血浆蛋白结合减少，也易发生毒性反应。

2. 器官血流量与膜的通透性　多数药物在体内的分布不均匀，药物由血液向组织器官的分布主要取决于该组织器官的血流量和膜的通透性。有些药物首先分布到血流灌注量大的组织器官（如心、肝、肺、脑等），然后再向肌肉、皮肤或脂肪等血流灌注量小的组织器官转移，这种现象称为再分布（redistribution）。

3. 体液pH和药物解离度　在生理情况下，细胞内液pH为7.0，细胞外液pH为7.4。由于弱酸性药物在弱碱性环境下解离增多，故弱酸性药物在偏碱性的细胞外液浓度高于其在偏酸性的细胞内浓度，弱碱性药物则相反。因此，调节体液pH可以改变药物在体内的分布。

4. 生理屏障　机体内存在多种不同的生理屏障，成为影响药物在体内分布的重要因素。常见的细胞膜屏障如下。

（1）血脑屏障（blood brain barrier，BBB）：是指血管壁与神经胶质细胞形成的血浆与脑细胞外液之间的屏障和由脉络丛形成的血浆与脑脊液间的屏障，是药物进入中枢神经系统需要穿越的重要细胞膜屏障。BBB能阻止多种大分子、水溶性和解离型药物进入脑内，脂溶性较高的药物可以简单扩散的方式穿过BBB。值得注意的是，当脑内发生炎症反应时，BBB通透性显著增高，此时水溶性药物（如青霉素等）可通过BBB进入脑发挥其抗菌作用。

（2）胎盘屏障（placental barrier）：是指胎盘绒毛与子宫血窦间的屏障。由于胎盘屏障的存在，使药物到达胎儿循环的速度减慢，这也是在胎儿娩出前的短时间内将镇痛药用于无痛分娩的原因。但需注意的是，一些脂溶性较强的药物仍可通过胎盘进入胎儿体内，若对胎儿有不良影响，则孕妇禁用。因此，妊娠期用药需特别谨慎，禁用具有致畸作用或对胎儿有毒性的药物。

（3）其他生理屏障：除BBB及胎盘屏障外还存在血-房水屏障、血-睾屏障等，这些生理屏障的存在使全身用药后，眼内和睾丸生殖上皮等部位的药物难以达到有效浓度，因此通常采用局部给药以达到治疗目的。

5. 药物与组织的亲和力　药物与组织的亲和力不同可导致药物在体内发生选择性分布，常可导致某些组织中的药物浓度高于血药浓度。如碘对甲状腺组织具有高度亲和力，使碘在甲状腺的浓度远远超过在其他组织的浓度。

（三）代谢

药物在体内经酶或其他作用下发生化学结构的改变，称为代谢或生物转化（biotransformation），这是药物从体内消除的主要方式。大多数药物经生物转化后失去药理活性，称为灭活；少数药物被代谢后生成有活性的产物，称为活化。

1. 药物代谢的部位　机体的各组织器官都有不同程度代谢药物的能力，主要与代谢酶的分布及局部组织血流量有关。肝脏由于血流量高且含有大量代谢酶，成为多数药物的主要代谢器官。此外，胃肠道、肺脏、皮肤、肾脏等组织因其含有代谢酶也能进行代谢。

2. 药物代谢的方式　药物代谢通常分为两相反应，即Ⅰ相反应和Ⅱ相反应。Ⅰ相反应包括氧化、还原和水解反应，可使大部分药物的非极性基团转化为极性基团，水溶性增加，也有少数药物被活化而使药理效应或毒性反应增强。Ⅱ相反应为结合反应，该过程是药物分子结构中暴露出的极性基团与体内葡萄糖醛酸、硫酸、甘氨酸、谷胱甘肽等内源性物质结合，生成极性高的代谢产物，使药物更易排出体外。通常多数药物的代谢序贯经历从Ⅰ相反应到Ⅱ相反应，而某些药物只需要经历Ⅰ相反应或Ⅱ相反应即可完成生物转化。

3. 药物代谢酶　药物的生物转化需要酶的催化，主要包括专一性酶和非专一性酶。

（1）专一性酶：如胆碱酯酶和单胺氧化酶等，可分别介导乙酰胆碱和单胺类药物的代谢。

（2）非专一性酶：肝药酶（肝细胞微粒体混合功能氧化酶系统）中最主要的酶为细胞色素P450（cytochrome P450，CYP）。CYP基因超家族的命名是以CYP开头，后面的阿拉伯字母表示基因家族，其后的大写英文字母表示基因亚家族，最后的阿拉伯字母表示某个CYP酶的具体基因，如CYP3A4。在人类肝脏中与药物代谢密切相关的CYP主要是CYP1A2、CYP2A6、CYP2C9、CYP2C19、CYP2D6、CYP2E1和CYP3A4，占肝脏CYP总含量的75%以上。CYP具有以下特性：① 选择性低，可催化多种药物；② 个体差异大，易受如遗传、年龄、营养状况及疾病状态等因素影响；③ 多种药物联合应用时，CYP活性可被药物诱导或抑制。

4. 影响药物代谢的因素 药物代谢的影响因素很多，表现为使代谢加快或减慢。药物的代谢加快，将导致其体内原形药物浓度降低，使药效降低；若代谢减慢，可能会导致其体内原形药物浓度升高，引起药物蓄积，产生毒性作用。因此，了解影响药物代谢的因素对于根据患者的病理生理和药物特点判断药物疗效和药物毒副作用具有重要意义。

（1）酶的诱导与抑制：某些药物可使CYP的活性增强或减弱，进而影响药物的疗效及与其他药物的相互作用。

1）酶的诱导：某些化学物质能提高CYP的活性，使药物代谢加快，该现象称为酶的诱导（enzyme induction），这种具有酶诱导作用的药物称为酶诱导剂（enzyme inducer）。酶的诱导作用可能产生两种结果：① 药效减弱，由于CYP被诱导后使药物代谢加快，导致原形药物血药浓度降低，药效降低，如苯巴比妥是典型的酶诱导剂，与华法林合用后，能加速华法林的代谢，使其抗凝效果降低；利福平诱导肝药酶，可加速口服避孕药的代谢。② 药效增强甚至产生毒性反应，这主要是由于某些药物在体内经过代谢后产生活性代谢产物或毒性代谢产物，如乙醇是肝CYP2E1的酶诱导剂，长期饮酒可增加CYP2E1的活性，从而使肝脏CYP2E1对乙酰氨基酚的代谢增强，产生大量肝毒性代谢产物而导致肝损害。

2）酶的抑制：某些化学物质能降低CYP的活性，使药物代谢减慢，该现象称为酶抑制（enzyme inhibition），这种具有酶抑制作用的药物称为酶抑制剂（enzyme inhibitor）。酶的抑制作用也可能产生两种结果：① 药效减弱，主要是指在体内活化的药物。这些药物经酶抑制作用后，活性代谢物生成减少，药物作用减弱。② 药效增强，在体内灭活的药物经酶抑制作用后，代谢减慢，作用增强，甚至导致毒性反应。如酮康唑是CYP3A4的竞争性抑制剂，当与被CYP3A4催化的特非那定合用时，导致特非那定代谢明显减慢，血药浓度明显增加，可诱发致命性的心律失常。常见的CYP诱导剂与酶抑制剂见表2-1。

（2）遗传因素：CYP可能因人群的遗传因素不同从而产生功能上的差别，如种族或家族遗传特性所引起的CYP活性差异。如异烟肼主要在肝内代谢，由乙酰化酶发生乙酰化形成乙酰异烟肼和异烟酸，这种乙酰化代谢与种族具有密切关系，分为快、慢代谢型，这会影响异烟肼的疗效。

（3）生理因素：影响药物代谢的生理因素主要包括年龄、性别、种族等。

不同年龄的人对药物的代谢可能有显著差异，如小儿的代谢功能尚未发育完善，而老年人的代谢功能则逐渐降低。因此，小儿和老年人用药剂量一般比成人低。

CYP	诱导剂	抑制剂
3A4	苯妥英、苯巴比妥、利福平、地塞米松、卡马西平、咪达唑仑	西咪替丁、酮康唑、红霉素、孕二烯酮、伊曲康唑、葡萄柚汁、三乙酰竹桃霉素
2C9	苯巴比妥、利福平	氟康唑、苯妥英、磺胺苯吡唑、华法林、甲苯磺丁脲、三甲双酮
1A2	兰索拉唑、奥美拉唑、肼屈嗪、咖啡因	环丙沙星、呋拉茶碱、氟伏沙明、环苯贝特
2C19	苯巴比妥、利福平	氟康唑、S-美芬妥英、氟伏沙明
2E1	乙醇、异烟肼	环孢霉素、双硫仑、红霉素
2A6	苯巴比妥、地塞米松、利福平	奎尼丁、香豆素、丁呋洛尔、氟西汀
1A1	二噁英、3-甲基胆蒽	美替拉酮、7,8-苯并黄酮
2C8	利福平	磺胺苯吡唑

男性和女性体内某些酶的含量及活性可有差异，女性的CYP2C19及CYP3A4活性可能高于男性。

代谢反应在不同种族人群中也可能存在显著差异，如抗结核药异烟肼的乙酰化作用存在快代谢型和慢代谢型，白种人中慢代谢型者占50%，而黄种人则只占10%。

（4）疾病状态：肝脏是最主要的代谢器官，肝功能障碍可能导致机体对药物代谢功能降低，从而使血药浓度升高、半衰期延长。因此，肝功能不全的患者使用某些药物时需调整剂量。

（5）药物代谢的时间周期节律：代谢器官具有明显的昼夜节律，在不同时间段使用同一种药物也会引起药物代谢的差异。如氨茶碱的日间血药浓度较夜间高，而哮喘症状一般在夜间重，日间轻。因此，可根据此特点，在每天用药量不变的条件下，减少日间给药量并增加夜间用药量。

（6）药物因素：药物的给药剂量及给药途径都可影响体内药物代谢。

（四）排泄

排泄是指药物以原形或代谢产物的形式通过排泄器官或分泌器官排出体外的过程。大多数药物及其代谢产物的排泄为被动转运，少数为主动转运，如青霉素。机体排泄或分泌器官主要是肾脏，其次是胆管、肠道、唾液腺、乳腺、汗腺、肺脏等。

1. 肾脏排泄　肾脏是最主要的排泄器官，大多数游离药物及其代谢产物能通过肾小球滤过，进入肾小管而被排泄；少数药物从近曲小管主动分泌到肾小管而排泄，有些药物可通过肾小管重吸收再次进入血液循环。

（1）肾小球滤过：与血浆蛋白结合的结合药物不能经肾小球滤过。

（2）肾小管分泌：为主动转运过程。肾小管上皮细胞主要有两类转运系统，即有机阴离子和有机阳离子转运系统，分别转运弱酸性和弱碱性药物。分泌机制相同的两药合用，可发生竞争性抑制。

（3）肾小管重吸收：游离药物从肾小球滤过后，经肾小管分泌和重吸收。大多数药物在肾小管通过简单扩散的方式重吸收，重吸收程度受肾小管液pH、药物pKa及脂溶性的影响。

2. 胆汁排泄　某些药物吸收后进入肝脏，在肝脏代谢后又经胆汁或部分经胆汁排入十二指肠，在肠道内重新被吸收入血，再经门静脉返回肝脏，如此反复循环的过程称为肝肠循环（hepato-enteral circulation），见图2-5。肝肠循环的意义是延长药物的作用时间。若中断肝肠循环，则有利于某些药物解毒。如洋地黄毒苷中毒后，口服考来烯胺可在肠内与之结合，阻止洋地黄毒苷的肝肠循环。当患者肾功能不全而肝功能正常时，可选用主要经胆汁排泄而非肾脏排泄的药物进行治疗。

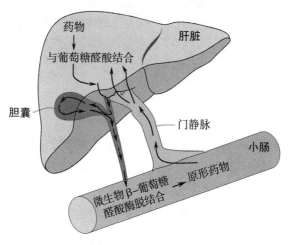

▲ 图2-5　肝肠循环示意图

3. 其他排泄途径　有些药物可从乳汁、唾液、泪液或汗液排泄，如排泄的药物或其代谢产物具有特殊颜色或气味（如利福平），应预先告知患者以避免产生不必要的恐慌。

理论与实践　　　　**合并肾功能障碍的高血压患者临床应用替莫普利的优势**

临床上为合并肾功能障碍的高血压患者选用血管紧张素转化酶抑制药（ACEI）时，往往选用替莫普利而不选用依那普利。这是由于虽然替莫普利和依那普利均为ACEI，但依那普利主要经肾脏排泄，故肾功能损害的患者服用依那普利后会导致其排泄受阻，使依那普利的血药浓度显著升高，增加发生不良反应的风险。而替莫普利除了经肾脏排泄，还可经胆汁排泄。因此，虽然合并肾功能障碍的高血压患者经肾脏排泄受阻，但仍可从胆汁排泄替莫普利，故替莫普利的血药浓度不会如服用依那普利那样显著升高，降低了临床发生不良反应的风险。这也提示从事临床工作相关的人员应通过提升职业素养及专业技能，更好地为不同病情的患者提供个性化治疗方案，提升临床服务水平与质量。

第二节　药物代谢动力学的主要参数及其意义

药动学参数是反映药物在体内动态变化规律性的常数，这些参数可反映药物在体内发生ADME过程中的动力学特点及动态变化规律。因此，药动学参数是临床制订合理给药方案的主要依据之一。

一、血药浓度-时间曲线

给药后，若以血药浓度（C）或对数血药浓度（$\lg C$）为纵坐标，时间（t）为横坐标，可得血药浓度随时间变化而变化的曲线，称为血药浓度-时间曲线。该曲线在一定程度上反映药物随时间的变化过程，见图2-6。

二、用于描述药物吸收过程的参数

（一）峰浓度与达峰时间

峰浓度（C_{max}）是药物在吸收过程中的最大血药浓度，而达峰时间（t_{max}）是指药物在吸收过程中出现最高血药浓度所需要的时间（图2-6）。

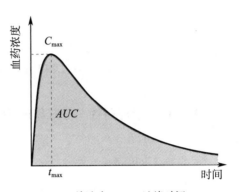

C_{max}，峰浓度；t_{max}，达峰时间；AUC. 曲线下面积。

▲ 图2-6　血管外给药的血药浓度-时间曲线

（二）药时曲线下面积

药时曲线下面积是血药浓度-时间曲线的曲线下面积（area under the curve, AUC），常用积分法或梯形法求得，用于衡量药物在体内的暴露量，与进入体循环的药量成正比，是衡量药物吸收程度的药动学参数之一，可用于计算药物的生物利用度（图2-6）。

（三）生物利用度

生物利用度（bioavailability, F）是指药物吸收进入血液循环的程度和速度，是评价药物吸收程度的重要指标，通常用AUC来计算。生物利用度分为绝对生物利用度和相对生物利用度。绝对生物利用度用于比较两种给药途径的吸收差异，是选择给药途径的重要依据。相对生物利用度则用于比较两种制剂的吸收差异，是评价药物制剂质量的重要指标，也是保证用药有效性和安全性的重要指标。

$$绝对生物利用度(\%) = \frac{AUC_{ev} / Dose_{ev}}{AUC_{iv} / Dose_{iv}} \times 100\% \qquad （2-1）$$

AUC_{ev}和AUC_{iv}分别为血管外给药和静脉注射给药的血药浓度-时间曲线的曲线下面积，$Dose_{ev}$和$Dose_{iv}$分别为血管外给药和静脉注射给药的给药剂量。静脉注射与血管外给药途径的剂量往往不同，故在计算绝对生物利用度时，需先进行剂量标准化方可计算。

$$相对生物利用度(\%) = \frac{AUC_{受试制剂}}{AUC_{参比制剂}} \times 100\% \qquad （2-2）$$

$AUC_{受试制剂}$和$AUC_{参比制剂}$分别为受试制剂和参比制剂的血药浓度－时间曲线下面积。

三、用于描述药物分布过程的参数

表观分布容积（apparent volume of distribution, V_d）指体内药物分布达到平衡时，按测得的血药浓度计算所需体液的总体积。其本身不代表真实的容积，并非生理或解剖空间，单位为L或L/kg。V_d反映药物在体内分布的广泛程度或与组织中大分子的结合程度。对于一室模型药物，其计算公式为：

$$V_d = \frac{X}{C_0} \qquad (2-3)$$

式中，X为药物剂量，C_0为初始血药浓度。

四、用于描述药物消除过程的参数

（一）半衰期

半衰期（half-life），又称消除半衰期，是指药物在体内的量或血药浓度下降一半所需要的时间，常以$t_{1/2}$表示，单位为分钟或小时。$t_{1/2}$反映药物消除的快慢，可用于设计最佳给药间隔，还可预计停药后药物从体内消除的时间和连续给药后达到稳态血药浓度的时间。

（二）血浆清除率

血浆清除率（plasma clearance, CL_p），又称总体清除率（total body clearance, $TBCL$），是指单位时间内有多少体积血浆中所含的药物被机体清除。它是肝、肾清除率及其他途径清除率的总和。单位通常为ml/min或L/h。其计算公式为：

$$TBCL = kV_d \qquad (2-4)$$

或

$$TBCL = \frac{X_0}{AUC} \qquad (2-5)$$

式（2-5）中X_0为体内药量，AUC为血药浓度－时间曲线的曲线下面积。

（三）消除速率常数

消除速率常数（elimination rate constant, k）是单位时间内药物从体内消除的量与体内药物总量的比值可反映药物在体内消除的快慢，是药动学计算常用的参数，在正常生理状态下为常数，单位为时间的倒数（h^{-1}）。

第三节　药物的速率过程

一、药物代谢动力学模型

为了定量描述药物体内过程的动态变化规律，常需要借助数学的原理和方法来系统地阐明体内药量随时间变化的规律。房室模型（compartment model）是最经典的药动学模型。

房室模型将整个机体看成一个系统，并将该系统按动力学特性划分成若干个房室（compartment），其划分依据是药物在体内各组织器官的转运速率，将药物转运速率相同或相似的组织器官视为一个房室。此房室只是数学模型中的一个抽象概念，并非生理或解剖空间。处于同一房室中的各组织器官的转运速率相同或相似，但各部位的药物浓度并不一定相同。根据其动力学特性，房室模型可分为一室模型、二室模型和多室模型。一室模型和二室模型在数学处理上较为简单，应用最为广泛；多室模型的数学处理相当复杂，因而其应用受到限制。

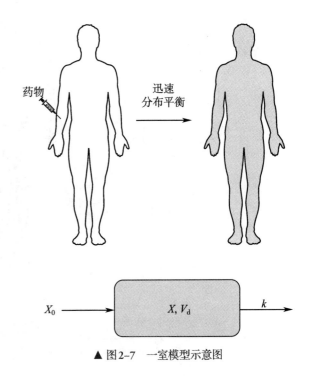

▲ 图2-7　一室模型示意图

（一）一室模型

药物进入体内后，能迅速地向各组织器官分布，并很快在血液与各组织器官之间达到动态平衡，此时药物在全身各组织器官的转运速率相同或相似，可把整个机体看成一个房室，称为一室模型（one-compartment model）或单室模型，见图2-7。

（二）二室模型

药物进入体内后，很快进入机体的某些组织器官，再缓慢向其他组织器官分布，最终方能达到动态平衡，即二室模型（two-compartment model），见图2-8。二室模型由两个房室组成，即中央室（central compartment）和周边室（periphery compartment）。中央室是由一些血流量较丰富、膜通透性较好、易于灌注的组织器官（如心、肝、肾、肺等）组成。药物往往首先快速进入这类组织，血液中药物可迅速与这些组织中药物达到动态平衡，而后再缓慢向血流不太丰富、药物转运速率相对较慢的组织（如脂肪、骨、静止状态的肌肉等）分布，这些转运速率相对较慢但速率类似的组织器官被称为周边室。周边室内的药物与血液中的药物需经一段时间方可达到动态平衡。

二、药物的消除动力学

按药物转运或消除速率与血药浓度间的关系，可将药物在体内速率过程分为一级消除动力学、零级消除动力学和混合消除动力学过程。

（一）一级消除动力学

单位时间内药物量或浓度按恒定比例下降，称为一级消除动力学（first order elimination kinetics）。药物的消除速率与血药浓度成正比，因此一级消除动力学又称线性动力学（linear kinetics）。大多数药物在治疗量时遵循一级消除动力学，其血药浓度衰减规律方程为：

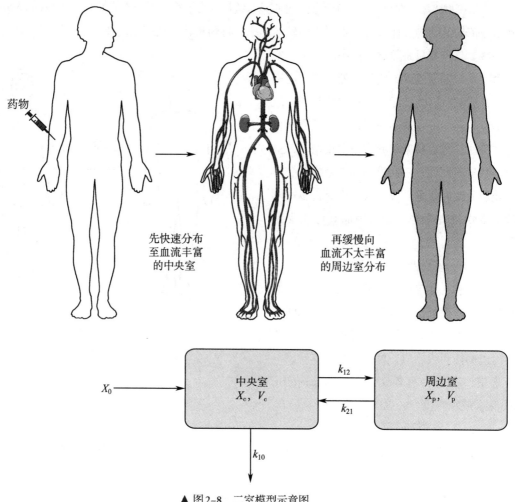

药物

先快速分布
至血流丰富
的中央室

再缓慢向
血流不太丰富
的周边室分布

$X_0 \rightarrow$ 中央室 X_c, V_c $\xrightarrow{k_{12}}$ 周边室 X_p, V_p

k_{21}

k_{10}

▲ 图2-8　二室模型示意图

$$\frac{dC}{dt} = -kC \tag{2-6}$$

　　式中，C为体内的药物浓度；k为消除速率常数；$\frac{dC}{dt}$为单位时间内机体中药物的消除速率；负号表示药物经消除而减少；t为时间。经积分后，得到时间为t时的瞬时血药浓度C_t与$t=0$时的初始药量C_0的关系：

$$C_t = C_0 e^{-kt} \tag{2-7}$$

式（2-7）两边取对数，转换成自然对数形式为：

$$\ln C_t = \ln C_0 - kt \tag{2-8}$$

或转换成常用对数形式为：

$$\lg C_t = \lg C_0 - \frac{k}{2.303}t \tag{2-9}$$

　　由式（2-7）可见，一级消除动力学的血药浓度–时间曲线为曲线，呈指数衰减。而由式

（2-9）可见，在对数坐标图（lg$C$-t曲线）则为直线，其斜率为$-\dfrac{k}{2.303}$，截距为lgC_0，见图2-9。

若药物按一级动力学消除，当$C_t = \dfrac{1}{2}C_0$时，按照式（2-9）计算出的$t_{1/2}$，与给药剂量或初始血药浓度无关，仅与消除速率常数k有关。

$$t_{1/2} = \frac{0.693}{k} \tag{2-10}$$

因此，一级消除动力学具有以下特点：① 在单位时间内消除的药物量按照恒定比例消除，具有定比消除的特点；② 药物的消除半衰期恒定；③ 以lg$C$-t曲线作的图为直线，而以C-t曲线作的图为呈指数衰减的曲线（图2-9）；④ 药时曲线下面积与剂量成正比；⑤ 恒量、恒速多次给药，约需5个半衰期达到稳态血药浓度；停药后约5个半衰期后体内药物基本消除。

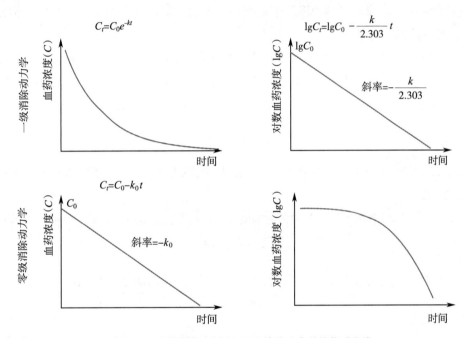

▲ 图2-9　一级消除动力学与零级消除动力学的药时曲线

（二）零级消除动力学

遵循零级消除动力学（zero order elimination kinetics）的药物，单位时间内药物消除量不变，在体内以恒定速率消除，与血药浓度无关。该消除动力学往往是由于体内药量绝对或相对过多，超过了机体消除该药物的能力所致，属于非线性动力学（nonlinear kinetics）过程。描述零级消除动力学过程的方程为：

$$\frac{dC}{dt} = -k_0 \tag{2-11}$$

式中，k_0为零级消除速率常数（elimination rate constant）。将式（2-11）积分后，可得到C_t与t的关系：

$$C_t = C_0 - k_0 t \qquad (2\text{-}12)$$

由式（2-12）可见，零级消除动力学的血药浓度-时间曲线（C-t曲线）为直线，其斜率为$-k_0$，截距为C_0，见图2-9。

而当$C_t = \dfrac{1}{2}C_0$时，按照式（2-12）计算出的$t_{1/2}$，不仅与初始血药浓度C_0成正比，且与k_0有关。

$$t_{1/2} = \frac{0.5C_0}{k_0} \qquad (2\text{-}13)$$

因此，零级消除动力学具有以下特点：① 消除速率与剂量或浓度无关，按恒量消除，即等量消除。② 药物消除半衰期不恒定。剂量或初始血药浓度增加，半衰期则延长。③ C-t的关系为直线，而$\lg C$-t的关系为曲线（图2-9）。④ AUC与剂量不成正比，剂量增加，其面积可超比例增加。因此，遵循零级消除动力学的药物，增加剂量时可使血药浓度明显升高甚至引起中毒，应予以加倍注意。⑤ 产生零级消除动力学过程的主要原因是药物代谢酶、药物转运体及药物与血浆蛋白结合的饱和过程。

（三）混合消除动力学

一些药物如苯妥英钠、阿司匹林等，在低剂量或低浓度时，遵循一级消除动力学，而在高剂量或高浓度时，由于消除能力趋于饱和，则遵循零级消除动力学，因此，药物的消除体现为混合消除动力学特征，一般用米氏方程（Michaelis-Menten equation）来描述：

$$\frac{dC}{dt} = -\frac{V_m \cdot C}{K_m + C} \qquad (2\text{-}14)$$

式（2-14）中$\dfrac{dC}{dt}$是药物消除的速率，V_m为最大速率常数，K_m表示消除速率达到V_m一半时所对应的药物浓度。

当$C \ll K_m$时，C可忽略不计，此时药物浓度在机体消除能力范围内，式（2-14）可简化为：

$$\frac{dC}{dt} = -\frac{V_m}{K_m} \cdot C \qquad (2\text{-}15)$$

当$C \gg K_m$时，K_m可忽略不计，此时药物浓度超过了机体消除能力，式（2-14）可简化为：

$$\frac{dC}{dt} = -V_m \qquad (2\text{-}16)$$

因此，从式（2-15）和式（2-16）可看出，米氏方程既可反映低浓度时的一级消除动力学过程，也能反映高浓度时的零级消除动力学过程。

理论与实践　　　　阿司匹林混合消除动力学特征在临床实践中的指导意义

阿司匹林的体内消除过程具有非线性动力学特征，当剂量<0.25g时，$t_{1/2}$为2~3小时。而当给药剂量>1g时，则$t_{1/2}$明显延长（可达20小时），提示阿司匹林的消除存在非线性动力学特征，随剂量的增加，药物消除速率减缓，消除途径已经趋于饱和，此时剂量的微小变化即可引起血药浓度的超比例增加。因此，当阿司匹林长期大剂量应用于治疗风湿性及类风湿性关节炎时（剂量3~5g/d，分4次口服），为保证用药安全有效，剂量应逐渐增加，根据患者的临床反应或血药浓度监测结果调节给药剂量及给药间隔，防止连续用药导致体内药物过度蓄积而出现毒性反应。

三、基于药物代谢动力学基础的临床给药方案设计

（一）稳态血药浓度

临床上，大多数疾病的药物治疗需要多次给药。一般来说，遵循一级消除动力学进行消除的药物，若按固定给药间隔给予固定的药物剂量，在每次给药时体内总有前次给药的未消除的药物残留，随着给药次数的增加，体内药物逐渐蓄积。当给药速度与药物消除速度达到平衡时，血药浓度维持在一个稳定的水平，该稳定的血药浓度即为稳态血药浓度（steady-state plasma concentration，C_{ss}）。C_{ss}是反映多剂量给药的重要药动学参数。恒速恒量多次给药，约需5个半衰期血药浓度基本达到稳态，见图2-10A。

除恒速静脉滴注外，稳态血药浓度在峰值（稳态时最高血药浓度，$C_{ss\ max}$）及谷值（稳态时最低血药浓度，$C_{ss\ min}$）间波动，呈现"篱笆"形，见图2-10A。通常可采用平均稳态血药浓度（$C_{ss\ av}$）来反映多剂量长期用药的血药浓度水平，即指血药浓度达到稳态时，在一个给药间隔时间内血药浓度曲线下面积（AUC_{ss}）除以给药间隔（τ）的商，其计算式为：

$$C_{ss\ av} = \frac{AUC_{ss}}{\tau} \tag{2-17}$$

（二）负荷剂量与维持剂量

半衰期较长的药物，达到稳态需要较长的时间，而达到稳态才能达到最佳的治疗浓度。为了尽快达到稳态，可首次给予较大的剂量，使第一次给药就能使血药浓度达到稳态水平，此剂量称为负荷剂量（loading dose，D_L）。而为了维持稳态血药浓度，则接下来需要给予维持剂量（maintenance dose，D_M），即稳态时每一个给药间隔时间内消除的药量。当$\tau = t_{1/2}$时，则$D_L = 2D_M$，即首剂加倍可使血药浓度快速达到稳态，见图2-10B。

达到C_{ss}所需的时间仅取决于$t_{1/2}$，与给药剂量、给药间隔及给药途径无关。但剂量和给药间隔能影响C_{ss}的水平。若给药间隔τ不变，给药剂量越大，C_{ss}水平越高。若给药剂量不变，给药间隔τ变短，给药次数增加，也能提高C_{ss}水平。但改变给药间隔或给药剂量，均不能改变达到稳态的时间。

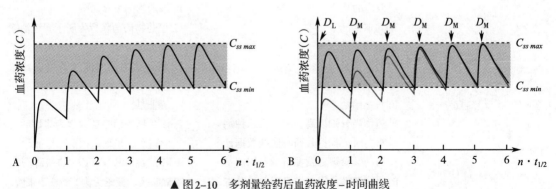

▲ 图2-10　多剂量给药后血药浓度-时间曲线

A. 多剂量给药后的血药浓度-时间曲线；B. 首次给予负荷剂量后的多剂量给药血药浓度-时间曲线。

药物的跨膜转运方式主要有被动转运、主动转运和膜动转运等。被动转运可分为简单扩散、滤过和易化扩散。简单扩散的特点是顺浓度梯度转运、不消耗能量、不需要载体、无饱和现象、无竞争性抑制现象；易化扩散的特点是顺浓度梯度转运、不消耗能量，需要载体；主动转运的特点是逆浓度梯度转运、消耗能量、需要载体、存在饱和现象、有竞争性抑制现象。滤过是水溶性小分子药物通过生物膜的方式进行的跨膜转运。膜动转运是大分子药物通过生物膜的主要方式。

药物的吸收速率和程度受药物的理化性质、剂型、吸收部位血流量、给药途径等因素影响，常用C_{max}、t_{max}、AUC、F等药动学参数描述。药物的分布主要受其理化性质、血浆蛋白结合率及器官血流量、膜通透性等因素的影响，常用V_d描述。药物代谢主要分为Ⅰ相和Ⅱ相，其中Ⅰ相代谢包括氧化、还原和水解反应，Ⅱ相代谢是结合反应。重要的代谢酶为细胞色素P450。当药物与酶诱导剂或酶抑制剂联用时，可影响药物的代谢，从而影响疗效。多数药物经肾排泄，也可经胆汁、乳汁等排泄。药物的代谢与排泄合称消除，常用k、$t_{1/2}$、$TBCL$描述。

房室模型是经典的药动学模型，分为一室模型、二室模型和多室模型。药物消除动力学分为一级消除动力学、零级消除动力学及混合消除动力学。一级消除动力学属线性动力学过程，为定比转运，半衰期不变；零级消除动力学属非线性动力学过程，为等量转运，药物半衰期与其初始浓度密切相关。$t_{1/2}$、给药剂量、给药间隔等对调整给药方案极为重要。

（魏敏杰）

复习参考题

一、选择题

1. 下列给药途径中，能够完全避免首过效应的是
   A. 口服给药
   B. 肌内给药
   C. 皮下给药
   D. 直肠给药
   E. 舌下给药

2. 某药物当分别以高、中、低三种剂量给药时，根据其药时曲线数据计算药动学参数，发现给予不同剂量的药物计算所得的半衰期差异基本无统计学意义。根据以上信息，关于该药物的阐述正确的是

A. 该药的吸收良好，生物利用度高
B. 该药物的分布局限
C. 该药物的消除行为属于零级消除动力学
D. 该药物的药时曲线若以血药浓度（C）-时间（t）作图应为一条直线
E. 该药物的消除动力学为线性动力学过程，呈现定比消除特征

3. 患者，女，25岁。因"午后低热、咳嗽咳痰、疲乏无力1个月"来院。痰涂片结核菌素试验3次阳性；胸片显示肺纹理增强；血常规有轻度

白细胞增多；诊断为原发性肺结核。由于给予利福平（600mg/d）治疗2个月后，患者未见月经来潮，遂到妇产科咨询。根据患者自述，由于工作压力大，所以结婚后一直以口服避孕药进行避孕。医生给予绒毛膜促性腺激素和子宫附件超声检查，确诊为早孕。关于该患者避孕失败的原因，下列选项中正确的是

A. 利福平与口服避孕药产生竞争性抑制
B. 利福平诱导肝药酶，并加速口服避孕药的代谢
C. 利福平与口服避孕药存在药理作用机制的拮抗
D. 利福平抑制口服避孕药的吸收，降低其生物利用度
E. 利福平延长口服避孕药在体内的半衰期

4. 患者，女，40岁。因"与家人发生口角，一次性吞服过量苯巴比妥"紧急入院抢救。院内给予洗胃，并积极采用静脉滴注碳酸氢钠进行处理。下列有关采用碳酸氢钠处理的目的，叙述不正确的是

A. 使尿液偏碱性，增加药物的解离度
B. 加快药物的吸收速度
C. 加快药物从脑细胞进入血液的速度
D. 加快药物从肾脏的排泄速度
E. 防止药物在体内存留时间过长

5. 患者，男，60岁。因"心绞痛"就诊。医生给予普萘洛尔治疗。普萘洛尔吸收良好，但经过肝脏后，只有30%的药物进入体循环，以致血药浓度较低。关于该特点叙述，正确的是

A. 药物活性较低
B. 药物效价强度较低
C. 药物治疗指数较低
D. 药物排泄速度较快
E. 药物生物利用度较低

答案：1. E；2. E；3. B；4. B；5. E

二、简答题

1. 简要说明药物跨膜转运的方式。
2. 简述影响药物吸收的主要因素。
3. 比较一级消除动力学和零级消除动力学的异同点。
4. 简述药物ADME过程的主要药动学参数及其临床意义。

第三章 药物效应动力学

药物效应动力学（pharmacodynamics, PD）简称"药效学"，是研究药物对机体的作用及作用机制的一门学科。研究内容主要涉及药物如何与机体靶点结合或如何改变细胞内外环境所引起的生理、生化和病理改变及相关机制。药效学是指导临床合理用药，发挥药物最佳疗效，避免或减少不良反应的重要理论基础。

第一节 药物的基本作用

一、药物作用与药理效应

药物作用（drug action）是药物进入机体后与机体生物大分子相互结合所引起的初始作用，是动因；药理效应（pharmacological effect）是药物作用的结果。如去甲肾上腺素与血管内皮细胞膜α_1受体结合并激活α_1受体是初始作用，之后由于α_1受体激动引起血管平滑肌收缩、血压升高则为其药理效应。习惯上并未将药物作用与药理效应进行严格区别。按照药理效应、药物作用方式及范围，药物的基本作用可以分为以下几种类型。

（一）兴奋作用和抑制作用

疾病状态是机体生理生化功能失调而引起的，表现为原有功能的降低或增高。药物通过改变机体组织器官原有功能水平而发挥药理效应。药物使机体原有功能增强的作用称为兴奋（excitation），而使原有功能减弱的作用则称为抑制（inhibition）。如肾上腺素升高血压、呋塞米增加排尿量均属兴奋作用，苯巴比妥催眠、吗啡镇痛则属抑制作用。

（二）直接作用与间接作用

根据药物作用的方式，可将药物作用分为直接作用（direct action）和间接作用（indirect action）。药物直接作用于靶器官、组织或细胞而产生的作用为直接作用；药物通过机体反射机制或生理性调节产生的作用为间接作用。如强心苷作用于心脏，使心肌收缩力增强，是直接作用；由于心功能改善，肾血流量增多而使尿量增加则是间接作用；毛果芸香碱激动M受体，发挥拟胆碱作用是直接作用；新斯的明通过可逆性抑制胆碱酯酶，减少乙酰胆碱水解，间接发挥拟胆碱作用。

（三）局部作用与全身作用

根据药物作用的范围，可将药物的基本作用分为局部作用（local action）和全身作用（systemic action）。局部作用是指药物无须被吸收入血而在用药部位直接发挥的作用，如局部麻醉（简称"局麻"）药作用于给药部位的神经纤维，阻断神经冲动传导而产生局麻作用；口服硫酸镁后在肠道不易被吸收而产生导泻作用。全身作用是指药物被吸收入血后分布到机体各组织器官而产生的作用，如地高辛口服吸收后产生的强心作用。

二、药物作用的特异性和选择性

绝大多数药物通过与体内具有特定结构的分子结合而产生药理效应，这种结合取决于药物和靶点的化学结构，且与药理效应密切相关。若药物与靶点的结合具有专一性，药物作用则具有特异性（specificity），如阿托品特异性阻断M受体，而对其他受体影响不大。药物作用还具有选择性（selectivity），某些药物仅影响机体一种或几种功能，说明该药物选择性高；反之，药物能影响机体多种功能，则选择性低。

多数情况下，药物作用的特异性与其效应的选择性密切相关，如青霉素抑制革兰氏阳性菌细胞壁合成的作用特异性很强，其杀灭敏感菌的效应也有很高的选择性。而某些药物的特异性与选择性并未呈现显著的相关性，即特异性强的药物并不一定引起选择性高的药理效应，如阿托品阻断M受体的作用具有很强的特异性，但因M受体广泛分布于腺体、内脏、血管、神经系统等部位，阿托品可对这些器官产生多种药理效应，因此其药理效应的选择性并不高。

三、治疗作用与不良反应

治疗作用与不良反应是药物作用的两重性，根据用药目的的不同，治疗作用和某些不良反应类型可能相互转换。

（一）治疗作用

治疗作用（therapeutic effect）是指药物所引起的作用符合用药目的，具有防治疾病的效果。根据治疗目的和效果，可将其分为对因治疗和对症治疗。

1. 对因治疗（etiological treatment） 指用药目的是消除原发致病因素，彻底治愈疾病。在中医学上称为"治本"。如应用抗生素杀灭体内致病菌。

2. 对症治疗（symptomatic treatment） 指用药目的在于改善症状，如高热时用解热镇痛药降低体温。对症治疗虽不能消除病因，但可缓解症状，维持机体重要器官功能，为对因治疗赢得时间，如对休克、心力衰竭、脑水肿、惊厥等临床急症进行急救多属于对症治疗。

临床用药时应根据患者的具体情况妥善处理对症治疗和对因治疗的关系。一般来说，"急则治其标（对症），缓则治其本（对因），标本兼治"是临床治疗的重要原则。

（二）药物的不良反应

凡是不符合药物的治疗目的，并给患者带来不适或痛苦的反应，统称为药物不良反应（adverse drug reaction, ADR）。临床治疗疾病时必须充分考虑用药的安全性和有效性，根据治疗需要权衡利弊，决定取舍。药物的不良反应可分为如下类型。

1. 副作用（side effect） 又称副反应（side reaction），指药物在治疗量时产生的、与治疗目的无关的作用，给患者带来轻微的不舒适或痛苦，一般可以自行恢复。副作用一般都较轻微，可预知。副作用是药物本身所固有的作用，产生的原因是药物选择性低，药理效应涉及的范围广泛。当其中某一效应被用作治疗目的时，其他效应则成为副作用。例如，阿托品用于解除胃肠痉挛时，可引起口干和心悸等副作用。

2. 毒性反应（toxic reaction） 是指用药剂量过大或时间过长，药物在体内蓄积过多而引起的危害性反应，一般较严重。毒性反应包括急性毒性、慢性毒性和特殊毒性。短期内用药剂量过大引起的毒性反应称急性毒性（acute toxicity），多损害循环、呼吸及神经系统等功能。因用药时间过长，药物在体内蓄积而逐渐发生的毒性反应称为慢性毒性（chronic toxicity），主要损害肝、肾、骨髓及内分泌等器官功能。特殊毒性反应包括致畸胎（teratogenesis）、致癌（carcinogenesis）和致突变（mutagenecity）作用，通常称为"三致作用"。毒性反应危害较大，但一般可以预知和避免，故临床用药应严格掌握给药剂量和疗程，规避用药过量的危险。

3. 变态反应（allergic reaction） 又称超敏反应（hypersensitivity），是药物（或代谢产物、制剂中的杂质）作为抗原或半抗原刺激机体所产生的异常免疫反应，常见于过敏体质的患者。变态反应与药物原有的效应、使用剂量和疗程无关，在治疗量或极低量时均可能发生，无特异性拮抗药。临床表现从轻微的皮疹、发热到造血系统功能抑制、肝肾功能损害、休克等，严重程度也有差异。致敏原可为药物本身、代谢产物、制剂中的杂质等。大分子多肽或蛋白质类药物可直接具有抗原性，小分子药物可作为半抗原通过与体内蛋白质结合形成抗原。抗体的产生需要10天左右的敏化过程，再次与抗原接触即导致发病。

4. 继发效应（secondary effect） 是指继发于药物治疗作用之后出现的不良反应，又称治疗矛盾。如长期使用广谱抗菌药，造成肠道正常菌群生长受到抑制，真菌等对药物不敏感菌群趁机大量繁殖，引起二重感染的现象。

5. 后遗效应（residual effect） 是指停药后血药浓度已下降至有效浓度以下，但仍存留的药理效应。如晚上睡前服用长效巴比妥类镇静催眠药后，次晨仍有困倦、头昏、乏力等"宿醉"现象。

6. 停药反应（withdrawal reaction） 指某些药物在长期应用后突然停药，原有疾病复发、加剧或出现新症状。如长期使用β受体拮抗药控制血压后，如突然停药则会出现血压急剧升高或心绞痛发作，甚至危及生命，即原有疾病加剧，又称反跳现象（rebound phenomenon）。因此停药时应务必逐渐减少给药量。

7. 特异质反应（idiosyncratic reaction） 某些药物可引起少数患者出现特异性的不良反应，其反应性质可能与正常人不同，是一类先天遗传异常所致的反应，大多与遗传缺陷所致的药物代谢酶活性降低有关。如红细胞葡萄糖–6–磷酸脱氢酶（glucose–6–phosphate dehydrogenase, G6PD）缺损者，服用伯氨喹可发生严重的溶血性贫血；先天性血浆胆碱酯酶缺乏者应用琥珀胆碱时发生呼吸肌麻痹、严重窒息的特异质反应。

📢 问题与思考
简述治疗作用与不良反应的区别与联系。

相关链接 ┃ 根据药品不良反应的发生机制，也将药物不良反应分为A型反应、B型反应和C型反应。

第二节　药物的量效关系和构效关系

一、药物的量效关系

在一定范围内，药理效应的强弱与药物剂量成正比，随着剂量增加其效应也增加，称为剂量–效应关系，简称"量效关系（doseeffect relationship）"。

（一）药物剂量

药物剂量通常是指一次的用药量或用药分量，是决定血药浓度和药理效应的主要因素。药物剂量太小往往无效，太大又会引起毒性反应。根据药理效应不同，药物剂量可分为以下相关参数（图3–1）。

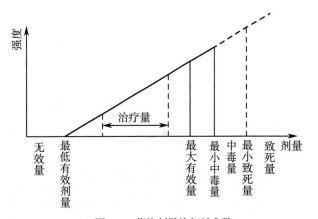

▲ 图3–1　药物剂量的相关参数

1. 无效量（no–effect dose）　是不出现效应的剂量。

2. 最低有效剂量（minimum effective dose）　又称阈剂量（threshold dose），指能引起药理效应的最小药物剂量。

3. 治疗量（therapeutic dose）　是比最低有效剂量大、比极量小，临床使用时对大多数患者有效而不出现毒性反应的剂量，又称常用量。

4. 最大有效量（maximal effective dose）　指能引起最大效应而不出现毒性反应的剂量，又称极量（maximal dose）。

5. 最小中毒量（minimum toxic dose）　指能引起毒性反应的最小剂量。

6. 最小致死量（minimum lethal dose）　指能引起死亡的最小剂量。

（二）量效曲线

以药理效应为纵坐标，剂量或浓度为横坐标作图，得到的曲线即为量效曲线（dose–effect curve）。药物所产生的药理效应按性质可以分为量反应和质反应，对应的量效曲线则可分为量反应的量效曲线和质反应的量效曲线。量反应（graded response）是指药理效应的强弱呈连续增减的变化，可用具体数值的大小来表示，如血压的高低、心率的快慢、反应时间的长短等，其研究对象为单一的生物单位；质反应（qualitative response）是指药理效应不随药物剂量或浓度的增减呈现量的变化，而仅有质的变化，以阳性或阴性、全或无的方式表现，如存活或死亡、有效或无效等，常用阳性反应的频数或阳性反应率表示，其研究对象为一个群体。如在临床试验中药物的有效或无效、在动物实验中动物出现惊厥（阳性）与不惊厥（阴性）等。

1. 量反应的量效曲线　以药物的剂量或浓度为横坐标，以药理效应为纵坐标作图，可获得先陡后平的直方双曲线（图3-2A）；若以药物的剂量或浓度的对数值作图，则量效曲线呈对称的S形（图3-2B）。

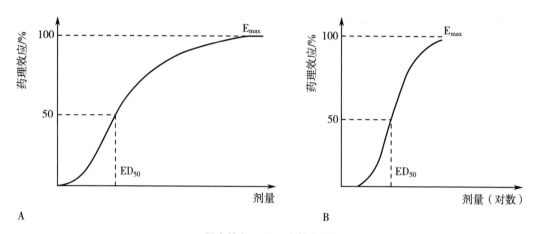

E_{max}. 最大效应；ED_{50}. 半数有效量。
▲ 图3-2　量反应的量效曲线
A. 药物剂量用真数剂量表示；B. 药物剂量用对数剂量表示。

量反应的量效曲线的几个特征性变量如下。

（1）效能（efficacy）：是指药物所能产生的最大效应，亦称最大效应（maximal effect, E_{max}）。随着剂量或浓度的增加，药理效应也随之增加，当效应增加到一定水平后，即使再增加剂量或浓度，效应也不再继续增强，这一药理效应的极限即为效能（图3-2）。

（2）半最大效应浓度（concentration for 50% of maximal effect, EC_{50}）：是指能引起50%最大效应时的药物浓度。

（3）效价强度（potency）：是指能引起等效反应（一般采用50%最大效应）的相对浓度或剂量，其值越小则效价强度越大。用于作用性质相同药物之间等效剂量的比较，达到等效时所用药量较小者效价强度大，所用药量大者效价强度小。

药物的效能和效价强度反映药物的不同性质，二者并不平行。例如，将利尿药以每日排钠量作为效应指标进行比较（图3-3），氢氯噻嗪的效价强度明显大于呋塞米，但呋塞米的效能却远大于氢氯噻嗪。在对同类药物的作用进行比较时，应对同类药物的效能和效价强度进行综合评价。一般来说，药物的效能临床意义更大，因为效能高的药物能取得更强的治疗效果。

（4）斜率（slope）：指量效曲线中段（50% E_{max}）的坡度。坡度较陡说明药量的微小变化即可引起效应的明显改变，提示药效较剧烈；坡度较平坦提示药效相对较温和（图3-2）。

2. 质反应的量效曲线　以剂量或浓度为横坐标，以阳性反应百分率为纵坐标作图，可得到与量反应相似的曲线。如果按药物浓度或剂量的区段出现阳性反应频率作图，可得到呈正态分布的曲线；如果按随剂量增加的累计阳性反应百分率作图，则可得到典型的S形的量效曲线（图3-4）。质反应的量效曲线中衡量药理作用的几个参数如下。

（1）半数有效量与半数致死量：半数有效量（median effective dose, ED_{50}）指引起50%试验对象出现阳性反应的药物剂量。能引起实验动物群体半数个体死亡的药物剂量，称为半数致死量（median lethal dose, LD_{50}）（图3-5）。药物的作用强度与其ED_{50}成反比，即ED_{50}越大，说明药物的作用相对越弱。药物的毒性与LD_{50}成反比，即LD_{50}越大，毒性相对越小。

（2）治疗指数（therapeutic index, TI）：是指药物的半数致死量与半数有效量的比值，通常以LD_{50}/ED_{50}表

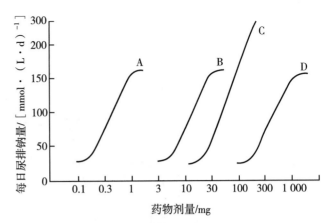

▲ 图3-3　几种利尿药的效能与效价强度比较
A. 环戊噻嗪；B. 氢氯噻嗪；C. 呋塞米；D. 氯噻嗪。

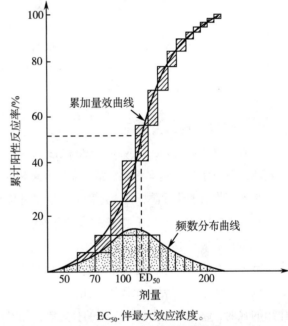

EC_{50}.伴最大效应浓度。
▲ 图3-4　质反应的量效曲线

示，用以评估药物的安全性。治疗指数大的药物相对较安全，但不绝对。如果某药的ED和LD两条曲线的首尾有重叠（图3-5），即有效剂量与致死剂量之间有重叠，则以TI来评价药物的安全性并不完全可靠，故也可用1%致死量（LD_1）与99%有效量（ED_{99}）的比值或5%致死量（LD_5）与95%有效量（ED_{95}）之间的距离来衡量药物的安全性。LD_1/ED_{99}的比值称为可靠安全系数（certain safety factor, CSF），ED_{95}与LD_5间距离称为安全范围（margin of safety）（图3-5）。

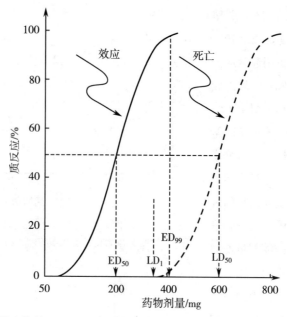

ED_{50}. 半数有效量；LD_1. 1%致死量；ED_{99}. 99%有效量；LD_{50}. 50%致死量。

▲ 图3-5　药理效应和毒性的量效曲线

二、药物的构效关系

构效关系（structure-activity relationship, SAR）是指药物的化学结构与药理效应之间的关系。对药物的化学结构如基本骨架、活性基团及侧链长短、立体构型、几何异构的改变等进行修饰，可以影响药物的理化性质、体内过程、治疗作用及不良反应。

药物的构效关系有以下特点：① 化学结构相似的药物，药理作用可能相似或相反，在一定结构范围内有规律性可循。② 化学结构完全相同的光学异构体，作用可能不同或相反，如奎宁为左旋体，有抗疟作用；而右旋体奎尼丁则有抗心律失常作用而无抗疟作用。多数药物的左旋体具有药理作用，而右旋体无作用，如左旋咪唑、左旋多巴等。③ 侧链的种类和长短可影响药物作用的强弱、起效快慢及持续时间的长短等，如巴比妥类药物。了解药物的构效关系不仅有利于深入了解药物的作用，指导临床合理用药，而且在药物结构定向设计、新药研发等方面都有重要意义。

> **问题与思考**
> 简述治疗指数大的药物是否绝对安全？

> **相关链接** ｜ 自20世纪60年代后出现了定量构效关系（quantitative structure-activity relationship, QSAR）研究。近年来，分子空间构象的三维定量构效关系（3D-QSAR）也逐渐开始受到关注。

第三节　药物作用的机制

药物作用机制（mechanism of drug action）是研究药物为什么起作用及如何起作用的内容，是药效学的重要研究内容之一。大多数药物通过与机体靶点相互作用，引起生理生化功能的改变而产生药理效应。受体是大多数药物的作用靶点，因此，大多数药物通过受体机制产生药理作用。此外，药物作用的靶点还包括酶、离子通道、基因、核酸、载体、免疫系统等，几乎涉及生命活动的所有环节；还有些药物通过理化作用或补充机体缺乏的物质而发挥作用。

1. **改变体液的理化性质**　有些药物通过化学反应或物理作用而产生药理效应，如静脉注射甘露醇提高肾小管管腔内渗透压而利尿，口服氢氧化铝中和胃酸治疗消化性溃疡。

2. **补充机体缺乏的某些物质**　如补充维生素、微量元素及激素等。

3. **影响内源性神经递质和激素**　药物通过影响神经递质的合成、摄取、释放、灭活等过程，引起机体功能的改变。如利血平抑制去甲肾上腺素递质贮存与再摄取而产生降压作用。

4. **作用于特定的靶位**　绝大多数药物可与机体生物大分子的功能基团特异性结合而引起一系列生理、生化反应，发挥药理效应。药物作用靶点大致可分为受体、离子通道、酶、载体分子等。化疗药物作用于机体所感染的病原微生物和肿瘤细胞，其靶点还有 DNA、细胞壁及其他蛋白。

（1）直接激动或拮抗受体：如阿托品通过拮抗 M 胆碱受体而发挥广泛的副交感神经抑制作用（详见本章第四节）。

（2）影响离子通道：细胞膜离子通道主要有钙、钾、钠及氯通道，药物可直接作用于离子通道，改变其构象，致其开放或关闭。如硝苯地平能阻滞钙通道，降低血管平滑肌细胞内 Ca^{2+} 浓度而使血管扩张；局部麻醉药能抑制钠通道而阻断神经冲动的传导等。

（3）影响酶的活性：有些药物以酶为作用靶点，产生激活、诱导、抑制或复活酶等作用，进而调节生命活动。如别嘌呤醇能通过抑制黄嘌呤氧化酶、减少尿酸的合成而改善痛风症状；阿司匹林等能抑制环加氧酶，减少前列腺素的合成，发挥抗炎、解热、镇痛的作用。

（4）影响核酸代谢：许多药物通过干扰核酸代谢而发挥药理效应，如喹诺酮类药物通过抑制细菌 DNA 回旋酶发挥杀菌作用。反义药物（antisense drug）是指人工合成的与机体某种 DNA 或 RNA 有互补序列的寡核苷酸，二者通过杂交影响正常转录或翻译而发挥作用。近年来，反义药物的研发已成为热点之一。

（5）影响物质转运体：某些内源性递质或代谢产物在体内的转运受其分子量、电荷及跨膜浓度梯度的影响而难于直接跨膜，常需要借助转运体。有些药物可通过调节转运体功能而产生效应，如丙磺舒能竞争性抑制肾小管有机酸转运体，使原尿中尿酸的重吸收减少；利尿药呋塞米能通过抑制肾小管 Na^+–K^+–$2Cl^-$ 共转运体而发挥利尿作用等。

（6）影响免疫系统：某些药物本身就是免疫系统中的抗体或抗原。如环孢素可抑制器官移植后的免疫排斥反应、自身免疫病及 Rh 阳性新生儿溶血病等。免疫增强剂可作为辅助治疗药物，用于免疫缺陷病如艾滋病、慢性感染及肿瘤等的治疗。

第四节　药物与受体

受体理论是药效学的基本理论之一，大多数药物通过与受体结合而发挥作用。受体的概念是由埃尔利希（Ehrlich）和兰利（Langley）分别于19世纪末和20世纪初提出。Ehrlich发现一系列化合物的抗寄生虫作用和其毒性反应具有高度特异性。Langley根据阿托品和毛果芸香碱对猫唾液分泌的相互拮抗作用，提出在神经末梢或腺细胞中可能存在一种能与化合物特异性结合的"接受物质"。Ehrlich于1908年首先提出受体的概念，指出药物必须与受体结合才能发挥作用。同时也提出受体具有两个基本特征：① 具有与之相适应的配体或药物特异性结合的能力；② 药物–受体的结合类似锁与钥匙的特异性关系，这种药物–受体复合物可引起生物效应。随后药物通过受体发挥作用的学说很快得到了学术界的重视，并提出了药物与受体相互作用的几种假说，如占领学说、速率学说、二态模型学说等。近年来，随着受体的分离纯化及分子克隆技术的发展，多种受体蛋白已被克隆，并明确了其分子结构与功能，对药物作用机制的研究及新药研制的发展起到了重要促进作用。

一、受体的概念与特性

（一）概念

受体（receptor）是存在于细胞膜和细胞内的功能蛋白质，能特异性识别其周围环境中的某些微量化学物质，并通过信息转导与放大系统启动一系列生化反应，引起特定的效应。能与受体特异性结合、具有生物活性的化学信号分子称为配体（ligand），也称第一信使，包括内源性递质、激素、自身活性物质或结构特异性的药物（外源性配体）等。配体与受体大分子中特异性的部位结合，此位点称为受点（receptor site）。

（二）受体的特性

1. **特异性**　受体对配体具有高度的选择性，只能与特定大小、形状、电荷的分子相结合，且有严格的构象关系，包括空间构型、光学构象等。药物化学结构的改变会影响它与相应受体的亲和力，引起药物作用的改变。

2. **灵敏性**　受体对其配体具有高度的敏感性，极微量的配体分子即可与受体结合而产生显著的效应。

3. **饱和性**　受体的数目是有限的，故与配体的结合量也是有限的。当配体足够多时，配体与受体的结合即出现饱和，此时再提高配体浓度也不会增加与受体的结合量，这也决定了药物的最大效应。由于配体与受体的结合具有饱和性，作用于同一受体的配体间存在竞争现象。

4. **可逆性**　配体与受体的结合是可逆的，已结合的配体–受体复合物可发生解离；已与受体结合的配体可被其他特异性配体所置换。受体拮抗药与激动剂同时存在时，可出现竞争性拮抗作用。

5. **多样性**　同一受体可广泛分布于不同组织，表现出不同的生物效应，甚至在同一组织的不同区域受体分布的密度也不相同。多数情况下受体具有一个以上亚型，不同亚型的分子量、功能特性各不相同。如α、β受体同是肾上腺素受体，α受体又可分为α_1、α_2受体，β受体又可分为

β_1、β_2、β_3受体等。哌唑嗪可与血管平滑肌上α_1受体结合,而沙丁胺醇则可与支气管平滑肌上β_2受体结合。

6. 可调节性 受体的数量、亲和力及效应经常因各种生理及药理因素的影响而处于动态变化中。受体数量可因反复用药而改变,如连续应用受体激动剂可使受体数目减少,称向下调节(down regulation);连续应用受体拮抗药可使受体数目增加,称向上调节(up regulation)。

二、受体与药物相互作用

自Ehrlich提出的"锁钥假说"作为配体与受体相互作用的模型后,经大量实验研究,理论上有了较大发展和完善,在不同历史阶段先后提出以下假说。

1. 占领学说(occupation theory) 1937年,由Clark提出的受体占领学说认为:受体必须与药物结合才能被激活产生效应;药理效应的强度与所占领受体的数量成正比,药物占领受体的数目取决于药物结合受体的能力和受体周围的药物浓度。当受体全部被占领时方可产生最大效应。但此学说无法解释一些与受体结合的药物,无药理活性的现象。1954年Ariens对占领学说进行了修正,认为药物的效应不仅与其占领受体的数目有关,也与占领受体后产生效应的能力有关。因此提出了"内在活性"的概念。

修正后的占领学说认为药物与受体结合产生效应必须具备两个条件:① 亲和力(affinity),表示药物与受体结合的能力,可用一定效应(50% E_{max})所需药物的浓度表示;② 内在活性(intrinsic activity, α),决定药物与受体结合后产生效应大小,通常$0 \leqslant \alpha \leqslant 1$。当两种药物与受体的亲和力相等时,其效应强度取决于内在活性强弱;当内在活性相等时,效应强度则取决于亲和力大小(图3-6)。只有亲和力而没有内在活性的药物,虽可与受体结合,但不能激动受体产生效应。

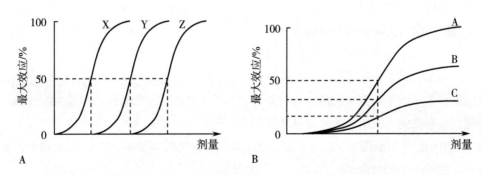

▲ 图3-6 三种激动剂与受体的亲和力及其内在活性的比较
A. 亲和力:X>Y>Z;内在活性:X=Y=Z;B. 亲和力:A=B=C;内在活性:A>B>C。

受体占领学说也无法解释一些活性高的药物只需与小部分受体结合就能发挥最大效能的现象。1956年Stephenson认为,药物只占领小部分受体即可产生最大效应,此时95%~99%的受体并未被占领,这些未经占领的受体称为储备受体(spare receptor)。因此,当不可逆性结合或其他原因而丧失一部分受体时,并不会立即影响最大效应。进一步研究发现,内在活性不同的同类药物产生同等强度效应时，所占领受体的数目并不相等。激动剂占领的受体必须达到一定数目后才开始出现效应。当达到阈值后，被占领的受体数目增多时，激动效应随之增强。阈值以下被占领的受体称为沉默受体（silent receptor）。

药物与受体的亲和力是其激动或拮抗受体的前提，但与受体结合后的效应则取决于药物的内在活性。根据药物与受体结合后产生效应的不同，将作用于受体的药物分为激动剂和拮抗药两大类。

（1）激动剂（agonist）：是指对受体既有亲和力又有内在活性的药物，它们能与受体结合并激动受体产生效应。根据亲和力和内在活性的大小不同，激动剂可分为完全激动剂和部分激动剂。完全激动剂（full agonist）具有较强亲和力和较强内在活性（$\alpha=1$）；部分激动剂（partial agonist）与受体有较强亲和力，但内在活性较弱（$0<\alpha<1$），与完全激动剂并用还可拮抗激动剂的部分效应，因此具有激动剂和拮抗药双重特性。如喷他佐辛是阿片受体的部分激动剂，单独应用有较强的镇痛作用，但与完全激动剂吗啡合用时，则减弱吗啡的镇痛作用。

（2）拮抗药（antagonist）：是指与受体具有较强亲和力，但无内在活性（$\alpha=0$）的药物。这些药物本身不能引起效应，但因占据一定量的受体而拮抗了激动剂或内源性配体的效应。如阿托品与M受体结合后，阻断了乙酰胆碱对M受体的激动作用，表现为胃肠平滑肌松弛等。根据拮抗药与受体的结合是否具有可逆性而分为竞争性拮抗药和非竞争性拮抗药。

1）竞争性拮抗药（competitive antagonist）：能与激动剂竞争相同受体，拮抗激动剂的作用，且与受体的结合是可逆的。当存在竞争性拮抗药时，增加激动剂的剂量可与拮抗药竞争结合部位，随着激动剂剂量的增加，其量效曲线可平行右移，最大效应不变（图3-7）。

竞争性拮抗药与受体的亲和力通常用拮抗参数（pA_2）表示，是指在实验系统中加入竞争性拮抗药后，若2倍浓度的激动剂所产生的效应恰好等于未加入竞争性拮抗药时激动剂引起的效应，则系统中加入的竞争性拮

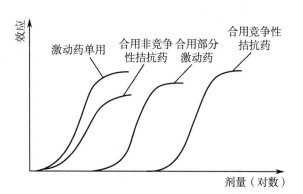

▲ 图3-7 不同剂量竞争性拮抗药、非竞争性拮抗药及部分激动剂与激动剂相互作用的量效曲线

抗药的摩尔浓度的负对数即为pA_2。pA_2定量表示竞争性拮抗药与受体亲和力，pA_2越大，竞争性拮抗药对激动剂的拮抗作用越强。

2）非竞争性拮抗药（noncompetitive antagonist）：非竞争性拮抗药与受体的结合是相对不可逆的，能引起受体构型改变，从而干扰激动剂与受体的正常结合，且激动剂不能竞争性对抗这种干扰。因此，即使不断增大激动剂的剂量，也不能使激动剂的最大效应强度达到原来的水平，使激动剂量效曲线右下移（图3-7）。

2. 速率学说（**rate theory**）　1961年，Paton提出速率学说，认为药物的效应不但与其结合受体的数目有关，也与药物受体结合后的解离速率有关。药物–受体复合物的解离速率越大，产生

的最大效应越大，或药物的内在活性越大。

3. 二态模型学说（**two state theory**） Monod首先提出二态模型学说，认为受体蛋白有两种可以互变的构型状态，一种是静息态（R_i），为无活性受体；另一种是活化态（R_a），为活性受体，两者呈动态平衡。平衡趋向的改变主要取决于药物对R_a及R_i亲和力大小。如激动剂对R_a的亲和力大于对R_i的亲和力，可使平衡趋向R_a，并激动受体产生效应。完全激动剂对R_a有选择性，在药量足够时，可以使受体构型完全转为R_a；部分激动剂对R_a的亲和力仅比对R_i的亲和力大50%左右，即使有足够的药量，也只能产生较弱的效应；拮抗药对R_a及R_i的亲和力相等，并不改变两种受体状态的平衡。还有些药物对R_i亲和力大于R_a，与受体结合后引起受体构型向非激活状态转变，因而引起与激动剂相反的效应，称为反向激动药（inverse agonist）（图3-8）。

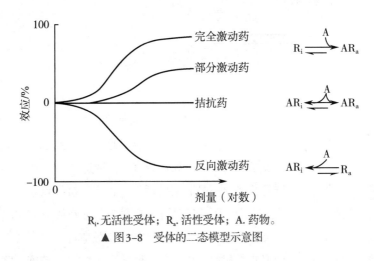

R_i. 无活性受体；R_a. 活性受体；A. 药物。
▲ 图3-8 受体的二态模型示意图

三、受体的类型及细胞内信号转导途径

（一）受体的类型

配体与受体结合是信息传递至细胞的第一步，随后由受体构象的变化引起一系列信息转导过程。不同的受体转导信息的机制或方式不同。根据受体蛋白结构、信号转导过程、效应性质及受体位置等特点，可将受体大致分类（图3-9）。

1. 离子通道偶联受体 离子通道按生理功能可分为配体门控离子通道和电压门控离子通道。配体门控离子通道受体（ligand gated ion channel receptor）由配体结合部位和离子通道两部分构成。当受体与配体结合后发生受体变构，使离子通道开放或关闭，改变细胞膜离子流动状态，从而传递信息。此类受体与激动剂结合导致离子通道开放，促进细胞内、外离子跨膜转运，产生细胞膜去极化或超极化，引起兴奋或抑制效应。如N胆碱受体、兴奋性氨基酸受体、γ-氨基丁酸（gamma-aminobutyric acid, GABA，又称氨酪酸）受体及甘氨酸受体等都属于这类受体。

2. G蛋白偶联受体 是一类由GTP结合调节蛋白（简称G蛋白）组成的受体超家族，可将配体带来的信号传送至效应器蛋白而产生效应。这一类受体是目前已知种类最多的受体，广泛分布于机体的各个组织器官。约40多种神经递质或多肽类激素的受体通过G蛋白偶联机制产生效应，

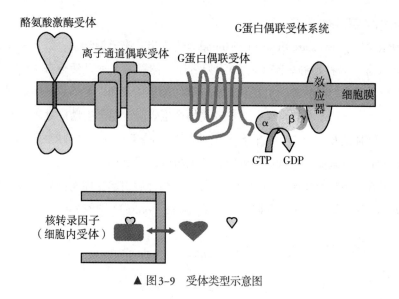

▲ 图3-9 受体类型示意图

如肾上腺素、5-羟色胺（5-hydroxytryptamine, 5-HT，又称血清素, serotonin）、多巴胺、乙酰胆碱、嘌呤类、前列腺素、阿片类及一些多肽激素等的受体均属于此类。G蛋白的调节效应器包括酶类，如腺苷酸环化酶、磷脂酶等酶类及某些离子通道如钙通道、钾通道。

G蛋白偶联受体的主要特征是其本身不具有酶的活性，也不直接导致第二信使的生成，而是必须与G蛋白偶联后，经过G蛋白的转导而将信号[包括第二信使环腺苷酸（cAMP）、三磷酸肌醇（IP$_3$）、二酰甘油（DAG）]及Ca^{2+}等传递至效应器才能产生效应。

G蛋白偶联受体的基本结构都非常相似，均为单一肽链形成7个α-螺旋（跨膜区段）往返穿透细胞膜，形成三个细胞外环和三个细胞内环。其N-端在细胞外，具有糖基化位点，C-端在细胞内。这两段肽链的氨基酸组成在各种受体差异很大，与其识别配体及转导信息的多样性有关。细胞内有G蛋白结合区，G蛋白是由α、β、γ三个亚单位组成的三聚体，含有300~500个氨基酸残基，分子量在40~50kDa。静息状态下，G蛋白与GDP结合；当受体激活时，在Mg^{2+}参与下，GDP-αβγ复合物与细胞质中GTP交换，GTP-α亚基与βγ亚基形成G蛋白三聚体，恢复原来的静息状态。每种受体对一种或几种G蛋白具有不同的特异性，一个受体可激活多个G蛋白，一个G蛋白可以转导多个信号给效应器，调节多种细胞的功能。

3. 酪氨酸激酶受体（tyrosine kinase-linked receptor） 这类受体都是跨膜糖蛋白，由三部分构成。胞外部分是与配体结合的部位，中间是由20多个疏水氨基酸构成的跨膜段，细胞内侧为酪氨酸激酶（tyrosine kinase, TK）活性部位，含有可能被磷酸化的酪氨酸残基。当激动剂与此类受体结合后，细胞内的激酶被磷酸化，磷酸根转移至效应器上，使效应器蛋白的酪氨酸残基磷酸化，激活细胞内蛋白激酶，增加DNA及RNA合成，加速蛋白质合成，从而产生细胞生长与分化等效应。胰岛素、表皮生长因子、血小板衍生生长因子及某些淋巴因子受体都属于这一类型。当胰岛素受体或生长因子受体与配体结合后，受体发生构象变化，酪氨酸被磷酸化，激活酪氨酸蛋白激酶，引起一系列细胞内信息传递。

4. 细胞内受体（intracellular receptor） 此类受体是存在于细胞质和细胞核中的特异性蛋白质，其配体包括肾上腺皮质激素、雌激素、孕激素、甲状腺激素和维生素D等，这些配体易于通过细胞膜的脂质而与细胞内受体结合而产生生理和药理作用。细胞内受体包括细胞核激素受体和某些脂溶性药物的受体。细胞核激素受体（cell nuclear hormone receptor）本质上属于核转录因子（transcription factor），能与细胞核内特异性DNA结合，促进其所调节基因的转录，而激素是这种转录因子的调控物。这类受体能与亲脂性的糖皮质激素、盐皮质激素、性激素、甲状腺激素、维生素A、维生素D及维A酸等结合，形成激素受体复合物，调控基因表达而发挥作用。这在治疗学上有重要意义：① 由于促进新的蛋白质合成需要时间，激素应用后一般需要30分钟至数小时才能产生疗效，如应用糖皮质激素后不会立即缓解哮喘状态；② 大多数酶和蛋白质的更替相对缓慢，当激素血药浓度降低到最小有效浓度以下，其作用仍可持续数小时或数天。

（二）细胞信号转导途径

药物、激素、神经递质或其他生物活性物质与受体结合后可引起广泛而复杂的效应，主要有赖于细胞内灵敏的信号转导系统。细胞信息传递是细胞外界的信息分子特异地与细胞膜表面受体结合，刺激细胞产生调节信号，以一系列蛋白质构型和功能的改变引发瀑布式级联反应的过程。一个胞外信号逐级经过胞质中雪崩式的酶促放大反应，迅速扩布到细胞特定的靶系统而发挥效应。细胞外信号物质种类繁多，受体本身也具有多型性，但目前已知的细胞内信息转导系统及效应器种类却很有限。大多数跨膜信号转导过程仅通过几种分子机制

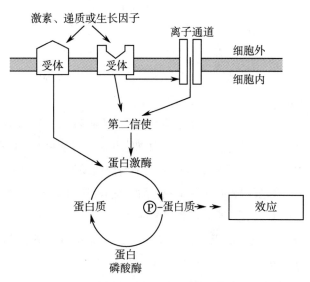

▲ 图3-10　细胞信号传递示意图

完成，因此，可能存在多种细胞外信号物质共用有限的细胞内信使物质和效应体系的现象，可能存在多种介质、激素及调节物质与同一种或几种细胞内信使物质间的相互作用，或存在一种受体亚型与若干不同的效应器偶联，而若干个不同受体又可能影响同一效应器的现象（图3-10）。多数信息传递需要第一信使、第二信使及第三信使的传递。

1. 第一信使（first messenger） 指多肽类激素、神经递质及细胞因子等细胞外信使物质。通常第一信使不进入细胞，而是与靶细胞膜表面的特异受体结合，改变受体的构象进而激活受体。

2. 第二信使（second messenger） 是指第一信使作用于靶细胞后刺激胞质内产生的信息分子，是胞外信息与细胞内效应器之间必不可少的中介物。受体之所以具有灵敏的识别能力，能与周围微量的配体结合引起广泛而复杂的效应，主要是靠第二信使的作用。第二信使将获得的信息增

强、分化、整合，通过一定的机制发挥特定的效应。目前已知有许多物质参与细胞内信息传递，其中研究较多的第二信使有环腺苷酸、环鸟苷酸、肌醇磷脂及Ca^{2+}等。

（1）环腺苷酸（cAMP）：是三磷酸腺苷（ATP）经腺苷酸环化酶（AC）作用的产物，主要参与调节肝糖原分解、脂肪水解、心脏兴奋、血管舒张、血钙升高及钙通道开放等。肾上腺素、胰高血糖素、多巴胺、前列环素等受体能激活AC使cAMP增加。cAMP能激活蛋白激酶A（PKA）而使细胞内多种蛋白磷酸化，如使磷酸化酶、脂酶、糖原合成酶等磷酸化活化而产生能量。如钙通道磷酸化后被激活，引起Ca^{2+}内流，使神经、心肌、平滑肌等兴奋。

（2）环鸟苷酸（cGMP）：是三磷酸鸟苷（GTP）经鸟苷酸环化酶（GC）作用的产物，可被磷酸二酯酶（phosphodiesterase, PDE）水解灭活。cGMP可激活蛋白激酶G（PKG）而引起各种效应，其作用与cAMP相反，使心脏抑制、血管舒张、肠道腺体分泌等。cGMP可以独立作用而不受cAMP制约。

（3）肌醇磷脂（lipositol）：细胞膜上肌醇磷脂的水解是另一类重要的信息转导系统。α_1、$5-HT_2$、H_1、M_1、M_2受体激动剂与其受体结合后通过G蛋白介导激活磷脂酶C（PLC），PLC使4，5-二磷酸肌醇（PIP_2）水解为二酰甘油（DAG）及1.4.5-三磷酸肌醇（IP_3）。DAG在细胞膜上与Ca^{2+}协同激活蛋白激酶，使许多靶蛋白磷酸化而产生效应，如腺体分泌、血小板聚集、中性粒细胞活化及细胞生长分化等效应。IP_3能促进细胞内钙池释放Ca^{2+}，通过钙调蛋白及PKC激活多种细胞功能，具有重要的生理意义。

（4）Ca^{2+}：细胞内Ca^{2+}浓度不及血浆Ca^{2+}浓度的0.1%，但对细胞功能有着重要的调节作用，如肌肉收缩、腺体分泌、白细胞和血小板活化及脑内多种酶的激活等。细胞外Ca^{2+}通过细胞膜钙通道进入细胞质，也可以从细胞内肌质网等钙池释放，两种途径相互促进。前者受膜电位、受体、G蛋白、PKA等调控，后者受IP_3作用而释放。细胞内Ca^{2+}激活PKC，与DAG协同促进其他信息传递蛋白及效应蛋白的活化。

3. 第三信使（third messenger） 是指负责细胞核内外信息传递的物质，包括生长因子、转化因子等。第三信使能转导蛋白及某些癌基因产物，参与基因调控、细胞增殖和分化及肿瘤的形成等过程。众多种类的受体与细胞内信使，受体与效应器之间存在复杂的调节机制。随着分子生物学和细胞生物学的不断发展，关于受体的结构本质、受体的克隆、受体与配体结合的机制及受体基因的表达与机体功能的关系正在受到越来越广泛的关注。

四、受体的调节

虽然受体是遗传所得的固有蛋白质，但并非固定不变，而是处于代谢更新的动态平衡中，其数量、构象、亲和力及效应力等受各种生理及药理因素的影响。受体的调节是维持机体内环境稳定的重要因素，其调节方式主要有下列类型。

1. 受体脱敏（receptor desensitization） 是指受体长期反复与激动剂接触后，组织细胞对激动剂的敏感性和反应性下降的现象。如长期用异丙肾上腺素治疗哮喘产生的耐受性。如果仅对一种受体激动剂反应性下降，而对其他类型受体激动剂反应性不变，则称为激动剂特异性脱敏

（agonist-specific desensitization）；若受体对其他类型激动剂也不敏感，则称为激动剂非特异性脱敏（agonist non-specific desensitization）。前者可能与受体磷酸化或受体内移有关；后者可能与所有受影响的受体有共同的反馈调节机制有关，也可能受调节的是其信号转导通路上的某个共同环节。

2. 受体增敏（receptor hypersensitization） 是与受体脱敏相反的一种现象，指受体长期反复与拮抗药接触产生的受体数目增加或对药物的敏感性升高的现象。如长期应用β受体拮抗药，突然停药可致"反跳"现象，这是由于β受体的敏感性增高所致。

若受体脱敏和增敏只涉及受体密度的变化，则分别称为下调和上调。

五、受体与疾病的关系

受体的正常调节及变化是维持机体内环境稳定的重要因素，而受体的异常变化则是致病的重要因素。受体改变引起的疾病称为受体病（receptor disease），其他原因导致的某些疾病也可有受体的改变。导致疾病的受体改变主要包括异常受体，异常偶联蛋白的表达和受体的数目、亲和力及特异性的改变等。有研究发现，某些病理变化可诱导一些组织产生原先并不表达的新受体，即可诱导受体（inducible receptors），这不仅为病因学研究提供了新的线索，也为疾病的治疗提供了新的靶点。

受体的化学本质是蛋白质，具有抗原性。只是由于机体自身存在免疫自稳作用，所以正常个体对自身的受体不产生免疫反应。但是多种因素（如遗传缺陷、感染等）都可破坏免疫自稳状态而出现自身免疫反应，产生受体的自身抗体。自身抗体按其作用的不同可分为封闭型抗体和刺激型抗体两大类。

在病理状态下，某些受体的特异性会发生改变，从而与过量的非特异配体结合并产生效应。如绒毛膜癌患者体内过量的人绒毛膜促性腺激素（human chorionic gonadotropin, hCG）可激动促甲状腺激素（thyrotropin, thyroid stimulating hormone, TSH）受体而出现甲状腺功能亢进症状；肢端肥大症患者体内过量的生长激素（growth hormone, GH）可作用于催乳素受体而使患者出现泌乳及闭经等现象。

六、受体与临床用药

受体理论对临床用药具有重要指导意义。

1. 有助于充分理解药物的作用机制和药物相互作用　受体的效应广泛而复杂，因此药物在发挥治疗作用的同时，可产生不良反应。可充分利用受体水平的拮抗或协同作用进行合理的药物合用。

2. 有助于了解药物疗效的变化　如支气管哮喘患者支气管平滑肌上的β_2受体数目随哮喘发作次数的增加而逐渐减少，故治疗初期用β受体激动剂效果显著，但后期药效逐渐下降。心力衰竭患者心肌细胞膜上强心苷受体数目上调，致使某些患者在较低的血药浓度时就出现心脏毒性。

3. 根据药物对受体数目的调节作用指导用药　如长期应用β受体拮抗药引起β受体上调，突然停药后会出现"反跳"现象；同理，如长期应用某些受体激动剂引起相应受体下调，突然停药后可能产生戒断症状。因此对可发挥受体调节作用的药物，应逐渐调整用药剂量，不可突然停药。

案例3-1　　患者，男，40岁。因"腹部绞痛、腹泻"就诊，诊断为急性感染性肠炎，收入院。入院后立即给予阿托品注射剂1mg肌内注射，洛美沙星片0.3g口服，每天2次。给药后腹痛减轻继而消失，但患者出现皮肤干燥、面部潮红、口干、视物模糊、排尿困难。

思考：
1. 案例中提及的两种治疗药物，属于对因治疗，还是对症治疗？两药的作用机制各是什么？
2. 用药后哪些症状的改善属于治疗作用？哪些症状属于不良反应？

学习小结

　　药物效应动力学简称"药效学"，是研究药物对机体的作用及作用机制的学科。药物的作用根据用药目的的不同可分为治疗作用和不良反应。不良反应主要包括副作用、毒性反应、变态反应、继发效应、后遗效应、停药反应及特异质反应等。

　　药物效应按性质可以分为量反应和质反应。量反应中，效能是指药物所能产生的最大效应，效价强度是指引起等效反应的相对浓度或剂量。二者反映药物的不同性质，效能临床意义更大。质反应中，LD_{50}/ED_{50}的比值称为治疗指数，用以表示药物安全性的大小。

　　绝大多数药物都是通过与受体结合发挥效应。受体是存在于细胞膜或细胞内、对生物活性物质具有识别能力并可与之选择性结合产生特定效应的生物大分子；对受体既有亲和力又有内在活性的药物称为受体激动剂；对受体仅有较强的亲和力，但无内在活性的药物称受体拮抗药。充分理解受体理论对指导临床用药具有重要的意义。

（李华）

复习
参考题

一、选择题

1. 强心苷对心脏的作用属于
　A. 局部作用
　B. 普遍细胞作用
　C. 继发作用
　D. 选择性作用
　E. 以上都不是
2. 药物对机体的作用，不包括

　A. 改变机体的生理机能
　B. 改变机体的生化功能
　C. 产生程度不等的不良反应
　D. 掩盖某些疾病现象
　E. 产生新的机能活动
3. 药物作用的两重性是指
　A. 治疗作用与副作用

B. 治疗作用与不良反应

C. 对症治疗与对因治疗

D. 预防作用与治疗作用

E. 原发作用与继发作用

4. 患者应用链霉素治疗后，出现听力
下降，停药几周听力仍不能恢复。
该作用是

A. 药物毒性所致

B. 药物引起的变态反应

C. 药物引起的后遗效应

D. 药物的特异质反应

E. 药物的副作用

5. 与药物引起的过敏反应有关的因素是

A. 剂量大小

B. 药物毒性大小

C. 过敏体质

D. 年龄性别

E. 用药途径及次数

答案：1. D；2. E；3. B；4. A；5. C

二、简答题

1. 常见药物不良反应的类型有哪些?

2. 受体的调节对药物的应用有何影响。

第四章　影响药物效应的因素

学习目标	
掌握	影响药物效应的因素；耐受性、耐药性、个体差异等概念。
熟悉	习惯性、成瘾性、依赖性、联合用药和药物相互作用等概念。
了解	年龄、性别、遗传、病理情况、心理因素等对药物效应的影响；合理用药原则。

　　药理效应是药物与机体相互作用的结果，受药物和机体多种因素的影响。这些因素会导致不同个体对药物吸收、分布和消除产生差异，导致药物在体内作用部位浓度不同，即药物代谢动力学差异；或药物浓度虽相同，但机体反应性不同，即药物效应动力学差异。在大多数情况下，这种差异只是"量"的差异，即药物作用强弱或时间长短不同，但性质仍相同；但少数情况下，药物效应也会出现"质"的差异，即产生了不同性质的反应。因此，在临床选择药物和剂量时，应熟悉各种因素对药物效应的影响，根据个体的情况选择合适的药物和剂量，做到个体化用药。

第一节　药物因素

　　药物方面因素主要包括剂量、剂型、给药方法、反复用药、联合用药及药物相互作用等。

一、药物的剂量和剂型

　　1. 剂量　同一药物在不同剂量下对机体的作用强度不同。大多数药物随着剂量的增加，药物的疗效逐渐增强，如苯巴比妥在低于阈剂量时不产生任何效应，随着剂量的增加，依次产生镇静、催眠、抗惊厥、抗癫痫等作用，甚至引起呼吸中枢麻痹而造成死亡。少数药物不同剂量可产生不同甚至相反的疗效，如小剂量的碘是合成甲状腺激素的原料，而大剂量碘却抑制甲状腺激素的释放；小剂量的阿司匹林能抑制血小板聚集用于预防血栓形成，大剂量的阿司匹林则有解热、抗炎、抗风湿等作用。

　　2. 剂型　同种药物可有不同的剂型，其吸收速度的一般规律是：吸入＞肌内注射＞皮下注射＞口服＞直肠给药＞皮肤。口服给药的剂型有片剂、胶囊和口服液；注射给药的剂型有水剂、

044

乳剂、油剂；还有控制药物释放速度的控释剂。一般情况下，口服溶液剂较片剂和胶囊更易吸收；注射剂的水溶液较油剂或混悬液吸收快，但作用维持时间较短。同剂型药物给药途径不同，其作用也可不同，如硫酸镁口服可以导泻、利胆，而注射给药则有镇静、降压的作用。

缓释剂（slow release formulation, SLF）可使药物按一级动力学缓慢释放而被机体吸收，包括延迟释放剂和持续释放剂。控释剂（controlled release formulation, CLF）可以控制药物按零级动力学恒速或近恒速释放，以保持恒速吸收，如透皮贴剂。靶向制剂是药物与载体相连后导向分布到靶细胞，可提高疗效、减少不良反应。

二、给药方法

1. 给药时间　给药时间的确定应根据药物性质、对胃肠道刺激性、患者的耐受能力及需要药物产生作用的时间等来综合考虑。一般情况下，饭前服用吸收较好，起效较快；饭后服用吸收较差，起效也较慢。对胃肠道有刺激性的药物宜饭后服；催眠药物宜睡前服用。

药物通过影响机体的生理生化功能而产生效应，而机体的生理生化功能有着昼夜变化的规律，即生物钟（biological clock），也必然影响药物效应。研究药物效应随昼夜规律变化的一门边缘学科即时辰药理学（chronopharmacology）。如糖皮质激素分泌高峰期是在清晨，低谷期在午夜，长期应用糖皮质激素时可采取隔日清晨服药，以减少药物对自身肾上腺皮质功能的抑制；人体对铁剂的吸收以21: 00较快；人体对痛、痒的感觉早上较敏感；茶碱对小鼠的毒性在夜间0: 00—4: 00最小，白天12: 00—16: 00最大。

2. 给药间隔时间　一般给药时间间隔应以药物的半衰期为参考依据，结合患者的病情和病程需要而定。对于半衰期短的药物，给药次数要相应增加；对毒性大或消除慢的药物，长期用药应规定每日用量和疗程，避免蓄积中毒；肝肾功能不良患者可适当减少用量或延长给药时间间隔。

3. 疗程　是指为达到一定治疗目的而连续用药的时间，需根据病情及病程决定，一般在症状消失后即可停药。对于某些慢性病及感染性疾病应按规定时间持续用药，以避免病情复发或加重。

三、反复用药

长期反复用药可使机体对药物的反应性发生以下改变。

1. 依赖性（dependence）　某些药物长期使用后患者会产生依赖性。依赖性又分为精神依赖和躯体依赖。躯体依赖性产生后一旦停止给药，患者会出现精神和生理功能紊乱的戒断症状，则称这些药物具有成瘾性（addiction）。药物滥用特别是兴奋剂或麻醉剂的滥用是引起依赖性的重要原因。

2. 耐受性（tolerance）　指同一药物连续使用过程中药效逐渐减弱，需加大剂量才能产生相同的药效；但停用一段时间后机体又可恢复原有的敏感性。少数患者对某些药物存在先天耐受性，又称低敏性。耐受性产生的主要原因可能是药动学改变（如吸收转运受阻、消除加快及CYP酶的诱导作用等）、药效学改变（如机体调节适应性改变、受体脱敏等）。根据耐受性产生的时间和表现形式分为两种情况。

（1）快速耐受性：在短期内连续用药数次后即发生的耐受现象。如短期内反复使用麻黄碱，可能引起肾上腺素能神经末梢囊泡内的递质迅速耗竭，导致作用减弱。

（2）交叉耐受性：机体对某药产生耐受性后，对同类的另一种药敏感性也降低。

3. 耐药性（drug resistance） 长时间使用化疗药后，病原体或肿瘤细胞对药物的敏感性降低，称耐药性或抗药性。产生耐药性的原因可能与病原体发生的基因变异有关。病原体或肿瘤细胞对药物也可产生快速耐药性和交叉耐药性。

四、联合用药和药物相互作用

为了达到增强疗效、减少不良反应的治疗目的，临床常采取两种或两种以上药物同时或先后序贯应用，称联合用药（drug combination）。联合用药时常会发生药物相互作用（drug interaction），即协同作用（synergism）和拮抗作用（antagonism）。不恰当的联合用药往往会使疗效降低或不良反应增加。药物相互作用主要表现在药动学和药效学两个方面。

1. 配伍禁忌（incompatibility） 药物在体外配伍时直接发生物理性或化学性的相互作用而影响疗效或产生毒性，称为配伍禁忌，在静脉滴注时尤应注意配伍禁忌。药物的物理配伍禁忌主要涉及药物的相溶性和稳定性。例如，某些药物在混合时可能发生沉淀、析出或产生结晶，这可能降低药物的溶解度并影响药效。化学配伍禁忌则涉及药物之间发生化学反应，导致药物结构或活性的改变，甚至引发有害产物。因此，应特别注意药物之间的配伍禁忌，避免发生不良的相互作用。

2. 药动学方面

（1）妨碍吸收：空腹服药吸收较快，饭后服药吸收较平稳。促进胃排空的药如甲氧氯普胺能加速药物吸收；抑制胃排空的药如抗M胆碱受体拮抗药能延缓药物吸收；对于吸收缓慢的灰黄霉素加快胃排空反而减少其吸收；而在胃中易被破坏的左旋多巴减慢胃排空反而使吸收减少。有些药物可改变胃肠道的pH而影响其他药的解离度，进而影响其他药的吸收，如抗酸药可增加弱酸性药物磺胺类等的解离度，因而使磺胺类吸收减少；氢氧化铝凝胶可吸附氯丙嗪；四环素类与钙、镁或铝等离子结合形成不溶性络合物；浓茶中含有的大量鞣酸可与铁制剂或生物碱发生沉淀而妨碍吸收。

（2）竞争血浆蛋白结合：很多药物吸收入血后与血浆蛋白可逆性结合，对于与血浆蛋白结合率高、分布容积小、安全范围小及消除半衰期较长的药物，易受其他药物置换与血浆蛋白的结合而使作用增强，如阿司匹林、对乙酰氨基酚与血浆蛋白的结合力很强，可将双香豆素类从血浆蛋白的结合部位置换出来，使其抗凝血作用增强；早产儿或新生儿服用磺胺类或水杨酸类后，由于这些药物能竞争性与血浆蛋白结合，可将胆红素从血浆蛋白结合位点置换出来，引起核黄疸。

（3）影响生物转化：许多药物对肝药酶有诱导或抑制作用，从而影响其他药物在体内的代谢，使其半衰期、药理作用及不良反应等发生改变。肝药酶诱导剂如苯巴比妥、利福平、苯妥英钠及烟、酒等可能增加经肝转化药物的消除而使其药效减弱；肝药酶抑制剂如异烟肼、氯霉素、西咪替丁等能减慢经肝转化药物的消除而使其药效增强。

（4）影响药物排泄：有些药物可通过改变尿液的pH而影响药物的解离度，从而影响药物的排泄。如尿液呈酸性时可使弱碱性药解离型增多，在肾小管的重吸收减少而排出量增加；同样尿液呈碱性时可使弱酸性药解离度增加，排出增多。还有些药物及其代谢产物可竞争转运载体从肾近曲小管主动转运分泌，如水杨酸类、丙磺舒、噻嗪类、乙酰唑胺、青霉素、头孢噻啶等。当这些药物合用时，排泄均可减少，而作用或毒性增加。

3. 药效学方面

（1）生理性拮抗或协同：协同作用（synergism）指合用后药物原有作用或毒性增加，如阿司匹林与对乙酰氨基酚合用时，解热镇痛作用增加；磺胺甲噁唑与甲氧苄啶合用可使抗菌作用增加数倍至数十倍，甚至呈现杀菌作用；应用镇静催眠药时饮酒会加重中枢抑制作用等。拮抗作用（antagonism）指合用药物后原有作用或毒性减弱，如纳洛酮可拮抗吗啡的作用；普萘洛尔可拮抗异丙肾上腺素的作用；正电荷的鱼精蛋白能中和带负电荷的肝素，使肝素的抗凝血作用消失。

（2）受体水平的协同与拮抗：许多抗组胺药、吩噻嗪类及三环类抗抑郁药等都具有抗胆碱受体的作用，如与阿托品合用可能引起精神错乱、记忆障碍等不良反应；β受体拮抗药与肾上腺素合用可能导致高血压危象等。

（3）干扰神经递质转运：三环类抗抑郁药可抑制儿茶酚胺的再摄取，从而增加肾上腺素及其拟似药的升压反应，而抑制可乐定及甲基多巴的降压作用。

（4）无关作用：指药物联用的效果未超过其中作用较强者，或各自发挥相应作用，互不干扰。

> **问题与思考**
> 简述耐受性与耐药性的区别与联系。

第二节　机体因素

机体方面对药物效应的影响包括生理因素、病理因素、心理因素及其他因素。

一、生理因素

1. 年龄　许多生理功能、血浆蛋白含量、代谢酶活性等可因年龄不同而出现较大差异，从而影响药物的效应和体内过程。

（1）小儿：特别是新生儿与早产儿，各种生理功能包括自身调节功能尚未发育完善，与成年人有巨大差别，对药物的反应一般比较敏感。① 吸收：新生儿的胃液 pH 较低，胃排空较慢，对口服药物的吸收也比较慢。但青霉素类药物也正因此在胃内的分解减少，吸收较成人好。婴儿期以后的药物吸收基本与成人相同。② 分布：新生儿的血浆蛋白含量低，只有成人的80%左右，因此应用血浆蛋白结合率高的药物时，游离药物浓度会增加，药效增强而易于中毒。③ 代谢：Ⅰ相代谢反应，新生儿肝脏功能尚未完全发育好，但1年内即可发育成熟，且其肝脏重量与体重的比例较成人为高，因此对某些药物来说（如茶碱类），婴儿期以后的肝脏代谢功能按体重计算则较成人高。Ⅱ相代谢反应，新生儿期的硫酸结合能力与成人无异，但甘氨酸和葡萄糖醛酸的结合能力还较差，因此新生儿应用氯霉素或吗啡分别易导致灰婴综合征及呼吸抑制。④ 排泄：新生儿的肾小球滤过率和肾小管分泌功能都比较差，因此对氨基糖苷类和青霉素类的清除率较低，如应用庆大霉素后的血浆半衰期长达18小时，为成人（2小时）的9倍。

（2）老年人：老年人的实际年龄与其生理年龄并不完全一致，即老年人生理功能衰退的程度与快慢各不相同，因此没有按年龄计算老年人用药剂量的公式，也没有绝对的年龄划分界线，世界卫生组织（World Health Organization, WHO）将60周岁以上的人群定义为老年人。

由于老年人生理功能逐渐减退，血浆蛋白浓度降低，肝血流量和肝药酶活性下降，肾血流量和肾小球滤过率降低，肾小管功能逐渐减弱，因而药物的消除速度减慢，作用或毒性增强。① 吸收：老年人胃排空时间有所延长，但对药物的吸收能力变化不大。② 分布：老年人细胞外液量随年龄的增长而逐渐减少，但脂肪却增加，因此水溶性药物的分布容积会降低，血药浓度会增高；相反，脂溶性药物的分布容积增加，其血药浓度降低。此外，老年人血浆白蛋白浓度较低，白蛋白结合率比较高的药物如香豆素类的游离型浓度升高，作用会增强。③ 代谢：随着年龄的增加，老年人的肝脏重量和肝血流量都会逐渐减少，对于需要在肝代谢的药物如普萘洛尔、利多卡因等的清除率下降，血药浓度升高。肝脏重量减少也使依靠CYP酶进行代谢的药物如苯二氮䓬类、茶碱类的清除率下降。但Ⅱ相代谢反应不会因年龄增加而受影响。④ 排泄：老年人随着年龄的增加，肾功能会下降，因肾小球滤过率降低，使药物从肾脏的排出减少，如氨基糖苷类、地高辛等。

2. 性别　男性对对乙酰氨基酚及阿司匹林的清除率分别比女性高40%及60%。女性在月经、妊娠、分娩、哺乳期时用药应注意。月经期和妊娠期禁用泻药和抗凝药，以免月经过多、流产、早产或出血。有些药物能通过胎盘进入胎儿体内，影响胎儿生长发育，严重的可导致畸胎，故妊娠期用药应十分慎重（表4-1）。20世纪50年代末期，西欧孕妇因服用沙利度胺（反应停）而生产了1万余例海豹畸形婴儿，这个悲剧引起了孕妇用药的警惕。对于已知的有致畸作用的药物如锂盐、酒精、华法林及性激素等在妊娠早期胎儿器官发育期内应严格禁用。临产前禁用吗啡，以免使胎儿的呼吸受到抑制。哺乳期用药应注意药物从乳汁排出对婴儿的影响。

▼ 表4-1　妊娠16周后对孕妇或胎儿产生毒性作用的药物

药物	毒性反应
氨基糖苷类抗生素	孕妇和胎儿的听神经损害
大环内酯类抗生素	孕妇肝功能损害
四环素类抗生素	新生儿灰婴综合征
磺胺类抗菌药	新生儿高胆红素血症
非甾体抗炎药	动脉堵塞、分娩延迟
苯二氮䓬类镇静催眠药	新生儿肌张力下降、嗜睡等
雄性激素	女性胎儿性器官男性化
抗甲状腺药	胎儿和新生儿甲状腺肿大、甲状腺功能减退
糖皮质激素	胎儿和新生儿肾上腺皮质功能不全
米索前列醇	诱发子宫收缩

3. 个体差异　多数患者在基本情况相同时对同一药物的反应差别不大，但也有个别患者的反应会出现显著差异。个体差异产生的原因是广泛而复杂的，主要是药物在体内的过程存在差异，相同剂量的药物在不同个体中的血药浓度不同，导致作用强度和持续时间差异很大。因此，对药理作用强、安全范围小的药物，应根据患者具体情况调整剂量，做到给药方案个体化。

（1）高敏性（hypersensitivity）：是指患者对药物的反应特别敏感，用很小剂量就能产生其他人常用量的作用。如一般人静脉注射异戊巴比妥的麻醉剂量为12mg/kg，高敏性患者使用5mg/kg的剂量就可产生麻醉效应。

（2）低敏性（hyposensitivity）：是指少数患者对药物特别不敏感，需加大剂量才能有效。如低敏性患者静脉注射异戊巴比妥，需19mg/kg才能产生麻醉作用。

（3）遗传因素：遗传多样性（genetic diversity）对药理效应的影响近年来日益受到重视，至少已有100余种与药理效应有关的遗传异常基因已被发现。过去所谓的特异体质反应多数已从遗传异常表型获得解释，现已形成一个独立的药理学分支——遗传药理学（pharmacogenetics）。遗传异常主要表现在药物体内转化的异常，可分为快代谢型（extensive metabolizer, EM）及慢代谢型（poor metabolizer, PM）。前者使药物快速灭活，后者使药物灭活较缓慢，因而影响药物的血浆浓度、效应强弱久暂。如G6PD缺乏者服用伯氨喹、磺胺类及砜类等药物易发生溶血反应。快代谢型和慢代谢型遗传异常者在我国都较常见，在受到药物激发时才表现出异常。

二、病理因素

影响药物作用的病理因素较多，主要包括以下几种。

1. 肝功能不全　肝功能不全时，肝脏对药物的代谢减慢，如使用主要在肝脏转化失活的药物，就会使其作用增强、持续时间延长。需要在肝脏经代谢后才有效的药物如可的松、泼尼松等在肝功能不全时作用减弱。

2. 肾功能不全　肾功能不全会降低经肾排泄药物的清除率，如庆大霉素等主要由肾脏排泄的药物，因肾脏排泄减慢而使其半衰期延长达10倍，此时应减少用药剂量或延长给药时间间隔，以防止蓄积中毒。

3. 心功能不全　由于心排血量减少、胃肠道淤血等，药物在胃肠道内的吸收减少，消除减慢，如可使普鲁卡因胺的血药浓度达峰时间和半衰期延长约1倍以上。

4. 内环境失衡　酸碱平衡失调、电解质紊乱等也会影响药物的效应，如心肌细胞内Ca^{2+}浓度下降，会减弱强心苷类药物增强心肌收缩力的作用。

5. 其他功能失调　如中枢神经功能抑制时，能耐受较大剂量的中枢兴奋药；中枢神经兴奋时则能耐受较大剂量中枢抑制药；内分泌功能失调等也可影响药物的效应。

三、心理因素

药物治疗的效应并非完全由药物本身引起，而是受到患者的心理状态和思想情绪的影响。如果患者对疾病有很重的思想负担，往往会使药物疗效下降；而正确对待疾病，调动主观能动性，积极树立战胜疾病的坚强意志，则有利于疾病的痊愈和康复。

安慰剂（placebo）一般是指没有特殊药理活性的中性物质，如乳糖、淀粉等制成的外形似药的制剂，当然还包括本身没有特殊作用的医疗措施，如假手术等。实验证明，高血压、消化性溃疡等患者使用安慰剂后有效率可达20%~40%；对偏头痛患者，安慰剂有效率可达62%。安慰剂效应主要由患者的心理因素引起，它来自患者对药物和医生的信赖，经医生给予药物后，患者会发生一系列的精神和生理变化，包括主观感觉及许多客观指标的改变。当医生对疾病的解释及预后的推测给患者带来积极乐观的影响时，患者的紧张情绪可大为缓解，安慰剂效应会比较明显。由于安慰剂效应的广泛存在，在评价药物疗效时，应考虑到这一因素的影响。实际上有不少药物或其他手段的治疗效果往往不是药物本身的作用，只是安慰剂效应。因此，医生的任何医疗活动，包括一言一行等都有可能发挥安慰剂作用，医生应充分利用这一效应。但医生不应利用安慰剂去敷衍或欺骗患者，因为这样会延误疾病的诊治，并可能破坏患者对医生的信心。

四、其他因素

1. 营养状态　营养不良者体重较轻，体内维生素、钙、镁等缺乏，血浆蛋白合成减少，血中游离药物增多；肝药酶活性降低，药物代谢减慢，且因脂肪组织减少而影响药物的储存，使药理效应增强、半衰期延长、毒性增大。研究表明，低蛋白饮食可降低细胞色素P450和NADPH−细胞色素P450（辅酶Ⅱ−P450）还原酶水平，使多种药物代谢减慢，增加毒性；食用烤炙牛肉，因含大量多芳香烃化合物，可使氨茶碱等代谢加快；禁食和饥饿者磺胺异噁唑排泄减少，甲苯磺丁脲分布下降，但急性短时饥饿不会出现上述改变。

2. 食物的影响　胃肠道内食物的多少、理化性质及某些成分影响到药物吸收的快慢和量，必然也会影响到药物的疗效。肠内容物多可阻碍药物与吸收部位的接触，使吸收减慢、减少。对口服药物来讲，一般空腹服用吸收较好，而脂溶性维生素与食物同用则更容易吸收；对胃肠道有刺激性的药物饭后服用可减小刺激性。

食物pH的变化也影响药物在胃肠道的吸收，如弱酸性食物能加速阿司匹林、磺胺类等药物的吸收，而弱碱性食物能加速氨茶碱、氯喹等的吸收。对药物吸收的影响能明显改变药物的药理作用和毒性。食物中的金属离子如Fe^{2+}、Ca^{2+}等因与四环素类药物络合而互相影响吸收。

饮食习惯也会影响药物的效应。服用抗高血压药者应严格控制盐的摄入，因高盐能使水分潴留在体内，导致血容量增加，影响降压效果；服用他汀类降血脂药期间要少喝西柚汁，因其中的柚皮素成分会影响肝脏降血脂药代谢酶的活性，使血液中药物浓度过高而造成危险；服用利尿药氨苯蝶啶类时，要避免服用钾补充剂，也不可过量摄取富含钾的食物，以免造成高钾血症，导致心律失常、肌肉无力、腹痛等症状；服抗凝血药期间要避免过量摄取含有维生素K的食物，包括茼蒿、菠菜、花菜、甘蓝等深绿色蔬菜，以及马铃薯、鱼肝油、蛋黄、乳酪等，以免影响抗凝药的作用。

3. 嗜好和环境　长期吸烟或饮酒可诱导肝药酶活性，加速药物代谢；但急性酒精中毒能改变肝血流或抑制肝药酶活性，从而抑制药物代谢。当血中乙醇浓度约为500mg/ml时，可导致死亡。

若生活或工作环境中存在多种化学物质，如多氯联苯、多环芳香烃、多种重金属及挥发性全麻药等，都能诱导肝药酶，加快药物代谢。环境温度、湿度、噪声、运动及通气条件等也可影响药物的作用，如果正常人卧床3天，药物的半衰期明显缩短。合理用药应达到既能充分发挥药物疗效，又要尽量避免或减少不良反应的目的。据此提出以下几条原则：① 明确诊断，针对适应证选药；② 根据药理学特点选药；③ 了解和掌握影响药理效应的各种因素；④ 对因和对症治疗并举；⑤ 医生应始终对患者负责，密切观察用药后的反应，及时调整剂量或更换药物。

案例4-1　患者，男，50岁。因"反复咳嗽"就诊。无头晕、头痛等症状。既往有哮喘病史。入院后医生给予10%葡萄糖酸钙1.0g加入5%葡萄糖生理盐水250ml中，头孢曲松钠1.0g也加入上述溶液中，静脉滴注。输液中患者突感背部疼痛、呼吸困难、不能说话，经人工呼吸等抢救无效死亡。尸检发现患者胸腔淤血达2 000ml，动脉血管破裂。

思考：头孢曲松钠合用葡萄糖酸钙是否合理？患者死亡的原因可能是什么？

学习小结

　　药物在机体内产生的药理效应是药物与机体相互作用的结果，受药物和机体多方面因素的影响。药物方面因素主要有剂量、剂型、给药方法、反复给药、联合用药及药物相互作用等。药物相互作用主要表现在药动学和药效学两个方面。机体方面因素主要有生理因素、病理因素、心理因素及其他因素等。因此在临床选用药物和剂量时，应熟悉各种因素对药物效应的影响，根据个体的情况选择合适的药物，做到用药个体化。

（李华）

复习参考题

一、选择题

1. 对同一药物来讲，下列描述中错误的是
   A. 在一定范围内剂量越大，作用越强
   B. 对不同个体，用量相同作用不一定相同
   C. 用于妇女的效应可能与男性有所不同
   D. 成人年龄越大用量应越大
   E. 小儿应用时，可根据其体重计算用量

2. 麻黄碱短期内用药数次后效应降低，称为
   A. 习惯性
   B. 快速耐受性
   C. 成瘾性
   D. 抗药性

E. 以上都不对

3. 安慰剂是一种

A. 增加疗效的药物

B. 阳性对照药

C. 口服制剂

D. 使患者在精神上得到鼓励和安慰的药物

E. 不具有药理活性的剂型

4. 先天性遗传异常对药动学的影响主要表现在

A. 口服吸收速度不同

B. 药物体内生物转化异常

C. 药物体内分布差异

D. 肾排泄速度不同

E. 以上都不对

5. 对肝功能不良患者应用药物时，需着重考虑到患者

A. 对药物的转运能力

B. 对药物的吸收能力

C. 对药物的排泄能力

D. 对药物的转化能力

E. 以上都不对

答案：1. D；2. B；3. E；4. B；5. D

二、简答题

1. 简述时辰药理学的概念，并说明其对药物应用具有哪些意义。

2. 试述生理依赖性和精神依赖性的区别与联系。

传出神经系统药理学概论

第一节 传出神经系统分类

　　传出神经系统（efferent nervous system）包括躯体运动神经系统（somatic motor nervous system）和自主神经系统（autonomic nervous system），后者又分为交感神经系统（sympathyeic nervous system）和副交感神经系统（parasympathyeic nervous system）。交感神经系统起源于脊髓胸腰段，其节前纤维从脊髓灰质侧角发出后走行于脊椎旁交感神经链的神经节，次级神经元发出节后纤维至效应器。其特点是节前纤维短，节后纤维长。副交感神经系统起源较为散在，由脑干某些核团及脊髓骶段灰质中间外侧柱发出节前纤维，进入效应器旁或效应器内部的神经节，故副交感神经的节前纤维长，而节后纤维短。运动神经自脊髓前角发出后，直达所支配的骨骼肌运动终板，调控随意运动。自主神经系统主要支配呼吸、循环、消化、内分泌等功能和能量代谢，这些活动不受意识控制。因此自主神经系统也被称为植物神经系统。

　　神经细胞间信息传递或神经细胞向其他可兴奋细胞传递信息时释放的化学物质被称为递质（transmitter）。传出神经系统的递质主要有乙酰胆碱（acetylcholine, ACh）、去甲肾上腺素（noradrenaline, NA或norepinephrine, NE），因而传出神经被分为两大类，胆碱能神经（cholinergic nerve）和去甲肾上腺素能神经（noradrenergic nerve）（图5-1）。

> 📢 问题与思考
> 　　从传出神经系统的解剖路径及递质特性能联想到哪些生理学功能？

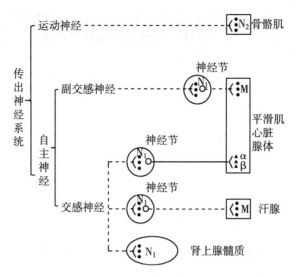

▲ 图5-1　传出神经系统分类示意图

虚线代表胆碱能神经；实线代表去甲肾上腺素能神经；

●代表乙酰胆碱；▲代表去甲肾上腺素。

第二节　传出神经系统的递质和受体

一、传出神经系统的递质

传出神经系统的递质有ACh、NA、多巴胺（dopamine, DA）、氨基酸类、肽类等，以前二者为递质的神经占比较高。

（一）乙酰胆碱

ACh主要在胆碱能神经末梢合成，由胆碱和乙酰辅酶A在胆碱乙酰化酶（choline acetylase）催化下合成。合成后进入囊泡贮存，也有部分ACh以游离形式存在于胞质中。静息状态不断有少数囊泡释放ACh，被称为量子化释放。神经冲动到达神经末梢时，引起膜去极化，Ca^{2+}内流进入神经末梢，促进囊泡膜与突触前膜融合，开裂释放ACh至突触间隙，排出后的递质与突触后膜（或前膜）相应受体结合而产生效应。ACh释放后，在数毫秒内被突触间隙的乙酰胆碱酯酶（acetylcholinesterase, AChE）水解而失效。ACh的合成、贮存、释放、灭活过程见图5-2。

（二）去甲肾上腺素

NA主要在去甲肾上腺素能神经末梢合成。酪氨酸（tyrosine, Tyr）是合成NA的基本原料。Tyr从血液进入神经元后，在酪氨酸羟化酶（tyrosine hydroxylase, TH）的催化下生成多巴（dopa），再经多巴脱羧酶（dopadecarboxylase）的催化生成DA。DA进入囊泡中，经多巴胺-β-羟化酶（dopamine-β-hydroxylase）的催化生成NA。NA贮存于囊泡中，使之避免被胞质中的单胺氧化酶（monoanine oxidase, MAO）所破坏。在肾上腺髓质，NA在苯基乙醇胺-N-甲基转移酶催化下，可进一步生成肾上腺素（adrenaline, AD）。静息状态下，交感神经末梢有微量的NA不断地从囊泡

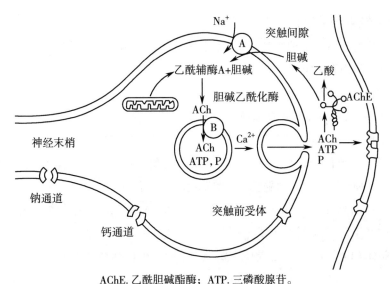

AChE. 乙酰胆碱酯酶；ATP. 三磷酸腺苷。

▲ 图5-2　乙酰胆碱（ACh）的合成、贮存、释放、灭活过程示意图

内释放，当神经冲动到达神经末梢时，囊泡中的NA排入突触间隙，与突触后膜（或前膜）相应受体结合而产生效应。NA效应消失的机制与ACh不同，主要靠摄取1（uptake 1）和摄取2（uptake 2）。摄取1是突触前膜将突触间隙75%~90%的NA主动摄取返回神经末梢内；摄取2也被称为非神经摄取，是突触后膜的心肌、平滑肌摄取NA，被MAO和儿茶酚氧位甲基转移酶（catechol-O-methyl-transferase, COMT）降解，因而摄取1为贮存型摄取，而摄取2则为代谢型摄取。另有小部分NA从突触间隙扩散入血，最后在肝、肾等组织被COMT和MAO破坏失活。NA的合成、贮存、释放、代谢过程见图5-3。

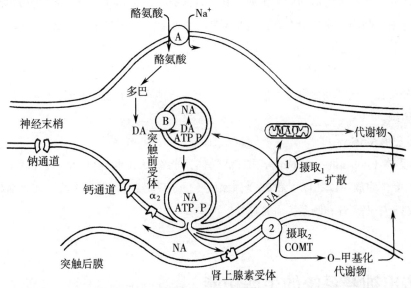

DA. 多巴胺；NA. 去甲肾上腺素；ATP. 三磷酸腺苷；MAO. 单胺氧化酶；COMT. 儿茶酚氧位甲基转移酶。

▲ 图5-3　去甲肾上腺素（NA）的合成、贮存、释放、代谢过程示意图

二、传出神经系统的受体

传出神经系统的受体位于神经突触前、后膜或效应器细胞膜上，受体的命名通常是根据其选择性结合的递质或药物而确定。

（一）胆碱受体

胆碱受体（cholinoceptor）是能选择性地与ACh结合的受体，又可分为毒蕈碱（muscarine）型胆碱受体和烟碱（nicotine）型胆碱受体，即M受体和N受体。M受体对以毒蕈碱为代表的拟胆碱药较为敏感，主要位于副交感神经节后纤维所支配的效应器细胞膜上；N受体对烟碱较敏感，主要位于自主神经节、肾上腺髓质和骨骼肌运动终板上。

1. M受体 目前M受体共有5个亚型，即M_1、M_2、M_3、M_4和M_5受体。M_1受体主要分布在神经节和中枢神经系统；M_2受体主要分布在心肌、平滑肌和外周神经元；M_3受体主要分布在平滑肌、外分泌腺体和血管内皮；M_4受体主要分布于眼。中枢神经系统中存在以上所有五种M受体亚型。

2. N受体 根据其分布部位不同又分为N_N受体（nicotinic neuronal receptor）和N_M受体（nicotinic muscle receptor）两种亚型。N_N受体又称N_1受体，分布在自主神经节和肾上腺髓质细胞膜上；N_M受体又称N_2受体，分布在骨骼肌运动终板上。

（二）肾上腺素受体

肾上腺素受体（adrenergic receptor）能选择性地与NA或AD结合，位于大部分交感神经节后纤维所支配的效应器细胞膜上。肾上腺素受体又可分为α肾上腺素受体和β肾上腺素受体，即α受体和β受体。

1. α受体 α受体主要分为α_1和α_2两种亚型。α_1受体能被NA或甲氧明激动，被哌唑嗪阻断，主要分布在皮肤、黏膜和内脏血管平滑肌、瞳孔开大肌、汗腺和唾液腺等部位；α_2受体能被可乐定激动，被育亨宾阻断，主要分布在血管平滑肌、血小板、去甲肾上腺素能神经末梢突触前膜等部位。

2. β受体 β受体又可分为β_1、β_2和β_3三种亚型。β_1受体主要分布在心脏和肾小球旁细胞；β_2受体主要分布在支气管和血管平滑肌、去甲肾上腺素能神经末梢突触前膜等部位；β_3受体主要分布在脂肪组织。

（三）多巴胺受体

多巴胺受体（dopamine receptor），即DA受体，能选择性地与DA结合。DA受体至少存在5种亚型，D_1受体家族（D_1、D_5）和D_2受体家族（D_2、D_3、D_4），前者主要存在于脑和外周组织，后者主要存在于中枢、肾和肠系膜血管等处。

第三节　传出神经系统的生理功能

机体多数器官组织都接受交感和副交感神经系统双重支配，因此在这些器官组织上均存在乙酰胆碱受体和肾上腺素受体。在多数情况下,两类神经兴奋时所产生的效应是相反的。当去甲肾上腺素能神经兴奋时,可见心脏兴奋,皮肤、黏膜和内脏血管收缩,以及血压升高、支气管和胃肠道平滑肌松弛、骨骼肌和冠状血管扩张、瞳孔扩大、糖原分解等。这些功能变化,有利于机体适应环境的急骤变化。当胆碱能神经兴奋时,节前与节后纤维的功能有所不同,当节后纤维兴奋时(相当于递质 ACh 激动 M 受体产生的作用),基本上表现与上述相反的作用,即心脏抑制、血管扩张、支气管和胃肠道平滑肌收缩、腺体分泌增加、瞳孔缩小等。这些功能变化,有利于机体进行休整和积蓄能量。当节前纤维兴奋时(相当于递质 ACh 激动 N_N 受体产生的作用),可引起神经节兴奋和肾上腺髓质分泌 AD。尽管两类神经兴奋所产生的效应相反,但在中枢神经系统的调节下,它们的作用又是统一的,以共同维持所支配效应器的正常功能。当两类神经同时兴奋时,占优势支配的神经的效应通常会显现出来(表5-1)。

▼ 表5-1　传出神经系统的效应器和生理功能

效应器		去甲肾上腺素能神经		胆碱能神经	
		受体	效应	受体	效应
心	窦房结	β_1、β_2	正性频率	M_2	负性频率
	传导系统	β_1、β_2	正性传导	M_2	负性传导
	收缩性	β_1、β_2	收缩增强	M_2	收缩减弱
眼	瞳孔开大肌	α_1	扩瞳		
	瞳孔括约肌			M_3	缩瞳
	睫状肌	β_2	舒张	M_3	收缩
腺体	汗腺	α_1	手心、脚心出汗	M	全身出汗
	唾液腺			M	唾液分泌
	气道表面腺体			M	分泌
	消化道表面腺体			M	分泌
内脏平滑肌	支气管	β_2	舒张	M_3	收缩
	胃肠壁	α_2、β_2	舒张	M_3	收缩
	胃肠括约肌	α_1	收缩	M_3	舒张
	肠神经丛			M_1	兴奋
	胆囊	β_2	舒张	M	收缩
	膀胱逼尿肌	β_2	舒张	M_3	收缩
	膀胱括约肌	α_1	收缩	M_3	舒张

效应器		去甲肾上腺素能神经		胆碱能神经	
		受体	效应	受体	效应
血管平滑肌	皮肤、黏膜	α_1	收缩	M	舒张
	内脏	α_1	收缩		
		β_2	舒张		
	骨骼肌	α_1	收缩	M	舒张
		β_2	舒张	M	舒张
	冠状动脉	β_2	舒张	M	舒张
血管内皮				M_3	分泌NO
代谢活动	肝脏	β_2、α	糖代谢		
	骨骼肌	β_2、α	糖代谢		
	脂肪组织	β_3	代谢		
	肾脏	β_1	肾素分泌		
自主神经	神经节			N_N	节后纤维激动
	肾上腺髓质			N_N	分泌AD
运动神经	骨骼肌运动终板			N_M	收缩

第四节 传出神经系统药物的作用方式及分类

一、传出神经系统药物的作用方式

递质和受体结合后将信息传递而产生生理效应，而后递质被特定酶催化水解或被突触前后膜吸收使效应消退。作用于传出神经系统的药物也是通过类似作用产生相应的药理学效应。

（一）直接作用于受体

药物通过直接与受体结合产生药理效应，如结合后产生与递质相似的作用，称为激动剂（agonist）；如结合后不产生或较少产生拟似递质的作用，而是阻碍递质与受体的结合，从而阻断冲动的传递，产生与递质激动受体相反的作用，称为拮抗剂（antagonist）。

（二）影响递质

1. 影响递质的合成　　直接影响递质合成的药物较少，且无临床应用价值，仅作为药理学研究的工具药。如密胆碱（hemicholine）能抑制ACh的合成，α-甲基酪氨酸（α-methyltyrosine）能抑制NA的合成。而卡比多巴（carbidopa）和苄丝肼（benserazide）抑制多巴脱羧酶，导致多巴生成DA的量降低，如与左旋多巴合用可减少DA在外周组织的合成，增加进入脑内的量，可提高其抗帕金森病的疗效，减少外周不良反应。

2. 影响递质的释放、摄取和贮存　某些传出神经系统药物可通过促进递质的释放而发挥递质样作用，如麻黄碱能促进NA的释放而发挥拟肾上腺素作用。有些传出神经系统药物可通过影响递质在神经末梢的再摄取和贮存而发挥作用，如利血平抑制神经末梢囊泡对NA的再摄取，而使囊泡内NA逐渐减少以至耗竭，从而表现为拮抗去甲肾上腺素能神经的作用，产生较持久的降压效应。

3. 影响递质的代谢　乙酰胆碱酯酶抑制药（acetylcholin-esterase inhibitors, AChEI）通过抑制AChE，减少ACh的水解，从而发挥拟胆碱作用。胆碱酯酶活化药（cholinesterase reactivators）则是通过将未老化的胆碱酯酶恢复活性，水解堆积的ACh，起解毒作用。NA作用消失主要通过突触前膜的摄取1而完成，因此抑制摄取1的药物可以产生拟肾上腺素作用。神经末梢内NA可被MAO降解，但不是NA作用消失的主要方式，故MAO抑制药并不是理想的外周拟肾上腺素药，但在临床使用中要防止此类药物与其他药物的相互作用引起严重不良反应。

二、传出神经系统药物的分类

传出神经系统药物可根据其作用性质和对受体的选择性不同分类（表5-2）。

▼ 表5-2　传出神经系统药物分类

拟似药	拮抗剂
1. 胆碱受体激动剂	1. 胆碱受体拮抗药
（1）M、N受体激动剂（卡巴胆碱）	（1）M受体拮抗药
（2）M受体激动剂（毛果芸香碱）	M_1、M_2受体拮抗药（阿托品）
（3）N受体激动剂（烟碱）	M_1受体拮抗药（哌仑西平）
2. 乙酰胆碱酯酶抑制药	（2）N受体拮抗药
（1）易逆性胆碱酯酶抑制药（新斯的明）	N_N受体拮抗药（美加明）
（2）难逆性胆碱酯酶抑制药（有机磷酸酯类）	N_M受体拮抗药（筒箭毒碱）
3. 肾上腺素受体激动药	2. 胆碱酯酶活化药（氯磷定）
（1）α、β受体激动剂（肾上腺素）	3. 肾上腺素受体拮抗药
（2）α受体激动剂	（1）α、β受体拮抗药（拉贝洛尔）
$α_1$、$α_2$受体激动剂（去甲肾上腺素）	（2）α受体拮抗药
$α_1$受体激动剂（去氧肾上腺素）	$α_1$、$α_2$受体拮抗药（酚妥拉明）
$α_2$受体激动剂（可乐定）	$α_1$受体拮抗药（哌唑嗪）
（3）β受体激动剂	$α_2$受体拮抗药（育亨宾）
$β_1$、$β_2$受体激动剂（异丙肾上腺素）	（3）β受体拮抗药

拟似药	拮抗剂
β₁受体激动剂（多巴酚丁胺）	无内在活性的β受体拮抗药（普萘洛尔）
β₂受体激动剂（沙丁胺醇）	有内在活性的β受体拮抗药（吲哚洛尔）
	无内在活性的β₁受体拮抗药（阿替洛尔）
	有内在活性的β₁受体拮抗药（醋丁洛尔）

案例5-1 秋高气爽，小王坐在湖边，静静地听着音乐。一会儿，乌云遮蔽了月光，小王突然听到类似猛兽的低吼，顿感头皮发麻，心跳似乎停顿了几下，全身发紧，哆嗦起来。这时一条大型犬从身后跳出，目露凶光，作势欲扑。小王瞬间感受到控制不住的尿意，大脑一片空白，晕了过去。

思考：为什么小王突然遭受惊吓会小便失禁和晕厥？

学习小结

传出神经系统包括自主神经系统（分为交感神经系统和副交感神经系统）和躯体运动神经系统。根据传出神经系统末梢所释放的递质，可分为胆碱能神经和去甲肾上腺素能神经，前者递质为ACh，与之结合的受体为胆碱受体，后者主要释放NA，与之结合的受体为肾上腺素受体。胆碱受体分为M受体（细分为5个亚型，$M_{1\sim5}$）和N受体（又分为2个亚型，N_N、N_M），肾上腺素受体分为α受体（α_1、α_2受体）和β受体（β_1、β_2、β_3受体）。M受体激动产生M样作用，N_N受体激动引起神经节兴奋、肾上腺髓质分泌AD，N_M受体激动引起骨骼肌收缩，α_1受体激动可见皮肤、黏膜和内脏血管收缩、瞳孔扩大等，β_1受体激动兴奋心脏，β_2受体激动部分平滑肌松弛等。传出神经系统药物可分为拟似药（胆碱受体激动剂、乙酰胆碱酯酶抑制药、肾上腺素受体激动药）和拮抗剂（胆碱受体拮抗药、胆碱酯酶活化药、肾上腺素受体拮抗药）。

（许勇）

复习参考题

一、选择题（B型题）

A. β₁受体

B. β₂受体

C. M受体

D. N_N受体

E. N_M受体

1. 副交感神经节后纤维突触后膜上的

受体是

2. 神经节的主要受体是

3. 骨骼肌运动终板的受体是

4. 支气管平滑肌的肾上腺素受体是

5. 心肌的主要肾上腺素受体是

答案：1. C；2. D；3. E；4. B；5. A

二、简答题

1. 传出神经系统的受体分几类？分别分布在哪些部位？主要效应是什么？

2. 作用于传出神经系统的药物有哪些类别？

3. 作用于传出神经系统的药物作用方式有哪些？

第六章　　**拟胆碱药和抗胆碱药**

学习目标	
掌握	毛果芸香碱、新斯的明及阿托品的药理作用、临床应用和不良反应；有机磷酸酯类的中毒机制及中毒的表现和治疗。
熟悉	乙酰胆碱的作用机制、药理作用；毒扁豆碱、东莨菪碱、山莨菪碱的作用特点和主要临床应用；肌松药分类及代表药、作用方式、临床应用。
了解	毛果芸香碱体内过程、不良反应及注意事项；有机磷酸酯类中毒诊断及预防；氯解磷定和碘解磷定的药理作用、不良反应及特点；其他M受体拮抗药的特点。

拟胆碱药包括胆碱受体激动剂和胆碱酯酶抑制药。它们通过不同的方式直接或间接激动胆碱受体，产生与ACh类似的作用。抗胆碱药包括胆碱酯酶复活药和胆碱受体拮抗药。胆碱受体拮抗药又按其对M和N受体的选择性不同，分为M受体拮抗药和N受体拮抗药。

第一节　胆碱受体激动剂

胆碱受体激动剂根据其对胆碱受体选择性的不同，可分为M、N受体激动剂及M受体激动剂、N受体激动剂，它们均能直接激动胆碱受体而产生作用。

一、M、N受体激动剂

本类药物包括乙酰胆碱（acetylcholine, ACh）和几种胆碱酯类药物，它们既作用于副交感神经节后纤维支配的效应器上的M受体，也作用于神经节和骨骼肌上的N受体。

（一）乙酰胆碱

ACh是胆碱能神经递质，其作用广泛，性质不稳定，选择性差，作用时间短暂，极易被体内乙酰胆碱酯酶（acetylcholinesterase, AChE）水解，故无临床应用价值，但可作为科学研究工作中的工具药使用。

【体内过程】ACh水溶液不稳定，可自行水解，脂溶性差，口服进入胃肠道后，可迅速被组织中的AChE水解，不易被吸收，也不易通过血脑屏障。

【药理作用及作用机制】ACh本身虽不用于临床，但其作为内源性神经递质，具有非常重要的生理功能。

1. 心脏和血管

（1）减弱心肌收缩力：即负性肌力作用（negative inotropic effect）。胆碱能神经兴奋对心脏产生的抑制作用，是其对心脏直接作用和对去甲肾上腺素能神经抑制作用的结果。因胆碱能神经主要分布于窦房结、房室结、浦肯野纤维和心房等，而在心室肌少有分布，因此它对心房收缩的抑制作用大于心室。但由于迷走神经末梢与交感神经末梢紧密相邻，胆碱能神经末梢所释放的ACh可激动去甲肾上腺素能神经末梢突触前膜M受体，反馈性抑制NA释放，从而使心室肌收缩力减弱。

（2）减慢心率：即负性频率作用（negative chronotropic effect）。ACh可使窦房结舒张期自动除极延缓，从而延长动作电位达到阈值的时间，导致心率减慢。

（3）减慢房室结和浦肯野纤维传导：即负性传导作用（negative dromotropic effect）。ACh可延长房室结和浦肯野纤维的不应期，使其传导减慢。

（4）舒张血管：静脉注射小剂量ACh，可舒张全身血管，如肺血管和冠状血管。其舒张血管的作用主要是通过激动血管内皮细胞M_3受体，使内皮细胞释放内皮源性血管舒张因子（endothelium-derived relaxing factor, EDRF），即一氧化氮（nitric oxide, NO），而导致血管平滑肌松弛。此外，ACh还可通过抑制递质NA释放产生血管舒张作用。

2. 平滑肌 ACh可兴奋胃肠道平滑肌，增加其收缩幅度、张力和蠕动频率，并促进胃肠分泌，引起恶心、嗳气、呕吐和腹痛等症状。ACh还可增强泌尿道平滑肌蠕动，使膀胱逼尿肌收缩，膀胱最大自主排空压力增加，同时舒张膀胱三角区和外括约肌，促进膀胱排空。此外，ACh也可使支气管平滑肌收缩。

3. 腺体 ACh可增加多种腺体的分泌，如泪腺、唾液腺、汗腺、呼吸道和消化道腺体等。

4. 眼 ACh局部滴眼，可使瞳孔括约肌收缩，瞳孔缩小，使睫状肌收缩，调节近视。

5. 神经节和骨骼肌 ACh可作用于自主神经节的N_N受体和骨骼肌神经肌肉接头的N_M受体，使交感神经节和副交感神经节兴奋，骨骼肌收缩。同时还可激动肾上腺髓质的N_N受体，引起肾上腺素释放。

6. 中枢神经系统 尽管中枢神经系统存在胆碱受体，但由于ACh不易通过血脑屏障，故外周给药很少产生中枢作用。ACh本身不宜作为治疗药物应用。

（二）几种其他M、N受体激动剂

除ACh外，这类药物还包括几种合成的胆碱受体激动剂，如醋甲胆碱（methacholine）、卡巴胆碱（carbachol）、贝胆碱（bethanechol）等。

醋甲胆碱，水解速度较ACh慢，作用时间较ACh长，对M胆碱受体具有相对选择性，尤其对心血管系统作用明显。临床用于治疗口腔黏膜干燥症。卡巴胆碱，化学性质稳定，不易被胆碱水解，作用时间长，对膀胱和肠道作用明显，也可用于术后腹部胀气和尿潴留，仅用于皮下注射，禁用于静脉注射，该药副作用较多，主要用于局部滴眼治疗青光眼。贝胆碱，化学性质稳定，不易被胆碱酯酶水解，可兴奋胃肠道和泌尿道平滑肌，临床用于术后腹部胀气、胃张力缺乏症及胃潴留等治疗，其疗效较卡巴胆碱好。

二、M受体激动剂

本类药物包括天然生物碱如毛果芸香碱、毒蕈碱和槟榔碱及合成的生物碱类，如氧化震颤素等。

毛果芸香碱

毛果芸香碱（pilocarpine）又称匹鲁卡品，是从毛果芸香属植物中提取的生物碱，为叔胺类化合物，其水溶液稳定，易于保存，现已实现人工合成。

【体内过程】滴眼后，易穿透角膜，10~30分钟出现缩瞳，可维持4~8小时；降眼压作用数分钟即可起效，血药浓度达峰时间约75分钟，可维持4~14小时；调节痉挛作用维持约2小时；缓解口干症状，20分钟起效，可维持10小时以上。

【药理作用及作用机制】能直接激动M受体产生M样作用，尤其对眼和腺体作用较明显。

1. 眼　滴眼后可产生缩瞳、降低眼压和调节痉挛的作用。

（1）缩瞳：虹膜内有两种平滑肌，一种是瞳孔括约肌，受胆碱能动眼神经支配，激动M受体时瞳孔括约肌向中心收缩，瞳孔缩小；另一种是瞳孔开大肌，受去甲肾上腺素能神经支配，该开大肌的α受体激动，瞳孔开大肌向外周收缩，瞳孔扩大。本药可直接激动瞳孔括约肌的M受体，表现为瞳孔缩小（图6-1）。

（2）降低眼压：房水由睫状体上皮细胞分泌及血管渗出产生，经瞳孔流入前房，到达前房角间隙，经小梁网（滤帘）流入巩膜静脉窦，最后进入血液循环。毛果芸香碱通过缩瞳作用可使虹

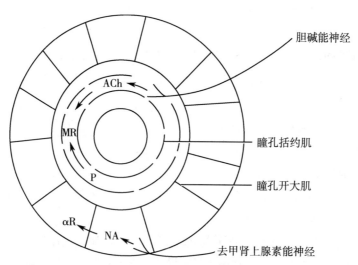

P. 毛果芸香碱；Ach. 乙酰胆碱；MR. M受体；NA. 去甲肾上腺素；αR. α受体。
▲ 图6-1　虹膜平滑肌支配神经及其受体分布、药物作用示意图

膜向中心拉紧，虹膜根部变薄，前房角间隙扩大，房水易于通过小梁网进入巩膜静脉窦而进入血液循环，使眼压下降。

（3）调节痉挛：眼的调节作用是指眼在视近物时，通过调节晶状体的曲度（凹凸度），即通过晶状体聚焦，使物体能成像于视网膜上，从而看清物体。动眼神经兴奋时或毛果芸香碱作用后，能激动睫状肌环状纤维上的M受体，使睫状肌向瞳孔中心方向收缩，导致牵拉晶状体的悬韧带松弛，晶状体由于本身弹性而变凸，屈光度增加，使眼调节近视，此时视近物清晰，视远物模糊。毛果芸香碱的这种作用称为调节痉挛（图6-2）。

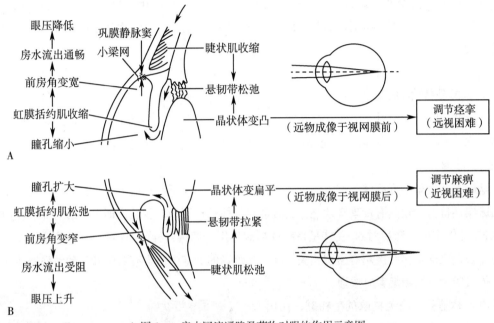

▲ 图6-2　房水回流通路及药物对眼的作用示意图
A. 毛果芸香碱的调节痉挛作用；B. 阿托品的调节麻痹作用。

2. 腺体　毛果芸香碱（10~15mg皮下注射）能激动腺体上M受体，明显增加汗腺、唾液腺的分泌。此外，可使其他腺体如泪腺、胃腺、胰腺、小肠腺体和呼吸道黏膜分泌增加。

【临床应用】

1. 青光眼　青光眼为常见的眼科疾病，以进行性视神经乳头凹陷及视力减退为主要病变特征，常伴有眼压增高等体征，可引起头痛、视力减退，重者可致失明。使用低浓度的毛果芸香碱（2%以下）滴眼，可缩瞳、扩大前房角间隙、迅速降低眼压，可用于治疗闭角型青光眼（充血性青光眼），但高浓度药物可加重症状。本药对开角型青光眼（单纯性青光眼）的早期也有一定疗效，但机制未明。

2. 虹膜睫状体炎　可与扩瞳药交替使用，以防止虹膜与晶状体粘连。

3. 其他　毛果芸香碱还可用于解救抗胆碱药阿托品中毒。口服可用于颈部放射治疗后的口腔干燥，但在增加唾液分泌的同时，汗液也明显增加。

【不良反应及用药注意事项】过量可出现M受体过度兴奋症状，如流涎、流泪、多汗、恶心、腹痛、腹泻、胸闷、呼吸困难等，可用阿托品对症处理。滴眼时应压迫内眦，避免药液经鼻泪管流入鼻腔吸收而产生不良反应。

毒 蕈 碱

毒蕈碱（muscarine）是由捕蝇蕈分离提取的生物碱。本药不宜作为治疗性药物，但由于它具有重要的毒理学意义，故简要介绍。毒蕈碱为经典M受体激动剂，其效应与节后胆碱能神经兴奋症状相似。在我国民间因食用野生蕈而中毒的病例时有发生。捕蝇蕈中毒蕈碱含量很低（约为0.003%），因而食用捕蝇蕈后并不至于引起毒蕈碱中毒。但在丝盖伞菌属和杯伞菌属中含有较高的毒蕈碱成分，食用这些菌属后，30~60分钟内即可出现毒蕈碱中毒症状，表现为流涎、流泪、恶心、呕吐、头痛、视觉障碍、腹痛、腹泻、呼吸困难、心动过缓、血压下降和休克等，可用阿托品解救。

三、N受体激动剂

N胆碱受体激动剂有天然生物碱烟碱（nicotine，又称尼古丁）和洛贝林（lobeline），合成化合物四甲铵（tetramethylammonium, TMA）和二甲基苯哌嗪（1，1-dimethyl-4-phenylpiperazinium, DMPP）等。

烟碱是从烟草中提取的一种液态生物碱，脂溶性极强，可经皮肤吸收。其作用广泛复杂，但无临床实用价值，仅具有毒理学意义。其激动N受体的作用呈双相性，即给药后首先产生短暂的激动N_N受体作用，随后对N_N受体呈持续性抑制作用。烟碱对神经肌肉接头N_N受体的作用与此类似。长期吸烟与多种疾病有密切相关，同时吸烟者的烟雾中也含有烟碱和其他致病物质，烟雾易被他人吸入，故吸烟者应戒烟。

洛贝林是从山梗菜提取的生物碱，作用弱于烟碱，临床上主要作为兴奋延髓呼吸中枢的药物。

> **问题与思考**
> 毛果芸香碱对眼的作用及临床应用是什么？

第二节　胆碱受体拮抗药

一、M受体拮抗药

胆碱受体拮抗药能竞争性阻断ACh或胆碱受体激动剂与眼、腺体、平滑肌、心肌、外周神经节和中枢神经系统等部位的M受体结合，发挥抗M样作用。本类药物包括从植物中提取的生物碱，如阿托品，以及天然生物碱的合成代用品。

（一）阿托品类生物碱

本类药物包括阿托品（atropine）、东莨菪碱（scopolamine）和山莨菪碱（anisodamine）等。多是从茄科植物颠茄（belladonna）、曼陀罗（stramonium）、洋金花（datura flower）、莨菪（hyoscyamus niger）和山莨菪（Anisodus tanguticus）等天然植物中提取的生物碱。天然存在的生物

碱为不稳定的左旋莨菪碱，在提取过程中可得到稳定的消旋体即为阿托品。东莨菪碱为左旋体，其抗ACh作用较右旋体强许多倍。

【体内过程】天然生物碱和大多数叔胺类M受体拮抗药极易由肠道吸收，并可透过眼结膜。阿托品为叔胺类生物碱，口服吸收迅速，1小时血药浓度达峰值，作用维持3~4小时，生物利用度为50%，亦可经黏膜吸收，但皮肤吸收差。肌内注射15~20分钟作用达高峰。季铵类M受体拮抗药极性高、脂溶性低、肠道吸收差，口服吸收量仅为用药量的10%~30%。阿托品及其他叔胺类M受体拮抗药吸收后可广泛分布于全身组织，可通过血脑屏障，也能通过胎盘进入胎儿循环，尤其是东莨菪碱，可迅速、完全地进入中枢神经系统，故其中枢作用强于其他药物。季铵类药物较难通过血脑屏障进入脑内，中枢作用较弱。50%~60%阿托品以原形经肾脏排泄，其半衰期为2~4小时。阿托品用药后，其对副交感神经功能的拮抗作用可维持约3~4小时，但其对眼的作用可持续72小时或更久。

阿 托 品

【药理作用及作用机制】阿托品为竞争性M受体拮抗药，能竞争性拮抗ACh或胆碱受体激动剂对M受体的激动作用。阿托品对M受体有较高选择性，但对其亚型选择性低，大剂量时对神经节N_N受体亦有阻断作用。阿托品作用广泛，不同器官对其敏感性亦不同。随着剂量增加各器官依次出现药理作用，即腺体、眼、内脏平滑肌、心脏、中枢神经系统。

1. 腺体　阿托品能阻断M受体，抑制腺体分泌，以唾液腺和汗腺最为敏感。小剂量（0.5mg）即可见唾液腺和汗腺分泌减少，出现口干和皮肤干燥；大剂量时可因抑制出汗而致体温升高；较大剂量还能减少胃液分泌，但对胃酸分泌影响较小，因胃酸分泌还受组胺、促胃液素等体液因素的调节。

2. 眼　阿托品对眼的作用与毛果芸香碱相反，即可产生扩瞳、升高眼压和调节麻痹的作用。局部滴眼和全身用药时均可出现上述药理作用。

（1）扩瞳：阿托品可阻断瞳孔括约肌上的M受体，使瞳孔括约肌松弛，此时去甲肾上腺素能神经支配的瞳孔开大肌功能占优势，使瞳孔扩大。

（2）升高眼压：由于瞳孔扩大，使虹膜向周边方向退缩，前房角间隙变窄，阻碍房水回流入巩膜静脉窦，造成眼压升高，故青光眼患者禁用。

（3）调节麻痹：阿托品能阻断睫状肌上的M受体，使睫状肌松弛而退向外缘，使悬韧带拉紧，晶状体变扁平，其屈光度减低，不能将近物清晰地成像于视网膜上，造成视近物模糊，视远物清晰，称为调节麻痹（图6-2）。

3. 平滑肌　阿托品能松弛多种内脏平滑肌，尤其是对处于痉挛状态的平滑肌作用显著。其对胃肠道平滑肌作用最明显，能抑制其痉挛，降低蠕动的幅度和频率，缓解胃肠绞痛疗效最好；对尿道和膀胱逼尿肌的解痉作用次之，可降低尿道和膀胱逼尿肌的张力和收缩幅度，可解除由药物引起的输尿管张力增高；对胆管、支气管、子宫平滑肌的解痉作用较弱。

4. 心血管系统

（1）心脏：阿托品对心脏的作用主要为加快心率。阿托品在小剂量（0.5mg）时，可使部分患者心率轻度而短暂地减慢，一般减少4~8次/min。这是因为小剂量阿托品阻断副交感神经节后纤维突触前膜上的M_1受体（该受体激动时，对ACh释放起负反馈调节作用），使ACh分泌增多。在较大剂量（1~2mg）时，阿托品可通过阻断窦房结的M_2受体，解除迷走神经对心脏的抑制作用，引起心率加快。心率加快的程度取决于迷走神经张力，在迷走神经张力高的青壮年，心率加快明显，而对运动时、婴幼儿和老年人的心率影响较小。阿托品尚可拮抗迷走神经过度兴奋所致的房室传导阻滞和心律失常，加快房室传导，也可缩短房室结的有效不应期，增加心房颤动或心房扑动患者的心室率。

（2）血管与血压：治疗量的阿托品单独使用时对血管与血压无明显影响，可能与大多数血管床缺乏胆碱能神经支配有关，但可完全拮抗由胆碱酯类药物所引起的外周血管扩张和血压下降。大剂量的阿托品有扩张血管的作用，可扩张外周血管和内脏血管，尤以皮肤血管最为明显，可出现皮肤潮红和温热等症状。其扩血管作用在微循环血管痉挛时表现得更为突出，可产生明显的解痉作用，改善微循环，恢复重要器官的血流供应，缓解组织缺氧状态。阿托品的扩血管作用机制未明，可能是机体对阿托品引起的体温升高后的代偿性散热反应，也可能是其直接扩血管作用。

5. 中枢神经系统 小剂量（0.5mg）的阿托品中枢作用不明显；较大剂量（1~2mg）可轻度兴奋延髓和大脑；5mg时中枢兴奋作用明显加强，患者可出现焦躁不安、多言、谵妄等症状；中毒剂量（10mg以上）常可使患者产生幻觉、定向障碍、运动失调和惊厥等，继续增加剂量可见中枢由兴奋转为抑制，发生昏迷与呼吸肌麻痹，最后死于循环与呼吸衰竭（表6-1）。

▼ 表6-1 阿托品作用与剂量的关系

剂量/mg	作用
0.5	轻度口干，汗腺分泌减少，心率减慢
1.0	口干、口渴感，心率加快（有时心率可先有减慢），瞳孔轻度扩大
2.0	心率明显加快、心悸，明显口干，瞳孔扩大、调节麻痹
5.0	上述所有症状加重，说话和吞咽困难，不安、疲劳、头痛，皮肤干燥、发热，排尿困难，肠蠕动减少
10.0	上述所有症状加重，脉细速，瞳孔极度扩大、极度视力模糊，皮肤潮红、热、干，运动失调，烦躁不安、激动、幻觉、谵妄和昏迷

【临床应用】

1. 解除平滑肌痉挛 适用于各种内脏绞痛，对胃肠绞痛、膀胱刺激症状如尿频、尿急等疗效较好。因能松弛膀胱逼尿肌，增加膀胱容量，减少小便次数，可用于遗尿症。对胆绞痛、肾绞痛疗效较差，常需与阿片类镇痛药合用。

2. 抑制腺体分泌 用于全身麻醉前给药，以减少呼吸道腺体及唾液腺分泌，防止分泌物阻塞呼吸道和吸入性肺炎。也可用于严重的盗汗（如肺结核）及流涎症（如金属中毒和帕金森病）。

3. 眼科应用

（1）虹膜睫状体炎：阿托品使瞳孔括约肌和睫状肌松弛，活动减少，使炎症组织充分休息，有助于炎症消退。同时与缩瞳药交替应用，预防虹膜与晶状体的粘连。常用0.5%~1%的阿托品溶液滴眼。

（2）验光配镜、眼底检查：阿托品局部滴眼可使睫状肌松弛，具有调节麻痹作用，晶状体固定，以便准确测定晶状体的屈光度。但由于阿托品作用持续时间较长，现已少用，已被作用时间较短的托吡卡胺等取代。目前只有儿童验光时使用：因儿童的睫状肌调节功能较强，须用阿托品发挥其充分的调节麻痹作用，从而正确检验晶状体屈光度。

4. **治疗缓慢型心律失常**　阿托品可解除迷走神经对心脏的抑制作用，用于治疗窦性心动过缓、窦房传导阻滞、房室传导阻滞等缓慢型心律失常。在急性心肌梗死的早期，尤其是发生在下壁或后壁的急性心肌梗死时，常有窦性或房室结性心动过缓，严重时可引起低血压及迷走神经张力过高，导致房室传导阻滞。阿托品可通过提高心率和减轻房室结阻滞，缓解临床症状。但应注意阿托品剂量的调节，剂量过低可致进一步的心动过缓，剂量过大则引起心率加快，增加心肌耗氧量而加重心肌梗死，并有引起心室颤动的危险。

5. **抗休克**　通过解除血管痉挛、舒张外周血管以改善微循环，若同时补充血容量，大剂量的阿托品可用于治疗感染中毒性休克。但对休克伴有高热或心率过快者，不宜用阿托品。由于阿托品副作用较多，目前多用山莨菪碱替代。

6. **解救有机磷酸酯类中毒**　见本章第四节。

【不良反应及用药注意事项】阿托品作用广泛，对组织器官选择性低，应用其某一种作用作为治疗作用时，其他作用则成为副作用。治疗剂量下常见的副作用有口干、视力模糊、心率加快、瞳孔扩大及皮肤潮红等。上述症状在停药后可消失，故无须特殊处理。随剂量增大，不良反应逐渐加重，出现高热、呼吸加快、烦躁不安、幻觉等中毒症状，严重者可由中枢兴奋转为抑制，出现昏迷及呼吸肌麻痹。如误服过量的颠茄果、曼陀罗果、洋金花或莨菪根茎等也可出现中毒症状。阿托品的最低致死量成人为80~130mg，儿童约为10mg。

阿托品中毒解救主要为对症治疗。如口服中毒者，应立即洗胃、导泻，以促进毒物排出，同时可用毒扁豆碱对抗阿托品的外周及中枢中毒症状。但由于毒扁豆碱体内代谢迅速，故须反复给药。如患者出现明显中枢兴奋症状，可用地西泮对抗，但用药剂量不宜过大，以免与阿托品导致的中枢抑制产生协同作用。有呼吸抑制时可采用人工呼吸和吸氧。还可用冰袋及乙醇擦浴以降低患者体温，这对儿童中毒者更为重要。青光眼、前列腺肥大者禁用阿托品（表6-2）。

▼ 表6-2　阿托品作用、用途及不良反应

作用		中毒表现
M样作用	M样症状	
兴奋瞳孔括约肌和睫状肌	瞳孔明显缩小（假如同时有交感神经节兴奋，则缩瞳作用可能并不明显，故不宜作为早期诊断的依据）、视力模糊、眼痛	

作用	中毒表现
促进腺体分泌	
兴奋平滑肌	
呼吸肌	胸闷、气短、呼吸困难
胃肠道	恶心、呕吐、腹痛、腹泻、大便失禁
膀胱	小便失禁
心脏抑制	心率减慢
血管扩张	血压下降
N样作用	N样症状
激动骨骼肌N_M受体	不自主肌束抽搐、震颤，并可导致明显的肌无力和麻痹，严重时可引起呼吸肌麻痹
激动神经节N_N受体	心动过速、血压升高；严重中毒时，自主神经节先兴奋、后抑制，产生复杂的自主神经综合效应，长可表现为口吐白沫、呼吸困难、流泪、阴茎勃起、大汗淋漓、大小便失禁、心率减慢和血压下降
中枢神经系统作用	中枢神经系统症状
对各部位有一定的兴奋作用。高剂量常引起抑制或麻痹	先兴奋、不安，继而出现惊厥，后可转为抑制，出现意识模糊、共济失调、谵妄、反射消失、昏迷、中枢性呼吸抑制及循环衰竭，危及生命

东莨菪碱

　　东莨菪碱（scopolamine）是从颠茄科植物洋金花、莨菪等植物中提取的一种左旋生物碱。其外周作用与阿托品相似，仅在作用强度上略有差异，其中抑制腺体分泌作用较阿托品强，扩瞳及调节麻痹作用较阿托品稍弱，对心血管系统及胃肠道平滑肌作用较弱。其中枢作用与阿托品不同，在治疗量即可引起中枢神经系统抑制，持续时间更久，表现为困倦、遗忘、疲乏等，大剂量有催眠作用。此外尚有欣快作用，因此易造成药物滥用。东莨菪碱主要用于麻醉前给药，不仅能抑制腺体分泌，还有中枢抑制作用，因此优于阿托品。该药在用于麻醉前给药时，如患者同时伴有严重疼痛，则偶可发生与阿托品相似的兴奋不安、幻觉及谵妄等中枢症状，尤其在老年人和儿童患者。东莨菪碱亦可用于晕动病，在阿托品类生物碱中疗效最好，尤其是预防给药。防晕作用可能与抑制前庭神经内耳功能或大脑皮层功能有关，与H_1受体拮抗药（如苯海拉明）合用可增强疗效。还可用于妊娠呕吐及放射病呕吐。此外东莨菪碱用于治疗帕金森病，可改善其流涎、震颤和肌肉强直等症状，可能与其阻断纹状体的M胆碱受体，产生中枢抗胆碱作用有关。近年来东莨菪碱的用途还包括代替洋金花（主要成分为东莨菪碱）进行中药麻醉、治疗小儿重症肺炎、肺性脑病、流行性乙型脑炎等。不良反应和禁忌证与阿托品相似。

（二）阿托品的合成代用品

　　阿托品用于眼科疾病时，存在作用选择性差、不良反应多、时间过久等缺点，通过化学结构的改造，合成了一些选择性较高、副作用较小的合成代用品，包括扩瞳药、解痉药和选择性M受体拮抗药。

1. 合成扩瞳药　目前临床常用的合成扩瞳药有托吡卡胺（tropicamide）、后马托品（homatropine）、尤卡托品（eucatropine）、环喷托酯（cyclopentolate）等，这些药物与阿托品比较，其扩瞳作用维持时间较短，适用于一般的眼科检查，如检查眼底、验光配镜等（表6-3）。

▼ 表6-3　阿托品类合成扩瞳药对眼的作用的比较

药物	浓度/%	扩瞳作用		调节麻痹作用	
		高峰/min	消退/d	高峰/h	消退/d
硫酸阿托品	1.0	30~40	7~10	1~3	7~12
氢溴酸后马托品	1.0~2.0	40~60	1~2	0.5~1	1~2
尤卡托品	2.0~5.0	30	1/12~1/4	无作用	
环喷托品	0.5~1.0	30~50	1	1	0.25~1
托吡卡胺	0.5~1.0	20~40	0.25	0.5	0.25~0.5

2. 合成解痉药

（1）季铵类解痉药：常用的有异丙托溴铵（ipratropium bromide）、溴丙胺太林（propantheline bromide，别名为普鲁本辛）、溴甲东莨菪碱（scopolamine methylbromide）等。本类药物特点：① 脂溶性低，口服吸收差；② 不易通过血脑屏障，中枢神经系统作用少；③ 对胃肠道解痉作用较强，并有不同程度的神经节阻断作用，可致直立性低血压、勃起功能障碍等不良反应。中毒量可出现箭毒样神经肌肉阻断作用，引起呼吸肌麻痹。

（2）叔铵类解痉药：有双环维林（dicyclomine）、托特罗定（tolterodine）、贝那替秦（benactyzine，别名为胃复康）等。本类药物特点：① 脂溶性高，口服易吸收；② 易通过血脑屏障，故有中枢作用；③ 具有阿托品样胃肠解痉作用，还可抑制胃酸分泌。用于缓解消化性溃疡症状和解除胃肠平滑肌痉挛（表6-4）。

▼ 表6-4　合成解痉药

分类	药物	药理作用	临床应用	不良反应
季铵类	溴甲东莨菪碱（methylbromide）	药效稍弱于阿托品，口服吸收少，但作用时间较阿托品长。无东莨菪碱的中枢作用	主要用于胃及十二指肠溃疡，胃炎，溃疡性结肠炎等胃肠道疾病的治疗	较少，有轻度的口干、排尿困难、便秘、心悸等，心脏病患者慎用
	溴丙胺太林（propantheline bromide，普鲁本辛）	非选择性M受体拮抗药，治疗量可明显抑制胃肠道平滑肌，能不同程度地减少胃液分泌	胃及十二指肠溃疡，胃肠痉挛和泌尿道痉挛，遗尿症及妊娠呕吐等	与阿托品类似，中毒量可因神经肌肉接头传递阻断而致呼吸肌麻痹

分类	药物	药理作用	临床应用	不良反应
叔铵类	盐酸双环维林（dicyclomine hydrochloride）	作用类似阿托品，但较弱。对胃肠道、胆道、输尿管等平滑肌具有直接解痉作用	胃肠道痉挛、肠易激综合征等	与阿托品类似
	贝那替秦（benactyzine，胃复康）	口服较易吸收，能缓解平滑肌痉挛，抑制胃酸分泌，尚具有中枢镇静作用	伴有焦虑症的溃疡患者，肠蠕动亢进，膀胱刺激征等	口干、头晕及嗜睡等

（三）选择性M受体拮抗药

阿托品的合成代用品绝大多数对M受体亚型缺乏选择性，因此副作用较多，选择性M受体拮抗药对受体的特异性较高，从而使副作用明显减少。

哌仑西平（pirenzepine）对M_1和M_4受体的亲和力均强，为不完全的M_1受体拮抗药。替仑西平（telenzepine）为哌仑西平的同类物，但对M_1受体的选择性拮抗作用更强。二者均可抑制胃酸及胃蛋白酶的分泌，用于胃十二指肠溃疡、急性胃黏膜出血及胃泌素瘤等。哌仑西平在治疗量时较少出现口干和视力模糊等反应，由于脂溶性低而不易进入中枢，故无阿托品样中枢兴奋作用。青光眼及前列腺肥大患者慎用。

二、N受体拮抗药

N受体拮抗药分为N_N和N_M受体拮抗药。N_N受体拮抗药能拮抗自主神经节的N_N受体，又被称为神经节阻滞药（ganglionic blocking drug）。N_M受体拮抗药能阻断运动终板上的N_M受体，具有肌肉松弛作用，故又称为骨骼肌松弛药（skeletal muscular relaxant），简称"肌松药"。

（一）N_N受体拮抗药

【药理作用及作用机制】对交感神经节和副交感神经节都有阻滞作用，其效应常取决于两类神经对该器官的何者支配占优势。如交感神经对血管支配占优势，则用药后血管主要表现为扩张，尤其对小动脉，使血管床血流量增加，加之静脉也扩张，回心血量减少及心排血量降低，结果使血压明显下降，尤其以坐位或立位血压下降显著。又如在胃肠道、眼、膀胱等平滑肌和腺体则以副交感神经支配占优势，用药后常可见扩瞳、口干、便秘、尿潴留及胃肠道分泌减少等。

【临床应用】曾作为抗高血压药使用，但因不良反应多且严重，现已被其他抗高血压药取代。可用于麻醉时控制血压，以减少手术区出血；也可用于主动脉瘤手术；偶用于其他抗高血压药无效的急进型高血压脑病和高血压危象患者。本类药物中美卡拉明（mecamylamine, 别名为美加明）用于吸烟成瘾的戒断治疗，其他药物已基本不用。

（二）骨骼肌松弛药

肌松药是能与神经肌肉接头运动终板上的N_M受体结合，阻断神经冲动传递的药物。本类药物主要作为麻醉辅助用药，产生骨骼肌松弛作用，减少麻醉药用量。按其作用机制不同，可分为两类，即去极化型肌松药（depolarizing muscular relaxant）和非去极化型肌松药（nondepolarizing muscular relaxant）。

1. 去极化型肌松药　又称为非竞争性肌松药（noncompetitive muscular relaxant），其分子结构与ACh相似，对神经肌肉接头运动终板上的N_M受体有较强的亲和力，且不易被胆碱酯酶分解，产生与ACh类似但较持久的除极化作用，从而使骨骼肌松弛。这种神经肌肉的阻滞方式先是去极化，继而转变为非去极化，前者为Ⅰ相阻断，后者为Ⅱ相阻断。本类药物的作用特点：① 最初可出现短时肌束颤动，这是由于药物对不同部位的骨骼肌除极化出现的时间先后不同所致；② 胆碱酯酶抑制药不能拮抗其肌松作用，却能使之加强，因此过量时不能用新斯的明解救；③ 治疗量无神经节阻断作用；④ 反复连续用药可产生快速耐受性。目前临床应用的去极化型肌松药仅有琥珀胆碱。

琥 珀 胆 碱

琥珀胆碱（succinylcholine, suxamethonium）又称司可林。

【体内过程】琥珀胆碱进入体内后即可被血液和肝脏中的假性胆碱酯酶迅速水解为琥珀酰单胆碱，肌松作用明显减弱，然后可进一步水解为琥珀酸和胆碱，肌松作用完全消失。约2%药物以原形经肾脏排泄，其余以代谢产物的形式经肾脏排出。

【药理作用】琥珀胆碱肌松作用快而短暂，静脉注射10~30mg后，即可见短暂的肌束颤动，尤以胸腹部肌肉明显。1~1.5分钟起效，2分钟作用达高峰，持续5~8分钟。肌松作用从颈部肌肉开始，渐波及肩胛、腹部和四肢。以颈部和四肢最明显，面、舌、咽喉和咀嚼肌次之。琥珀胆碱给药途径有静脉注射、深部肌内注射、静脉滴注，肌松作用强度可通过给药速度调节。

【临床应用】

（1）气管插管、气管镜和食管镜检查等短时操作：由于本药对喉肌松弛作用较强，静脉注射快而短暂，可使插管操作顺利进行，故静脉注射适用于气管插管、气管镜和食管镜检查等短时操作。

（2）辅助麻醉：静脉滴注作用维持时间较长，故适用于较长时间外科手术的辅助用药，因本药个体差异较大，在应用中需按反应调节滴速以达满意效果。因可引起强烈的窒息感，故对清醒患者禁用，可先用硫喷妥钠行静脉麻醉后再给予琥珀胆碱。

【不良反应及用药注意事项】

（1）窒息：过量可导致呼吸肌麻痹，严重窒息可见于遗传性胆碱酯酶活性低下者，应用时须备有人工呼吸机。

（2）术后肌痛：琥珀胆碱产生肌松作用前有短暂的肌束颤动，在此过程中可损伤肌梭，故25%~50%的患者可出现术后肩胛部、胸腹部肌肉疼痛，一般3~5天可自愈。

（3）眼压升高：能使眼外肌短暂收缩，引起眼压升高，故禁用于青光眼、白内障晶状体摘除术患者。

（4）血钾升高：因肌肉持久除极化而释放K^+，使血钾升高。如患者同时有大面积软组织损伤如烧伤、恶性肿瘤、肾功能损害及脑血管意外等疾病时，应禁用本药，以免产生高钾血症性心搏骤停。

（5）心血管反应：可激动自主神经系统所有胆碱受体，引发各种心律失常，如心动过缓、室性心律失常等。血钾升高可加重上述症状，严重者可出现心脏停搏。

（6）恶性高热：为常染色体异常的遗传性疾病，属特异质反应，死亡率可达65%。一旦发生须立即救治，多见于与氟烷合用的患者，多发生于小儿，可用丹曲林（dantrolene）等治疗。

（7）其他：尚有增加腺体分泌，促进组织胺释放等作用。

2. 非去极化型肌松药 又称为竞争性肌松药（competitive muscular relaxant）。它们能与胆碱能神经肌肉接头运动终板上的N_M受体结合，但不激动该受体，竞争性阻断ACh的去极化作用，使骨骼肌松弛。本类药物的作用特点：① 肌松前无肌束颤动；② 胆碱酯酶抑制药可拮抗其肌松作用，过量时可用新斯的明解救；③ 兼有程度不等神经节阻断和释放组胺作用；④ 吸入性全麻药可增强此类药物的肌松作用，合用时应减少肌松药剂量。

本类药物多为天然生物碱及其类似物。按其化学结构可分为两类：苄基异喹啉类，主要有筒箭毒碱（tubocurarine）、阿曲库铵（atracurium）、多库铵（doxacurium）和米库铵（mivacurium）等药；类固醇铵类，主要有泮库铵（panacuronium）、哌库铵（pipecurium）、罗库铵（rocuronium）和维库铵（veacuronium）等药。

筒 箭 毒 碱

筒箭毒碱是从植物箭毒中提取的生物碱，右旋体具有活性，是临床应用最早的非除极化型肌松药。口服难吸收，静脉注射后4~6分钟起效，快速运动肌如眼部肌肉首先松弛，然后可见四肢、颈部和躯干肌肉松弛，继之肋间肌松弛，出现腹式呼吸，如剂量加大，最终可出现膈肌麻痹，致呼吸停止。肌肉松弛恢复时，其次序与肌松时相反，即膈肌麻痹恢复最快。临床上可作为麻醉辅助药，用于胸腹手术和气管插管等，也可用于控制破伤风的肌肉痉挛。本药还具有神经节阻断和促进组织胺释放的作用，可引起心率减慢、血压下降、支气管痉挛和唾液分泌增多等。禁用于重症肌无力、支气管哮喘和严重休克患者。

筒箭毒碱作用时间较长，用药后作用不易逆转，副作用多，故目前该药在临床上已较少应用。作为麻醉辅助药，传统的筒箭毒碱已被其他药物取代，见表6-5。

> **问题与思考**
> 1. 阿托品的药理作用及临床应用有哪些？
> 2. 琥珀胆碱的药理作用特点及临床应用是什么？

▼ 表6-5　非去极化型肌松药分类及其特点比较

分类	药物	药理特性	起效时间/min	持续时间/min	消除方式
苄基异喹啉类	筒箭毒碱	长效	3~6	80~120	肾脏消除，肝脏清除
	阿曲库铵	中效	2~4	30~40	霍夫曼降解，血浆胆碱酯酶水解
	多库铵	长效	4~6	90~120	肾脏消除，肝脏代谢和清除
	米库铵	短效	2~4	12~18	血浆胆碱酯酶水解

分类	药物	药理特性	起效时间/min	持续时间/min	消除方式
类固醇铵类	泮库铵	长效	4~6	120~160	肾脏消除，肝脏代谢和清除
	哌库铵	长效	2~4	80~120	肾脏消除，肝脏代谢和清除
	罗库铵	中效	1~2	30~40	肾脏消除，肝脏清除
	维库铵	中效	2~4	30~40	肾脏消除，肝脏代谢和清除

第三节　胆碱酯酶抑制药

一、胆碱酯酶

胆碱酯酶（choline esterase, ChE）是一类糖蛋白，以多种同工酶的形式存在于体内，可分为乙酰胆碱酯酶（acetylcholinesterase，AChE，又称真性胆碱酯酶）和丁酰胆碱酯酶（butyrylcholine esterase，BChE，又称假性胆碱酯酶）两类。AChE主要存在于胆碱能神经末梢突触间隙，是水解ACh所必需的酶，其特异性较高，可在胆碱能神经末梢、效应器接头或突触间隙等部位将ACh水解为胆碱和乙酸，而终止ACh的作用。AChE活性极高，一个酶分子可在1分钟内水解6×10^5分子的ACh。BChE主要存在于血浆中，对ACh的特异性较低，对终止体内ACh的作用并不重要，主要是水解其他胆碱酯类如琥珀胆碱。在后文中所提及的胆碱酯酶主要指AChE。

二、胆碱酯酶抑制药

胆碱酯酶抑制药也称抗AChE药，能间接激动胆碱受体，产生与ACh类似的作用。胆碱酯酶抑制药与ACh相似，也能与AChE结合，但结合较牢固，水解较慢，因而抑制AChE的活性，导致胆碱能神经末梢释放的ACh堆积，ACh激动胆碱受体，而产生拟胆碱作用。根据对AChE活性的抑制程度不同可分为两类：一类为易逆性胆碱酯酶抑制药，如新斯的明、毒扁豆碱等；另一类为难逆性胆碱酯酶抑制药，如有机磷酸酯类，具有毒理学意义。

（一）易逆性胆碱酯酶抑制药

易逆性胆碱酯酶抑制药与AChE结合形成的复合物水解较慢，可使酶的活性暂时消失，但较难逆性胆碱酯酶抑制药使酶活性消失的时间短。

新　斯　的　明

新斯的明（neostigmine）为季铵类化合物，人工合成品。

【体内过程】口服吸收少而不规则，需皮下或肌内注射给药方可吸收。在血浆中可被AChE水解，亦可在肝脏代谢。以原形药物及其代谢产物经肾脏排泄。血浆半衰期1~2小时。不易通过血脑屏障，无明显的中枢作用。滴眼时不易透过角膜进入前房，对眼的作用较弱。

【药理作用及作用机制】本药可使AChE暂时失去活性，导致ACh堆积，突触间隙ACh浓度增加，ACh激动M、N受体而发挥拟胆碱作用。① 骨骼肌：本药作用具有选择性，对骨骼肌兴奋作用最强，因其除抑制AChE发挥拟胆碱作用外，还能直接激动骨骼肌运动终板上的N_M受体并促进运动神经末梢释放ACh。② 眼：结膜用药时，可导致结膜充血，并使位于虹膜边缘的瞳孔括约肌收缩和睫状肌收缩，导致瞳孔缩小和睫状肌调节痉挛，使视力调节在近视状态。③ 胃肠道：新斯的明使胃肠道和膀胱平滑肌兴奋收缩。④ 心血管系统：本药对血管平滑肌和血压的影响弱，但大剂量抗AChE药可引起血压下降，与药物作用于延髓的血管运动中枢有关。⑤ 其他：促进腺体分泌作用较弱，对中枢有一定兴奋作用。

【临床应用】

1. 重症肌无力（**myasthenia gravis**）　本病为神经肌肉接头处信息传递障碍所致的慢性疾病，是一种自身免疫性疾病。主要为机体对突触后运动终板上N_M受体产生抗体，导致N_M受体数目减少。可口服给药，也可皮下或肌内注射给药，15分钟左右即可使肌无力症状迅速改善，维持2~4小时。

2. 手术后腹气胀和尿潴留　本药能兴奋胃肠道平滑肌和膀胱逼尿肌，促进排气和排尿，适用于手术后或其他原因引起的腹部胀气和尿潴留。

3. 阵发性室上性心动过速　可通过新斯的明的拟胆碱作用减慢心率。

4. 竞争性肌松药过量时的解救　如筒箭毒碱过量中毒的解救。

【不良反应及用药注意事项】不良反应主要与胆碱能神经过度兴奋有关。治疗量时不良反应较小，过量时可见恶心、呕吐、腹痛、腹泻、流泪、流涎、心动过缓、肌束颤动等。禁用于机械性肠梗阻、泌尿道梗阻和支气管哮喘患者。

毒 扁 豆 碱

毒扁豆碱（physostigmine）又称依色林（eserine），为叔胺类化合物，是从西非毒扁豆（physostigma venosum）的种子中提取的一种生物碱，现已可人工合成。药物口服及注射均易吸收，外周作用与新斯的明相似，易通过血脑屏障进入中枢，产生中枢作用（小剂量兴奋，大剂量抑制）。用于治疗急性青光眼，可先用本药滴眼数次，后改用毛果芸香碱维持疗效。滴眼后5分钟即出现缩瞳，眼压降低作用可维持1~2天。与毛果芸香碱相比，本药起效快、作用强而持久，但刺激性较强。由于收缩睫状肌的作用较强，可出现头痛、调节痉挛等，但调节痉挛作用消失较快。滴眼时应压迫内眦，以免药液流入鼻腔后吸收中毒。过量中毒时可致呼吸肌麻痹。

本类药物还有溴吡斯的明（pyridostigmine bromide，又称吡啶斯的明）、依酚氯铵（edrophonium chloride）、安贝氯铵（ambenonium chloride）、加兰他敏（galanthamine）、地美溴铵（demecarium bromide）和多奈哌齐（donepezil）等。近年来多奈哌齐已被批准用于临床治疗轻、中度阿尔茨海默病，因其为中枢易逆性胆碱酯酶抑制药，可增加中枢受体部位ACh浓度，改善患者的认知功能等临床症状。不良反应主要为胆碱能神经的兴奋效应，常见恶心、呕吐、腹痛、腹泻等。

（二）难逆性胆碱酯酶抑制药

主要为有机磷酸酯类，临床用药价值不大，具有毒理学意义。

> ◆ 问题与思考
> 简述新斯的明的药理作用及临床应用。

第四节　有机磷酸酯类中毒及胆碱酯酶活化药

一、有机磷酸酯类中毒

有机磷酸酯类（organophosphate），简称"有机磷"，主要作为农业和环境卫生杀虫剂，包括美曲磷酯（metrifonate，商品名敌百虫，dipterex）、马拉硫磷（malathion）、敌敌畏（DDVP）、乐果（rogor）、内吸磷（systox E1059）、对硫磷（parathion，1605）等。有些则用作战争毒气，如沙林（sarin）、梭曼（soman）和塔崩（tabun）等。本类药物对人畜均有毒性，临床用药价值不大，但有毒理学意义。职业中毒最常见途径为经皮肤吸收或呼吸道吸入，非职业性中毒则大多由口摄入。

【中毒机制】有机磷酸酯类进入机体后，其亲电子性的磷原子可与AChE脂解部位丝氨酸羟基上具有亲核性的氧原子以共价键牢固结合，形成难以水解的磷酰化AChE，抑制AChE的活性，使其失去水解ACh的能力，造成体内ACh大量蓄积，ACh激动M、N受体，引起一系列中毒症状。若不及时抢救，AChE可在几分钟或几小时内"老化"，即生成更为稳定、更难以水解的磷酸化胆碱酯酶复合物。此时即使应用胆碱酯酶复活药也难以使该酶活性恢复，必须等待新的AChE产生，才可水解ACh。此过程可能需要几周。

【中毒表现】由于ACh的作用极其广泛，故中毒症状表现复杂多样，主要为毒蕈碱样（M样）和烟碱样（N样）症状。

1. 急性中毒　主要表现为对胆碱能神经突触（包括胆碱能节后神经末梢及自主神经节部位）、胆碱能神经肌肉接头和中枢神经系统的影响。一般轻度中毒以M样症状表现为主，中度中毒时出现明显的M样和N样症状，重度中毒时除M样和N样症状进一步加重外，还可出现明显的中枢症状。

有机磷酸酯类中毒症状的出现主要取决于所接触毒物的化学性质、脂溶性、是否需经体内活化、稳定性及磷酰化AChE的老化等因素。当有机磷酸酯类被呼吸道吸入后，全身中毒症状可在数分钟内出现。当人体吸入或经眼接触毒物蒸气或雾剂时，眼和呼吸道症状可首先出现，表现为瞳孔明显缩小、眼球疼痛、结膜充血、睫状肌痉挛、视物模糊。当经胃肠道或皮肤吸收时，则中毒症状的出现可有不同程度的延缓，如毒物由胃肠道摄入，则出现胃肠道症状，如厌食、恶心、呕吐、腹痛腹泻等。如毒物经皮肤吸收中毒，首先可见与吸收部位最邻近区域出汗及肌束颤动。对于中枢神经系统，除了脂溶性极低的毒物，其他毒物均可通过血脑屏障而产生中枢作用。严重中毒时，可见自主神经节呈先兴奋、后抑制状态，常可表现为口吐白沫、呼吸困难、流泪、大汗淋漓、大小便失禁、心率减慢和血压下降。急性中毒死亡可发生在5分钟至24小时内，取决于摄入体内的毒物种类、量、途径及其他因素等，死亡的主要原因为呼吸衰竭及继发性心血管功能障碍。

2. 慢性中毒　多发生于长期接触农药的人员。主要表现为血浆AChE活性持续明显下降，临床表现为神经衰弱综合征、记忆力减退、腹胀、多汗、失眠、乏力等，偶见肌束颤动及瞳孔缩小等。

【中毒诊断】严重急性中毒的诊断主要依据毒物接触史和症状及临床体征。对症状不明显、但怀疑有轻度急性中毒或慢性中毒的人，应测定其红细胞和血浆中的AChE的活性。尽管AChE的活性在正常人群中差异极大，但中毒者在症状未出现前其AChE的活性已明显降低至正常人群的平均水平以下。

【中毒防治】

1. 预防 严格执行农药生产、管理制度，加强生产人员及使用人员的劳动保护措施及安全知识教育，此类中毒是可以预防的。

2. 急性中毒的治疗

（1）迅速消除毒物：一旦发现中毒，应立即将患者移出中毒场所，去除污染的衣物。对由皮肤吸收者，应用温水和肥皂清洗皮肤。对经口中毒者，应首先抽出胃液和毒物，并用微温的2%碳酸氢钠溶液或1%盐水反复洗胃，直至洗出液中不含农药味，然后给以硫酸镁导泻。对于美曲磷酯（敌百虫）口服中毒的患者，不能用碱性溶液洗胃，因敌百虫在碱性溶液中可转化为毒性更强的敌敌畏。对眼部染毒者，可用2%碳酸氢钠溶液或生理盐水冲洗数分钟。

（2）应用特效解毒药：① 阿托品（atropine），是对症治疗急性有机磷酸酯类中毒的特异性、高效能的解毒药物，能迅速对抗体内堆积过多的ACh，竞争性阻断M受体，迅速解除M样症状，使瞳孔扩大、平滑肌松弛、抑制腺体分泌，加快心率等，减轻或消除恶心、呕吐、腹痛、大小便失禁、流涎、支气管分泌增多、呼吸困难、出汗、心率减慢、血压下降等，也能解除部分中枢神经系统症状，使昏迷患者苏醒。此外，大剂量阿托品还具有神经节阻断作用，从而对抗有机磷酸酯类兴奋神经节的作用。但阿托品对N_M受体无阻断作用，故对肌束颤动、肌无力症状无改善。阿托品解救有机磷中毒的使用原则是及早、足量、反复给药，开始时可用阿托品2~4mg静脉注射，亦可肌内注射，如无效，可每隔5~10分钟肌内注射2mg，直至M样症状消失或出现阿托品轻度中毒症状（即阿托品化），再逐渐减量维持，逐渐延长给药间隔，直至中毒症状基本消失后方可停药。对于轻度中毒的患者，可单独应用阿托品解救，但阿托品对肌肉震颤不能缓解，因此中度或重度中毒患者，必须采用阿托品与胆碱酯酶复活药联合应用治疗。但需注意二药合并应用时，当AChE复活后，机体恢复对阿托品的敏感性，易致阿托品过量中毒。故二类药合并应用时，阿托品的剂量要适当减少。② 胆碱酯酶复活药：应及时、足量使用，以恢复胆碱酯酶活性，详见胆碱酯酶复活药。

3. 慢性中毒的治疗 对慢性中毒者，目前尚缺乏有效的治疗措施，阿托品和胆碱酯酶复活药疗效均不佳。对于有机磷酸酯类的生产工人和长期接触者，当发现其血中胆碱酯酶活性下降至50%以下时，无须待症状出现，应立即彻底脱离现场，以免中毒加深。

二、胆碱酯酶活化药

胆碱酯酶活化药（cholinesterase reactivator）是一类能使被有机磷酸酯类抑制的AChE恢复活性的药物。它们不但能使单用阿托品所不能控制的严重中毒患者得到解救，而且可显著缩短有机磷中毒的病程。

氯 解 磷 定

氯解磷定（pralidoxime chloride，PAM-CL）的水溶性高，溶解度大，水溶液较稳定，使用方便，可静脉或肌内注射。肌内注射1~2分钟起效，作用极快，临床上较为常用，适用于应急救治。

【药理作用及作用机制】

1. 恢复胆碱酯酶的活性 本药可与磷酰化AChE结合成复合物，复合物再裂解形成磷酰化氯解磷定，使胆碱酯酶游离而复活，无毒的磷酰化氯解磷定经肾脏排泄。

2. 直接解毒 本药还可直接与体内游离的有机磷酸酯类结合，形成无毒的磷酰化氯解磷定从尿中排出，从而阻止游离的有机磷酸酯类进一步与胆碱酯酶结合。

【临床应用】用于解救有机磷中毒。氯解磷定能明显减轻N样症状，对骨骼肌痉挛的抑制作用最为明显，能迅速控制肌束颤动，对中枢神经系统症状也有一定改善作用。因对体内蓄积的ACh无直接对抗作用，故对M样症状效果差，需与阿托品合用，以迅速控制M样症状。氯解磷定对已"老化"的磷酰化AChE无效或疗效差，因此用药的原则应及早、反复、适量。

【不良反应】治疗量的氯解磷定毒性较小，肌内注射时局部有轻微疼痛，静脉注射过快（>500mg/min）可出现头痛、眩晕、乏力、视力模糊、复视、恶心及心动过速等症状。剂量过大（>8g/24h）时，该药本身也可以抑制AChE，使神经肌肉传导阻滞，加重有机磷酸酯类的中毒，严重者呈癫痫样发作、抽搐、呼吸抑制。

<h3 style="text-align:center">碘 解 磷 定</h3>

碘解磷定（pralidoxime iodide，PAM）为最早应用的AChE复活药。其水溶性较低，水溶液不稳定，久置可释放出碘而失效。在碱性溶液中可分解成剧毒氰化物，故禁与碱性药物混合使用。药理作用和临床应用与氯解磷定相似，但作用弱。因含碘，局部刺激性大，需静脉注射给药。不良反应多，目前已较少应用。对碘过敏患者禁用。

> 📢 **问题与思考**
> 有机磷酸酯类中毒机制是什么？中毒后如何救治？

案例6-1 患者，女，48岁。口服氧化乐果农药250ml，3小时后被送到医院。入院时患者神志不清、口吐白沫、流泪、大汗淋漓、瞳孔缩小、呕吐、大小便失禁、呼吸困难、多部位肌束颤动等，诊断为急性重度有机磷中毒。立即给予洗胃、导泻等，并静脉注射氯解磷定、阿托品解救。

思考：

1. 该患者应用氯解磷定、阿托品可缓解哪些症状？

2. 后续应如何进一步救治？

<h1 style="text-align:center">学习小结</h1>

毛果芸香碱特点是对眼（缩瞳、降低眼压和调节痉挛）及腺体（抑制分泌）的作用强，临床主要用于青光眼和虹膜睫状体炎的治疗。易逆性胆碱酯酶抑制药新斯的明可逆性抑制AChE，间接发挥拟ACh的作用，其特点是对骨骼肌兴奋作用最强，临床用于重症肌无力、术后腹部胀气及

尿潴留、阵发性室上性心动过速的治疗。难逆性胆碱酯酶抑制药有机磷酸酯类与AChE牢固结合，形成磷酰化胆碱酯酶而使酶丧失水解ACh的能力，ACh堆积引起中毒症状，中毒防治措施是消除毒物和使用解毒药物阿托品和/或胆碱酯酶复活药氯解磷定，阿托品能迅速解除M样症状，而氯解磷定则能使胆碱酯酶恢复水解ACh的能力。M受体拮抗药阿托品药理作用广泛，不同器官对其敏感性亦不同，随剂量增加，可依次出现腺体分泌减少，瞳孔扩大和调节麻痹，膀胱和胃肠道平滑肌兴奋性降低，心率加快；中毒量则出现中枢作用，临床应用较多，主要用于缓解各种内脏绞痛、全身麻醉前给药、严重盗汗及流涎症、虹膜睫状体炎、缓慢型心律失常及抗休克等。骨骼肌松弛药分为去极化型肌松药（如琥珀胆碱）和非去极化型肌松药（如筒箭毒碱），主要作为麻醉辅助用药。

（刘春娜）

复习参考题

一、选择题

1. 毛果芸香碱对眼的作用是
   A. 调节痉挛，视远物清晰
   B. 调节痉挛，视近物清晰
   C. 调节麻痹，视远物清晰
   D. 调节麻痹，视近物清晰
   E. 调节痉挛，晶体变凹

2. 新斯的明的作用机制是
   A. 抑制胆碱酯酶
   B. 抑制酪氨酸羟化酶
   C. 抑制儿茶酚氧位甲基转移酶
   D. 抑制单胺氧化酶
   E. 抑制腺苷酸环化酶

3. 有机磷酸酯类中毒的症状不包括
   A. 流泪
   B. 呼吸困难

C. 肌无力
D. 便秘
E. 缩瞳

4. 阿托品对眼的作用是
   A. 调节痉挛，视远物清晰
   B. 调节痉挛，视近物清晰
   C. 调节麻痹，视远物清晰
   D. 调节麻痹，视近物清晰
   E. 调节痉挛，晶体变凹

5. 禁用阿托品的疾病是
   A. 青光眼
   B. 内脏绞痛
   C. 虹膜睫状体炎
   D. 缓慢型心律失常
   E. 感染中毒性休克

   答案：1. B；2. A；3. D；4. C；5. A

二、简答题

1. 新斯的明的药理作用和临床应用有哪些？
2. 有机磷酸酯类中毒的机制是什么？急性有机磷中毒解救有哪些原则？
3. 试比较阿托品和毛果芸香碱对眼的作用及其应用。
4. 阿托品的药理作用和临床应用有哪些？

第七章　　**肾上腺素受体激动药和拮抗药**

学习目标

掌握	肾上腺素、去甲肾上腺素及异丙肾上腺素的药理作用、临床应用和不良反应；β受体拮抗药的药理作用和临床应用。
熟悉	其他肾上腺素受体激动药和拮抗药的药理作用特点和临床应用。
了解	肾上腺素受体激动药和拮抗药的构效关系及分类。

作用于肾上腺素受体的药物，根据内在活性不同，可分为肾上腺素受体激动药（adrenoceptor agonists）和肾上腺素受体拮抗药（adrenoceptor antagonists）。

第一节　肾上腺素受体激动药

一、构效关系

肾上腺素受体激动药的基本化学结构是β-苯乙胺，苯环、α位或β位碳原子的氢及末端氨基被不同基团取代，衍生出一大类具有拟交感活性的药物。肾上腺素、去甲肾上腺素、异丙肾上腺素和多巴胺等在苯环上有3，4-二羟基，具有两个邻位羟基的苯环称为儿茶酚，故这类药又称儿茶酚胺（catecholamine，CA）（图7-1）。

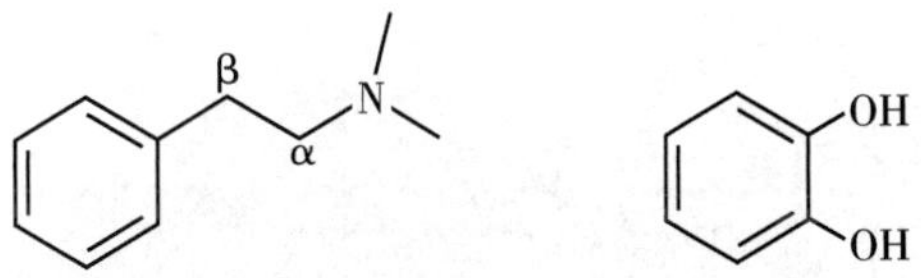

▲ 图7-1　β-苯乙胺和儿茶酚的化学结构

1. **苯环**　肾上腺素、去甲肾上腺素、异丙肾上腺素和多巴胺等在苯环第3、4位碳上都有羟基。它们对外周的作用强而中枢作用弱，作用时间短。如果去掉一个羟基，其外周的作用将减弱，而作用时间延长。如将两个羟基都去掉，则外周的作用减弱，中枢作用加强，如麻黄碱。

2. **碳链**　苯环和氨基间的碳链长度以两个碳原子为最佳，如果α碳上的一个氢被甲基取代，不易被单胺氧化酶（MAO）破坏，作用时间延长。易被神经末梢摄取，在神经元内存在时间长，促进递质释放，如间羟胺和麻黄碱。

3. 氨基 氨基氢原子的取代基团与药物对α和β受体的选择性有关。一般认为，取代基从甲基到叔丁基，其对β受体的激动作用逐渐加强，而对α受体的作用趋于减弱。如去甲肾上腺素的一个氨基氢被甲基取代形成肾上腺素，其对β受体的激动作用加强，如被异丙基取代形成异丙肾上腺素，而在加强β受体激动作用的同时，α受体激动作用大大减弱。再如被更大的基团取代，形成沙丁胺醇和特布他林等，则几乎无α受体激动作用，且对β_2受体的选择性更高（表7–1）。

在肾上腺素受体拮抗药中，α受体拮抗药的化学结构具有多样性，β受体拮抗药的基本化学结构属于芳基乙醇胺（如拉贝洛尔）及芳氧基丙醇胺类（如普萘洛尔）。

二、分类

肾上腺素受体激动药按其对肾上腺素受体亚型的选择性的不同可分为三大类：α、β受体激动剂、α受体激动剂和β受体激动剂（表7–1）。

▼ 表7–1 肾上腺素受体激动药的化学结构和分类

名称	2	3	4	5	β CH	α CH	NH
1. α、β受体激动剂							
肾上腺素	H	OH	OH	H	OH	H	CH_3
多巴胺	H	OH	OH	H	H	H	H
麻黄碱	H	H	H	H	OH	CH_3	CH_3
美芬丁胺	H	H	H	H	H	① CH_3 $-C-$ CH_3	CH_3
2. α_1受体激动剂							
去氧肾上腺素	H	H	OH	H	OH	H	CH_3
甲氧明	OCH_3	H	H	OCH_3	OH	CH_3	H
3. α_1、α_2受体激动剂							
去甲肾上腺素	H	OH	OH	H	OH	H	H
间羟胺	H	H	OH	H	OH	CH_3	H

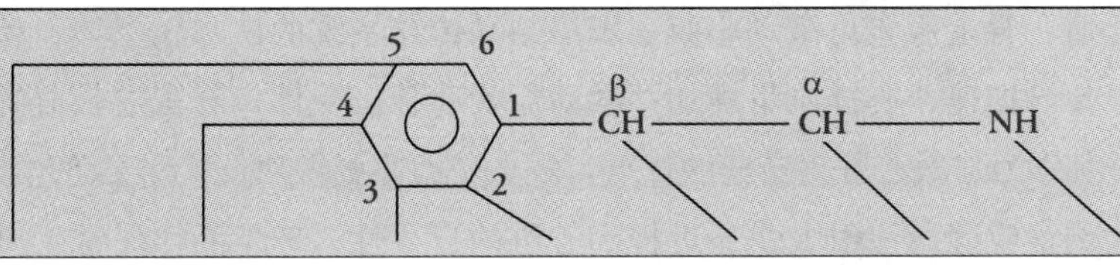

名称	5 4 ⬡ 1——CH——β CH——α NH 3 2					

4. β₁、β₂受体激动剂						CH——CH₃ CH₃
异丙肾上腺素	H	OH	OH	H	OH	H
5. β₁受体激动剂						
多巴酚丁胺（消旋）	H	OH	OH	H	H	H	②
6. β₂受体激动剂						
沙丁胺醇	H	OH	CH₂ OH	H	OH	H	CH₃ CH——CH₃ CH₃
特布他林	OH	H	OH	H	OH	H	CH₃ CH——CH₃ CH₃

注：① 取代α碳；② —CH—（CH₂）₂—⬡—OH。
　　　　　　　　　　|
　　　　　　　　　CH₃

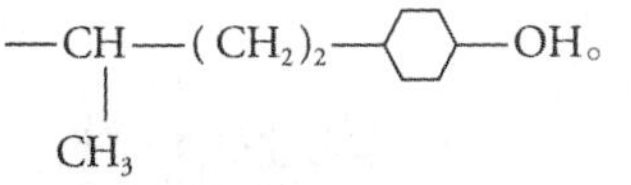

三、常用肾上腺素受体激动药

（一）α、β受体激动剂

肾 上 腺 素

肾上腺素（adrenaline, epinephrine, AD）是肾上腺髓质嗜铬细胞分泌的主要激素。药用肾上腺素是从家畜肾上腺提取或人工合成。性质不稳定，遇光、遇热易分解，在中性尤其碱性溶液中迅速氧化变色而失去活性，因此应注意避光保存，忌与碱性药物配伍，常用其盐酸盐（图7-2）。

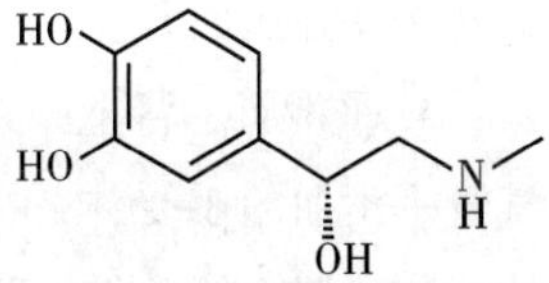

▲ 图7-2　肾上腺素结构式

【体内过程】口服无效，因在碱性肠液、胃黏膜和肝中经结合和氧化后迅速被破坏失效，应注射给药。皮下注射因局部血管收缩而延缓吸收。肌内注射因对骨骼肌血管有扩张作用，故吸收远较皮下注射快，但维持时间较短。对于重症患者，必须采用静脉内给药。皮下注射6~15分钟起效，作用可维持1小时，肌内注射作用维持10~30分钟，静脉注射仅数分钟。肾上腺素吸收后迅速被组织中的儿茶酚氧位甲基转移酶（COMT）与单胺氧化酶（MAO）破坏或被去甲肾上腺素能神经末梢再摄取，其代谢产物经肾脏排泄。肾上腺素不易通过血脑屏障。

【药理作用及作用机制】

1. 心脏　肾上腺素可激动心肌、窦房结和传导系统的β₁和β₂受体，使心肌收缩力加强，心率加快，传导加速，心排血量增加；激动冠状动脉β₂受体，舒张冠状血管，改善心肌的供血供氧。这是其作为强效心脏兴奋药的优点。缺点是因心脏做功及代谢显著增加，故心肌耗氧量也增加；较大剂量或静脉注射太快还可提高心脏的自律性，产生心律失常，出现期前收缩甚至心室纤颤。

2. 血管　激动血管α受体产生缩血管作用，与β₂受体结合则产生扩血管作用。皮肤、黏膜及内脏血管α受体占优势，故出现明显的收缩作用；肺与脑血管收缩作用微弱，有时因为血压升高而出现被动扩张。骨骼肌和冠状血管以β₂受体为主，故呈明显扩张作用。冠状血管舒张还与心肌代谢产物（如腺苷）增加有关。

3. 血压　对血压的影响与其剂量密切相关。治疗量时，心肌收缩力增强、心率加快、心排血量增加，使收缩压升高；同时能舒张骨骼肌血管和冠状血管，抵消或超过皮肤、黏膜及内脏器官血管的收缩作用，而使舒张压不变或下降，脉压加大（图7-3）。较大剂量时，收缩血管的作用占优势，使收缩压和舒张压均升高。肾上腺素典型的血压改变为给药后迅速出现明显的升压作用，而后逐渐下降出现微弱的降压反应，即双相反应。如用酚妥拉明等α受体拮抗药，再给予肾上腺素，可使升

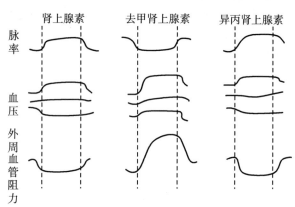

▲ 图7-3　静脉注射肾上腺素、去甲肾上腺素、异丙肾上腺素作用比较示意图

压翻转为降压，这是因为α受体被拮抗，呈现的β受体激动作用而使血管舒张，使原来的升压作用变为降压作用。因此α受体拮抗药引起的低血压不能用肾上腺素解救，宜选用主要激动α受体的药物使血压回升。

4. 平滑肌　肾上腺素对平滑肌的作用主要取决于器官组织上的肾上腺素受体的类型。激动支气管平滑肌的β₂受体，在支气管处于痉挛状态时，扩张作用更明显；激动支气管黏膜血管的α₁受体，使黏膜血管收缩，降低毛细血管通透性，并能抑制肥大细胞释放组胺等过敏性物质，有利于消除支气管黏膜水肿；激动胃肠平滑肌的β受体，降低胃肠道平滑肌张力，使自发性收缩频率减少和幅度降低；在妊娠末期和临产前，抑制子宫张力和收缩；肾上腺素的β受体激动作用可使膀胱逼尿肌舒张，α受体激动作用使三角肌和括约肌收缩，由此可引起排尿困难和尿潴留。

5. 代谢　肾上腺素能促进机体代谢。通过激动肝脏的α受体和β₂受体促进肝糖原分解和糖异生，使血糖升高。通过激动α₂受体抑制胰岛素的分泌，降低外周组织摄取葡萄糖，导致血糖升高。还可能通过激动脂肪细胞的β₁、β₃受体加速脂肪分解，使血中游离脂肪酸增加。

6. 中枢神经系统　不易通过血脑屏障，仅在大剂量下才出现中枢兴奋症状，如激动、肌强直

甚至惊厥等。

【临床应用】

1. 心搏骤停　主要用于溺水、麻醉和手术过程中的意外、药物中毒、传染病和心脏传导阻滞等所致的心搏骤停。可将肾上腺素心室内注射，同时必须进行有效的人工呼吸、心脏按压和纠正酸中毒等措施。对于电击或麻醉意外引起的心搏骤停，应配合使用利多卡因或除颤器进行抢救。

2. 过敏性疾病

（1）过敏性休克：用于药物（青霉素、链霉素、普鲁卡因等）及异体蛋白（免疫血清等）引起的过敏性休克。当过敏性休克发生时，小动脉扩张和毛细血管通透性增加，引起血压下降；同时伴有支气管平滑肌痉挛，出现呼吸困难等症状。肾上腺素激动α受体可收缩小动脉和毛细血管前括约肌，降低毛细血管的通透性；激动β受体可改善心功能，缓解支气管痉挛、减少过敏介质释放，扩张冠状动脉，迅速缓解过敏性休克的临床症状，挽救患者的生命，是治疗过敏性休克的首选药物。常采用肌内注射给药，严重病例亦可用生理盐水稀释10倍后缓慢静脉注射，但必须控制注射速度和用量，以免引起血压骤升及心律失常等不良反应。

（2）支气管哮喘：可用于控制支气管哮喘的急性发作，皮下或肌内注射能于数分钟内奏效。本药由于不良反应严重，常用选择性β$_2$受体激动剂代替。

（3）血管神经性水肿及血清病：肾上腺素可迅速减轻血管神经性水肿、血清病、荨麻疹、花粉症等变态反应性疾病的症状。

3. 局部应用　牙龈出血或鼻出血时，可用浸有0.1%肾上腺素溶液的棉球或纱布填塞出血处，收缩黏膜而止血。肾上腺素与局麻药配伍，可使注射部位血管收缩，延缓局麻药的吸收，延长局麻药作用时间，并可降低吸收中毒的可能性。一般局麻药中肾上腺素浓度为1∶250 000，一次用量不超过0.3mg。但在肢体远端如手指、足趾、耳部及阴茎等部位手术时，局麻药中禁止加入肾上腺素，以免引起局部组织坏死。

【不良反应及用药注意事项】主要为心悸、头痛、血压升高、烦躁不安及恐惧惊慌等，一般休息后可自动消失。剂量过大可使血压骤升，有发生脑出血的危险，故老年人慎用。也可引起心肌缺血、心律失常，甚至出现心室颤动，故应严格掌握剂量。禁用于高血压、器质性心脏病、糖尿病、甲状腺功能亢进症等疾病。

多　巴　胺

多巴胺（dopamine, DA）是合成去甲肾上腺素的前体，也是中枢多巴胺神经的神经递质。药用多巴胺是人工合成品。

【体内过程】口服易在肠和肝中被破坏而失效，一般采用静脉滴注给药。在体内被COMT和MAO迅速代谢失活，故作用时间短暂。不易通过血脑屏障，故外源性多巴胺对中枢神经系统无作用。

【药理作用及作用机制】主要激动外周的多巴胺D$_1$受体、α及β$_1$受体，并促进神经末梢释放NA。

1. 心脏和血管　多巴胺对心血管系统的作用与用药剂量有关。低剂量主要激动肾、肠系膜和冠状血管D$_1$受体，通过激活腺苷酸环化酶使细胞内cAMP水平提高引起血管舒张。剂量略高时，由于激动心脏β$_1$受体和促进NA释放，使心肌收缩力增强，心率加快，心排血量增加，引起收缩压和脉压上升，舒张压变化不明显。DA兴奋心脏作用不如肾上腺素显著，诱发心律失常作用也较肾上腺素少见。大剂量时α受体激动占优势，使血管收缩，外周血管阻力加大，舒张压上升。

2. **肾脏** 低浓度即可激动肾血管D$_1$受体，使血管扩张、肾血流量增加。还可直接抑制肾小管重吸收Na$^+$而排钠利尿。但高浓度多巴胺因激动肾血管的α受体而致肾血管收缩，肾血流量减少。

【临床应用】用于各种休克，如感染中毒性休克、心源性休克及出血性休克等，尤其适用于伴有心肌收缩力减弱和尿量减少的休克患者，同时须补足血容量，纠正酸中毒。多巴胺与利尿药联合应用，可治疗急性肾衰竭。对急性心功能不全具有改善血流动力学的作用。

【不良反应及用药注意事项】一般较轻微，偶见恶心、呕吐。但滴注过快及用量过大也可引起心动过速、心律失常和肾血管收缩，导致肾功能下降。一旦发生，应减慢输注速度，必要时给予酚妥拉明。与单胺氧化酶抑制剂或三环类抗抑郁药合用时，多巴胺剂量应酌减。嗜铬细胞瘤患者禁用。室性心律失常、闭塞性血管病、心肌梗死、动脉硬化和高血压患者慎用。

麻 黄 碱

麻黄碱（ephedrine）是从中药麻黄提取的生物碱，现已能人工合成，药用的为左旋体或消旋体。常用其盐酸盐。麻黄碱属于易制毒化学品，其生产和使用受到严格的管制。

【体内过程】口服易吸收且较完全，可通过血脑屏障。小部分在体内经脱胺氧化而被代谢，大部分以原形经肾脏排泄，消除缓慢，作用维持时间较长，半衰期为3~6小时。

【药理作用及作用机制】麻黄碱能直接激动α和β受体，还可促使NA释放而间接发挥作用。

1. **心血管系统** 兴奋心脏，加强心肌收缩力，增加心排血量。由于血压升高反射性引起迷走神经兴奋，抵消了其直接加快心率的作用，故整体条件下的心率变化并不显著。麻黄碱的升压作用缓和，持续时间较长。

2. **支气管平滑肌** 松弛支气管平滑肌作用较肾上腺素弱，起效慢，维持时间较长。

3. **中枢神经系统** 具有明显的中枢兴奋作用，较大剂量可兴奋大脑皮质和皮质下中枢，引起精神兴奋及失眠，对呼吸中枢及血管运动中枢也有弱的兴奋作用。

【临床应用】

1. **防治某些低血压状态** 可用于防治蛛网膜下腔和硬膜外麻醉所引起的低血压。

2. **支气管哮喘** 预防支气管哮喘发作和对轻症的治疗，对重症急性发作疗效较差。

3. **消除鼻黏膜充血所致鼻塞** 以0.5%~1%溶液滴鼻，可收缩鼻黏膜血管，消除黏膜肿胀，改善通气。

4. **其他** 缓解荨麻疹和血管神经性水肿等过敏反应的皮肤、黏膜症状。

【不良反应及用药注意事项】常见的不良反应为精神兴奋、烦躁不安、失眠等。晚间服用时，宜服用小剂量的地西泮等催眠药，以防止失眠。麻黄碱短期内反复使用可出现快速耐受性，停药数小时后可以恢复。可能由于连续给药所致递质消耗和受体脱敏所致，后者又可能与受体与麻黄碱的亲和力下降有关。禁忌证同肾上腺素。

美 芬 丁 胺

美芬丁胺（mephentermine）为 α、β 受体激动剂，药理作用与麻黄碱相似，通过直接作用于肾上腺素受体和间接促进递质释放两种机制发挥作用。本药能加强心肌收缩力，增加心排血量，略增加外周血管阻力，使收缩压和舒张压升高；其兴奋心脏的作用比异丙肾上腺素弱而持久；加快心率的作用不明显，较少引起心律失常。与麻黄碱相似，也具有中枢兴奋作用。美芬丁胺在体内经甲基化和羟基化，以原形和代谢产物经肾脏排泄，在酸性尿液中排泄较快。主要用于椎管内麻醉时预防血压下降，也可用于心源性休克或其他低血压，此外尚可用 0.5% 溶液滴鼻治疗鼻炎。本药可产生中枢兴奋症状，过量时可出现焦虑、精神兴奋，也可致血压过高和心律失常等。甲状腺功能亢进患者禁用，失血性休克时慎用。

> 🔔 问题与思考
>
> 治疗过敏性休克应首选哪种药？其作用机制是什么？

（二）α_1、α_2 受体激动剂

去甲肾上腺素

去甲肾上腺素（noradrenalin, NA）是去甲肾上腺素能神经末梢释放的主要递质，肾上腺髓质仅分泌少量。药用的为人工合成的左旋体（图7-4），化学性质不稳定，见光、遇热易分解，在碱性溶液中迅速氧化而失效，在酸性溶液中稳定，常用其重酒石酸盐。

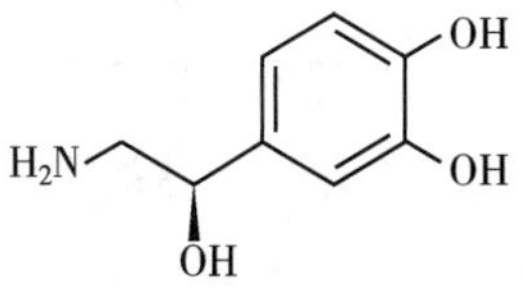

▲ 图7-4 去甲肾上腺素结构式

【体内过程】口服因收缩胃肠黏膜血管且易被碱性肠液破坏而不吸收。皮下注射或肌内注射可因强烈收缩血管致局部组织缺血坏死，因此须静脉滴注给药。外源性去甲肾上腺素不易通过血脑屏障，无中枢作用。在体内大部分迅速被去甲肾上腺素能神经末梢摄取进入囊泡贮存（摄取1）；少部分被非神经组织摄取后，被 COMT 和 MAO 破坏失活（摄取2），其代谢产物经肾脏排泄。

【药理作用及作用机制】非选择性激动 α_1 和 α_2 受体，对 β_1 受体有较弱的激动作用，对 β_2 受体几乎无作用。

1. 血管　激动血管 α_1 受体，使血管收缩，主要使小动脉和小静脉收缩。皮肤、黏膜血管收缩最明显，其次是肾血管，对脑、肝、肠系膜，甚至骨骼肌血管都有收缩作用。冠状动脉舒张，可能由于心脏兴奋，心肌代谢产物腺苷增多所致。同时因血压升高，冠状动脉血流量增加，激动血管壁去甲肾上腺素能神经末梢突触前膜 α_2 受体，负反馈抑制去甲肾上腺素的释放，以调节 NA 过于剧烈的收缩血管作用。

2. 心脏　激动心脏 β_1 受体使心脏兴奋，但对兴奋心脏的作用比肾上腺素弱。在一般情况下，因血压升高而反射性兴奋迷走神经，表现为心率减慢；另外，由于强烈的血管收缩作用，使外周血管阻力增高，从而增加心脏射血阻力，故心排血量不变或反而下降。剂量过大时，也可导致心律失常，但较肾上腺素少见。

3. 血压　小剂量静脉滴注时，由于心脏兴奋，收缩压升高，此时血管收缩作用不明显，故舒张压升高不多而脉压加大（图7-3）。较大剂量时，因血管强烈收缩使外周血管阻力明显增高，故

收缩压和舒张压均显著升高，脉压变小。α受体拮抗药可拮抗去甲肾上腺素的升压作用，但由于去甲肾上腺素缺乏对β$_2$受体的作用，故不会出现升压作用的翻转。

4. 其他　可增加孕妇子宫收缩频率。对机体代谢影响较小，仅在大剂量时可使血糖升高。对中枢神经系统作用较弱。

【临床应用】

1. 低血压　如嗜铬细胞瘤切除术、交感神经切除术、脊髓麻醉、心肌梗死、败血症、输血和药物反应、心搏骤停复苏后等的血压控制。对血容量不足所致的休克，本药作为急救时补充血容量的辅助治疗，以使血压回升暂时维持脑与冠状动脉灌注。

2. 上消化道出血　本药1~3mg稀释后口服，可使食管和胃内血管收缩产生局部止血作用。

【不良反应】

1. 局部组织缺血性坏死　静脉滴注时浓度过高、时间过长或药液外漏，可使血管强烈收缩，引起组织缺血性坏死。如发现注射部位皮肤苍白，应更换注射部位，局部热敷，局部浸润注射酚妥拉明以扩张血管。

2. 急性肾衰竭　用药剂量过大或时间过久，可因肾血管强烈收缩，肾血流量严重减少，导致急性肾衰竭，出现少尿、无尿和肾实质损伤。因此，用药期间应使尿量保持在每小时25ml以上。

3. 停药后血压下降　长时间静脉滴注后突然停药会出现血压骤降，因此应逐渐减量停药。伴有高血压、动脉粥样硬化、器质性心脏病、无尿、严重微循环障碍患者及孕妇禁用。

间　羟　胺

间羟胺（metaraminol）又称阿拉明（aramine），主要直接激动α受体，对β$_1$受体作用较弱，也可被去甲肾上腺素能神经末梢摄取进入囊泡，通过置换作用促进递质释放而发挥间接作用，短期内连续应用，可因囊泡内NA减少使效应逐渐减弱产生快速耐受性。本药主要作用是收缩血管、升高血压，因不易被MAO破坏，升压作用较去甲肾上腺素缓和但持久。对心率影响较小，有时由于反射作用而使心率减慢，不易引起心律失常。轻度增加心肌收缩力，可使休克患者的心排血量增加。临床主要作为去甲肾上腺素代用品，用于各种休克早期及手术后或脊髓麻醉后的休克。也可用于阵发性房性心动过速，还可联合酚妥拉明用于小儿重症肺炎合并心力衰竭。

（三）α$_1$受体激动剂

去氧肾上腺素和甲氧明

去氧肾上腺素（phenylephrine）又称苯肾上腺素，与甲氧明（methoxamine）均为人工合成品。作用机制与间羟胺相似，主要激动α$_1$受体，其作用比去甲肾上腺素弱但持久。主要收缩血管，升高血压，反射性地减慢心率，用于阵发性室上性心动过速。对肾血管的收缩作用比去甲肾上腺素更强、副作用更明显，故极少用于抗休克，可用于外伤、手术、麻醉、药物等所引起的低血压。去氧肾上腺素能激动瞳孔扩大肌α$_1$受体而产生扩瞳作用，具有起效快，维持时间短，无调节麻痹和眼压升高等特点，在眼底检查时作为快速短效扩瞳药。此外可滴鼻以解除鼻黏膜充血。

羟　甲　唑　啉

羟甲唑啉（oxymetazoline）又称氧甲唑啉，直接激动血管平滑肌α$_1$受体，可滴鼻治疗鼻黏膜充血和鼻炎，作用在几分钟内发生，可持续数小时。偶见局部刺激症状，小儿用后可致中枢神经系统症状，因此2岁以下儿童禁用。

（四）α₂受体激动剂

阿可乐定

可乐定的衍生物阿可乐定（apraclonidine）激动外周性突触后膜α_2受体，负反馈抑制交感神经，减少房水生成，增加房水流出，降低眼压，用于青光眼的短期辅助治疗，特别在激光疗法之后，预防眼压的回升。可乐定（clonidine）和甲基多巴（methyldopa）为中枢性α_2受体激动剂，详见抗高血压药。

右美托咪定

右美托咪定（dexmedetomidine）是美托咪定（medetomidine）的右旋异构体，对中枢α_2受体激动的选择性高，具有抗交感、镇静和镇痛的作用。通过激动突触前膜α_2受体可抑制神经末梢去甲肾上腺素的释放，引起血压和心率下降；与脊髓内的α_2受体结合后产生镇痛、镇静及缓解焦虑。适用于重症监护治疗期间开始插管和使用呼吸机患者的镇静；术前用药还可降低麻醉药如氯胺酮、地氟烷、异氟烷的剂量，减轻拟交感胺类药引起的血流动力学紊乱。常见不良反应是低血压和心动过缓。

> **问题与思考**
> α受体拮抗药是否会引起去甲肾上腺素升压作用的翻转？为什么？

（五）β₁、β₂受体激动剂

异丙肾上腺素

异丙肾上腺素（isoprenaline）为人工合成品，药用为其盐酸盐，是经典的β受体激动剂（图7-5）。

【体内过程】口服易在肠黏膜与硫酸基结合而失效，舌下给药或气雾吸入可迅速吸收。主要在肝及其他组织中被COMT代谢，较少被MAO代谢，也较少被神经末梢摄取，故作用时间较肾上腺素略长。

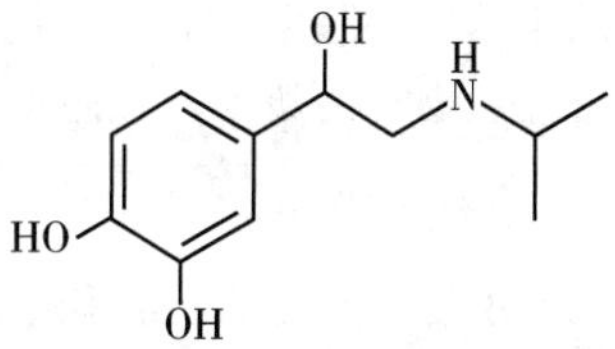

▲ 图7-5　异丙肾上腺素结构式

【药理作用及作用机制】主要激动β受体，对β_1、β_2选择性低，对α受体几乎无作用。

1. 心脏　激动心脏β受体，使心肌收缩力加强，心率加快，传导加速，心排血量增加。兴奋心脏的作用比肾上腺素强，由于其主要兴奋正位于起搏点窦房结，故很少引起室性心律失常。

2. 血管和血压　激动β_2受体，使骨骼肌、肾、肠系膜血管及冠状动脉扩张，其中以骨骼肌血管扩张较为明显。由于心脏兴奋，输出量增加，使收缩压上升，而外周血管扩张，阻力下降，舒张压下降，使脉压增大（图7-3）。

3. 支气管平滑肌　激动支气管平滑肌上的β_2受体，使支气管平滑肌松弛，作用较肾上腺素强，也具有抑制组胺等过敏性物质释放的作用。但不能收缩支气管黏膜血管，故消除支气管黏膜水肿作用不及肾上腺素。

4. 其他 促进糖原和脂肪分解，增加组织耗氧量。升高血中游离脂肪酸与肾上腺素相似，升高血糖作用较弱。不易通过血脑屏障，中枢作用微弱。

【临床应用】

1. 支气管哮喘 舌下或喷雾给药，可有效控制支气管哮喘急性发作。

2. 房室传导阻滞 舌下给药或静脉滴注，能加速房室传导，治疗二度和三度房室传导阻滞。

3. 心搏骤停 用于溺水、麻醉、手术意外、药物中毒、传染病和心脏传导阻滞等所致的心搏骤停。常与去甲肾上腺素或间羟胺合用进行心室内注射。

4. 休克 在补足血容量的基础上，通过其兴奋心脏、增加心排血量及扩张血管的作用，治疗感染性中毒性休克及伴有房室传导阻滞或心率减慢的心源性休克，目前临床已少用。

【不良反应及用药注意事项】常见的是心悸、头晕。用药过程中应注意控制心率。对于已处于缺氧状态的支气管哮喘患者，由于气雾剂量不易掌握，如剂量过大，可致心肌耗氧量增加，易引起心律失常，甚至导致心动过速及心室颤动。禁用于冠心病、心肌炎和甲状腺功能亢进症等疾病患者。

（六）β_1 受体激动剂

多巴酚丁胺

多巴酚丁胺（dobutamine）化学结构与多巴胺相似，临床用含有右旋多巴酚丁胺和左旋多巴酚丁胺的消旋体。前者拮抗 α_1 受体，后者激动 α_1 受体。两者都激动 β 受体，但前者激动 β 受体作用为后者的 10 倍，消旋体多巴酚丁胺的作用是两者的综合表现。由于对 β_1 受体激动作用强于 β_2 受体，故此药属于 β_1 受体激动剂。与异丙肾上腺素比较，多巴酚丁胺的正性肌力作用比正性频率作用显著，对心率影响不大。对肾及肠系膜血管无直接扩张作用，用药后肾血流量增加和尿量的增加是由于心排血量增多所致。严重心力衰竭患者用药后，心、肾功能改善，心排血量增加。多巴酚丁胺口服无效，半衰期为 2 分钟，须持续静脉滴注给药，持续用药可于 24～26 小时出现耐受性。用于治疗心脏手术后、心肌梗死或中毒性休克并发心力衰竭患者。剂量过大或静脉滴注速度过快，可使心率加快，引起心律失常，应减量或暂停用药。禁用于心房颤动及肥厚型梗阻性心肌病患者。

（七）其他

β_2 受体激动剂：常用的有沙丁胺醇（salbutamol）、特布他林（terbutaline）、沙美特罗（salmeterol）、克伦特罗（clenbuterol）等，主要用于支气管哮喘的治疗。

β_3 受体激动剂：米拉贝隆（mirabegron）是一种选择性 β_3 受体激动剂，目前上市药品为缓释片剂，用于治疗膀胱过度活动症，伴有急迫性尿失禁，尿急和尿频者。高血压患者慎用。近年来，选择性 β_3 受体激动剂的开发主要集中在抗肥胖、抗糖尿病、解除胃肠道平滑肌痉挛及抗炎等方面。

第二节　肾上腺素受体拮抗药

根据作用受体不同，肾上腺素受体拮抗药可分为 α、β 受体拮抗药、α 受体拮抗药、β 受体拮抗药（表 7-2）。

类别	药物
1. α受体拮抗药	
α$_1$、α$_2$受体拮抗药	酚妥拉明、酚苄明
α$_1$受体拮抗药	哌唑嗪、特拉唑嗪
α$_2$受体拮抗药	育亨宾
2. β受体拮抗药	
β$_1$、β$_2$受体拮抗药	普萘洛尔、吲哚洛尔
β$_1$受体拮抗药	阿替洛尔、美托洛尔
3. α、β受体拮抗药	拉贝洛尔、卡维地洛

一、α受体拮抗药

α受体拮抗药能选择性地作用于α肾上腺素受体，阻止去甲肾上腺素能神经递质和肾上腺素受体激动药与α受体结合，产生抗肾上腺素作用。α受体拮抗药的显著特点是产生"肾上腺素升压作用的翻转"（adrenaline reversal），即α受体拮抗药可使肾上腺素的升压作用翻转为降压作用。其原因是选择性地拮抗α受体而不影响β受体，从而取消了肾上腺素激动α受体的缩血管作用。对于主要激动α受体的去甲肾上腺素，α受体拮抗药仅能减弱或取消其升压作用而无"翻转作用"。对于主要激动β受体的异丙

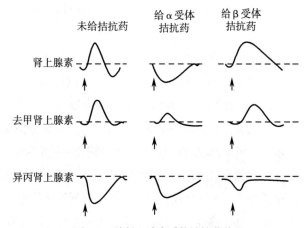

▲ 图7-6 给肾上腺素受体拮抗药前后，儿茶酚胺类药物对血压影响示意图
箭头表示给药处。

肾上腺素，α受体拮抗药则不影响其降压作用（图7-6）。根据对α受体亚型选择性的不同，可将α受体拮抗药分为非选择性α受体拮抗药、选择性α$_1$受体拮抗药和选择性α$_2$受体拮抗药。

（一）非选择性α受体拮抗药

酚 妥 拉 明

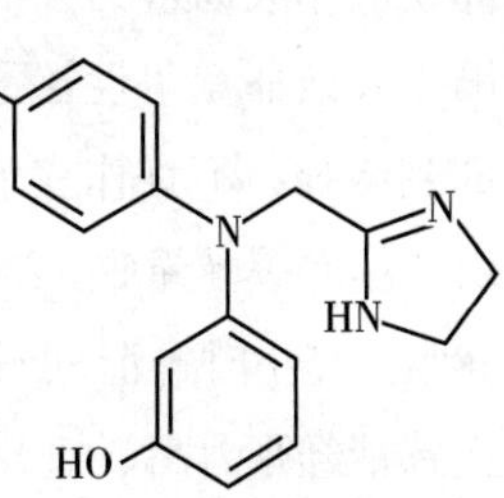

酚妥拉明（phentolamine）以氢键、离子键与α受体结合，结合较疏松，可被大剂量儿茶酚胺或拟肾上腺素药在α$_1$和α$_2$受体水平上竞争拮抗，亦称为竞争性α受体拮抗药（图7-7）。

【体内过程】口服生物利用度低，口服效果仅为注射给药的20%。口服后30分钟血药浓度达峰值，作用持续3~6小时，肌内注

▲ 图7-7 酚妥拉明结构式

射作用持续30~45分钟。大部分药物以无活性的代谢产物形式经肾排出。

【药理作用及作用机制】

1. **血管** 具有拮抗血管平滑肌α受体和直接扩张血管作用。静脉注射能使血管舒张，血压下降，静脉扩张明显，舒张小动脉使肺动脉压下降，外周血管阻力降低。

2. **心脏** 可兴奋心脏，使心肌收缩力增强，心率加快，心排血量增加。这种兴奋作用部分由血管舒张、血压下降，反射性兴奋交感神经引起；部分是拮抗神经末梢突触前膜α_2受体，从而促进去甲肾上腺素释放，激动心脏β受体的结果。酚妥拉明还具有阻滞钾通道的作用。

3. **其他** 能拮抗5-HT受体，激动M受体，使胃肠平滑肌兴奋；有组胺样作用，使胃酸分泌增加，皮肤潮红等。

【临床应用】

1. **治疗外周血管痉挛性疾病** 如雷诺综合征（肢端动脉痉挛性疾病）、冻伤后遗症和血栓闭塞性脉管炎。

2. **去甲肾上腺素静脉滴注外漏** 对抗去甲肾上腺素滴注外漏所致的血管收缩，防止局部组织缺血坏死。酚妥拉明10mg生理盐水稀释后皮下浸润注射。

3. **抗休克** 可舒张血管，降低外周血管阻力，并增加心肌收缩力，增加心排血量，降低肺循环的阻力，改善微循环。适用于感染性、心源性、神经源性休克，用药前一定要补足血容量。

4. **肾上腺嗜铬细胞瘤** 用于嗜铬细胞瘤鉴别诊断、骤发高血压危象及手术前准备。可引起严重低血压，曾有致死的报道，使用时应慎重。

5. **药物过量所致的高血压** 用于肾上腺素等拟交感药过量引起的高血压，还可用于突然停用可乐定、应用MAO抑制药或富含酪胺药物后出现的高血压危象。

6. **其他** 口服或阴茎海绵体内直接注射，可诊断或治疗勃起功能障碍。由于海绵体内注射副作用较为严重，临床较少用，目前喷雾剂等新剂型的研究发展迅速。

【不良反应及用药注意事项】常见的不良反应有直立性低血压和反射性兴奋心脏，静脉给药过快可引起严重的心律失常和心绞痛，因此须缓慢注射或静脉滴注。口服可有胃肠道反应，出现腹痛、腹泻、呕吐和诱发溃疡病。禁用于有心肌梗死病史、冠状动脉供血不足、心绞痛或其他提示的冠心病患者。

酚 苄 明

酚苄明（phenoxybenzamine）又称苯苄胺（dibenzyline），可与α受体形成牢固的共价键结合，即使应用大剂量的去甲肾上腺素也难以完全阻滞其作用，须药物从体内清除后，作用才能消失，属于长效非竞争性α受体拮抗药。具有起效慢、作用强而持久的特点。口服吸收20%~30%，局部刺激强，不宜作皮下注射或肌内注射，仅作静脉注射。脂溶性高，进入体内后贮存于脂肪组织，然后缓慢释放。半衰期约24小时。经肝脏代谢，随肾脏和胆汁排泄，排泄缓慢，12小时排泄50%，24小时排泄80%。作用可维持3~4天。本药扩张血管及降压作用与血管功能状态有关。当交感神经张力高、血容量低或直立体位时，扩张血管及降压作用明显。用于治疗外周血管痉挛性疾病、休克、嗜铬细胞瘤和良性前列腺增生症。不良反应常见直立性低血压、心悸、鼻塞、嗜睡、恶心、呕吐等。静脉注射速度必须缓慢，充分补液和密切监护。肾功能不全及冠心病者慎用。

（二）选择性α_1受体拮抗药

此类药物对动脉和静脉的α_1受体有较高的选择性拮抗作用，对去甲肾上腺素能神经末梢突触前膜α_2受体无影响或作用极弱。因此拮抗去甲肾上腺素和肾上腺素的升压作用，但不促进神经末梢释放去甲肾上腺素，即在扩张血管、降低外周血管阻力和降低血压的同时，加快心率的作用较弱，已成为新型抗高血压药。临床常用的有哌唑嗪（prazosin）、特拉唑嗪（terazosin）、多沙唑嗪（doxazosin）及坦洛新（tamsulosin）等。

哌 唑 嗪

哌唑嗪（prazosin）口服生物利用度50%～70%，1～3小时血药浓度达峰值。大部分药物在肝脏代谢，仅5%～11%以原形经肾脏排泄。哌唑嗪选择性拮抗小动脉和静脉上的α_1受体，使血管扩张，外周血管阻力下降，回心血量减少。在治疗量下对α_2受体无作用，故不影响去甲肾上腺素的释放，对心率影响较小。此外，可松弛α_1受体介导的膀胱颈部、前列腺囊和前列腺尿道的平滑肌收缩，改善良性前列腺增生出现的排尿困难。主要用于治疗高血压，常在一线药物治疗不满意时作为二线药物采用或合用。因其能降低心脏前、后负荷，也可用于治疗慢性心功能不全。常见不良反应为首剂现象，即首次用药可致严重低血压、晕厥、心悸等，多在首次用药30～90分钟发生，对伴有肝、肾功能不良及老年患者更须谨慎。与利尿药或其他抗高血压药合用，可加强降压效果。其他不良反应有眩晕、嗜睡、头痛、乏力等，减量或持续用药，上述症状可减轻。

坦 洛 新

坦洛新（tamsulosin）对α_{1A}受体的拮抗作用明显强于对α_{1B}受体的作用，生物利用度高，半衰期为9～15小时，对良性前列腺肥大疗效好，由此认为α_{1A}受体亚型可能是控制前列腺平滑肌最重要的α受体亚型。研究表明，α_{1A}受体主要存在于前列腺，而α_{1B}受体主要存在于血管，所以尽管非选择性α受体拮抗药酚苄明、选择性α_1受体拮抗药如哌唑嗪和α_{1A}受体拮抗药均可用于治疗良性前列腺肥大，改善排尿困难，但对于心血管的影响明显不同，酚苄明可降低血压和引起心悸，哌唑嗪降低血压，而坦洛新则对心率和血压无明显影响。

（三）选择性α_2受体拮抗药

育 亨 宾

育亨宾（yohimbine）能选择性地拮抗α_2受体，具有中枢和外周的双重作用。可促进去甲肾上腺素从神经末梢释放，增加交感神经张力，导致血压升高，心率加快。育亨宾也是5-HT的拮抗剂，可用于治疗勃起功能障碍和糖尿病患者的神经病变，也作为一种科研工具药使用。

> 🔔 问题与思考
> 给予足量酚妥拉明后使用肾上腺素，血压会有怎样的改变？为什么？

选择性高的α_2受体拮抗药咪唑克生（idazoxan）可用于抑郁症的治疗。

二、β受体拮抗药

β受体拮抗药能选择性地与β受体结合，竞争性拮抗神经递质或β受体激动剂与β受体结合，从而拮抗β受体激动所产生的效应。它们能拮抗异丙肾上腺素扩血管所致的降压作用，对去甲肾上腺素的升压作用则没有影响（图7-3）。本类药物中有些除具有β受体拮抗作用外，还具有一定的内在拟交感活性，因此该类药物又可分为有内在拟交感活性及无内在拟交感活性两类。按照对β受体亚型选择性不同，可将β受体拮抗药分为非选择性β受体拮抗药、选择性β_1受体拮抗药。β受体拮抗药的分类和药效特性的比较见表7-3。

▼ 表7-3　β受体拮抗药的分类和药效特性的比较

类别和代表药物	内在拟交感活性	膜稳定作用
β_1、β_2受体拮抗药		
普萘洛尔	-	++
吲哚洛尔	++	+
阿普洛尔	+	+
氧烯洛尔	+	+
索他洛尔	-	+
β_1受体拮抗药		
美托洛尔	-	+/-
醋丁洛尔	+	+
阿替洛尔	-	-
α、β受体拮抗药		
拉贝洛尔	+	+/-

【体内过程】β受体拮抗药口服后自小肠吸收，但由于受药物脂溶性不同及首过效应的影响，各种药物的生物利用度个体差异较大。脂溶性高的药物主要在肝脏代谢，少量以原形经肾脏排泄；脂溶性小的药物如阿替洛尔、纳多洛尔，主要以原形经肾脏排泄。本类药物的半衰期多数在3~6小时，索他洛尔的半衰期可达10~15小时，属长效β受体拮抗药（表7-4）。

▼ 表7-4　β受体拮抗药药物代谢动力学的比较

药物	脂溶性/lgkp	半衰期/h	口服生物利用度/%	主要消除器官	首过效应/%
普萘洛尔	3.65	2~5	30	肝、肾	60~70
吲哚洛尔	1.75	3~4	85	肝、肾	10~13
索他洛尔	-	10~15	90~100	肾	-
美托洛尔	2.15	3~7	40~50	肝	50~60
阿替洛尔	0.23	5~8	50~60	肾	0~10

【药理作用及作用机制】

1. β受体拮抗作用

（1）心血管系统：拮抗心脏的β受体，使心率减慢、心肌收缩力减弱、心排血量减少，心肌耗氧量下降及房室结传导减慢，特别当心脏交感神经功能占优势时（如运动或紧张）作用明显。具有内在拟交感活性的β受体拮抗药如吲哚洛尔对静息心脏的作用较弱。短期应用β受体拮抗药，由于对血管β_2受体的拮抗作用，加上心脏功能受到抑制，反射性地兴奋交感神经，引起血管收缩和外周血管阻力增加，肝、肾和骨骼肌等脏器组织血流减少，冠状动脉血流亦减少，其中心外膜下血流减少较为明显，但长期使用总外周血管阻力可恢复至原来水平。有内在拟交感活性的β受体拮抗药可使外周动脉血流短期内增加。β受体拮抗药对正常人血压无明显影响，对高血压患者具有降压作用，但其降压机制较为复杂（详见本书第十七章）。

（2）支气管平滑肌：由于拮抗支气管平滑肌的β_2受体，使支气管平滑肌收缩，呼吸道阻力增加。对正常人作用较弱，而对支气管哮喘或慢性阻塞性肺疾病（chronic obstructive pulmonary disease, COPD）患者，可诱发或加重哮喘。选择性β_1受体拮抗药对支气管平滑肌收缩作用较弱。

（3）代谢：长期使用非选择性β受体拮抗药能升高血浆中极低密度脂蛋白（VLDL）、甘油三酯并降低高密度脂蛋白（HDL）水平，增加冠心病的危险性，选择性β_1受体拮抗药对脂肪代谢影响较弱。普萘洛尔可抑制糖原分解，对正常人血糖无影响，但可抑制肾上腺素引起的高血糖反应，延长用胰岛素后血糖水平的恢复。

（4）肾素：因拮抗肾脏球旁器细胞的β_1受体而抑制肾素的释放，血压下降。此类药物中以普萘洛尔作用最强。

（5）眼：部分β受体拮抗药能拮抗睫状体的β受体，减少cAMP的产生，从而减少房水的生成，可用于治疗青光眼，如噻吗洛尔。

2. 内在拟交感活性（intrinsic sympathomimetic activity, ISA） 有些β受体拮抗药（吲哚洛尔、阿普洛尔、醋丁洛尔等）尚有较弱的激动β受体的作用，称为内在拟交感活性（表7-3）。由于这种作用较弱，一般被其β受体拮抗作用所掩盖。若对实验动物预先给予利血平以耗竭体内儿茶酚胺，使药物的β受体拮抗作用无从发挥，此时再使用具有ISA的β受体拮抗药，则其激动β受体的效应便可表现出来。ISA较强的β受体拮抗药抑制心肌收缩力，减慢心率和收缩支气管作用一般较不具ISA的药物弱。

3. 膜稳定作用 是指药物抑制细胞膜对离子的通透性。实验证明，膜稳定作用与β受体拮抗作用无关，所需的血药浓度要比临床有效治疗浓度高几十倍，故临床意义不大（表7-3）。

【临床应用】

1. 心绞痛和心肌梗死 用药后能减慢心率，减弱心肌收缩力，从而降低心肌耗氧量，可防治心绞痛，增加运动耐量。早期应用普萘洛尔、美托洛尔等可降低心肌梗死患者的复发率和猝死率。

2. 心律失常 对多种原因引起心律失常有效，尤其对情绪紧张、激动所致心律失常或心肌缺血疗效好，对窦性心律失常、强心苷中毒、全身麻醉药或拟肾上腺素药引起的心律失常等有效。

3. **高血压** 对高肾素水平高血压及心排血量偏高的高血压患者，可使血压下降、心率减慢，且不易发生直立性低血压，是常用的抗高血压药。

4. **充血性心力衰竭** 是治疗慢性心力衰竭的基本药物之一，其治疗心力衰竭的机制见本书第十八章。

5. **甲状腺功能亢进症** 可降低机体对儿茶酚胺的敏感性，降低交感神经活性，并抑制组织脱碘酶，阻止甲状腺素转变为活性的三碘甲状腺原氨酸（T_3），因而能有效控制甲状腺功能亢进症患者激动不安、心动过速和心律失常等症状。

6. **青光眼** 有些 β 受体拮抗药如噻吗洛尔可使房水减少，眼压降低，用于治疗青光眼。与毛果芸香碱相比，具有不影响瞳孔和视力的优点。新开发的本类新药有左布诺洛尔（levobunolol）、美替洛尔（metipranolol）等。

7. **其他** 普萘洛尔适用于偏头痛、肌震颤、肝硬化的上消化道出血等，也用于嗜铬细胞瘤和肥厚型心肌病。

【不良反应及用药注意事项】一般不良反应包括恶心、腹泻、乏力、多梦、失眠、皮疹等。应用不当则可引起以下较严重的不良反应。

1. **诱发或加重支气管哮喘** 非选择性的 β 受体拮抗药可拮抗支气管平滑肌上 $β_2$ 受体，使支气管收缩，因此禁用于伴有支气管哮喘的患者。选择性 $β_1$ 受体拮抗药如美托洛尔及具有 ISA 的吲哚洛尔等对支气管的收缩作用较弱，一般不诱发或加重哮喘，但这些药物的选择性往往是相对的，故对支气管哮喘患者仍应慎用。

2. **心血管反应** 对心脏 β 受体的拮抗作用可出现心率过慢、血压骤降、房室传导阻滞甚至心搏骤停。拮抗血管平滑肌 $β_2$ 受体，可加重外周血管痉挛，使间歇性跛行或雷诺综合征加重，甚至引起足趾溃烂和坏死。

3. **反跳现象** 长期应用 β 受体拮抗药如突然停药，可引起反跳现象，诱发心绞痛、高血压或甲状腺功能亢进症状加重，其机制与受体的增敏调节有关，故停药时应逐渐减量缓慢停药。

4. **其他** 可引起幻觉、失眠和抑郁等症状，故精神抑郁患者禁用普萘洛尔。在应用胰岛素的同时应用 β 受体拮抗药，可增强降血糖作用，并可掩盖低血糖症状如出汗和心悸等，甚至导致严重后果。偶见眼 – 皮肤黏膜综合征。

β 受体拮抗药禁用于严重左心室功能不全、窦性心动过缓、重度房室传导阻滞和支气管哮喘患者。心肌梗死或肝功能不全患者应慎用。

（一）非选择性 β 受体拮抗药

普 萘 洛 尔

普萘洛尔（propranolol）是最早应用于临床的 β 受体拮抗药，是等量的左旋和右旋异构体混合得到的消旋体，仅左旋体可拮抗 β 受体的活性。

【体内过程】口服易从胃肠道吸收，首过效应明显，生物利用度仅 30%。血浆蛋白结合率大于 90%。血药浓度达峰时间为 1~3 小时，半衰期为 2~5 小时。老年人肝功能减退，半衰期可延长。长期给药或大剂量时，肝脏的消除功能被饱和，生物利用度可提高。不同的个体口服相同剂量后，血药浓度相差可达25倍之多，故用药剂量应个体化。易通过血脑屏障和胎盘屏障，也可经乳汁分泌，代谢产物主要经肾脏排泄（表7-4）。

【药理作用及临床应用】普萘洛尔有较强的β受体拮抗作用，对β_1、β_2受体没有选择性，无内在拟交感活性。用药后使心率减慢，心收缩力和心排血量降低，冠状动脉血流量下降，心肌耗氧量明显减少，肾素释放减少，支气管阻力有一定的增高。用于治疗心绞痛、心肌梗死、心律失常、高血压、甲状腺功能亢进并进行嗜铬细胞瘤术前准备等，近年来也用于治疗紧张性头痛、偏头痛等神经性疾病。

吲 哚 洛 尔

吲哚洛尔（pindolo）口服吸收迅速且完全，生物利用度高达85%~90%。吲哚洛尔作用类似普萘洛尔，强度是普萘洛尔的6~15倍，同时具有较强的内在拟交感活性，主要表现在激动β_2受体方面，可舒张血管平滑肌，且减少心率及心排血量的作用较弱。因此，对心脏储备力降低或易出现心动过缓的高血压患者，使用该类药物较好。

索 他 洛 尔

索他洛尔（sotalol）兼有β受体拮抗作用和延长心肌动作电位时程的作用。小剂量时表现为β受体拮抗作用，可延长窦房结周期和房室结不应期，减慢房室传导；较大剂量时，可延长心房、心室动作电位时程和有效不应期。本药口服吸收完全，具有生物利用度高、半衰期长的特点，口服后2~3小时血药浓度达峰值，2~3天达稳态血药浓度，与血浆蛋白结合率低，且首过效应低，80%~90%以原形经肾脏排泄。用于各种心律失常，包括室性心律失常、室上性心律失常，各种症状性及危及生命的心律失常，以及心房颤动、心房扑动转复律后正常窦性节律的维持，也可用于高血压及心绞痛。

噻吗洛尔和卡替洛尔

噻吗洛尔（timolol）又称噻吗心安，与卡替洛尔（carteolol）均为眼科常用的非选择性β受体拮抗药。二者降低眼压的机制主要是抑制房水的生成，无缩瞳和调节痉挛作用。噻吗洛尔作用强度为普萘洛尔的8倍，对原发性开角型青光眼有良好效果，起效快，副作用小，耐受性好。滴眼后20分钟眼压即开始下降，经1~2小时达最大效应，作用可持续24小时。对继发性青光眼及手术后未完全控制的闭角型青光眼加用卡替洛尔可增强降眼压效果。但要注意治疗青光眼时，滴眼能被大量吸收进入全身，可使支气管哮喘和心力衰竭的患者出现不良反应。

（二）选择性β_1受体拮抗药

美 托 洛 尔

美托洛尔（metoprolol）选择性拮抗β_1受体，无内在拟交感活性。口服吸收迅速。血浆蛋白结合率12%，血浆中主要以游离形式存在。脑脊液中药物浓度与血浆中相同。在肝内代谢，90%以无活性的代谢物从肾脏排泄，肾功能不全患者无须调整剂量。由于肝脏代谢存在个体差异，其血药浓度的个体差异大。注意剂量需个体化。口服用于治疗高血压、心绞痛、心律失常和甲状腺功能亢进症等。静脉给药可用于室上性心动过速、急性心肌梗死伴快速性心律失常和心肌缺血等，但禁用于心率慢、房室传导阻滞和严重心力衰竭的急性心肌梗死患者。该药可通过血脑屏障，因此有多梦症状，长期用药后逐渐消失。

阿 替 洛 尔

阿替洛尔（atenolol）是长效心脏选择性β$_1$受体拮抗药。口服吸收快，血浆蛋白结合率低，仅少量药物能进入大脑。大多以原形从肾中排出。主要治疗高血压、心律失常和心绞痛。作用维持时间比普萘洛尔和美托洛尔长，每天口服一次即可。虽然增加呼吸道阻力作用较轻，但哮喘患者仍须慎用。

此类药物还有艾司洛尔（esmolol）、倍他洛尔（betaxolol，又称倍他心安）、普拉洛尔（practolol）、醋丁洛尔（acebutolol）等。

三、α、β受体拮抗药

本类药物拮抗肾上腺素受体的选择性不高，即兼具α和β受体拮抗作用，但对β受体的拮抗作用强于对α受体的拮抗作用。主要用于高血压的治疗。

拉 贝 洛 尔

拉贝洛尔（labetalol）口服吸收，经过首过效应，生物利用度20%～40%。半衰期为4～6小时，血浆蛋白结合率为50%，约有99%在肝中被代谢。代谢产物和55%～60%的原形药经肾脏排泄。拉贝洛尔有两个光学中心，是含有四个非对应异构体的消旋混合物，各异构体又具有不同的相对活性，故药理作用复杂。拉贝洛尔既能通过拮抗α受体引起血管舒张，又能通过拮抗β受体减少心排血量，有助于降低血压，且降低血压时一般不降低心排血量，能降低卧位血压和外周血管阻力，比单纯β受体拮抗药为优。主要用于中度至重度高血压，静脉注射可用于高血压危象。不良反应较少，主要表现为恶心、呕吐、出汗和皮疹。直立性低血压较多见。

卡 维 地 洛

卡维地洛（carvedilol）是一个新型的可同时拮抗α$_1$、β$_1$和β$_2$受体的药物，无内在拟交感活性，具有膜稳定作用，尚具有抗氧化、抗炎、抗细胞凋亡、抑制心肌重构等多种作用。该药为左旋体和右旋体的混合物，前者主要拮抗α$_1$和β$_1$受体，后者仅拮抗α$_1$受体。口服吸收迅速，食物可减缓其吸收，但不影响生物利用度。首过效应显著，生物利用度仅25%。血浆蛋白结合率约98%。主要经肝代谢，以粪便途径排泄，16%经肾脏排泄。血浆半衰期6～10小时。用于原发性高血压和充血性心力衰竭的治疗。作为第一个被正式批准用于治疗心力衰竭的β受体拮抗药，可以明显改善心力衰竭症状，提高生活质量，降低病死率。用药从小剂量开始，根据病情需要每2周增量1次。可使间歇性跛行或雷诺现象加重。肾功能不全者慎用。

理论与实践　　　　　　　　　　**心搏骤停的心三联用药**

目前新的心三联是指肾上腺素、阿托品和利多卡因。既往使用的心三联，又称老心三联，包括肾上腺素、去甲肾上腺素和异丙肾上腺素，常用于心搏骤停进行心肺复苏时的抢救用药。

当然在目前心肺复苏的治疗当中，很少同时使用这三种抢救治疗用药，要根据患者具体的情况选择具体的用药。心搏骤停一旦发生，要立刻给予心肺复苏，根据病情需要首先考虑给予肾上腺素，必要时还要给予其他药物如碳酸氢钠、胺碘酮等。而阿托品主要用于缓慢型心律失常的治疗，以提高患者的心率。

案例7-1 患者，女，49岁。因患有高血压伴心率加快服用阿替洛尔等药物。用药近1年来血压、心率均控制良好。几天前临时去外地出差，4天未用阿替洛尔，出现心慌、头痛、烦躁不安。

查体：血压160/105mmHg，心率102次/min。心电图检查显示窦性心动过速。

思考：

1. 阿替洛尔属于哪类药物？

2. 患者停用阿替洛尔为什么出现心慌、头痛等症状？可能是什么原因？

3. 阿替洛尔禁用于哪些患者？

学习小结

肾上腺素受体激动药可分为α、β受体激动剂及α受体激动剂、β受体激动剂。肾上腺素为α、β受体激动剂，激动心脏β_1受体引起心脏兴奋，激动血管α受体引起血管收缩，血压上升，激动β_2受体引起支气管平滑肌松弛、骨骼肌和冠状血管扩张，主要用于治疗心搏骤停、过敏性休克、支气管哮喘等，剂量过大可引起心律失常。去甲肾上腺素主要激动α受体，使血管收缩，较弱地激动心脏β_1受体，引起心脏兴奋，主要用于药物中毒引起的低血压、上消化道出血。异丙肾上腺素为β受体激动剂，引起心脏兴奋，血管扩张和支气管平滑肌松弛，主要用于支气管哮喘、房室传导阻滞、心搏骤停等的治疗。

肾上腺素受体拮抗药分为α受体拮抗药、β受体拮抗药和α、β受体拮抗药。以酚妥拉明为代表的α受体拮抗药，引起血管扩张，外周血管阻力下降，血压下降；使肾上腺素升压作用翻转为降压。临床用于治疗外周血管痉挛性疾病、去甲肾上腺素静脉滴注外漏、肾上腺嗜铬细胞瘤等疾病。以普萘洛尔为代表的β受体拮抗药，抑制心脏，收缩支气管和血管平滑肌；抑制代谢，减少肾素释放。用于治疗心律失常、心绞痛和心肌梗死、高血压、甲状腺功能亢进等疾病。不良反应有诱发或加重支气管哮喘，抑制心脏功能，停药反跳现象等。以拉贝洛尔为代表的α、β受体拮抗药，主要用于治疗中度和重度高血压。

（李晓冰）

复习参考题

一、选择题

1. 当皮肤撕裂伤需要缝合，采用浸润麻醉时，常在局麻药溶液中加入少量肾上腺素，其目的是
   - A. 对抗局麻药强烈而常见的血管收缩和高血压作用
   - B. 对抗局麻药引起的心脏抑制
   - C. 防止对局麻药过敏的患者发生过敏反应
   - D. 延缓局麻药的吸收，延长其作用时间
   - E. 增强局麻药作用强度

2. 患者，女，57岁。因休克静脉滴注去甲肾上腺素，治疗中发现注射部位局部皮肤苍白、发凉，并自述疼痛。此时除更换注射部位、局部外敷外，还应局部浸润注射
   - A. 普萘洛尔
   - B. 阿托品
   - C. 酚妥拉明
   - D. 多巴胺
   - E. 麻黄碱

3. 患者，男，51岁。近年来出现尿频、尿急、尿不尽，诊断为良性前列腺增生。遵医嘱服用坦洛新进行治疗后排尿困难改善。这种效应是基于坦洛新可拮抗前列腺和膀胱颈部的
   - A. β_1 受体
   - B. β_2 受体
   - C. M 受体
   - D. α_1 受体
   - E. α_2 受体

4. "肾上腺素升压作用的翻转"是指
   - A. 给予 β 受体拮抗药后出现升压效应
   - B. 给予 α 受体拮抗药后出现降压效应
   - C. 肾上腺素具有 α、β 受体激动效应
   - D. 收缩压上升，舒张压不变或下降
   - E. 由于升高血压，对脑血管的被动扩张作用

5. 患者，女，46岁。因手术麻醉导致血压急剧下降，尿量减少。为抢救患者低血压状态最好选择
   - A. 间羟胺
   - B. 肾上腺素
   - C. 异丙肾上腺素
   - D. 多巴胺
   - E. 普萘洛尔

   答案：1. D；2. C；3. D；4. B；5. A

二、简答题

1. 请比较肾上腺素、去甲肾上腺素和异丙肾上腺素对心血管的作用。
2. 试述普萘洛尔的主要临床应用和不良反应。
3. 请简述酚妥拉明抗休克的作用机制。

第八章 麻醉药

麻醉是由药物或其他方法产生的一种中枢神经和/或周围神经系统的可逆性的功能抑制，以达到无痛的目的，为手术治疗或医疗检查等提供必要的条件。麻醉药（anaesthetic）是指能使整个机体或机体局部暂时、可逆性失去知觉的药物。因此，根据药物作用的范围可将麻醉药分为局部麻醉药（简称"局麻药"）和全身麻醉药（简称"全麻药"）。

第一节 局部麻醉药

一、概述

局部麻醉药（local anaesthetics）简称"局麻药"，是一类能在用药局部可逆性地阻断感觉神经冲动发生与传递的药物，引起局部感觉尤其是痛觉暂时消失，而药效消失后，神经功能可恢复正常。

【药理作用】

1. 局麻作用　低浓度局麻药能阻断感觉神经冲动的产生和传导，使局部感觉、痛觉、触觉和压觉等逐渐消失；较高浓度局麻药对外周神经、中枢神经、自主神经、运动神经等各类神经纤维都有阻断作用，使其失去兴奋性和传导性，动作电位消失。不同类型的神经纤维对局麻药的敏感性不同，直径小的神经纤维比直径大的神经纤维敏感，直径相同的无髓神经比有髓神经敏感。在局麻药作用下，首先消失的是痛觉，然后是温觉、触觉、压觉，最后受阻滞的是运动功能。局麻效果消失后，神经冲动恢复的顺序则相反。

2. 吸收作用　局麻药被吸收入血或误将局麻药注入血管，达到一定浓度时，可产生全身作用。如果应用剂量适当，给药部位准确，局麻药的应用是相对安全的。但当剂量过大、误入血管

101

或鞘内时，局麻药产生的全身作用，可导致全身或局部毒性反应。

（1）中枢神经系统：局麻药脂溶性高，易进入中枢神经系统。其导致中枢神经系统毒性的初期表现为眩晕、惊恐不安、多言、震颤、焦虑和听觉异常，甚至发生神志错乱和阵挛性惊厥。如果局麻药剂量过大或静脉注射过快，可以从最初的中枢神经系统兴奋症状迅速进入中枢神经系统抑制状态。表现为抽搐发作停止、呼吸抑制甚至呼吸停止。若局麻药的剂量继续增加，可引发整个中枢神经系统的抑制，导致昏迷，甚至造成死亡。

（2）心血管系统：局麻药对心脏及外周血管具有直接效应，造成心肌收缩力减弱、传导减慢，会对心肌产生剂量依赖性的负性肌力作用。局麻药浓度极高时会降低窦房结中的自发起搏点活动，从而导致窦性心动过缓和窦性停搏。局麻药也可通过阻滞交感神经或副交感神经传出纤维间接影响循环系统功能。多数局麻药可使小动脉扩张，造成血压降低。一般只有高浓度局麻药才会对心血管系统产生毒性反应，但少数患者应用小剂量局麻药也会引起心室颤动导致心搏骤停。

【作用机制】局麻药可逆性阻断电压门控性钠通道，通过干扰神经除极来阻止疼痛信号传导。神经冲动的产生和传导主要依赖于神经细胞膜的 Na^+ 内流，局麻药与钠通道内侧受体相结合，关闭钠通道，阻断 Na^+ 内流。局麻药对钠通道的阻断作用与钠通道的状态有关，激活状态的钠通道与局麻药的亲和力大，局麻作用较强；静息状态的钠通道与局麻药的亲和力小，局麻作用较弱。

局麻药作用于心脏或脑内神经细胞钠通道，会产生心血管和中枢神经系统毒性作用。此外，局麻药还能阻滞钾通道和钙通道，与N–甲基–D–天冬氨酸（NMDA）受体相互作用，以及干扰细胞代谢过程（如氧化磷酸化、利用游离脂肪酸，生成环磷酸腺苷）。这些作用可部分解释其心血管毒性。

【影响局麻药作用的因素】

1. 体液pH　局麻药为弱有机碱，在体内呈离子型和非离子型两种形式。只有非解离型麻醉药可通过间质组织扩散，并穿过神经膜。溶液及周围组织的pH和具体药物的解离常数（pKa多为8~9）共同决定解离型和非解离型麻醉药的比例。体液pH高时，非离子型较多，脂溶性高，易穿透细胞膜进入神经细胞而起作用，局麻效果较强；体液pH低时，离子型较多，局麻效果降低。在对离体神经进行阻滞时，在局麻药溶液中加入碳酸氢钠后阻滞起效更迅速，最低有效阻滞浓度有所降低。尽管在离体神经试验中已明确二氧化碳会影响局麻药活性，但临床上碳酸化局麻药的应用价值仍存在争议。

2. 血管收缩　为了减慢局麻药的吸收，延长局麻药的作用时间，一般在应用局麻药时加入微量肾上腺素以收缩血管，使更多的局麻药分子到达神经膜，提高麻醉深度及作用持续时间。临床上使用的溶液通常含有5μg/ml或1∶20万的肾上腺素，反映了肾上腺素血管收缩作用与全身性副作用之间的平衡。肾上腺素延长麻醉持续时间的程度取决于局麻药的种类及注射部位。肾上腺素可以明显延长短效局麻药（如利多卡因）局部浸润麻醉和外周神经阻滞的持续时间；应用长效局麻药（如布比卡因）行硬膜外及外周神经阻滞时，肾上腺素仅可轻度增强阻滞效果而对延长阻滞时间则几乎没有作用。同时需要注意在手指、足趾、阴茎等神经末梢部分禁止加用肾上腺素，以防局部组织坏死。

3. 药物剂型与剂量 将局麻药做成控释制剂或缓释制剂可显著延长药物作用时间。在同样的剂量下，增加局麻药注射剂的浓度可更快产生周围神经阻滞，而增加麻醉药溶液容积可能会影响局麻药扩散的范围。超声引导下神经阻滞技术的出现使进针位置更准确，在相同扩散范围下，更易阻滞神经纤维，使用较常规神经阻滞技术时所推荐的局麻药剂量更小的量即可获得满意的阻滞效果。

【临床应用】不同局麻药的作用特点不同，临床应用亦不相同，其应用与选择见表8-1。

1. 表面麻醉（tropica anaesthesia） 将穿透力强的局麻药应用于黏膜表面，使其透过黏膜而阻滞位于黏膜下的神经末梢，产生麻醉。适用于眼、鼻、咽喉、气管、尿道等处的浅表手术或内镜检查。

2. 浸润麻醉（infiltration anaesthesia） 将局麻药注入手术部位、皮下、黏膜，使局部神经末梢麻醉。常用于浅表小手术。

3. 传导麻醉（conduction anaesthesia） 又称为阻滞麻醉（block anaesthesia），将局麻药注射到外周神经干附近，阻断神经冲动传导，使该神经所支配的区域的伤害性刺激不能被中枢神经系统所感知而产生麻醉。常用于四肢、面部及口腔手术。

4. 蛛网膜下腔麻醉（subarachnoidal anaesthesia） 将局麻药注入蛛网膜下腔，麻醉脊神经所支配的区域，又称为脊髓麻醉（spinal anaesthesia）或腰椎麻醉。常用于下腹部和下肢手术。呼吸肌麻痹和血压下降是蛛网膜下腔麻醉的主要危险，可采用轻度的头低位预防。

5. 硬膜外麻醉（epidural anaesthesia） 将局麻药注入硬膜外腔，使其沿着脊神经根扩散进入椎间孔，麻醉椎间孔内的神经根。硬膜外腔不与颅腔相通，故药物不能扩散至脑组织，无蛛网膜下腔麻醉时的头痛等现象。从颈部到下肢的手术都可采用，特别适用于上腹部手术。但麻醉剂用量比蛛网膜下腔麻醉高5~10倍，如误入蛛网膜下腔，可引起严重的毒性反应。

▼ 表8-1　常用局麻药的应用与选择

药物	表面麻醉	浸润麻醉	传导麻醉	蛛网膜下腔麻醉	硬膜外麻醉
普鲁卡因		√	√	√	√
丁卡因	√		√	√	√
利多卡因	√	√	√		√
布比卡因		√	√	√	√
甲哌卡因	√	√	√		√
罗哌卡因		√	√		√
依替卡因		√	√		√

【局麻药的结构与分类】局麻药均属于芳香基–中间链–胺基结构化合物。中间链又可分为酯键或酰胺键，前者为酯类局麻药，后者为酰胺类局麻药。酯类局麻药包括普鲁卡因、氯普鲁卡

因、丁卡因和可卡因。酰胺类局麻药包括利多卡因、甲哌卡因、布比卡因、依替卡因、丙胺卡因和罗哌卡因。酯类和酰胺类局麻药，除起效时间和时效有明显不同外，前者相对不稳定，在血浆内被胆碱酯酶水解代谢，酰胺类局麻药则十分稳定，在肝内被酰胺酶分解。

依据局麻药作用时效的长短进行分类。短效局麻药如普鲁卡因和氯普鲁卡因；中效局麻药如利多卡因、甲哌卡因和丙胺卡因；长效局麻药如布比卡因、丁卡因、罗哌卡因和依替卡因。

二、酯类局麻药

常用的酯类局麻药主要有普鲁卡因和丁卡因。

普 鲁 卡 因

普鲁卡因（procaine）是最早合成的短效脂类局部麻药，毒性较小，应用较广。该药局部麻醉时效短，注射后在 1~3 分钟内起效，作用可维持 30~45 分钟，加入少量肾上腺素可使作用时间延长到 1~2 小时。普鲁卡因在血浆中能被酯酶水解，代谢速度快。普鲁卡因亲脂性低，pKa 高，呈高离解状态，故扩散和穿透力较差，不宜用于表面麻醉，主要用于浸润麻醉、传导麻醉、蛛网膜下腔麻醉、硬膜外麻醉。局部注射液浓度多为 0.25%~1.0% 的普鲁卡因溶液，适用于局部浸润麻醉；其他神经阻滞可用 1.5%~2.0% 的溶液，每小时用量不得超过 1.0g；3%~5% 的浓度可用于蛛网膜下腔阻滞，但不可超过 1.5g。本药麻醉时间短，可加入 1：20 万肾上腺素以延长作用时间。不宜与葡萄糖溶液配伍，因其可使本药局麻作用降低。常用剂量很少引起不良反应，用药过量可出现中枢神经系统和心血管系统毒性。少数患者出现过敏反应，有时出现过敏性休克，故用药前应询问患者过敏史，对过敏性体质患者应进行皮试（0.25% 液 0.1ml 皮内注射），对本药过敏者可用利多卡因代替。

丁 卡 因

丁卡因（tetracaine）又称地卡因（dicaine），是最早应用的长效酯类局麻药。丁卡因的麻醉效能比普鲁卡因强 8~10 倍，但毒性比普鲁卡因强 10~12 倍。具有较强的穿透黏膜的能力，作用迅速，1~3 分钟起效，作用可维持 2~3 小时。丁卡因可用于硬膜外麻醉、蛛网膜下腔麻醉、传导麻醉、表面麻醉。临床常用于眼、耳、鼻、喉等手术的表面麻醉。眼科常以 1% 等渗溶液作角膜表面麻醉，鼻腔黏膜和气管表面麻醉常用 2% 溶液。本药也可与利多卡因混合应用于传导麻醉和硬膜外麻醉，以延长作用时效并减小毒性反应。本药与普鲁卡因可能有交叉过敏反应，故对普鲁卡因或具有对氨基苯甲酸结构的药物过敏者慎用。与其他局麻药合用时，本药应减量。

三、酰胺类局麻药

利 多 卡 因

利多卡因（lidocaine）是目前临床应用最广的酰胺类局麻药。该药具有穿透力强、弥散广、起效快、作用强而持久，且安全范围大，能透过黏膜，无明显扩张血管作用的特点。主要用于浸润麻醉、硬膜外麻醉、表面麻醉（包括在胸腔镜检查或腹腔手术时作黏膜麻醉中使用）及传导麻醉。用于蛛网膜下腔麻醉，一次用量不超过100mg，时效为60~90分钟，由于麻醉的范围不易调节，临床并不常用。利多卡因易通过胎盘进入胎儿体内，故分娩前使用时应注意用药剂量。利多卡因经血液吸收后或静脉给药时，对中枢神经系统的毒性作用呈现明显的兴奋和抑制双相表现。利多卡因的血药浓度较低时，出现镇痛和嗜睡、痛阈提高；随着剂量的加大，对中枢神经系统的毒性增强；当血药浓度超过5μg/ml可发生惊厥。

利多卡因还可用于治疗心律失常，是治疗室性心律失常的常用药物（详见第二十章）。此外利多卡因在支气管哮喘治疗中也具有良好的应用前景，静脉给药和吸入给药均能有效降低支气管哮喘患者气道反应性，并与β受体激动剂等具有协同作用。利多卡因一般不引起过敏反应，对酯类局麻药过敏者，可改用此药；但利多卡因的毒性反应发生率比普鲁卡因高，如注射误入静脉，有致心搏骤停的危险，故使用时要严格控制用量。

布 比 卡 因

布比卡因（bupivacaine）又称麻卡因（marcaine），属于长效酰胺类局麻药，局麻作用比利多卡因强3~4倍，维持时间为5小时。渗透力与弥散不如利多卡因，主要用于浸润麻醉、传导麻醉、硬膜外麻醉和蛛网膜下腔麻醉。由于本药对运动神经阻滞差，尤适用于上胸段硬膜外麻醉，避免了呼吸肌肉阻滞引起的呼吸困难。胎儿/母亲血的浓度比率为0.3左右，所以产科应用较安全，对新生儿无明显抑制，也可用于酯类局麻药过敏患者。0.25%~0.5%溶液适用于神经阻滞，0.5%溶液可用于硬膜外麻醉，但对腹部肌松效果不佳，起效时间为18分钟，时效可达300分钟。应用0.75%溶液可缩短起效时间，且对运动神经阻滞更强，适用于腹部外科手术。0.125%溶液适用于分娩时镇痛或术后镇痛，对运动神经阻滞较轻。布比卡因毒性较大，尤其是心血管毒性较强，严重时可导致室性心律失常和致死性心室颤动，使用时要格外注意。

罗 哌 卡 因

罗哌卡因（ropivacaine）为单一对映体结构，局麻作用为普鲁卡因的8倍，对神经阻滞作用和镇痛作用强于布比卡因，作用维持时间长，为长效局麻药。罗哌卡因的中枢神经系统毒性和心血管系统毒性均比布比卡因小。主要用于急性疼痛、硬膜外麻醉、神经阻滞等。神经阻滞和硬膜外麻醉常用浓度为0.5%~1.0%溶液，若均以20ml来计算则其血浆浓度分别为0.43μg/ml，0.95μg/ml，属于安全范围。0.5%溶液适用于产科阻滞或镇痛，可避免运动神经的阻滞。起效时间5~15分钟，感觉神经阻滞时间可达4~6小时。

阿 替 卡 因

阿替卡因（articaine）为中效酰胺类局麻药，起效快，维持时间为60分钟，麻醉强度大于普鲁卡因。对感觉和运动神经阻滞都较好，可用于需要肌松的手术麻醉，是口腔科常用的局麻药。阿替卡因的毒性是利多卡因的0.5倍、普鲁卡因的0.8倍，因此被认为是妊娠期间最安全的局麻药。但是，阿替卡因用量过大仍可能导致中枢神经系统、呼吸系统和心血管系统的毒性反应。

左布比卡因

左布比卡因（levobupivacain）是右旋布比卡因的异构体，属于酰胺类局麻药，比布比卡因有更好的安全性和较少的中枢神经系统和心脏毒性。常用于外科和产科局部或区域麻醉及手术后疼痛的控制。

🔔 问题与思考
常用局麻药有哪些？各自的作用特点是什么？

第二节　全身麻醉药

全身麻醉药（general anaesthetics）简称"全麻药"，是一类作用于中枢神经系统，使机体功能受到广泛抑制，引起意识、感觉和反射可逆地、暂时性消失，并可产生一定的骨骼肌松弛作用的药物，主要用于外科手术前麻醉。全身麻醉药可分为吸入麻醉药和静脉麻醉药两大类。

一、吸入麻醉药

吸入麻醉药（inhalational anaesthetics）是一类经呼吸道吸入而产生全身麻醉作用的挥发性的液体（如乙醚、氟烷、异氟烷、恩氟烷等）或气体（如氧化亚氮）。

【体内过程】

1. 吸收　吸入麻醉药经呼吸道到达肺泡，扩散至流经肺泡的血液并被携带至大脑而产生全身麻醉作用。气体的扩散是从高分压区向低分压区进行的。吸入麻醉时，吸入麻醉药的分压梯度是挥发罐＞肺内＞肺毛细血管＞周围组织（脑）。吸入麻醉药的吸收速度与吸收的量主要取决于在肺泡麻醉气体中的浓度。在一个大气压力下，能使50%的患者痛觉消失的肺泡气体中药物的浓度称为最低肺泡有效浓度（minimal alveolar concentration, MAC）。MAC是衡量吸入麻醉药效能强度的指标，MAC越低，药物的麻醉作用越强；MAC也是监测患者麻醉深度的基础。

影响麻醉药进入肺泡速度的因素还有肺通气量、肺血流量、肺泡－静脉血麻醉药分压差及血/气分配系数等。肺通气量和肺血流量越大，药物吸收速率越大。肺泡与静脉血（肺动脉血）间的麻醉药分压差越大，血液摄取越快。诱导初期，静脉血内麻醉药分压很低，肺泡分压与之相差很大，血液对麻醉药的摄取很快。随着麻醉时间的推移，静脉血中麻醉药的分压逐渐升高，血液从肺泡内摄取麻醉气体的能力逐渐减小。当静脉血与肺泡分压间接近平衡时，全麻药进入血液的速度极慢。

血/气分配系数是吸入麻醉药的一个重要性质。分配系数指麻醉药分压在两物相中达到平衡（动态平衡）时，麻醉药在两相中浓度的比值。例如，N_2O的肺泡浓度为80%，达到平衡（分压相等）时血中N_2O的浓度为37.6%。故其血/气分配系数就等于37.6%/80%＝0.47。血/气分配系数大，表示药物在血中的溶解度大，可称为"易溶性"或"高溶性"药物。血液犹如一个巨大的贮库，必须溶解更多的药物方能使其分压明显升高，达到血/气分压平衡状态越慢，故诱导缓慢，而提高吸入气中药物浓度可缩短诱导期。同理，停止给药后，血中麻醉药的分压下降缓慢，故苏醒期较长。而血/气分配系数小的麻醉药如N_2O，则诱导、苏醒均较迅速。血/气分配系数低和代谢率低是吸入麻醉药两大突出优点，代表了研制新型吸入麻醉药的方向。近年来应用于临床的七氟烷、地氟烷的血/气分配系数分别低至0.69和0.42，诱导、苏醒均较快速可控。

2. 分布 吸入麻醉药脂溶性高，易通过血脑屏障后作用于脑组织而发挥作用。其进入脑组织的速度与脑中药物浓度与血中药物浓度达平衡时的比值，即脑/血分配系数呈正相关。此系数越大的药物，越易进入脑组织，麻醉作用越强。

3. 消除 吸入麻醉药主要经肺泡以原形排出，肺通气量大、脑/血和血/气分配系数较低的药物较易排出。常用吸入麻醉药的特性见表8-2。

▼ 表8-2　常用吸入麻醉药特性的比较

药物	血/气分配系数	脑/血分配系数	MAC/%	诱导期	骨骼肌松弛
氧化亚氮	0.47	1.06	100	短	很差
乙醚	12.1	1.14	1.92	长	很好
氟烷	2.3	2.4	0.75	短	差
恩氟烷	1.8	1.4	1.68	短	好
异氟烷	1.4	2.6	1.15	短	好
七氟烷	0.65	1.7	2.0	短	好

【药理作用及作用机制】吸入麻醉药对全身各系统及各器官组织均有一定的作用。神经网络非常复杂，各神经元和神经通路对吸入麻醉药的敏感程度不同。延髓呼吸中枢和血管运动中枢对其最不敏感，高浓度才出现呼吸和循环衰竭。含氟吸入麻醉药均能不同程度地降低脑代谢、扩张脑血管、升高颅内压，还有不同程度的心血管抑制作用，减弱心肌收缩力、扩张外周血管、降低心肌耗氧量，降低血压。吸入麻醉药均能扩张支气管、降低呼吸中枢对CO_2的敏感性。含氟吸入麻醉药均可降低潮气量、增加呼吸频率，使代偿性换气增加。在麻醉诱导期对呼吸道有不同程度的刺激。

关于吸入麻醉药作用机制的学说很多，其中脂溶性学说是各种学说的基础，认为吸入麻醉药的作用与其脂溶性呈相关性，即脂溶性越高，麻醉作用越强。近年的蛋白质学说认为，配体门控性（而不是电压门控性）离子通道可能是全麻药作用的主要分子靶点，而吸入麻醉药和静脉麻醉药的作用机制可能存在重叠。全麻药可通过增强中枢神经系统的抑制性神经递质受体功能，或抑制兴奋性神经递质受体功能而发挥麻醉作用。此外，突触学说、基因学说等也一定程度上阐释了吸入麻醉药的作用机制。

【麻醉分期】吸入麻醉药对中枢神经系统各部位的抑制作用有先后顺序，先抑制大脑皮质，随着麻醉的逐渐加深，依次出现各种神经功能受抑制的症状，最后是延髓的抑制。经典吸入全麻的分期主要指乙醚吸入全麻分期。Guedel将呼吸型（胸式、腹式呼吸）、眼部征象（睫毛反射、眼球运动、瞳孔大小、泪腺分泌等）、咽喉反射、横纹肌张力及循环（血压、脉搏）等作为判断麻醉深度的主要指标，把麻醉深度划分为四期。

1. **第一期（镇痛期）** 从麻醉开始，到睫毛反射消失、意识消失为止。因痛觉已消失，故有"镇痛期"之称。大脑皮质和网状结构上行激活系统受到抑制。

2. **第二期（兴奋期）** 从意识消失至出现深快而规律的呼吸为止。表现为呼吸、循环、反射及肌张力亢进。兴奋挣扎，呼吸不规则，血压、心率不稳定，是皮质下中枢脱抑制现象。本期禁止任何刺激。第一、二期合称诱导期。

3. **第三期（外科麻醉期）** 由兴奋转为安静，呼吸、血压平稳，标志着本期开始。皮质下中枢、间脑、中脑、脑桥、脊髓逐渐被抑制。此期可进行大多数外科手术。

4. **第四期（中毒期）** 即延髓麻醉期，延髓生命中枢被抑制。腹式呼吸减弱、呼吸频率减慢、吸气明显短于呼气呈叹息样呼吸，最后呼吸完全停止，伴瞳孔散大、血压剧降、脉率徐缓无力，肌张力完全消失，提示麻醉过量。应立即减量或停药，以免呼吸停止，危及生命。

上述分期为单独应用乙醚麻醉的典型分期表现，为麻醉深度的理论基础，可作为一个参考性尺度去衡量麻醉的深度，对临床麻醉管理有重要作用。现在临床常用复合麻醉的方法，以减少麻醉诱导期的风险。

由于复合麻醉的应用可使患者快速进入外科麻醉期，上述典型麻醉深度的分期，尤其是麻醉诱导期（第一期和第二期）在临床麻醉实践中已不再存在。但必须在实践中仔细观察第三期和第四期指征，掌握复合麻醉深度，在达到满意的外科麻醉时，避免麻醉过深而危及生命。

氧 化 亚 氮

氧化亚氮（nitrous oxide）又称笑气，为无色、无刺激性气体，性质稳定，不燃不爆，几乎不在体内代谢。对呼吸道无刺激性，麻醉效能低，但是镇痛作用强。吸入30%~50%氧化亚氮具有镇痛作用，80%以上时有麻醉作用，氧化亚氮MAC为105。本药无心血管及呼吸抑制，诱导期短，苏醒快。但容易引起体内气体容积增大及弥散性缺氧。主要用于诱导麻醉或作为麻醉辅助药与其他吸入麻醉药合用而减少后者的用量，安全性较高。与单用强效挥发性吸入麻醉药相比，联用氧化亚氮后麻醉起效和失效的速度都更快，原因在于"第二气体"效应。

异氟烷和恩氟烷

异氟烷（isoflurane）和恩氟烷（enflurane）互为同分异构体，是目前常用的吸入麻醉药。异氟烷组织溶解度低，化学性质稳定，体内代谢少。恩氟烷有近82.7%以原形排出。当这两种药高浓度、长时间吸入时血清氟化物浓度会增加。异氟烷麻醉诱导及苏醒快，无致吐作用，循环稳定，肌松作用良好，扩张冠状动脉，有利于心肌缺血的患者，对颅内压无明显的升高作用，适用于神经外科手术的麻醉。在异氟烷吸入麻醉时，由于血管的扩张作用，经常会出现血压下降，尤其在术前禁食、禁水时间过长或应用了脱水药物、进行胃肠道准备后，麻醉后血压下降更为明显，最好是在麻醉前或麻醉中补充一定量的液体，可以避免血压和心率出现大幅度的波动。恩氟烷诱导及苏醒快，恶心、呕吐少，肌松效果好，但对心肌有抑制作用。在临床上单独应用恩氟烷麻醉时，应该逐步加深麻醉，或逐步减浅麻醉，否则患者可能出现痉挛抽搐或术后恢复期间特别不平稳。

七 氟 烷

七氟烷（sevoflurane）麻醉效能高，麻醉诱导期短而平稳，麻醉深度易于控制，患者苏醒快，对心脏功能影响小，对呼吸道无刺激。主要用于诱导麻醉和维持麻醉。味甜，刺激性低。血/气分配系数低，因此可迅速被摄取和诱导全身麻醉，也可迅速清除，患者苏醒快。因诱导及苏醒快，可用于小儿或成人门诊小手术或检查性手术的麻醉，此时可用面罩吸入法。

地　氟　烷

地氟烷（desflurane）是目前在体内代谢最少的麻醉药。血/气分配系数极低，全身麻醉的诱导和患者苏醒极快。油/气分配系数极低，因此很少吸收入脂肪组织。地氟烷的脂溶性低，不会在组织中蓄积，因此特别适合肥胖或有睡眠呼吸暂停的患者。但由于该药刺激性强，会使患者产生显著的气道刺激症状（如咳嗽、流涎、屏气、喉痉挛），特别是在浓度 ≥ 1.5MAC 时，因此不适合用于吸入麻醉诱导。此外，地氟烷也不太适合吸烟者或有反应性气道疾病的患者，如哮喘、COPD、囊性纤维化、α_1-抗胰蛋白酶缺乏、早产儿慢性肺疾病。其拟交感神经作用会导致心动过速和高血压，所以地氟烷不太适合有严重缺血性心脏病、阻塞性肥厚型心肌病、主动脉瓣或二尖瓣狭窄的患者，或其他不宜出现心动过速的患者。地氟烷常用于麻醉维持，尤其是短时手术中，能非常迅速地改变麻醉深度，而且患者苏醒期恢复很快。由于剂量易于调整、患者苏醒更快且残留效应极小，地氟烷也很适合应用于老年患者。

二、静脉麻醉药

静脉麻醉药（intravenous anaesthetics）经静脉注射后到达脑内即产生麻醉作用，方法简便易行，麻醉速度快，诱导期不明显。理想的静脉麻醉药应具有催眠、镇痛遗忘和肌松作用；具有良好的可控性，静脉注射能迅速起效，无论单次静脉注射还是反复持续静脉输注均无体内蓄积，可快速清醒；无循环和呼吸等重要生命器官功能抑制；良好的理化特性，易溶于水，溶液稳定，可长期保存；对静脉无刺激及对组织无损伤作用，不产生血栓或血栓性静脉炎；安全范围大，不易出现用量偏大带来的不良反应。临床使用的静脉麻醉药尚无一种能满足上述所有要求。与吸入麻醉药相比，某些静脉麻醉药镇痛作用不强、肌松不完全、麻醉深度不易调控或排除较慢，主要用于麻醉诱导和维持。静脉麻醉药根据化学结构的不同，分为巴比妥类和非巴比妥类两大类。

硫　喷　妥　钠

硫喷妥钠（thiopental）属于超短效巴比妥类药物，脂溶性高，静脉注射后几秒钟即可通过血脑屏障进入脑组织，麻醉作用非常迅速，诱导期短，无兴奋期。该药可迅速从脑组织再分布到脂肪等组织，故作用维持时间短暂。镇痛效果差，肌肉松弛不完全，可诱发喉头水肿及支气管痉挛。临床上很少使用。支气管哮喘患者禁用。

氯　胺　酮

氯胺酮（ketamine）是一种芳香基环烷基胺类具有分离性的麻醉剂和致幻剂。氯胺酮经静脉给药后有 2 个分布相：第 1 个分布相对应于氯胺酮的麻醉效应，由于该药的脂溶性较高，其特征为快速分布（半衰期为 10~16 分钟）和较大的分布容积；第 2 个分布相是药物从中枢神经系统再分布至外周组织，消除半衰期为 2~3 小时。氯胺酮具有明显的首过效应。药物在肝酶的作用下经脱甲基、羟基化和葡萄糖醛酸化代谢，随后经肾脏排泄。主要作用于中枢兴奋性递质 N-甲基天冬氨酸（NMDA）受体，是NMDA受体的非竞争性拮抗剂，通过拮抗NMDA受体产生全身麻醉作用。同时还激活边缘系统，也具有一定的阿片类受体活性。因此，氯胺酮是唯一具有确切镇痛作用的静脉麻醉药，对内脏的镇痛效果差，腹腔手术时牵拉内脏仍有反应。

氯胺酮可兴奋交感神经中枢，使内源性儿茶酚胺释放增加，对交感神经系统活性正常患者，兴奋心血管系统，主要表现为心率增快、血压升高、心排血量增加，也导致脑血流量和脑代谢率的增加。临床麻醉剂量的氯胺酮静脉注射可使呼吸频率和潮气量轻度降低，但很快恢复。如果静脉注射过快或剂量过大，尤其是与麻醉性镇痛药复合应用时，则引起显著的呼吸抑制，甚至呼吸暂停。氯胺酮具有松弛支气管平滑肌的作用，麻醉时肺顺应性增加，呼吸道阻力降低，并能缓解支气管痉挛，故适用于支气管哮喘患者。

由于氯胺酮具有镇痛效果好，且对呼吸和循环系统影响较轻的特点，因此它主要适用于短小手术、清创、植皮、更换敷料和小儿麻醉，以及血流动力学不稳定患者的麻醉诱导。氯胺酮也经常用于先天性心脏病患者的麻醉诱导，尤其是发生右向左分流的先天性心脏病患者。

全身麻醉诱导剂量为静脉注射0.5~2mg/kg，小儿基础麻醉可肌内注射4~6mg/kg，或口服6mg/kg。镇静与镇痛剂量为2~4mg/kg肌内注射。氯胺酮静脉注射后在30秒内发挥作用，约1分钟作用达峰值。时效与剂量相关，静脉注射0.5mg/kg只能使半数患者神志消失，2mg/kg的麻醉维持时间为10~15分钟。再增大剂量不但不能使时效显著延长，反而使副作用增多。停药后15~30分钟定向力恢复，完全苏醒需0.5~1小时。

氯胺酮的麻醉体征与其他全麻药不同。单独注射后不像其他全麻药出现类自然的睡眠状态，而是呈木僵状。表现为意识消失但眼睛睁开凝视，眼球震颤，对光反射、咳嗽反射、吞咽反射存在，肌张力增加，少数患者出现牙关紧闭和四肢不自主活动，这种现象被称为"分离麻醉"。由于氯胺酮兴奋边缘系统，可导致苏醒期患者出现精神运动性反应，表现为梦境和幻觉，可使患者出现兴奋、欣快、迷惑甚至恐惧。氯胺酮禁用于严重高血压、肺心病、肺动脉高压、颅内压升高、眼内压高、心功能不全、甲状腺功能亢进症、癫痫及精神疾病患者。

依 托 咪 酯

依托咪酯（etomidate）为超短效非巴比妥类催眠药，是咪唑类衍生物。依托咪酯经静脉注射后很快通过血-脑屏障进入脑等血流灌注丰富的器官，其次是肌肉，脂肪摄取较慢。注药后1分钟脑内浓度达峰值，迅速起效，患者进入睡眠状态；此后药物很快从脑向其他组织转移，催眠作用与脑内药物浓度呈线性相关。脑内药物浓度下降后，患者迅速苏醒。依托咪酯的代谢过程是借助于各种酯酶的作用，在肝脏和血浆内迅速水解而失去作用。因此，依托咪酯的超短时效不仅与药物在体内再分布有关，迅速水解代谢也是其主要原因。

依托咪酯可直接作用于γ-氨基丁酸A型（GABA$_A$）受体复合物，抑制神经兴奋性并产生麻醉作用。正常诱导剂量0.3mg/kg经过一次臂脑循环即可产生催眠作用。静脉注射后20秒即可产生麻醉作用，持续时间短，约5分钟，苏醒迅速。依托咪酯对血流动力学的影响很小，故常用于血流动力学不稳定患者的麻醉诱导。利用呼吸、循环影响轻微的优点，临床还将依托咪酯用于无胃痛肠镜、人工流产、介入治疗等各类有创检查或治疗的镇静，效果良好。但其恶心、呕吐的发生率较高，使其使用受到限制。使用依托咪酯进行麻醉诱导时可出现肌震颤、肌强直，也有报道可以诱发广泛的癫痫状脑电图，因此癫痫患者应慎用。有研究认为依托咪酯可剂量依赖性、一过性、可逆抑制肾上腺皮质功能，但这种肾上腺皮质的抑制可能无临床意义。

丙 泊 酚

丙泊酚（propofol）属于烷基酚类化合物，在室温下为油性，不溶于水，但具有高度脂溶性。血浆与效应室（脑）间的平衡半衰期为1.5~2.6分钟。丙泊酚会迅速从脑重新分布到其他组织且分布容积很大（3~12L/kg），故作用持续时间较短，为2~8分钟。丙泊酚大部分会在肝脏中通过共轭结合产生无活性代谢物，并由肾脏清除。丙泊酚主要是通过与氨酪酸（γ-氨基丁酸，GABA）A型受体的β亚基结合，增强GABA介导的氯电流，从而产生镇静催眠作用。丙泊酚对中枢神经系统具有抑制作用，有镇静催眠效应，起效快，静脉注射后30秒患者即可入睡，静脉注射后达到峰效应的时间为90秒。但作用时间短，一般3~10分钟，连续输注3小时和8小时的时量相关半衰期分别为10分钟和40分钟，因此苏醒迅速。丙泊酚具有抗惊厥的作用，且呈剂量依赖性。丙泊酚可降低脑血流量、脑氧代谢率和颅内压。对颅内压较高的患者，因伴有脑血流量减少，对患者不利。对急性脑缺血患者，因降低脑氧代谢率而具有脑保护作用。丙泊酚对心血管系统有明显的抑制作用，在麻醉诱导期间可使心排血量、心脏指数、每搏指数和总外周血管阻力降低，从而导致动脉压显著下降。此变化是由于外周血管扩张与直接心脏抑制的双重作用，且呈剂量依赖性，对老年人的心血管抑制作用较重。

丙泊酚是目前临床最常用的静脉麻醉药，主要用于麻醉诱导、麻醉维持及镇静。诱导剂量为1~2.5mg/kg静脉注射，镇静剂量为25~75μg/（kg·min）持续静脉输注，麻醉维持剂量为50~150μg/（kg·min）持续静脉输注。该药还特别适用于门诊患者的胃、肠镜诊断性检查、人工流产等手术的麻醉，也常用于ICU患者的镇静。主要不良反应是抑制心血管系统和呼吸系统，注射过快可出现血压下降，严重者甚至呼吸和/或心搏骤停。

丙泊酚输注时，速度超过5mg/（kg·h）且输注时间超过48小时可能发生丙泊酚输注综合征，表现为心肌病、急性心力衰竭、代谢性酸中毒、骨骼肌病、高钾血症、肝大和高脂血症。此现象虽然罕见，但可危及生命。应用丙泊酚可发生变态反应，对有药物过敏史及对大豆、鸡蛋清过敏者应慎用。

羟 丁 酸 钠

羟丁酸钠（sodium hydroxybutyrate）为GABA的中间代谢产物，需转化成γ-丁酸内酯才能发挥作用，起效慢。经口服或静脉注射后广泛分布，主要通过肝脏代谢，主要通过肾脏排泄。羟丁酸钠有镇静催眠作用，镇痛作用差，肌肉松弛作用较弱，常需与肌松药、地西泮合用。不影响脑代谢，不增加颅内压，对心血管影响小，对肝肾无毒性作用，适用于老年人、儿童及神经外科手术、外伤、烧伤患者的麻醉。可增强其他麻醉药的作用，可用于诱导麻醉和静脉复合麻醉。有癫痫、完全性房室传导阻滞、支气管哮喘、严重高血压的患者禁用。该药在代谢过程中使血浆K⁺转入细胞内，可产生一过性血清钾降低，低钾血症患者禁用。出现低血压或心动过缓应减量或停止给药，加快输液，抬高下肢，静脉注射阿托品或麻黄碱。

案例8-1　患者，男，61岁，身高170cm，体重65kg。胃部不适1周。建议胃镜检查。在麻醉门诊评估后，拟2日后行无痛胃镜检查。

思考：如果你作为麻醉医生，准备用什么药行无痛胃镜检查？

> 🔔 **问题与思考**
> 简述丙泊酚的药理特点及用法。

学习小结

常用的局麻药有丁卡因、利多卡因、布比卡因、罗哌卡因等。局麻包括表面麻醉、浸润麻醉、传导麻醉、蛛网膜下腔麻醉或硬膜外麻醉。全麻药可分为吸入麻醉药和静脉麻醉药两大类。吸入麻醉药多为易挥发的液体或气体，常用的有氧化亚氮、恩氟烷、异氟烷等；静脉麻醉药是直接注入静脉，麻醉速度快，常用药物有咪达唑仑、氯胺酮、丙泊酚等。

（鲁开智）

复习参考题

一、选择题

1. 在局麻药作用下，神经冲动消失的顺序是
   - A. 痛觉＞触觉＞压觉＞温觉＞运动
   - B. 触觉＞痛觉＞温觉＞压觉＞运动
   - C. 痛觉＞触觉＞温觉＞运动＞压觉
   - D. 痛觉＞触觉＞温觉＞压觉＞运动
   - E. 痛觉＞温觉＞触觉＞压觉＞运动

2. 患者，男，2岁。全身大面积烧伤3小时。既往无特殊病史。因抢救输液治疗需要建立中心静脉通路，但是患儿哭闹不配合，拟在全麻下建立中心静脉通路。最适的麻醉药是
   - A. 七氟烷
   - B. 丙泊酚
   - C. 咪达唑仑
   - D. 异氟烷
   - E. 氧化亚氮

3. 属于丁卡因的作用及临床应用的是
   - A. 可用于浸润麻醉
   - B. 脂溶性低
   - C. 穿透力弱
   - D. 作用较普鲁卡因弱
   - E. 可用于表面麻醉

4. 局麻药引起局麻作用的电生理学机制是
   - A. 促进 Na^+ 内流
   - B. 阻止 Na^+ 内流
   - C. 促进 Ca^{2+} 内流
   - D. 阻止 Ca^{2+} 内流
   - E. 阻止 K^+ 外流

5. 局麻药的主要作用机制是
   - A. 阻断钙通道
   - B. 阻断镁通道
   - C. 阻断氯通道

D. 阻断钠通道

E. 阻断钾通道

二、简答题

1. 局麻药的种类和各种局麻药的临床应用是什么?

2. 吸入麻醉药和静脉麻醉药产生麻醉作用的机制差异是什么?

3. 各种吸入麻醉药在临床应用中的异同有哪些?

第九章　镇静催眠药及抗焦虑药

第一节　镇静催眠药

能诱导睡意、促进和维持近似生理性睡眠的药物均称为催眠药（hypnotic）；能使大脑皮质轻度抑制，减轻中枢神经兴奋性，缓和激动，消除躁动，恢复安静情绪的药物称为镇静药（sedative）。在药物镇静过程中，随着用药剂量的加大，它们对中枢神经系统抑制的程度加深，甚至可产生麻醉作用。镇静药和催眠药之间没有明显的界线。它们对中枢神经系统具有剂量依赖性的抑制作用。同一药物在小剂量时可产生镇静作用，随着剂量的加大则会产生类似生理性睡眠的催眠作用。目前，临床上使用的镇静催眠药还未能完全模拟生理性的睡眠。

在讨论镇静催眠药的作用时首先需要熟悉睡眠的生理。正常生理性睡眠由两个不同的时相交替所组成，即快动眼睡眠（rapid eye movement sleep，REMS）和非快动眼睡眠（nonrapid eye movement sleep，NREMS）。NREMS可分为1、2、3、4期，其中3、4期又合称慢波睡眠（slow wave sleep，SWS）期。SWS有利于机体的发育和疲劳的消除，REMS对脑和智力的发育起着重要作用。整个睡眠过程，一般有4~6次NREMS与REMS的循环交替。正常情况下，REMS和NREMS保持一定的比例，梦境多发生在REMS，而夜惊、梦游症多发生在NREMS的SWS期。常用的镇静催眠药可分为苯二氮䓬类、巴比妥类及其他类。

一、苯二氮䓬类药物

苯二氮䓬类药物在1960年以后相继问世，具有抗焦虑、抗惊厥、中枢性肌肉松弛、催眠、遗忘、增强其他药物麻醉作用和一定的抗心律失常等作用，也是目前临床最常用的抗焦虑药（antianxiety agents）。苯二氮䓬类药物具有毒性低、安全范围大、副作用小等特点，镇静催眠作用已经几乎完全取代了传统的镇静催眠（巴比妥类和水合氯醛），成为临床最常用的抗焦虑药（antianxiety agents）及镇静催眠药。故此类药物的研究发展非常快，特别是短效类药物咪达唑仑问世后，其在临床应用日益广泛，在许多方面取代巴比妥类药物成为各类麻醉中常用的镇静催眠药。其临床应用包括：作为麻醉前用药、麻醉诱导药和麻醉辅助用药；消除焦虑，治疗失眠；控制各类原因导致的惊厥及癫痫发作；治疗酒精和巴比妥类药物所致的戒断综合征。

苯二氮䓬类药物具有明显的构效关系，在1, 4-苯并二氮环上1、2、3、4、5和7位的取代基与药物的药理活性有密切关系。如在5位由苯环、7位由吸电子基团（如Cl和NO_2）所取代则成为受体激动剂。如5位由酮基、4位由甲基取代，则为苯二氮䓬受体拮抗药。苯二氮䓬受体分布于整个中枢神经系统，分布最多的是嗅球、大脑皮质、海马、小脑黑质和下丘脑，而纹状体、脑干下段和脊髓等部位也有部分分布。苯二氮䓬受体位于神经元突触的膜上，与GABA受体相邻，耦合于共同的氯通道，成为GABA受体–氯通道复合体的组成部分。在苯二氮䓬受体水平存在GABA调控蛋白，它能阻止GABA与$GABA_A$受体结合；而苯二氮䓬类药物与$GABA_A$受体结合时阻止GABA调控蛋白发生作用，从而增强GABA与$GABA_A$受体的结合，促使氯通道开放，大量Cl^-进入细胞内，细膜电位超极化，由此产生苯二氮䓬类药物的一系列作用。

$GABA_A$是一个大分子复合体，为配体–门控性氯通道。在氯通道周围含有5个结合位点，包括GABA、苯二氮䓬类药物、巴比妥类药物、印防己毒素（picrotoxin）和乙醇（ethanol）等结合位点（图9-1A）。GABA受体含有14个不同的亚单位，按其氨基酸排列次序可分为a、b、g、d亚单位，a、b和γ亚单位是产生对苯二氮䓬类药物高度亲和力的基本需要（图9-1B）。GABA作用于$GABA_A$受体，使细胞膜对Cl^-通透性增加，大量Cl^-进入细胞膜内引起膜超极化，使神经元兴奋性降低。如前所述，苯二氮䓬类药物与$GABA_A$受体结合，可以诱导受体发生构象变化，促进GABA与$GABA_A$受体结合，增加氯通道开放的频率而表现中枢抑制效应。另一方面，地西泮等药物与苯二氮䓬受体位点的结合可被GABA促进，而被GABA阻断药比库库林（bicuculine）阻断（图9-1B）。一般认为杏仁核和海马等边缘系统结构中的$GABA_A$受体介导苯二氮䓬类药物的抗焦虑作用，而镇静催眠作用与皮质和脑干核内的受体有关，中枢性肌松作用主要作用于皮质与脊髓。

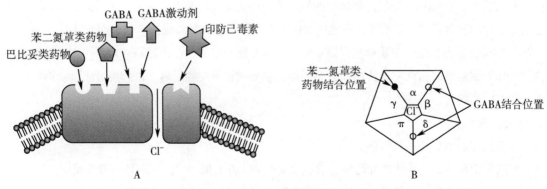

▲ 图9-1　苯二氮䓬类药物的可能作用机制

根据苯二氮䓬类药物（及其活性代谢物）消除半衰期的长短可分为三类：长效类（半衰期>24小时）如地西泮；中效类（半衰期为6~24小时）如硝西泮（nitrazepam）；短效类（半衰期<6小时）如三唑仑（triazolam）、咪达唑仑等。常用苯二氮䓬类药物的药动学参数见表9-1。

▼ 表9-1　常用苯二氮䓬类药物的药动学参数

药物	口服后血药浓度达峰时间/h	生物利用度/%	血浆蛋白结合率/%	表观分布容积/（L·kg^{-1}）	血浆半衰期/h	清除率/（ml·min^{-1}）
地西泮	0.5~1.5	80~100	97	1.1	25~50	26
劳拉西泮	1~2	80~100	94	0.9	10~16	55
硝西泮	1~3	60~90	86	2.5	25~40	65
氟硝西泮	1~2	80~90	80	5	20~30	250
氯硝西泮	2~4	80~100	50	3.2	24~36	75
咪达唑仑	0.5~1	30~40	98	0.8~1.6	2~3	400

地　西　泮

地西泮（diazepam）又称安定，为苯二氮䓬类的代表药物，也是目前临床上常用的镇静、催眠及抗焦虑药。

【体内过程】口服后吸收迅速而完全，经0.5~1.5小时血药浓度达峰值。肌内注射吸收缓慢而不规则。因此给药途径尽可能采用口服，不能口服时采用静脉注射。脂溶性高，易通过血脑屏障进入中枢神经系统，也易通过胎盘屏障。与血浆蛋白结合率可达99%。在肝脏代谢，主要活性代谢物为去甲西泮，还有奥沙西泮和替马西泮，最后形成葡萄糖醛酸结合物经肾脏排泄。

【药理作用及作用机制】

1. 抗焦虑、镇静催眠作用　通过刺激上行性网状激活系统的GABA受体，提高GABA在中枢神经系统的抑制，增强脑干网状结构受刺激后的皮层和边缘性觉醒反应的抑制和阻断。

2. 遗忘作用　地西泮在治疗量时可以干扰记忆通路的建立，从而影响近事记忆。

3. 抗惊厥、抗癫痫　通过抑制病灶的放电向周围皮质及皮质下扩散而终止或减轻发作，但不能消除病灶的异常活动。地西泮能迅速缓解癫痫大发作症状，对癫痫持续状态疗效显著。

4. 中枢性肌肉松弛　主要抑制脊髓多突触传出通路和单突触传出通路。地西泮由于具有抑制性神经递质或阻断兴奋性突触传递，从而可抑制多突触和单突触反射。该药也可能直接抑制运动神经和肌肉功能。

【临床应用】

1. 焦虑症、惊恐症和失眠症。

2. 麻醉前给药，消除焦虑和恐惧，镇静效果明显，并有助于预防局麻药的毒性反应。

3. 抗惊厥和抗癫痫，静脉注射地西泮是临床治疗癫痫持续状态的首选药物。

4. 缓解中枢或局部病变引起的肌僵直和肌痉挛，治疗家族性、老年性和持发性肌震颤，也可治疗紧张性头痛。

5. 治疗癫症，极度兴奋躁动者，可肌内注射地西泮或氯丙嗪。

【不良反应及用药注意事项】最常见的是嗜睡、头晕、乏力和记忆力下降。大剂量时偶见共济失调，还可影响技巧动作和驾驶安全。驾驶员、高空作业和机器操作者慎用。静脉注射偶可引起局部疼痛或血栓性静脉炎，注射速度过快可引起呼吸和循环功能抑制，严重者可致呼吸及心跳停止。长期应用地西泮也可产生耐受性和依赖性，停用本药可出现戒断症状，表现为失眠、焦虑、兴奋、心动过速、呕吐、出汗及震颤，甚至惊厥，还可出现感冒样症状及感觉障碍等。故应避免长期服用，宜短期或间断性用药，尽可能应用控制症状的最低剂量，停药时逐渐减少剂量，以避免出现戒断症状。老年患者、肝肾和呼吸功能不全者、青光眼和重症肌无力者慎用，产前及哺乳期妇女忌用此类药物。

【药物相互作用】地西泮与其他中枢抑制药、乙醇合用时，中枢抑制作用增强，加重嗜睡、昏睡、呼吸抑制、昏迷，严重者可致死。合用其他中枢性抑制药时宜降低剂量，并密切监护患者。CYP酶诱导剂利福平、卡马西平、苯妥英钠或苯巴比妥等药物可显著加快地西泮的代谢，增加清除率，半衰期缩短；应用CYP酶抑制剂如西咪替丁等药物可抑制地西泮在肝脏的代谢，导致清除率降低，半衰期延长。

咪 达 唑 仑

咪达唑仑（midazolam）是半衰期最短的短效苯二氮䓬类药物。在体内生理性pH条件下，其亲脂性碱基释出，可迅速通过脑脊液屏障。常用于临床麻醉诱导和神经阻滞镇静。

【体内过程】脂溶性高，口服后吸收迅速，0.5~1小时血药浓度达峰值。由于明显的首过效应，口服生物利用度低，肌内注射生物利用度可达90%。其分布容积为0.8~1.6L/kg，消除半衰期短，为2~3小时，仅为地西泮的1/10。充血性心力衰竭的患者分布容积会增加2~3倍，半衰期可延长2~3倍。小儿直肠注入后吸收迅速，约16分钟血药浓度达峰值。但由于经吸收后进入门静脉，通过肝的首过效应也较大，生物利用度不到60%。静脉注射起效快，60~90秒药效达高峰，持续时间短，2~3小时可完全清醒。肌内注射后吸收迅速且基本完全，注药后3小时血药浓度达峰值。此药也可通过胎盘，但通过的量较地西泮少。本药作用短暂，除与再分布有关外，主要与其生物转化迅速有关。其咪唑环上1位的甲基使之易于氧化，故代谢迅速。其主要代谢途径是通过肝微粒体酶的氧化机制使其羟化。代谢产物均与葡萄糖醛酸结合后，经肾脏排泄。

【药理作用】咪达唑仑具有典型的苯二氮䓬类药理活性，与苯二氮䓬受体的亲和力约为地西泮的2倍，故其强度为地西泮的1.5~2倍，具有较强的抗焦虑、催眠抗惊、肌松和顺行性遗忘作用。顺行性遗忘是指患者不能回忆起在药物高峰期间所发生的事情。本药作用特点为起效快而持续时间短。服药后可缩短入睡时间（一般自服药到入睡只需20分钟），延长总睡眠时间，而对REM无影响。患者清晨醒后，可感到精力充沛、轻松愉快。无耐药性和戒断症状或反跳。毒性小，安全范围大。

咪达唑仑可轻度降低脑耗氧量、脑血流量及灌注压。咪达唑仑有一定的呼吸抑制作用，呼吸抑制的程度与药物的剂量和注射速度相关，静脉注射速度越快，呼吸频率、潮气量降低越明显。小剂量（0.075mg/kg）静脉注射对呼吸无影响。静脉注射0.15mg/kg的分钟通气量降低与0.3mg/kg地西泮相当。对慢性阻塞性肺疾病患者的呼吸抑制更为明显，并可增强中枢抑制药对呼吸的抑制作用。静脉注射诱导时呼吸暂停发生率低于等效剂量的硫喷妥钠。

本药临床剂量对正常人的心血管系统影响轻微，静脉注射0.15mg/kg表现为心率轻度增快，收缩压和舒张压轻度下降，左心室充盈压和心搏量轻度降低，但对心肌收缩力无影响。对循环系统的抑制作用维持时间短，多在5～20分钟内恢复。

咪达唑仑不引起组胺释放，对肾上腺皮质功能亦无抑制作用。本药本身无镇痛作用，但可增强其他麻醉药的镇痛作用。剂量达0.6mg/kg时使氟烷最低肺泡有效浓度降低约30%。

【临床应用】

1. 治疗失眠。

2. 肌内或静脉注射用于术前镇静、抗焦虑和记忆缺失。

3. 静脉注射用于诊断、治疗、手术（如支气管镜检查、胃镜检查、膀胱镜检查、冠状动脉造影、心脏导管插入术、肿瘤手术、放射治疗、缝合撕裂伤和其他单独用药或与其他中枢神经系统抑制剂联合用药的过程）之前或操作过程中的镇静、抗焦虑和记忆缺失。

4. 静脉注射用于其他麻醉剂给药之前的全麻诱导。

5. 持续静脉滴注咪达唑仑作为麻醉剂用于气管插管及机械通气患者的镇静，或是用于重症监护病房治疗中的镇静。

【不良反应及用药注意事项】不良反应少且轻。常见不良反应有麻醉恢复期的嗜睡、镇静过度、共济失调。但应注意，静脉注射可引起呼吸抑制，在合用阿片类药物时，会加重对呼吸的抑制，需注意呼吸管理。与乙醇和中枢抑制药有协同作用。精神分裂症、抑郁症、器质性脑损伤患者和孕妇禁用。

艾 司 唑 仑

艾司唑仑（estazolam）又称舒乐安定，是新型的中短效类苯二氮䓬类药物。艾司唑仑口服40分钟左右即可入睡，3小时后血药浓度达峰值，维持时间5～8小时，半衰期14～24小时。其镇静、催眠作用比硝西泮强2.4～4倍，为高效镇静催眠药，具有用量小、疗效确切、起效快速等特点，亦有较强的抗焦虑、抗惊厥作用和较弱的中枢性肌松作用，但无镇痛作用。临床多用于治疗焦虑、失眠、紧张、恐惧及癫痫的发作。麻醉前用药是于麻醉前1小时口服2～4mg。本药毒副作用少，少数患者有乏力、口干、头胀和嗜睡等反应，一般无须特殊处理，减量即可。

瑞 马 唑 仑

瑞马唑仑（remimazolam）为一种新型超短效水溶性苯二氮䓬类衍生物，是在咪达唑仑的苯二氮母环上引入可以水解代谢的丙酸甲酯侧链修饰而成。瑞马唑仑给药后约1min血药浓度达峰值，半衰期约为6分钟，清除率为52.77～82.42L/h，分布容积为32.68～147.75L，能迅速被组织酯酶水解为无活性的代谢产物，并主要由肾脏排泄。瑞马唑仑主要由血液中非特异性酯酶代谢为基本无活性的唑仑丙酸，对心血管和呼吸系统影响小。瑞马唑仑作用于中枢神经系统$GABA_A$受体，具有剂量依赖性的镇静、催眠、抗焦虑及顺行性遗忘作用。其镇静作用起效迅速、持续时间短，患者认知能力恢复快且完全。甲苯磺酸瑞马唑仑于2019年在中国上市，主要用于操作性诊疗镇静和全身麻醉。使用本药可能导致头晕、头痛，并可能影响机体反应能力，禁止驾驶或操作机械等技能性工作。

氯 氮 䓬

氯氮䓬（chlordiazepoxide），别名利眠宁，为长效苯二氮䓬类镇静催眠药。口服0.5~2小时血药浓度达峰值，经肝脏代谢，先去甲基进而脱氨基氧化，先后转化为具有相似药理活性的去甲氯氮䓬和去甲地西泮。氯氮䓬在体内可代谢为去甲氯氮、去甲氧西泮等，这些代谢物均具有活性，且在体内代谢缓慢，故长期应用可引起代谢物聚积。原形及代谢物均由肾脏排泄。氯氮䓬的药理作用及不良反应类似于地西泮，但效价不及后者。进入脑组织较慢，故起效较迟。氯氮䓬主要用于：① 抗焦虑；② 治疗失眠症；③ 缓解中重度酒精戒断症相关症状，如自主神经功能亢进、幻觉、惊厥及谵妄等。长期使用可产生耐受性与依赖性。肝肾功能不全者慎用。白细胞减少者禁用。

［附］苯二氮䓬受体拮抗药——氟马西尼

氟马西尼（flumazenil）是第一个人工合成的苯二氮䓬受体拮抗药，化学名为3-羟-甲基-β-咔啉，化学式为$C_{15}H_{14}FN_3O_3$。

【体内过程】氟马西尼口服吸收迅速，20~40分钟血药浓度达峰值。但由于首过效应大，生物利用率仅16%，临床多用静脉途径的制剂。静脉注射后5分钟血药浓度达峰值，与血浆蛋白结合率为40%~50%，分布容积为1.02~1.20L/kg，清除率为1.14~1.31L/kg。消除半衰期仅50分钟，比临床上常用的苯二氮䓬类药物短。因此，单次注射后的拮抗作用持续时间短暂，常于1小时后再现苯二氮䓬类药物的作用，患者可再入睡。如以小量分次静脉注射或静脉持续滴注给药，则恢复迅速、平稳而安全。

【药理作用】氟马西尼的化学结构与苯二氮䓬类药物相似，只是5位上无苯环。其与苯二氮䓬受体有特异性亲和力，但无内在活性，通过竞争性结合苯二氮䓬受体而拮抗苯二氮䓬类药物的抗焦虑、催眠、遗忘及抗惊厥等药理作用，但对巴比妥类及羟丁酸钠引起的中枢抑制则无效。氟马西尼对苯二氮䓬类药物的拮抗作用是可逆的，对使用苯二氮䓬类药物过量、应用氟马西尼后出现惊厥者，再用地西泮可解除。

氟马西尼毒性很小，其本身对呼吸无影响；对苯二氮䓬类药物引起的呼吸抑制有一定的逆转作用；对巴比妥类和麻醉性镇痛药引起的呼吸抑制则无拮抗作用。此药对心血管系统无明显影响。

【临床应用】氟马西尼用于：① 麻醉后拮抗苯二氮䓬类药物的残余作用，促使手术后早期清醒；② 用于鉴别诊断二氮䓬类药物过量中毒或其他药物所致的不明原因的昏迷；③ 对ICU中长时间用苯二氮䓬类药物控制躁动施行机械通气的患者，如果要求恢复意识，停用机械通气，可用此药拮抗苯二氮䓬类药物的作用。

【不良反应】常见的不良反应有恶心、呕吐、烦躁和焦虑不安等。有癫痫病史的患者可以诱发癫痫发作，长期服用苯二氮䓬类药物的患者使用本药可以诱发戒断症状。

二、巴比妥类药物

巴比妥类（barbiturates）药物是巴比妥酸的衍生物。根据药物的半衰期及作用时效分为四类：长效类（如苯巴比妥）、中效类（如戊巴比妥、异戊巴比妥）、短效类（司可巴比妥、海索比妥）和超短效类（如硫喷妥钠）。

【体内过程】巴比妥类药物表现为弱酸性，口服和注射均易被吸收，快速分布于体内各组织及体液中，易通过胎盘分布到胎儿体内。巴比妥类药物清除方式有CYP酶代谢和肾脏排泄两种，在肾脏排泄时部分可被肾小管重吸收，故作用时间长。

【药理作用及作用机制】随着剂量逐渐加大，巴比妥类药物的中枢抑制作用表现为逐渐增强，表现为镇静、催眠、抗惊厥抗癫痫、麻醉作用。其作用机制是激动$GABA_A$受体，增加Cl^-内流，引起神经细胞超极化，降低神经元的兴奋性。巴比妥类作用机制与苯二氮䓬类药物有如下不同：① 巴比妥类药物只需要α和β亚单位而不需γ亚单位；② 巴比妥类药物通过延长氯通道开放时间而增强Cl^-内流，苯二氮䓬类药物则通过增加氯通道开放频率而增加Cl^-内流。

【临床应用】

1. 镇静、催眠 小剂量具有镇静作用，可缓解焦虑、烦躁不安状态；中等剂量产生催眠作用，即入睡时间缩短，觉醒次数减少和睡眠时间延长。巴比妥类药物种类不同，起效时间和持续时间不同。巴比妥类药物可改变正常睡眠模式，缩短RMES，引起非生理性睡眠。久用停药后，可"反跳性"地显著延长REMS时相，伴有多梦，引起睡眠障碍，导致患者不愿停药。这可能是巴比妥类药物产生精神依赖性和躯体依赖性的重要原因之一。

2. 抗惊厥 主要用于小儿高热、破伤风、子痫、脑膜炎、脑炎等引起的惊厥，采用肌内注射给药。危重患者采用起效快的异戊巴比妥钠盐。

3. 抗癫痫 主要用于强直痉挛性发作和部分性癫痫发作，常用药物为苯巴比妥。

4. 静脉麻醉及麻醉前给药 硫喷妥钠用于静脉和诱导麻醉。

5. 治疗高胆红素血症和肝内胆汁淤积性黄疸 巴比妥类药物均能诱导肝药酶生成，其中苯巴比妥作用最强，它也能促进肝细胞葡萄糖醛酸转化酶的生成，增强葡萄糖醛酸结合血中胆红素的能力，可用于防治新生儿黄疸。

【不良反应及用药注意事项】

1. 催眠剂量巴比妥类次晨可能出现困倦、头昏、嗜睡等后遗效应，中等剂量可轻度抑制呼吸中枢，大剂量明显抑制呼吸中枢，抑制程度与剂量成正比。静脉注射速度过快，治疗量时也可引起呼吸抑制。

2. 可产生耐受性、依赖性和成瘾性。

3. 长期应用巴比妥类药物特别是苯巴比妥，可使CYP酶活性增高，加速巴比妥类药物代谢。另外，也可加速洋地黄毒苷、苯妥英、口服抗凝血药、三环类抗抑郁药及甾体激素类药物等的代谢。

【禁忌证】肝肾功能不良时慎用。严重肺功能不全、支气管哮喘和颅脑损伤所致的呼吸抑制等禁用。

【药物相互作用】苯巴比妥是CYP酶诱导剂，提高肝药酶活性，加速自身代谢的同时，还可加速其他药物经肝代谢，如双香豆素、性激素、皮质激素类、口服避孕药、强心苷、苯妥英钠、氯霉素及四环素等。苯巴比妥与上述药物合用可加快这些药物的代谢速度，缩短其作用时间，减弱其作用强度，往往需加大剂量才能有效。而当停用巴比妥类药物以前，必须适当减少这些药物的剂量，以防发生中毒反应。

三、其他镇静催眠药

右美托咪定

右美托咪定（dexmedetomidine）是美托咪定的右旋异构体，一种选择性较高的α_2受体激动药，对α_2受体选择性激动为α_1受体的1 600倍。本药具有镇静、抗焦虑、催眠、镇痛和抗交感作用。1999年被美国FDA批准应用于ICU镇静，现在可用于包括手术室内的镇静和辅助镇痛、诊断和介入操作等。

【体内过程】静脉注射后，右美托咪定快速分布，半衰期约为6分钟。右美托咪定几乎完全被生物转化，主要通过葡萄糖醛酸化和CYP酶介导的代谢。大剂量时引起显著的血管收缩导致药物分布容积减少。持续输注时时量相关半衰期随输注时间延长显著增加，如输注10分钟时，时量相关半衰期为4分钟，而输注8小时则可延长达250分钟。

【药理作用及作用机制】右美托咪定为选择性α_2受体激动药。外周位于突触后的α_2受体激动后引起血管收缩，而突触前的α_2受体激动后抑制去甲肾上腺素释放，减弱血管收缩。其总体反应与中枢神经系统α_2受体激动有关，产生交感抑制、镇静、镇痛效应。右美托咪定引发的镇静催眠效果类似于自然睡眠状态，这是其具有很大临床应用价值的重要原因之一。

1. 对呼吸系统影响　右美托咪定在镇静的同时对呼吸影响轻微，在血药浓度达到具有明显镇静作用时，可使志愿者分钟通气量减少，但对二氧化碳反应曲线不变。

2. 对循环系统影响　α_2受体激动药对心血管系统的影响主要是减慢心率，降低外周血管阻力，间接降低心肌收缩力、心排血量和血压。右美托咪定肌内注射或静脉应用可引起少数患者出现严重心动过缓，偶尔发生窦性停搏。通常可以自行缓解，或给予抗胆碱药缓解。

【临床应用】

1. 镇静与催眠　右美托咪定通过作用于脑干蓝斑核的α_2受体，减少蓝斑核向视前核腹外侧部的投射活动，增加γ-GABA和促生长激素神经肽的释放，从而产生镇静和催眠效果。

2. 镇痛 右美托咪定通过鞘内注射或硬膜外注药，激活脊髓的 α₂ 受体，产生镇痛作用。它能够减少麻醉药的需要量，并在手术后 ICU 中使用时，能显著减少麻醉药的需求量。

3. 交感神经阻滞 通过激活突触前 α₂ 受体，抑制去甲肾上腺素的释放，从而削弱对血管的收缩作用，产生交感阻滞效果。

4. 中枢神经系统保护 在动物模型中，右美托咪定显示出减少脑组织坏死和改善神经功能的作用，可能通过降低脑儿茶酚胺流出和减少脑组织损伤来实现。

【不良反应及用药注意事项】常见不良反应包括低血压、心动过缓及口干（与唾液分泌减少有关）。迷走神经张力高、糖尿病、高血压、高龄、肝肾功能有损伤的患者更易发生心动过缓，甚至窦性停搏，重度心脏传导阻滞和重度心室功能不全患者禁用。出现低血压或心动过缓应减量或停止给予右美托咪定，加快输液速度，抬高下肢，静脉注射阿托品或麻黄碱。

水 合 氯 醛

水合氯醛（chloral hydrate）性质较氯醛稳定，口服后吸收快，催眠作用较强，入睡快（约15分钟），持续 6~8 小时。不缩短 REMS，无宿醉后遗效应。可用于顽固性失眠或对其他催眠药效果不佳的患者。较大剂量有抗惊厥作用，可用于小儿高热、子痫及破伤风等引起的惊厥。安全范围较小，大剂量可引起昏迷和麻醉，抑制延髓呼吸及血管运动中枢，导致死亡，使用时应注意。因口服具有强烈的胃黏膜刺激性，易引起恶心、呕吐及上腹部不适等，不宜用于胃炎及溃疡患者。大剂量能抑制心肌收缩，缩短心肌不应期，过量对心、肝、肾实质性脏器有损害，故对严重心、肝、肾疾病患者禁用。一般以 10% 溶液口服，亦可直肠给药，以减少刺激性。久用可产生耐受和成瘾，戒断症状较严重，应防止滥用。

佐 匹 克 隆

佐匹克隆（zopiclone）口服后吸收迅速，1.5~2 小时达 C_{max}，可迅速分布到全身组织，经由肝脏代谢，最后由肾脏排泄。本药作用迅速，与苯二氮䓬类药物相比作用更强。本药除具有催眠、镇静作用外，还具有抗焦虑、肌松和抗惊厥作用。用于各种情况引起的失眠症。不良反应有嗜睡、头昏、口苦、口干、肌肉无力、健忘等。长期应用后突然停药可出现戒断症状。对本药过敏者、呼吸功能不全者禁用。

甲 丙 氨 酯

甲丙氨酯（meprobamate）又称眠尔通，口服易吸收，有一定的抗焦虑、镇静、催眠和较弱的中枢性肌松作用，其中催眠效果较好。催眠剂量可缩短 REMS，停药后可引起反跳性 REMS 时间延长。主要用于抗焦虑、镇静和催眠，尤其适用于老年失眠患者。常见的副作用有嗜睡、无力、头痛、晕眩、低血压和心悸等，偶见皮疹、骨髓抑制，长期服用可引起耐受性与依赖性，若停药必须逐渐减量，若骤停可产生反跳现象。可加剧癫痫大发作，有癫痫病史者禁用。对 CYP 酶有诱导作用，可影响其他药物的代谢。与全麻药、中枢性抑制药、单胺氧化酶抑制药或三环类抗抑郁药等合用时，均可增加中枢抑制作用。

唑 吡 坦

唑吡坦（zolpidem）是一种咪唑吡啶衍生物，有很强的睡眠诱导作用，作用快，服药后30分钟起效。由于其在血中的半衰期约为2.5小时，为短效的催眠药。主要作用于睡眠周期的NREMS的N2期，增加或不增加慢波睡眠，对REMS的作用轻微。与其他药物相比，唑吡坦停药所引起的睡眠紊乱比较轻微。主要适用于治疗偶发性、暂时性、慢性失眠症。长时间连续用药会增加药物依赖和滥用的风险。

第二节　抗焦虑药

焦虑是多种精神病的常见症状。焦虑症则是以一种以急性焦虑反复发作为特征的神经官能症，并伴有自主神经功能紊乱。抗焦虑药是指可减轻焦虑症状的药物。常用药物有苯二氮䓬类、巴比妥类、抗抑郁药等，此外还有丁螺环酮、坦度螺酮等。

丁　螺　环　酮

丁螺环酮（buspirone）属于氮杂螺环癸烷二酮化合物，是一类新型的抗焦虑药，具有显著的抗焦虑作用，与苯二氮䓬类不同，无镇静、肌肉松弛和抗惊厥作用。口服吸收迅速而完全，$0.5 \sim 1$小时血药浓度达峰值，消除半衰期为2.6小时。许多资料表明，中枢神经系统5-HT是引起焦虑的重要递质，抑制中枢5-HT递质系统具有抗焦虑效应。丁螺环酮为$5-HT_{1A}$受体的部分激动剂，其高选择性的抗焦虑作用可能与激活中枢5-HT神经元的$5-HT_{1A}$受体，从而与抑制5-HT神经递质的转换、降低5-HT神经系统的功能有关。在丁螺环酮治疗焦虑患者的报道中，显示其疗效与苯二氮䓬类药物相当。此外，丁螺环酮对中枢DA受体和α_2受体的拮抗作用可能也参与其抗焦虑作用。用于焦虑性激动、内心不安和紧张等急、慢性焦虑状态。不良反应有头晕、头痛及胃肠功能紊乱等，无明显的生理依赖性和成瘾性。

坦　度　螺　酮

坦度螺酮（tandospirone）可选择性地作用于脑内$5-HT_{1A}$受体，主要作用部位集中在情感中枢的海马、杏仁核等大脑边缘系统及投射5-HT能神经的中缝核。它通过激动海马锥体细胞突触后$5-HT_{1A}$受体和中缝核突触前$5-HT_{1A}$受体来产生抗焦虑效应。适用于各种神经症所致的焦虑状态及躯体疾病伴发的焦虑。坦度螺酮的不良反应较少且轻微，常见的包括心动过速、头痛、头晕、嗜睡、乏力、口干、食欲缺乏、出汗等。

案例9-1　　　　患者，男，35岁。因肱骨骨折在臂丛神经阻滞下行骨折切开复位内固定手术。麻醉成功后非常紧张，害怕听到手术时的各种声音，希望术中能睡觉。
　　　　　　　　思考：麻醉医生应选择何种镇静药，为什么？

> 🔔 **问题与思考**
> 常见苯二氮䓬类药物的药理特点是什么？

学习小结

镇静催眠药是一类对中枢具有抑制作用，能引起镇静、促进和维持近似生理性睡眠的药物。随着剂量的增加，依次产生镇静、催眠、抗惊厥、抗癫痫作用。主要包括苯二氮䓬类与巴比妥类药物，连续久服均可产生耐受性、依赖性和成瘾性。苯二氮䓬类药物以地西泮为代表，主要延长非快速眼动睡眠的N2期，增加或不增加慢波睡眠，临床应用于失眠症、焦虑症、惊厥、癫痫及各种神经官能症。巴比妥类药物是普遍性中枢抑制药，由于安全性差，易发生依赖性，其应用已日渐减少，目前在临床上主要用于抗惊厥、抗癫痫和麻醉。目前常用的苯二氮䓬类和其他新型的镇静催眠药物均有较好的抗焦虑和镇静催眠作用，安全范围大。

（鲁开智）

复习参考题

一、选择题

1. 非快速眼动睡眠（NREMS）可分的期数是
   A. 1期
   B. 2期
   C. 3期
   D. 4期
   E. 5期

2. 对呼吸无影响的咪达唑仑静脉注射剂量是
   A. 0.05mg/kg
   B. 0.075mg/kg
   C. 0.5mg/kg
   D. 0.1mg/g
   E. 0.125mg/kg

3. 地西泮不具有的作用是
   A. 抗焦虑、抗惊厥
   B. 中枢性肌肉松弛
   C. 催眠、遗忘
   D. 增强其他药物麻醉作用
   E. 镇痛

4. 使用镇静催眠药最重要的副作用是
   A. 头晕和嗜睡
   B. 肌肉无力
   C. 恶心
   D. 皮疹
   E. 心动过缓

5. 癫痫持续状态的首选药是
   A. 地西泮
   B. 硫喷妥钠
   C. 水合氯醛
   D. 吗啡
   E. 硫酸镁

答案：1. D；2. B；3. E；4. A；5. A

二、简答题

1. 常用的苯二氮䓬类药物的药理作用、临床应用及不良反应是什么？

2. 巴比妥类药物的机制及临床应用有哪些？

第十章

抗癫痫药及抗惊厥药

学习目标

掌握	苯妥英钠、苯巴比妥、卡马西平、乙琥胺、丙戊酸钠、硫酸镁的药理作用、临床应用及不良反应。
熟悉	奥卡西平、托吡酯、拉莫三嗪的抗癫痫作用。
了解	抗癫痫药应用注意事项。

第一节 抗癫痫药

癫痫俗称羊癫风、羊角风，是大脑神经元突发性异常放电，导致短暂的大脑功能障碍的一种慢性疾病。已知中国最早相关记载见于长沙马王堆汉墓出土的《五十二病方》。癫痫的病因复杂，发病机制尚未完全阐明，因此现有的治疗手段仍以药物治疗为主，用药目的在于减少或防止发作。抗癫痫药（antiepileptic drugs）主要有两种，一是抑制病灶神经元的异常高频放电，二是提高病灶周围正常脑组织兴奋阈，抑制异常放电扩散。

一、癫痫及其临床分型

癫痫发作有原发性和继发性两类，根据发病机制又可细分为局灶性、全面性和不确定性。2017年国际抗癫痫联盟（International League Against Epilepsy, ILAE）推出了最新的痫性发作分类，见表10-1。

▼ 表10-1 癫痫的主要发作类型、临床特征及其治疗药物

癫痫类型	临床特征	治疗药物
局灶性起源	发作起源局限于一侧大脑半球的神经网络，起源灶可分散至各处，可起源于皮层下结构	卡马西平、苯妥英钠、苯巴比妥、丙戊酸钠、拉莫三嗪
意识清楚	发作过程中意识清楚	
有意识障碍	发作过程任一阶段出现意识丧失	
运动症状起病	失张力、强直、阵挛、肌阵挛或癫痫性痉挛等	

癫痫类型	临床特征	治疗药物
非运动症状起病	非运动（如感觉）症状和体征显著	
局灶性进展为双侧强直-阵挛	是一类特殊局灶性发作，是"进展至双侧"而非"继发至全面"	
全面性起源	发作起源于某个点并快速出现，在神经网络中双侧分布	
运动症状起病	运动症状常为双侧，但不一定是全身性	卡马西平、苯妥英钠、苯巴比妥、丙戊酸钠
强直-阵挛发作	以全身肌肉强直阵挛为主要表现，伴意识丧失及自主神经功能紊乱的一种癫痫发作	
其他运动症状		
非运动症状起病（失神）	表现为行动和意识的突然停止，多发生于低龄人群，症状起止突然，与伴意识损害的局灶性发作相比，复杂的自动症状更少	乙琥胺、氯硝西泮、丙戊酸钠、拉莫三嗪
起源不明	医生能确定某发作是癫痫样发作，却无法进一步分类。随着进一步检查或观察，可能会将其重新分为局灶性或全面性起源	

二、常用抗癫痫药

苯妥英钠

苯妥英钠（phenytoin sodium，PHT）又称大仑丁（dilantin），为二苯乙内酰脲的钠盐。

【体内过程】苯妥英是弱酸，其钠盐溶液呈强碱性，刺激性大，不宜进行肌内注射或皮下注射给药。口服吸收缓慢而不规则，口服后3~12小时血药浓度达峰值，连续口服6~10天达稳态血药浓度。吸收后可迅速分布到全身组织，血浆蛋白结合率85%~90%，表观分布容积为0.6L/kg。主要经肝药酶代谢为无活性的羟基苯妥英，再与葡萄糖醛酸结合，经肾脏排泄。消除方式与血药浓度有关，当血药浓度低于10μg/ml时，按一级动力学消除，半衰期约20小时。当血药浓度增高时，则按零级动力学消除，半衰期也随之延长，可达60小时。常用剂量下，苯妥英钠的个体差异较大，临床用药时应注意剂量个体化。

【药理作用】苯妥英钠主要通过稳定脑神经细胞膜的功能及增加脑内抑制性神经递质5-HT和GABA的作用，从而防止异常放电的扩散而发挥抗癫痫作用。其对全面性强直-阵挛性发作和各种局灶性起源发作效果较好，对失神发作无效。苯妥英钠对小脑有兴奋作用，能激活小脑、大脑皮质的抑制通路，使小脑浦肯野细胞放电增加，皮质发作性活动减少。其抗神经痛作用的机制可能与降低突触传递或降低引起神经元放电的短暂刺激有关。

【临床应用】

1. 抗癫痫作用 苯妥英钠是治疗全面性强直-阵挛性发作的首选药物，对局灶性起源发作亦有效。静脉给药可用于治疗癫痫持续状态。

2. 治疗外周神经痛 可治疗三叉神经痛、舌咽神经痛、坐骨神经痛等，使疼痛减轻，发作次数减少。

3. 抗心律失常作用　详见本书第二十章。

【不良反应】不良反应较多，除了胃肠道反应，均与血药浓度呈正相关。

1. 局部刺激　苯妥英钠碱性较强，口服对胃肠道有刺激性，易引起食欲减退、恶心、呕吐等症状，宜饭后服用。静脉注射可引起静脉炎。

2. 慢性毒性　长期应用后约20%的患者可出现牙龈增生，多见于青少年和儿童，与部分药物从唾液排出、刺激胶原组织增生有关。应经常按摩牙龈、注意口腔卫生以延缓其增生，一般停药3~6个月后可恢复，不影响继续用药。苯妥因钠为肝药酶诱导剂，可加速维生素D代谢，导致低钙血症，表现为佝偻病、软骨病等，必要时服用维生素D预防。长期应用可抑制二氢叶酸还原酶，导致叶酸缺乏，引起巨幼细胞贫血，需补充甲酰四氢叶酸防治。长期应用后易发生外周神经炎，发生率约30%。

3. 神经系统反应　过量应用可引起急性中毒，影响小脑-前庭功能，表现为眼球震颤、共济失调，严重者精神错乱，甚至昏睡、昏迷。

4. 过敏反应　少数患者可出现皮疹、血小板减少、粒细胞缺乏，偶见再生障碍性贫血、肝坏死等，长期用药时需要定期检查血常规和肝功能。

5. 其他反应　偶见女性多毛症、男性乳房增大等。妊娠早期用药偶致畸胎。长期用药后骤然停药可使癫痫发作加剧，甚至诱发癫痫持续状态。

【药物相互作用】水杨酸类、苯二氮䓬类药物等可与苯妥英钠竞争血浆蛋白，使后者游离血药浓度升高。苯妥英钠能加速皮质激素、奎尼丁、茶碱、避孕药等多种药物的代谢，降低其疗效。氯霉素、异烟肼等可抑制肝药酶而使苯妥英钠的代谢减慢，血药浓度升高。苯巴比妥、卡马西平等可诱导肝药酶而降低苯妥英钠的血药浓度。

苯 巴 比 妥

苯巴比妥（phenobarbital）又称鲁米那（luminal），是巴比妥类当中最有效的抗癫痫药，自1921年起一直应用至今，具有起效快、疗效好、广谱、低毒、价格低廉的优点。苯巴比妥对全面性起源发作和各种局灶性起源发作效果较好，对意识清楚的运动症状起病无效。苯巴比妥既可以抑制病灶异常高频放电，又可抑制异常放电向周围正常脑组织扩散。用药初期，易产生嗜睡、精神萎靡、共济失调等副作用，长期使用可耐受。偶见皮疹、巨幼细胞贫血、白细胞减少、血小板减少等，故用药期间应定期检查血象。苯巴比妥为肝药酶诱导剂，与其他药物联合应用时应注意相互作用。其他详细内容参见本书第九章。

卡 马 西 平

卡马西平（carbamazepine, CBZ）又称酰胺咪嗪，20世纪60年代用于治疗三叉神经痛，20世纪70年代用于治疗癫痫。口服吸收缓慢且不规则，单次给药半衰期25~65小时，长期用药因肝药酶诱导半衰期可缩短至12~17小时，血药浓度达峰时间4~8小时，血浆蛋白结合率75%~80%，有效血药浓度4~12μg/ml，在肝代谢，其代谢产物仍具有抗癫痫作用。本药属于广谱抗癫痫药，对各型癫痫具有不同程度的疗效，是治疗局灶性起源发作和肌阵挛-强直-阵挛发作的基本药物，对失神发作、肌阵挛效果差。治疗三叉神经痛效果优于苯妥英钠，还有较强的抗躁狂、抗抑郁作用，可用于锂盐治疗无效的双向情感障碍患者。其抗癫痫的作用机制尚不完全清楚，可能与苯妥英钠相似。最常见的不良反应为复视、共济失调，还常见恶心、呕吐、嗜睡、水钠潴留，偶致再生障碍性贫血、粒细胞缺乏症等。

奥 卡 西 平

奥卡西平（oxcarbazepine, OXC）与卡马西平化学结构、药理作用及临床应用均相似，不良反应较少，无肝药酶诱导作用，在体内转变为有活性的10-羟基代谢产物。临床上单独应用或与其他抗癫痫药联合应用，治疗成人原发性全面性起源的强直-阵挛发作和局灶性起源发作。对奥卡西平过敏、房室传导阻滞患者禁用。

乙 琥 胺

乙琥胺（ethosuximide）口服吸收迅速而完全，血药浓度达峰时间2~4小时，血浆蛋白结合率低，在成人半衰期为40~60小时，在儿童半衰期为30小时。儿童血药浓度需4~6天达到稳态，成人所需时间则更长。25%以原形经肾脏排泄，其他经肝脏代谢。本药作用机制不详，可能与抑制丘脑神经元T型钙通道有关，高剂量时还能抑制Na^+-K^+-ATP酶和GABA转氨酶；主要作为治疗失神发作的首选药物。其疗效不及氯硝西泮，但不良反应较少，常见为恶心、呕吐等胃肠道反应，其次为头痛、嗜睡等中枢神经系统症状，有精神病史者易引起精神行为异常。偶见粒细胞减少、再生障碍性贫血，有时可见肝肾损害。

丙 戊 酸 钠

丙戊酸钠（sodium valproate, VPA）化学名为二丙基醋酸钠，为广谱抗癫痫药，1967年在法国首先上市，随后开始用于治疗癫痫，目前是治疗癫痫的常用药物之一。口服吸收迅速而完全，血药浓度达峰时间为2~3小时，血浆蛋白结合率约90%，主要在肝脏代谢，经肾脏排泄。半衰期为8~15小时。对各种类型的癫痫都有一定疗效。不能抑制病灶异常高频放电，但可以抑制异常放电向周围正常脑组织扩散。其作用机制主要为：① 抑制GABA转氨酶，延缓GABA代谢，同时提高谷氨酸脱氢酶活性，使GABA合成增多，另外抑制GABA转运体，减少GABA的摄取，提高突触后膜对GABA的反应性，从而增强GABA的突触后抑制；② 抑制钠通道；③ 抑制钙通道。对各种类型的癫痫都有一定的疗效。对全面性起源的强直-阵挛发作的疗效不如苯妥英钠和苯巴比妥；对失神发作的疗效优于乙琥胺；对有意识障碍的运动症状起病的疗效近似卡马西平。常见不良反应为恶心、呕吐、食欲不振，饭后服用或逐渐增量可减轻反应；嗜睡、乏力、注意力缺乏、震颤等中枢神经系统反应通常可以随着减量而消失。肝损害为其严重不良反应，发生率25%~30%，用药期间应定期检查肝功能。偶见皮疹、脱发、血小板减少等。苯巴比妥、苯妥英钠、卡马西平能降低丙戊酸钠的血药浓度和疗效。丙戊酸钠能增强抗凝药和全麻药的作用。

苯二氮䓬类药物

苯二氮䓬类药物有抗惊厥和抗癫痫作用，临床上常用于治疗癫痫的药物有地西泮、硝西泮和氯硝西泮。地西泮（diazepam）是治疗癫痫持续状态的首选药物，静脉注射起效快，且较其他药物安全。硝西泮（nitrazepam）主要用于治疗失神发作、自动症，尤其是肌阵挛性发作和婴儿痉挛等。氯硝西泮（clonazepam）的抗癫痫谱较广，对失神发作、自动症疗效好，静脉注射可用于治疗癫痫持续状态，对肌阵挛性发作和婴儿痉挛也有效。

拉 莫 三 嗪

拉莫三嗪（lamotrigine，LTG）为苯基三嗪类化合物，口服吸收迅速而完全，血药浓度达峰时间为1.5~4小时，半衰期约24小时。拉莫三嗪可抑制钙通道，并减少谷氨酸的释放，用于治疗全面性起源的强直-阵挛发作、局灶性起源发作、失神发作、失张力发作辅助治疗，与其他药物合用治疗难治性癫痫。部分国家将其作为局灶性起源发作、局灶性进展为双侧强直-阵挛的一线药物。常见不良反应为恶心、呕吐、头痛、视力模糊、共济失调等。

托 吡 酯

托吡酯（topiramate，TPM）是具有多重作用机制的广谱抗癫痫药，临床广泛应用于多种类型的癫痫和癫痫综合征的治疗，可单独或联合用于成人和儿童的全面性强直-阵挛性发作和局灶性癫痫发作，还可用于难治性癫痫的添加治疗和青少年肌阵挛性癫痫等。口服吸收迅速而完全，血药浓度达峰时间为2~4小时，半衰期18~23小时，主要以原形经肾脏排泄。托吡酯可抑制钠通道，增强GABA的作用，抑制谷氨酸的兴奋作用。常见不良反应为中枢神经系统症状如视力模糊、共济失调、嗜睡、头晕等。

左乙拉西坦

左乙拉西坦（levetiracetam，LEV）是一种吡咯烷类衍生物，具有良好的线性药动学特征，口服生物利用度接近100%，口服后约1小时血药浓度达峰值，24~48小时达稳态浓度。主要经肾脏排泄，成人血浆半衰期6~8小时，老年患者由于肌酐清除率降低，半衰期可延长至8~10小时。肾功能损伤患者需根据肌酐清除率调整剂量。本药具有优越的药动学特点，适于老年患者选用。本药对多种癫痫类型有效，单药治疗癫痫部分发作的有效性，对于局灶性癫痫发作患者的疗效优于卡马西平和拉莫三嗪；对青少年肌阵挛发作的效果优于丙戊酸钠；能减少全面性强直阵-挛发作的发作频率，在发作时被推荐优先使用；联合其他抗癫痫药治疗难治性癫痫疗效显著，在保护认知功能等方面优势明显。常见不良反应有情绪激动、头晕、乏力、嗜睡，但症状轻微，常发生于开始治疗阶段，不影响依从性。

三、抗癫痫药应用注意事项

癫痫是最常见的中枢神经系统慢性病之一，需要长期药物治疗，用药过程中须注意以下事项。

1. **确定是否用药** 半年内发作2次以上者应当用药，须根据癫痫发作类型合理选药。

2. **确认是否联合用药** 80%的癫痫患者单独应用一种抗癫痫药即可控制症状，20%的患者应用两种单药治疗仍不能控制，可考虑两药联合治疗。若两药联合仍不能控制，一般不做三药联合治疗，应考虑手术等其他治疗手段。

3. **严密观察不良反应** 抗癫痫药可能有致畸作用，计划怀孕的女性患者应在医生指导下停药。长期用药过程中应密切观察毒副作用，定期检查肝功能和血象等。

4. **药量增减及停药、换药原则** ①剂量可快速提升，但减量务必缓慢，以防反跳；②用药期间除非发生严重不良反应，不宜随意减量或停药；③ 如一种药物已达最大耐受量却不能控制症状，可加药或换药。

问题与思考
如何根据发作类型选择抗癫痫药？

相关链接 | ILAE（2017）癫痫发作分类的优势与不足

ILAE（2017）癫痫发作分类在临床实际工作中仍有很多模糊不清的地方。该癫痫发作分类是平行区分的：首先区分局灶性、全面性或未知起源的癫痫发作，然后根据所获信息判定每一个体的发作处在何阶段，如"局灶性起源"或"全面性起源"的发作。鼓励特殊形式的分类，而这决定于分类者的经验和研究目的。当某些发作症状相对发作时的其他关键症状或体征尚不明确，该发作类型可用明确的关键症状或体征命名，再针对不明确的症状进行额外的术语描述，任何描述均可在相关论文中列出或进行自由的文字表述而附加在发作类型后面，但这些描述不能改变发作类型分型。

第二节　抗惊厥药

惊厥是各种原因导致大脑皮层功能紊乱，神经元兴奋性过高，突然大量异常超同步放电，引起骨骼肌强直或阵挛性抽搐。惊厥是儿科常见急重症，常见于小儿高热惊厥、子痫、破伤风、癫痫发作及药物中毒等。苯二氮䓬类、巴比妥类、水合氯醛和硫酸镁等均为常用抗惊厥药。

硫　酸　镁

硫酸镁（magnesium sulfate）是 N-甲基-天冬氨酸（N-methyl-D-aspartate，NMDA）受体非竞争性拮抗剂，可抑制 Ca^{2+} 内流，抑制运动神经末梢 ACh 和肾上腺髓质及交感神经节后纤维儿茶酚胺类的释放。不同给药途径会产生不同的药理作用，高浓度硫酸镁溶液外敷可消除肿胀；口服可产生导泻、利胆作用（详见本书第二十四章）；静脉给药可引起中枢抑制、降压和肌松作用，用于治疗惊厥、子痫、尿毒症、破伤风、高血压脑病及高血压危象等。硫酸镁可以扩张血管，降低血压，但不用于一般高血压治疗，主要用于妊娠高血压、先兆子痫和子痫。硫酸镁的肌松作用可减轻痉挛和疼痛，对痉挛性疼痛和痉挛性斜颈疗效显著。此外，硫酸镁能抑制子宫平滑肌收缩，可防治早产。

硫酸镁静脉给药安全范围窄，应缓慢注射或缓慢滴注，注射过快可引起恶心、呕吐、眼球震颤等不良反应，并应注意患者的呼吸和循环功能。建议用药前予以心电图检查和肾功能检查，有原发性心肌损害、严重传导阻滞或严重肾功不全者禁用。对高血压急症患者必须监测生命体征，包括心率、血压、血氧饱和度等，通过监测随时调整滴速。用药前和用药中均应检查膝腱反射，并注意观察患者尿量，如尿量骤降、膝腱反射突然减弱甚至消失，须立即停药。如用药过程中突然出现胸闷、胸痛等不适症状，应立即停药，可拍X线片排查是否发生肺水肿。如有中毒现象（如呼吸肌麻痹等），可静脉注射钙剂（如葡萄糖酸钙或氯化钙）解救。

案例 10-1 患者，男，56岁。因"发作性意识不清4小时"入院。约4小时前患者无明显诱因突然出现意识不清，呼之不应，伴颈部向右侧倾斜，双眼向右侧凝视，持续5~6分钟意识转清，患者对发病情况不能回忆，反应迟钝，此后上述症状反复发作3次。院外未行特殊诊治，送来本院急诊科，颅脑CT+肺纵隔CT提示：① 颅脑术后改变，左侧脑软化，建议MRI检查；② 腔隙性脑梗死；③ 双肺纤维灶；④ 考虑双肺下叶坠积性改变，请结合临床注意复查；⑤ 心脏增大，冠状动脉及胸主动脉钙化。为进一步系统诊治，急诊以"脑血管病"收入院。初步诊断：① 癫痫持续状态；② 高血压1级（极高危）；③ 脑梗死后遗症；④ 脑出血术后。给予地西泮、苯巴比妥钠镇静催眠、抗癫痫，补液等营养支持治疗。

思考：针对该患者的选药依据是什么？

学习小结

常用的抗癫痫药有苯妥英钠、苯巴比妥、卡马西平、丙戊酸钠、乙琥胺、地西泮、氯硝西泮等。苯妥英钠可抑制异常放电向病灶周围正常脑组织的扩散，但不能抑制病灶的异常放电。对癫痫全面性强直-阵挛性发作和各种局灶性起源发作效果较好，对失神发作无效。还可用于治疗外周神经痛和心律失常。不良反应较多，如局部刺激、神经系统反应、血液系统反应等，用药过程中需定期检查肝功能和血象。苯巴比妥的抗癫痫谱与苯妥英钠相似，卡马西平和丙戊酸钠为广谱抗癫痫药，乙琥胺是失神发作的首选药物，氯硝西泮对失神发作亦有较好疗效。癫痫持续状态首选静脉注射地西泮，亦可静脉注射苯巴比妥和苯妥英钠。注射硫酸镁有抗惊厥作用，用于缓解子痫、破伤风等引起的惊厥，亦可引起血压下降，主要用于妊娠高血压。

（许勇）

复习参考题

一、选择题

1. 下列应用抗癫痫药注意事项错误的是
   A. 根据癫痫发作类型合理选药以控制发作
   B. 初始需用大剂量控制
   C. 剂量由小到大逐渐增加到控制发作
   D. 减药、加药或停药均需逐渐过渡
   E. 坚持长期用药

2. 患者，男，20岁。突发意识丧失，全身强直-阵挛发作，口吐白沫，随后进入沉睡状态。应当首选

A. 地西泮
B. 乙琥胺
C. 苯巴比妥
D. 苯妥英钠
E. 托吡酯

3. 患者，男，20岁。既往有全面性强直-阵挛发作，有药物治疗史。本次就诊是因所用药物催眠作用太强，想换一种既能控制症状，又无较强催眠作用的药物。应选

A. 地西泮

B. 苯妥英钠

C. 苯巴比妥

D. 扑米酮

E. 乙琥胺

4. 患者，男，45岁。因"癫痫持续状态"就诊，应选择

A. 口服苯巴比妥

B. 口服苯妥英钠

C. 口服丙戊酸钠

D. 静脉注射地西泮

E. 肌内注射氯丙嗪

5. 患者，女，30岁。因妊娠性高血压给予硫酸镁注射，突然血压过低，降至50/30mmHg。应立即给予

A. 去甲肾上腺素

B. 麻黄碱

C. 多巴胺

D. 氯化钙

E. 卡马西平

答案：1. B；2. D；3. B；4. D；5. D

二、简答题

1. 简述苯妥英钠抗癫痫作用及机制、临床应用、不良反应。

2. 简述常见癫痫类型的首选药。

3. 试述使用抗癫痫药物的注意事项。

第十一章　抗精神失常药

学习目标	
掌握	氯丙嗪的药理作用、作用机制、临床应用、不良反应及禁忌证；丙米嗪的药理作用、作用机制及临床应用。
熟悉	抗精神失常药的分类；碳酸锂的药理作用及临床应用。
了解	其他类抗精神失常药的代表药物。

精神失常是由多种原因引起的以精神活动障碍为特征的一类疾病，表现为认知、思维、情感、行为等方面的异常。治疗这类疾病的药物称为抗精神失常药。根据临床应用不同可分为抗精神病药、抗抑郁药、抗躁狂药、抗焦虑药，本章只介绍前三类，抗焦虑药详见第九章。

第一节　抗精神病药

抗精神病药（antipsychotic drugs）是指主要用于治疗精神分裂症和其他精神病性障碍的一类药物。精神分裂症（schizophrenia）是一组以思维、情感、行为之间不协调，精神活动与现实脱离为主要表现的最常见的一类精神障碍。临床主要表现为以下5个症候群：阳性症状（如幻觉、妄想、思维紊乱等，常称为 Ⅰ 型）、阴性症状（如情感淡漠、主动性缺失等，常称为 Ⅱ 型）、认知症状、攻击敌意、焦虑抑郁等。根据精神分裂症临床症状的演变，主要分为初次发作和多次发作。

一、精神分裂症的发病机制与药物作用靶点

精神分裂症的发病机制尚未完全阐明，目前主要的观点包括：大脑神经发育障碍导致脑内存在微小的病理变化是发病的基础；遗传和环境因素在精神分裂症的发病过程中起到重要作用。精神分裂症的发病机制有许多假说，其中影响最大的是多巴胺亢进假说。

中枢神经系统主要有4条多巴胺通路：① 中脑–边缘通路；② 中脑–皮质通路；③ 结节–漏斗通路；④ 黑质纹状体通路。另外，延髓化学感受区也有多巴胺受体分布。多巴胺（DA）是中枢神经系统内一种重要的神经递质，参与人类神经精神活动的调节，其功能的紊乱（亢进或减弱）均可导致神经精神异常。中枢DA受体可分为D_1和D_2两种亚型。黑质纹状体通路存在D_1受体和

133

D_2受体，中脑-边缘通路和中脑-皮质通路主要存在D_2受体，结节-漏斗通路主要存在D_2受体。目前认为，精神分裂症（尤其是Ⅰ型）是由于中脑-边缘通路和中脑-皮层通路的D_2受体功能亢进所致。近年来谷氨酸假说、GABA假说和5-HT假说也受到广泛的关注和重视（表11-1）。

▼ 表11-1　精神分裂症病因学中的主要神经递质假说概况

各种神经递质假说	主要观点		
多巴胺假说	纹状体D_2系统的高多巴胺能状态引发阳性症状	首发未治疗患者纹状体多巴胺D_2受体数量增加	脑内存在中脑皮质通路和中脑边缘通路等多巴胺神经通路
谷氨酸假说	脑内谷氨酸功能不足，尤其是NMDA受体功能减退	皮质-边缘通路的皮质γ-氨基丁酸（GABA）能神经对边缘系统抑制功能不足，导致边缘系统多巴胺（主要为D_2受体）脱抑制性兴奋，引起阳性症状	
5-HT假说	前额叶皮质5-HT功能不足，提示大脑皮质无法对皮层下进行适度抑制，从而出现皮层下多巴胺能神经元活动的亢进	阴性症状是由于边缘系统多巴胺能神经元的激发点火受到抑制	
γ-氨基丁酸假说	由于脑发育障碍，GABA中间神经元受损，对皮质的兴奋性神经元和边缘系统抑制减弱，导致脱抑制性兴奋引发精神症状		

二、抗精神病药物分类

（一）根据化学结构对药物分类

根据化学结构的不同，抗精神病药分为吩噻嗪类、硫杂蒽类、丁酰苯类和其他抗精神病药。

1. 吩噻嗪类（phenothiazines）　吩噻嗪类抗精神病药化学结构中都有吩噻嗪母核，它是由两个苯环和一个含硫、氮原子的六元环构成的三环结构，本身无活性，第10位（R1）和第2位（R2）上的氢原子被不同基团取代才具有抗精神病等药理作用。主要药物有氯丙嗪、硫利达嗪、奋乃静、氟奋乃静及其长效剂、三氟拉嗪等。

2. 硫杂蒽类（thioxanthenes）　吩噻嗪环上的氮原子被碳原子取代，并通过双键与侧链相连，形成硫杂蒽类，亦称噻吨类。此类化合物也属三环类药物。主要药物有氯哌噻吨、氟哌噻吨。

3. 丁酰苯类（butyrophenones）　由一个苯环和一个哌啶环连接构成。主要药物有氟哌啶醇及氟哌利多等。

4. 苯甲酰类（benzamides）　主要药物有舒必利、硫必利、舒托必利、氨磺必利等。

5. 二苯氮氧类（dibenzoxazepines）　主要药物有氯氮平、奥氮平、喹硫平等。

6. 苯丙异唑类（benzisoxazoles）　主要药物有利培酮、齐拉西酮等。

7. 二苯丁酰哌啶类（diphenylbutylipiperidines）　主要药物有五氟利多等。

8. 其他　阿立哌唑等。

（二）根据药理作用分类

1. 第一代抗精神病药物（first-generation antipsychotics, FGAs）　又称典型抗精神病药物。本类药物主要作用于脑内多巴胺D_2受体，为D_2受体拮抗药。对α_1、α_2肾上腺素受体、M胆碱受体和组胺 H 受体等也有拮抗作用。对幻觉、妄想、思维障碍、行为紊乱、兴奋、激越、紧张症候群疗效显著。对阴性症状及伴发抑郁症状疗效不确切。第一代抗精神病药包括：① 吩噻嗪类的氯丙嗪、硫利达嗪、奋乃静、氟奋乃静及其长效剂、三氟拉嗪等；② 硫杂蒽类的氯哌噻吨及其长效剂、氟哌噻吨及其长效剂、泰尔登等；③ 丁酰苯类，如氟哌啶醇及其长效剂、五氟利多等；④ 苯甲酰类，如舒必利等。吩噻嗪类又分为高效价药物如奋乃静、三氟拉嗪；低效价药物如氯丙嗪、硫利达嗪（效价分类适用于第一代药物）。

2. 第二代抗精神病药物（second-generation antipsychotics，SGAs） 又称非典型抗精神失常药物。与吩噻嗪类等药物相比，本类具有较高的 5-HT$_2$ 受体拮抗作用，称多巴胺（DA）-5- 羟色胺（serotonin）受体拮抗药（SDAs），对中脑 - 边缘系统的作用比对纹状体系统的作用更具有选择性，主要有氯氮平、利培酮、奥氮平、喹硫平、齐拉西酮和阿立哌唑等。这类药物由于适应证广、锥体外系反应不明显或发生率较低，其临床应用更为广泛。

三、常用抗精神病药物

（一）吩噻嗪类

氯 丙 嗪

氯丙嗪（chlorpromazine）又称冬眠灵（wintermin），是吩噻嗪类药物的典型代表，也是应用最早最广泛的抗精神病药物。

【体内过程】口服吸收慢而不规则，血药浓度达峰时间为 2~4 小时。食物、抗胆碱药能明显延缓其吸收。肌内注射吸收迅速，血浆蛋白结合率达 90% 以上。氯丙嗪分布广泛，其中脑内浓度可达血浆浓度的 10 倍。主要在肝经 CYP 酶代谢为多种产物，经肾脏排泄。因脂溶性高，易蓄积于脂肪组织，停药后数周乃至半年后，尿中仍可检出其代谢物。不同个体口服相同剂量的氯丙嗪后血药浓度可相差 10 倍以上，故给药剂量应个体化。氯丙嗪在体内的消除随年龄而递减，老年患者需减量。

【药理作用与机制】

1. 对中枢神经系统的作用

（1）抗精神病作用：氯丙嗪对中枢神经系统有较强的抑制作用，对正常人表现出神经安定作用；精神分裂症患者应用氯丙嗪后则显现出其良好的抗精神病作用，能迅速控制兴奋躁动状态而不损伤感觉能力，能消除患者的幻觉、妄想症状，减轻思维障碍，使患者恢复理智，情绪安定，生活自理。对抑郁无效甚至可以使之加剧。氯丙嗪等吩噻嗪类药物主要是通过拮抗中脑 - 边缘通路和中脑 - 皮层通路的 D$_2$ 受体而发挥疗效。

（2）镇吐作用：氯丙嗪有较强的镇吐作用。小剂量即可对抗 DA 受体激动剂阿扑吗啡引起的呕吐反应，这是其拮抗了延脑第四脑室底部的催吐化学感受区的 D$_2$ 受体的结果。大剂量的氯丙嗪直接抑制呕吐中枢。氯丙嗪也可抑制呃逆，其机制是抑制位于延脑与催吐化学感受区旁的呃逆中枢调节部位。但氯丙嗪不能对抗前庭刺激引起的呕吐，如晕车、晕船等。

（3）对体温调节的作用：氯丙嗪对下丘脑体温调节中枢有很强的抑制作用，对体温的影响随外界环境温度而变化。环境温度低时,氯丙嗪降温作用明显,与物理降温同时应用,不但降低发热者体温,也能降低正常体温。

2. 对自主神经系统的作用 氯丙嗪阻断M胆碱受体,可引起口干、便秘、视力模糊等副作用。氯丙嗪拮抗α肾上腺素受体,可致血管扩张、血压下降。由于连续用药可产生耐受性,且有较多副作用,故氯丙嗪不适用于高血压的治疗。

3. 对内分泌系统的影响 氯丙嗪拮抗结节-漏斗通路中的D_2受体,增加催乳素的分泌,抑制促性腺激素和糖皮质激素的分泌,可能引起闭经。氯丙嗪也可抑制垂体生长激素的分泌,可试用于巨人症的治疗。

【临床应用】

1. 精神分裂症 氯丙嗪能够显著缓解如妄想、幻觉、思维紊乱等阳性症状,对淡漠等阴性症状效果不显著。主要用于治疗Ⅰ型精神分裂症(精神运动性兴奋和幻觉妄想为主)的治疗,尤其对急性患者效果显著,但不能根治,且需长期用药;对慢性精神分裂症患者疗效较差。氯丙嗪对伴有的兴奋、躁动、紧张、幻觉和妄想等症状的其他精神疾病也有显著疗效。对各种器质性精神失常(如脑动脉硬化性精神失常、感染中毒性精神失常等)和症状性精神失常的兴奋、幻觉和妄想症状也有效,但剂量要小,症状控制后须立即停药。

2. 呕吐和顽固性呃逆 对多种药物(如洋地黄、吗啡、四环素等)和疾病(如尿毒症和恶性肿瘤)引起的呕吐具有显著的镇吐作用。对顽固性呃逆也有显著疗效。对晕动病无效。

3. 低温麻醉与人工冬眠 氯丙嗪配合物理降温(冰袋、冰浴)可降低患者体温,用于低温麻醉。氯丙嗪与其他中枢抑制药如哌替啶、异丙嗪合用,可使患者深睡,体温、基础代谢及组织耗氧量均降低,对缺氧的耐受力增强,减轻机体对伤害性刺激的反应,并可使自主神经传导阻滞及中枢神经系统反应性降低,此种状态称为人工冬眠,有利于机体度过危险的缺氧缺能阶段,为进行其他有效的对因治疗赢得时间。人工冬眠多用于严重创伤、感染性休克、高热惊厥、中枢性高热及甲状腺危象等病症的辅助治疗。

有严重肝病、肾病(肾功能不全、急性肾炎)、严重心血管疾病(心力衰竭、重症高血压)、严重中枢抑制或昏迷、癫痫及惊厥史、乳腺增生症和乳腺癌等患者禁止应用。

【不良反应及用药注意事项】因氯丙嗪药理作用广泛,不良反应较多。

1. 常见不良反应 本药局部刺激性较强,可用深部肌内注射。静脉注射可致血栓性静脉炎,应以生理盐水或葡萄糖溶液稀释后缓慢注射。

常见中枢抑制症状(嗜睡、淡漠、无力等)、M胆碱受体拮抗症状(视力模糊、口干、无汗、便秘、眼压升高等)和α肾上腺素受体拮抗症状(鼻塞、血压下降、直立性低血压及反射性心悸等)。青光眼及昏迷患者禁用。用药后出现直立性低血压时应卧床,血压过低可静脉滴注去甲肾上腺素,禁用肾上腺素。用药期间不宜驾驶车辆、操作机械或高空作业。

2. 锥体外系反应(extrapyramidal reaction) 氯丙嗪拮抗黑质纹状体通路的D_2受体,使纹状体中的多巴胺功能减弱、ACh的功能相对增强。因此,长期应用氯丙嗪,锥体外系反应的发生率较高。

（1）帕金森综合征（parkinsonism）：表现为肌张力增高、面容呆板、动作迟缓、肌肉震颤、流涎等。基底神经节病变、帕金森病患者禁用。

（2）静坐不能（akathisia）：表现为坐立不安、反复徘徊。

（3）急性肌张力障碍（acute dystonia）：由于舌、面、颈及背部肌肉痉挛，患者可出现强迫性张口、伸舌、斜颈、呼吸运动障碍及吞咽困难，多出现在用药后1～5天。

对于上述三种反应，减少氯丙嗪用量或停药，症状可减轻或消失，也可用中枢抗胆碱药如苯海索治疗。

（4）迟发性运动障碍（tardive dyskinesia, TD）：长期服用氯丙嗪的部分患者可产生一种特殊而持久的运动障碍，表现为口-面部不自主的刻板运动及四肢舞蹈样动作。可能是由于DA受体长期被阻断、受体敏感性增加或反馈性促进突触前膜DA释放增加。此反应停药后难以消失且难以治疗，用抗胆碱药可使症状加重，抗精神病药氯氮平能使此反应减轻。

3. 药源性精神异常　氯丙嗪本身可以引起精神异常，如意识障碍、萎靡、淡漠、兴奋、躁动、消极、抑郁、幻觉、妄想等，应与原有疾病加以鉴别，一旦发生应立即减量或停药。

4. 惊厥与癫痫　少数患者用药过程中出现局部或全身抽搐，脑电图可见癫痫样放电，有惊厥或癫痫史者更易发生，有癫痫或惊厥史患者应慎用，必要时加用抗癫痫药物。

5. 心血管和内分泌系统反应　直立性低血压、持续性低血压甚至休克、心电图异常和心律失常，多见于老年伴动脉硬化及高血压患者。长期用药还会引起内分泌系统紊乱，如乳腺增生、泌乳、闭经、儿童生长迟缓等。严重心血管疾病如心力衰竭、心肌梗死、传导异常患者禁用。

6. 过敏反应　常见的有皮疹、接触性皮炎。少数患者出现肝损害、黄疸，也可出现粒细胞减少、溶血性贫血和再生障碍性贫血等。用药期间应定期检查肝功能和白细胞计数。对吩噻嗪类过敏者及骨髓抑制患者禁用。

7. 急性中毒　一次应用大剂量氯丙嗪后，可致急性中毒，患者出现昏睡，血压下降、休克、心肌损害、心动过速、心电图异常（PR间期或QT间期延长，T波低平或倒置）等，此时应立即对症治疗。

【药物相互作用】氯丙嗪可增强乙醇、镇静催眠药、抗组胺药、镇痛药等的中枢抑制作用，特别是与吗啡、哌替啶合用时要注意呼吸抑制和血压降低的问题。氯丙嗪可拮抗DA受体激动剂、左旋多巴的作用。与抗高血压药物合用时易导致直立性低血压，但氯丙嗪的去甲基代谢物可阻止胍乙啶的神经末梢摄入而拮抗其降压作用。某些肝药酶诱导剂如苯妥英钠、卡马西平等可加速氯丙嗪的代谢，应注意适当调整剂量。

其他吩噻嗪类药物

奋乃静（perphenazine）、氟奋乃静（fluphenazine）、三氟拉嗪（trifluoperazine）是吩噻嗪类中哌嗪衍生物。与氯丙嗪比较，抗精神病作用及锥体外系副作用强，而镇静作用较弱，对心血管系统、肝脏及造血系统的不良反应较氯丙嗪轻。奋乃静对慢性精神分裂症的疗效高于氯丙嗪。三氟拉嗪和奋乃静对行为退缩、情感淡漠等症状有较好疗效，适用于精神分裂症偏执型。

硫利达嗪（thioridazine）是吩噻嗪类中哌啶衍生物，有明显的镇静作用，抗幻觉妄想作用不如氯丙嗪。优点是锥体外系副作用少，作用缓和，老年人易耐受。适用于伴有激动、焦虑、紧张、抑郁及躯体感觉异常的精神分裂症、躁狂症和更年期精神病。

📢 **问题与思考**

氯丙嗪与非甾体抗炎药对体温调节的影响及其应用有何不同？

（二）硫杂蒽类

硫杂蒽类（噻吨类）的基本结构与吩噻嗪类相似，但在吩噻嗪环上第10位的氮原子被碳原子取代，故此类药物的基本药理作用与吩噻嗪类极为相似。

氯普噻吨

氯普噻吨（chlorprothixene）又称泰尔登，其结构与三环类抗抑郁药相似，故有较弱的抗抑郁作用。该药调节情绪、抗焦虑抑郁的作用较氯丙嗪强，但抗幻觉妄想作用不如氯丙嗪。适用于带有强迫状态或焦虑抑郁情绪的精神分裂症、焦虑性神经官能症及更年期抑郁。不良反应与氯丙嗪相似，但因其抗肾上腺素与抗胆碱作用较弱，故不良反应较轻，锥体外系症状也较少。

氟哌噻吨

氟哌噻吨（flupentixol）又称三氟噻吨，抗精神失常作用与氯丙嗪相似，是氯普噻吨的4~8倍。该药低剂量有一定的抗抑郁焦虑作用，适用于治疗抑郁症或伴焦虑的抑郁症。锥体外系反应较常见。此外，因本药有特殊的激动效应，故禁用于躁狂症患者。

（三）丁酰苯类

丁酰苯类的化学结构与吩噻嗪类完全不同，但其药理作用和临床应用与吩噻嗪类相似。

氟哌啶醇

氟哌啶醇（haloperidol）是第一个合成的丁酰苯类药物。口服氟哌啶醇后2~6小时血药浓度达峰值，作用可持续3天。氟哌啶醇能选择性拮抗D_2受体，有很强的抗精神病作用。可显著控制各种精神运动兴奋，对慢性症状也有较好疗效。

五氟利多

五氟利多（penfluridol）属二苯基丁酰哌啶类，长效的口服抗精神病药。五氟利多能拮抗D_2受体，具有较强的抗精神病作用，对精神分裂症的疗效与氟哌啶醇相似，尤其适用于慢性病患者，对幻觉、妄想、退缩均有较好疗效。不良反应以锥体外系反应最常见。

（四）苯甲酰类

舒必利

舒必利（sulpiride）选择性拮抗中脑-边缘通路的D_2受体，对紧张型精神分裂症疗效高、起效快，有药物电休克之称。对急、慢性精神分裂症疗效较好，缓解幻觉和妄想症状；对情绪低落和抑郁等症状也有效；对长期应用其他药物无效的难治性病例也有一定疗效。舒必利对黑质纹状体通路D_2受体的亲和力较低，故锥体外系反应较少。

（五）非典型抗精神病药

常用的有氯氮平、利培酮、奥氮平、喹硫平、齐拉西酮和阿立哌唑等。与吩噻嗪类等药物相比，本类药物对$5-HT_2$受体拮抗作用较强，属于多巴胺（DA）-5-羟色胺（serotonin）受体拮抗药（SDAs），对中脑–边缘系统的作用比对纹状体系统的作用更具有选择性。

氯 氮 平

氯氮平（clozapine）对多种受体包括5–HT$_{2A}$、5–HT$_{2B}$、α–肾上腺素受体和M胆碱受体有亲和力，与D$_2$受体的亲和力相对较低。氯氮平对5–HT$_2$受体亲和力较高，也具有5–HT$_{2A}$激动作用，因此可抗焦虑和抗抑郁。氯氮平只有口服制剂，服药约2小时后血药浓度达峰值，生物利用度27%~47%，消除半衰期约12小时，1周后达稳态血浆浓度，蛋白结合率94%。主要在肝脏经去甲基和氧化代谢，80%以代谢产物形式从尿液或粪便中排泄，不足5%原形经肾脏排泄。氯氮平可引起粒细胞减少症，故在欧洲大多数国家撤出市场，在我国也很少作为一线抗精神病药。

利 培 酮

利培酮（risperidone）口服用药生物利用度为70%~82%，在肝脏内主要经CYP2D6代谢为9–羟利培酮，后者的药理作用与母药相同。血浆蛋白结合率为88%，母药的消除半衰期为3小时，9–羟利培酮为24小时，主要由尿及粪便排出。利培酮具有很强的中枢5–HT，尤其是5–HT$_{2A}$和D$_2$受体的拮抗作用，对D$_2$受体的拮抗作用与氟哌啶醇相似，此外对α$_1$和α$_2$受体有高亲和力，但是对β受体和M受体的亲和力较低。因此对阳性症状的疗效与典型药物相似，且低剂量时锥体外系不良反应较少，对阴性症状有较好的疗效，镇静作用小，抗胆碱能不良反应不明显。由于利培酮有效剂量小、用药方便、见效快，锥体外系反应轻，且抗胆碱样作用及镇静作用弱，易被患者接受，治疗依从性优于其他抗精神失常药，已成为治疗精神分裂症的一线药物。

齐 拉 西 酮

齐拉西酮（ziprasidone）是一种苯异噻唑哌嗪型抗精神病药，口服吸收完全，血药浓度达峰时间为6~8小时，生物利用度约为60%，与食物同服生物利用度增加1倍，达100%，蛋白结合率>99%，多次用药1~3天达稳态，稳态时其消除相半衰期为6~10小时。齐拉西酮在肝脏被广泛代谢，在体内主要通过3个代谢途径清除，产生4种主要循环代谢产物：苯并异噻唑哌嗪（BITP）亚砜、BITP硫代酮、齐拉西酮亚砜及S甲基–二氢齐拉西酮。齐拉西酮是5–HT$_{2A}$和D$_2$受体的强拮抗剂，对5–HT$_{2A}$和D$_2$受体的作用比值为11∶1。对D$_3$受体有强亲和力，对D$_4$受体有中等程度的亲和力，对D$_1$受体的亲和力较弱。其对精神分裂症的阳性症状、阴性症状、情感症状有效。主要不良反应为嗜睡、头晕、恶心和头重脚轻，偶有心动过速、直立性低血压和便秘；齐拉西酮引起体重增加较轻微；对糖脂代谢亦无明显影响，且EPS较少。

阿 立 哌 唑

阿立哌唑（aripiprazole）是喹诺酮类衍生物。

【体内过程】阿立哌唑口服吸收良好，血药浓度达峰时间3~5小时，生物利用度为87%，消除相半衰期为70小时左右。静脉给药后，阿立哌唑在体内分布广泛，稳态分布容积很高（404L或4.9L/kg）。主要通过三种生物转化途径代谢：脱氢化、羟基化和N–脱烷基化，代谢产物脱氧–阿立哌唑对D$_2$受体具有亲和力。1%以原药经尿液排出，18%以原药经粪便排出。通常不需要根据患者的年龄、性别、种族、吸烟状况、肝功能或肾功能调整阿立哌唑的剂量。

【药理作用及作用机制】

阿立哌唑为 5-HA-DA 系统稳定剂，对突触后 D_2 受体具有弱激动作用，DA 活动过高时可以起到下调 DA 的活性，治疗精神分裂症阳性症状。该药对突触前膜 DA 自身受体具有部分激动作用，对 DA 活性降低的脑区可以上调 DA 功能，治疗精神分裂症和阴性症状认知功能损害。阿立哌唑对突触后膜 $5-HT_{2A}$ 受体具有拮抗作用，有助于 5-HT 与 DA 系统功能的协调并具平衡作用，提高抗精神病疗效。药物对突触后膜 $5-HT_{1A}$ 有部分激动作用。此外阿立哌唑对 D_3、D_4、毒蕈碱 M 受体、α 肾上腺素和组胺 H_1 受体也有一定的亲和力。

【临床应用】阿立哌唑对精神分裂症阳性、阴性症状疗效与其他抗精神病药相当，可改善情感症状及认知功能。美国 FDA 还批准了阿立哌唑治疗青少年（13~17 岁）精神分裂症、少儿（10~17 岁）双相躁狂和成人双相躁狂：单一治疗或辅助锂盐或丙戊酸钠治疗。

【不良反应】常见头痛、困倦、兴奋、焦虑、静坐不能、消化不良、恶心等。目前尚未发现阿立哌唑过量中毒的文献报道。

【药物相互作用】① 阿立哌唑经 CYP2D6 和 CYP3A4 酶代谢，该药与其他药物的相互作用主要与经此酶代谢的底物有关。若与此酶的抑制剂合用可提高阿立哌唑的血药浓度。② 阿立哌唑对 α 肾上腺素受体有拮抗作用。

四、抗精神病药的应用原则

抗精神病药的治疗作用可以归于三个方面：① 抗精神病作用，即抗幻觉妄想作用（改善阳性症状）和激活或振奋作用（改善阴性症状）；② 非特异性镇静作用（改善激越、兴奋或攻击）；③ 预防症状复发作用。这类药物主要用于治疗精神分裂症和预防精神分裂症的复发，控制躁狂发作，还可以用于其他具有精神病性症状的非器质性或器质性精神障碍。

抗精神病药的使用原则总体上主要有以下几点。

1. 以单一药物治疗为主，包括各种精神病性障碍的急性发作、复发和病情恶化的病例。疗效不满意时，若无严重不良反应，可在治疗量范围内适当增加剂量。经足够剂量、适当疗程（6~8 周）治疗无效时，可考虑换用另一类化学结构的抗精神病药。

2. 经上述治疗，若疗效仍不满意，考虑两种药物合用，以化学结构不同、药理作用有所区别的药物合用较好。达到预期疗效后仍以单一用药为原则。

3. 药物种类、剂量和用法均应注意治疗个体化，因人而异。

4. 治疗中应密切观察，正确评价疗效，注意药物不良反应，及时适当处理并调整剂量。

5. 给药时一般由小剂量开始，逐步增加至有效治疗量。剂量应递增、递减，不宜骤停。药物调整速度和幅度，应根据患者情况和药物性质而定。疗程应充足，急性期治疗至病情缓解后，应有相当时间的巩固治疗，然后可再适当减少剂量进行较长时间维持治疗，对精神分裂症等病程长的疾病，一般不少于 2~5 年，以预防疾病复发。

第二节 抗抑郁药

抑郁症（depression）是由各种原因引起的、以显著持久的情绪低落为主要症状的一类临床常见的精神障碍。抑郁症的典型表现为持续性的心境低落、思维迟缓和意志活动减退，常伴有兴趣缺乏、快感缺失、睡眠障碍、食欲和性欲下降、体重减轻，甚至有自伤、自杀等表现，部分患者可在一段时期出现幻觉妄想。

抑郁症的病因和发病机制尚不明确，可能与脑内去甲肾上腺素（NA）、5-羟色胺（5-HT）、多巴胺（DA）、γ-氨基丁酸（GABA）等神经递质的功能紊乱有关，同时也可能与下丘脑-垂体-肾上腺轴、下丘脑-垂体-甲状腺轴异常有关。不仅遗传因素在抑郁症的发病过程中起重要作用，心理、社会因素也与抑郁症的发病较为密切。抑郁症的治疗是一个全病程的治疗过程，以药物治疗为主，特殊情况下可使用无抽搐电休克治疗，而心理治疗应贯穿治疗始终。

抗抑郁药（antidepressant drugs）是主要用于治疗抑郁症或其他精神障碍的抑郁症状并防止其复发的一类药物。

这些药物主要通过增加中枢5-HT和/或NA等神经递质的功能来发挥抗抑郁效应。主要包括三环类抗抑郁药（tricyclic antidepressants, TCAs）、单胺氧化酶抑制药（monoamine oxidase inhibitors, MAOIs）、选择性5-HT再摄取抑制药（selective serotonin reuptake inhibitors, SSRIs）、NA再摄取抑制药及其他抗抑郁药。其中，TCAs属于第一代抗抑郁药，MAOIs为第二代抗抑郁药，SSRIs为第三代抗抑郁药，由于SSRIs良好的安全性，已逐渐取代了TCAs而成为目前临床最主要的治疗抑郁症药物。

一、5-HT及NA再摄取抑制药（SNRIs）

该类药物的作用机制主要是非选择性抑制5-HT和NA的再摄取，从而使突触间隙的这两种递质浓度增高，改善抑郁症状。

（一）三环类抗抑郁药

三环类抗抑郁药（TCAs）的化学结构中有2个苯环与1个中央杂环连接构成，在作用机制上，属于5-HT、NA再摄取抑制药（SNRIs）。丙米嗪是第一个用于临床的TCAs，目前较常用的药物是阿米替林。

丙 米 嗪

丙米嗪（imipramine）又称米帕明。

【体内过程】口服吸收良好，2~8小时血药浓度达峰值，血浆清除半衰期为10~20小时。可通过血-脑脊液屏障，还可通过胎盘，进入乳汁，广泛分布于全身各组织。在肝内通过首过代谢，广泛脱甲基，主要转化为活性代谢物地昔帕明（去甲丙米嗪）。原药及代谢物可经羟基化、N-氧化的代谢途径，以游离或与葡萄糖醛酸结合的方式，经肾脏排泄。

【药理作用及作用机制】

1. 对中枢神经系统的作用　丙米嗪主要是抑制NA、5-HT在神经末梢的再摄取，促进突触传递功能而发挥抗抑郁作用。抑郁症患者连续服药后，出现精神振奋现象，连续2~3周后疗效显著，情绪高涨，症状减轻。

2. 对自主神经系统的作用 治疗量丙米嗪有明显阻断M胆碱受体的作用，表现为视物模糊、口干、便秘和尿潴留等。

3. 对心血管系统的作用 由于阻断单胺类再摄取，可能引起心肌NA浓度增高，因此治疗量丙米嗪可降低血压，亦可致心律失常，心电图可出现T波倒置或低平。

【临床应用】

1. 治疗抑郁症 用于各种原因引起的抑郁症，对内源性抑郁症、更年期抑郁症效果较好，对反应性抑郁症次之，对精神失常的抑郁症状效果较差。此外，丙米嗪尚可用于强迫症的治疗。正常人服用丙米嗪后无兴奋作用，可能出现安静、嗜睡、血压稍降及口干、视力模糊等抗胆碱样反应，连用数天后这些症状可能加重，甚至出现注意力不集中和思维能力下降。

2. 治疗遗尿症 对于儿童遗尿可试用丙米嗪治疗。但目前已被去氨加压素和非药物治疗所取代。

3. 焦虑和恐惧症 对伴有焦虑的抑郁症患者疗效明显，对恐惧症也有效。

【不良反应】因其拮抗多种受体，不良反应较多，如口干、视力模糊、便秘、排尿困难和心动过速等抗胆碱作用，乏力、肌束震颤、共济失调等中枢神经方面的表现，还可见皮疹、肝功能异常、粒细胞缺乏症等。前列腺肥大、青光眼和肠麻痹患者禁用。

【药物相互作用】由于TCAs抑制NA再摄取，单胺氧化酶抑制药减少NA灭活，故与单胺氧化酶抑制药合用，使NA浓度增高，可引起血压明显升高、高热和惊厥。TCAs有增强中枢抑制药的作用，如与抗精神分裂症药、抗帕金森病药合用时，其抗胆碱作用可相互增强。此外，三环类抗抑郁药拮抗α_2受体，可对抗可乐定及α-甲基多巴的降压作用。另外，丙米嗪对心肌有奎尼丁样直接抑制效应，故心血管病患者慎用。

【禁忌证】前列腺肥大、青光眼和肠麻痹患者禁用。

阿 米 替 林

阿米替林（amitriptyline）与丙米嗪的药理学特性及临床应用相似，但阿米替林对5-HT再摄取的抑制作用明显强于对NA再摄取的抑制；镇静作用和抗胆碱作用也较强，故对伴有失眠的抑郁症患者疗效好。不良反应与丙米嗪相似，但略严重，偶有加重糖尿病症状的报道。

氯 米 帕 明

氯米帕明（clomipramine）又称氯丙米嗪，与丙米嗪相似，但对5-HT再摄取有较强的抑制作用，而其活性代谢物去甲氯米帕明对NA再摄取有相对强的抑制作用。临床上用于抑郁症、强迫症、恐惧症和发作性睡眠引起的肌肉松弛。不良反应及注意事项与丙米嗪相同。

多 塞 平

多塞平（doxepin）又称多虑平，作用与丙米嗪类似，抗焦虑作用强，镇静作用和对血压的影响也比丙米嗪大，但抗抑郁作用比后者弱，对心脏影响较小。对伴有焦虑症状的抑郁症疗效最佳，焦虑、紧张、情绪低落、行动迟缓等症状数日后即可缓解，2~3周效果显著。不良反应和注意事项与丙米嗪类似。儿童和孕妇慎用，老年患者应适当减量。

（二）其他药物

SNRIs还包括文拉法辛、度洛西汀等。

文 拉 法 辛

文拉法辛（venlafaxine）为前药，其活性代谢物O-去甲基文法拉辛（ODV）能有效抑制5-HT和NA的再摄取，对DA的再摄取也有一定的作用，具有抗抑郁作用。低剂量主要抑制5-HT再摄取，中、高剂量对NA再摄取的抑制作用占主导。另外，该药还可以减少cAMP的释放引起β受体的快速下调，与其起效快有一定关系。该药对各种抑郁症包括单相抑郁、伴焦虑的抑郁、双相抑郁、难治性抑郁均有较好的疗效。常见的不良反应为胃肠道不适、眩晕、失眠、视觉异常和性功能障碍等，偶见无力、气胀、震颤、激动、鼻炎等。不良反应多在治疗的初始阶段发生，随着治疗的进行，这些症状逐渐减轻。

二、选择性5-HT再摄取抑制药

选择性5-HT再摄取抑制药（SSRIs）与TCAs的结构迥然不同，但对5-HT再摄取的抑制作用选择性更强，对其他递质和受体作用很小，既保留了与TCAs相似的疗效，也克服了其诸多的不良反应。这类药物很少引起镇静作用，也不损害精神运动功能，对心血管和自主神经系统功能影响很小，有抗抑郁和抗焦虑双重作用，临床上多用于由于脑内5-HT减少所致的抑郁症。目前常用的药物包括氟西汀、帕罗西汀、舍曲林等。

氟 西 汀

氟西汀（fluoxetine）是一种强效SSRIs，比抑制NA再摄取作用强200倍。口服吸收良好，达峰值时间为6~8小时，在肝脏经CYP酶代谢生成去甲基活性代谢物去甲氟西汀。临床多用于脑内5-HT减少所致的抑郁症，也用于神经性贪食症、减肥及戒烟的辅助治疗。偶有恶心、呕吐、头痛、头晕、乏力、失眠、厌食、体重下降等。氟西汀与MAOIs合用时需警惕"5-HT综合征"的发生，心血管疾病、糖尿病、肝肾功能不全的患者需慎用。

帕 罗 西 汀

帕罗西汀（paroxetine）属于苯基哌啶类，为强效SSRIs，抗抑郁疗效与TCAs相当。口服吸收良好，血浆消除半衰期为21小时。常见不良反应为口干、便秘、视力模糊、震颤、头痛、恶心等。禁与MAOIs联用，避免显著升高脑内5-HT水平而致"5-HT综合征"。

舍 曲 林

舍曲林（sertraline）是选择性突触前膜抑制5-HT再摄取的抗抑郁药，可用于各类抑郁症的治疗，尤其是对老年患者和女性患者适宜（孕妇除外），并对强迫症有效。主要不良反应为口干、恶心、腹泻、出汗、震颤、男性射精延迟等。禁与MAOIs合用。

三、单胺氧化酶抑制药

单胺氧化酶抑制药（MAOIs）是20世纪50年代初期最早发现的非三环类抗抑郁药，传统的药物如异丙肼、苯乙肼等，最早用于治疗结核病，后来发现这类药物能提高情绪，对抑郁症有明显的疗效。此类药物有吗氯贝胺、司来吉兰等，抗抑郁疗效同TCAs。

吗 氯 贝 胺

吗氯贝胺（moclobemide）是选择性单胺氧化酶-A抑制药，提高脑内NA、5-HT和DA水平。该药治疗抑郁症的疗效相当于丙米嗪，但其耐受性明显优于TCAs。其不良反应明显低于其他MAOIs。主要不良反应为恶心、头痛、头晕、便秘等。

司 来 吉 兰

司来吉兰（selegiline）目前多采用透皮贴剂，克服了MAOIs口服治疗的膳食限制，患者依从性高，多用于成人抑郁症的治疗。

四、NA再摄取抑制药

NA再摄取抑制药（NRIs）选择性抑制NA的再摄取，增强中枢神经系统NA的功能，主要用于以脑内NA缺乏为主的抑郁症患者。这类药物的特点是起效快，但镇静作用、抗胆碱作用和降压作用均比TCAs弱。常用药物包括地昔帕明、马普替林、去甲替林、普罗替林、阿莫沙平等。

地 昔 帕 明

地昔帕明（desipramine）又称去甲丙米嗪，结构上属于三环类。本药属于强效NRIs，比抑制5-HT再摄取强100倍以上。口服快速吸收，2~6小时血药浓度达高峰，血浆蛋白结合率为90%。主要用于轻、中度的抑郁症，尤其是治疗内因性、更年期、反应性及神经性抑郁症疗效好。不良反应较小，但对心脏影响与丙米嗪相似。偶致直立性低血压，可能是由于抑制NA再摄取、拮抗α受体作用的结果。

马 普 替 林

马普替林（maprotiline）为选择性NRIs。口服后吸收缓慢但完全，9~16小时血药浓度达峰值，用药2~3周后才充分发挥疗效。可用于各型抑郁症，老年抑郁患者尤为适用。治疗量可见口干、便秘、眩晕、头痛、心悸等，也有用药后出现皮炎和皮疹的报道。能增强拟交感胺类药物作用，减弱抗高血压药的反应等。

五、NA及特异性5-HT能抗抑郁药

米 氮 平

米氮平（mirtazapine）通过拮抗突触前α$_2$受体而反馈性增加NA的释放，间接提高5-HT的更新率而发挥抗抑郁作用。适用于各种抑郁症，尤其是伴有焦虑、失眠的抑郁症，抗抑郁效果与阿米替林相当。米氮平主要不良反应为食欲增加及嗜睡，抗胆碱样不良反应（视力模糊、口干、无汗等）及5-HT样不良反应（恶心、头痛、性功能障碍等）较轻。

六、NA及多巴胺再摄取抑制药

安非他酮（amfebutamone）为该类药物的代表，属于氨基酮类新型抗抑郁药，主要抑制多巴

胺和NA的再摄取，增加多巴胺及去甲肾上腺素功能，疗效与TCAs相当，而不良反应较少。由于对5-HT再摄取无抑制作用，所以对食欲和性欲都没有影响。剂量较大时，有诱发癫痫的可能。该药对睡眠过度、进食过度的单相抑郁和双相抑郁均有效。本药还可用于戒烟，减轻烟草戒断症状及抽烟欲望。

第三节　抗躁狂药

躁狂症的主要表现为情绪高涨、烦躁不安、活动过度和思维、言语不能自制等，发病机制可能与脑内单胺类功能失衡有关。抗躁狂药（antimaniacs）可调整情绪，防止双相情感障碍的复发，目前临床最常用的药物是碳酸锂。抗精神病药物（如氯丙嗪、氟哌啶醇）也经常用于治疗躁狂症。此外，一些抗癫痫药（如卡马西平和丙戊酸钠）抗躁狂也有效。

碳　酸　锂

碳酸锂（lithium carbonate）于1949年用于临床治疗躁狂症。

【体内过程】口服吸收快，血药浓度高峰出现于服药后2~4小时。锂离子（Li^+）先分布于细胞外液，然后逐渐蓄积于细胞内；不与血浆蛋白结合，清除半衰期为18~36小时。锂虽然吸收快，但通过血脑屏障进入脑组织和神经细胞需要一定时间，因此起效较慢。碳酸锂主要自肾脏排泄，约80%由肾小球滤过的Li^+在近曲小管与Na^+竞争重吸收，增加钠摄入可促进其排泄，而缺钠或肾小球滤过减少时，可导致体内锂潴留，容易引起中毒。

【药理作用及作用机制】治疗量碳酸锂对正常人的精神行为没有明显影响，但对躁狂症患者及精神失常的躁狂、兴奋症状有抑制作用。碳酸锂发挥药理作用的主要是Li^+，目前研究已经发现Li^+在细胞水平具有多方面的作用，但其情绪安定作用的确切机制仍不清楚。目前认为其治疗机制主要在于：① 在治疗浓度抑制去极化和Ca^{2+}依赖的NA和DA从神经末梢释放，但不影响或促进5-HT的释放；② 摄取突触间隙中儿茶酚胺，并增加其灭活；③ 抑制腺苷酸环化酶和磷脂酶C所介导的反应；④ 影响Na^+、Ca^{2+}、Mg^{2+}的分布，置换细胞内的Na^+，降低细胞兴奋性，并影响葡萄糖的代谢。

【临床应用】主要用于治疗躁狂症，特别是对急性躁狂和轻度躁狂疗效显著。碳酸锂主要用于抗躁狂，但有时对抑郁症也有效，故有心境稳定剂（mood stabilizer）之称。碳酸锂还可用于治疗躁狂抑郁症，该病的特点是躁狂和抑郁的双向循环发生。长期重复使用碳酸锂不仅可以减少躁狂复发，对预防抑郁复发也有效，但对抑郁的作用不如躁狂明显。

【不良反应】碳酸锂不良反应较多，治疗指数很低，安全范围窄，监测血药浓度至关重要。最适浓度为0.8~1.5mol/L，当血药浓度升至1.6mmol/L时，应立即停药，超过2mmol/L即出现中毒症状。轻度中毒症状包括口干、恶心、呕吐、腹痛、腹泻、细微震颤和共济失调；中度中毒症状包括严重胃肠道反应、视力模糊、发声困难、腱反射亢进、肢体阵挛、惊厥、昏迷；重度中毒症状表现为全身性不断抽搐、循环衰竭、肾衰竭甚至死亡。

案例11-1 患者，男，20岁。精神分裂症，一直服用氯丙嗪，原来的激动不安、幻觉妄想已消失，近来变得行为退缩、寡言少语，情感淡漠，有明显手指颤动。

思考：请另外设计新的治疗方案代替氯丙嗪。根据患者实际情况，可以选用"氯氮平＋阿托品"吗？或选择"氯氮平＋苯海索"可行吗？

学习小结

抗精神失常药分为抗精神病药、抗抑郁药、抗躁狂药及抗焦虑药。常用的抗精神病药根据化学结构的不同，主要有吩噻嗪类、硫杂蒽类、丁酰苯类及其他。这些药物主要过拮抗中枢多巴胺受体或5-HT受体而发挥抗精神失常作用。目前推荐第二代（非典型）抗精神病药物作为一线药物选用，第一代及第二代抗精神病药物的氯氮平作为二线药物使用。第一代药物氯丙嗪、奋乃静、氟哌啶醇和舒必利在部分地区仍为治疗精神分裂症的首选药物。氯丙嗪主要拮抗中脑-边缘通路和中脑-皮层通路的多巴胺受体，这是其抗精神失常作用的机制，同时也能拮抗结节-漏斗通路和黑质纹状体通路的多巴胺受体、α肾上腺素受体、M胆碱受体，因此其药理作用广泛，不良反应较多。抑郁症发病机制目前认为主要与脑中NA、5-HT递质功能不足有密切关系。

临床使用的抗抑郁药主要包括三环类抗抑郁药、选择性5-HT再摄取抑制药、单胺氧化酶抑制药、NA再摄取抑制药及其他抗抑郁药。主要代表药物有丙米嗪、氟西汀等。躁狂症以情感高涨或易激惹为主要临床表现，伴随精力旺盛、言语增多、活动增多，严重时伴有幻觉、妄想、紧张症状等精神失常性症状。主要代表药物为碳酸锂。

（刘嫱）

复习参考题

一、选择题

1. 患者，男，30岁。因精神分裂症常年服用氯丙嗪，症状好转，但近日来出现肌肉震颤、动作迟缓、流涎等症状。宜选用的治疗药物是
   A. 苯海索
   B. 金刚烷胺
   C. 左旋多巴
   D. 溴隐亭
   E. 奋乃静

2. 三环类抗抑郁药与苯海索合用可以增强的作用是
   A. 抗5-HT能效应
   B. 抗GABA能效应
   C. 抗交感活动
   D. 抗胆碱效应
   E. 抗多巴胺效应

3. 氯丙嗪引起口干、便秘、无汗，其机制是
   A. 拮抗结节-漏斗系统D_2受体
   B. 拮抗黑质-纹状体系统D_2受体
   C. 拮抗α受体

D. 拮抗M受体

E. 拮抗β受体

4. 氯丙嗪导致锥体外系反应是由于

A. α受体拮抗作用

B. 拮抗结节-漏斗通路的D_2受体

C. M受体拮抗作用

D. 拮抗黑质纹状体通路的D_2受体

E. β受体拮抗作用

5. 患者，男，24岁。因精神分裂症长期应用氯丙嗪治疗，1小时前因吞服一整瓶氯丙嗪而入院。查体：患者昏睡，血压下降达休克水平，并出现心电图的异常。此时除洗胃及其他对症治疗外，应给予的升压药物是

A. 肾上腺素

B. 去甲肾上腺素

C. 异丙肾上腺素

D. 多巴胺

E. 麻黄碱

答案：1. A；2. D；3. D；4. D；5. B

二、简答题

1. 氯丙嗪的药理作用与临床应用有哪些?

2. 氯丙嗪拮抗哪些受体? 简述拮抗这些受体的意义。

3. 抗抑郁药的分类及代表药有哪些?

第十二章

抗帕金森病药及 抗阿尔茨海默病药

第一节 抗帕金森病药

帕金森病（Parkinson disease，PD）又称震颤麻痹（paralysis agitans），是一种慢性进行性中枢神经系统退行性疾病。临床表现主要是锥体外系功能紊乱引起的进行性运动迟缓、肌僵直及静止性震颤，还可出现知觉、识别及记忆障碍等症状。现认为帕金森病主要病变在黑质-纹状体多巴胺（dopamine，DA）能神经通路，因黑质多巴胺能神经元退行性病变，致使纹状体内缺乏，从而胆碱能神经功能相对占优势所致。老年性血管硬化、脑炎后遗症及长期服用抗精神病药等均可引起类似帕金森病的症状，统称为帕金森综合征。常用抗帕金森病药可分为拟多巴胺药和抗胆碱药两大类，以恢复多巴胺能与胆碱能神经在调节锥体外系功能方面的平衡。此外，胚胎干细胞移植、基因治疗等新疗法也在探索中。

一、拟多巴胺药

（一）多巴胺前体药

左 旋 多 巴

左旋多巴（levodopa, L-dopa）又称L-多巴，为酪氨酸的羟化物，是DA的前体物质。

【体内过程】口服后主要在小肠吸收，0.5~2小时血药浓度达峰值，半衰期为1~3小时，胃内酸度增加可降低其生物利用度。左旋多巴只有1%通过血脑屏障，其余大部分在外周被氨基酸脱羧酶脱羧，外周脱羧酶抑制药可显著增加原形药物进入脑内的比例。口服后80%于24小时降解为多巴胺代谢物3,4-二羟基苯乙酸和高香草酸，由肾脏排泄。

【药理作用】左旋多巴进入脑内代谢为DA，从而补充纹状体中DA的不足，发挥抗PD作用。左旋多巴对大多数PD患者具有显著疗效，特点是起效较慢且作用持久，对起病初期及年轻患者用药疗效更为显著，对肌肉僵直及运动困难疗效好，而对肌肉震颤疗效差。

【临床应用】

1. 治疗帕金森病　对原发性帕金森病疗效较好，对其他多种原因引起的帕金森病亦有效，但对抗精神病药（阻断中枢DA受体）引起的帕金森综合征无效。左旋多巴能延长患者的寿命，提高生活质量。

2. 治疗肝性脑病　肝性脑病发病机制的伪递质学说认为，正常机体蛋白质代谢产物苯乙胺和酪胺都在肝内代谢。肝衰竭时，血中苯乙胺和酪胺水平升高，在神经细胞内经β-羟化酶分别生成苯乙醇胺和羟苯乙醇胺，作为伪递质影响正常神经递质（去甲肾上腺素）的神经调节功能。左旋多巴能在脑内转化生成去甲肾上腺素，对肝性脑病患者有一定疗效，可使患者暂时由昏迷转为苏醒。

【不良反应及用药注意事项】左旋多巴的不良反应大多是因其在外周被氨基酸脱羧酶脱羧生成DA所致。

1. 胃肠道反应　由于DA兴奋延髓催吐化学感受区，治疗早期患者可出现厌食、恶心、呕吐或上腹部不适。长时间用药可产生耐受性，胃肠道反应可逐渐消失；偶发消化性溃疡、出血和穿孔。与外周脱羧酶抑制药合用，胃肠道反应明显减少。

2. 心血管反应　约1/3患者治疗初期出现直立性低血压，也可引起心律失常。

3. 不自主异常随意运动　约50%的患者在治疗2~4个月内出现异常的不自主随意运动，包括面舌抽搐、皱眉、头颈部扭动及双臂、双腿或躯干不自主摆动，偶见不规则喘气或过度呼吸。长期服用左旋多巴的患者还可出现开-关现象（on-off phenomenon），即突然多动不安（开），而后又出现肌强直和运动不能（关），两种现象可交替出现，严重妨碍患者的日常活动。

4. 精神障碍　出现幻觉、妄想、躁狂、失眠、焦虑、噩梦和情感抑郁等。

【药物相互作用】维生素B_6是多巴脱羧酶的辅酶，可增强外周组织脱羧酶的活性，使DA生成增多，外周副作用加重；非选择性单胺氧化酶抑制剂如苯乙肼和异卡波肼可阻碍DA的失活，加重DA的外周副作用，甚至引起严重高血压，故禁止与左旋多巴合用；抗精神病药和利血平可引起类似PD的症状，前者拮抗DA受体，后者耗竭中枢DA，因此不宜与左旋多巴合用。

（二）左旋多巴增效药

1. 氨基酸脱羧酶抑制药

卡 比 多 巴

卡比多巴（carbidopa）是α-甲基多巴肼的左旋体，具有较强的左旋芳香氨基酸脱羧酶抑制作用，且不易通过血脑屏障，故与左旋多巴合用可减少左旋多巴在外周组织的脱羧作用，使到达脑内的左旋多巴增多，提高左旋多巴的疗效，可明显减轻左旋多巴外周的副作用。卡比多巴单独应用无治疗作用，临床常用卡比多巴与左旋多巴按1:10或1:4比例配伍制成复方制剂。

苄 丝 肼

苄丝肼（benserazide）也是外周氨基酸脱羧酶抑制剂，药理作用与卡比多巴相似，常与左旋多巴按1:4组成复方制剂。

2. MAO抑制药

司 来 吉 兰

司来吉兰（selegiline）是选择性极高的MAO-B抑制药，抑制纹状体中的DA降解，从而增强左旋多巴的疗效。本药还具有抗氧化作用，可阻滞氧化应激过程中羟自由基形成，从而保护黑质DA神经元，延缓PD症状的发展。还可减轻左旋多巴引起的开-关现象。

3. COMT抑制药

硝 替 卡 朋

左旋多巴脱羧成DA后，DA可经儿茶酚-O-甲基转移酶（COMT）代谢生成3-O-甲基多巴（3-OMD），后者可与左旋多巴竞争芳香族氨基酸转运体，影响左旋多巴的吸收。硝替卡朋（nitecapone）为COMT抑制药，既能减少DA降解，又能减少3-OMD的竞争性抑制作用，从而提高左旋多巴的生物利用度和疗效。因其不易通过血脑屏障，故只能抑制外周的COMT，而不影响脑内的COMT。

恩 他 卡 朋

恩他卡朋（entacapone）为新一代COMT抑制药，是选择性强、毒性小的高效COMT抑制药。但生物利用度低，半衰期短，仅抑制外周COMT，且抑制作用弱。

（三）多巴胺受体激动剂

溴 隐 亭

溴隐亭（bromocriptine）为选择性D_2受体激动剂，小剂量可激动结节-漏斗部通路D_2受体，抑制催乳素和生长激素分泌，用于治疗泌乳闭经综合征和肢端肥大症。增大剂量可激动黑质纹状体通路的D_2受体，与左旋多巴合用可增效。不良反应与左旋多巴相似，有恶心、呕吐、直立性低血压、运动困难和精神症状等。此外，用药早期可导致高血压，应从小剂量开始，逐渐增加和调整剂量。此类药物还有利舒脲（lisuride）、培高利特（pergolide）、罗匹尼罗（ropinirole）和普拉克索（pramipexole）等。

（四）促多巴胺释放药

金 刚 烷 胺

金刚烷胺（amantadine）具有抗病毒和抗帕金森病作用。抗帕金森病疗效不及左旋多巴，与左旋多巴有协同作用。本药起效快且维持时间短，用药数天即可获最大疗效，但连用6~8周后疗效逐渐减弱。其作用机制可能与促使纹状体中残存的DA能神经元合成与释放DA、抑制DA的再摄取、直接激动DA受体及较弱的抗胆碱作用有关。

二、中枢抗胆碱药

苯 海 索

苯海索（benzhexol）又称安坦（artane），口服易吸收，通过拮抗胆碱受体而减弱黑质纹状体通路中ACh的作用，对震颤疗效好，对僵直及运动迟缓的疗效较差。在外周抗胆碱作用为阿托品的1/10~1/3，不良反应较阿托品轻，青光眼、前列腺肥大者禁用。

案例12-1　　患者，男，53岁。被诊断为帕金森病，医生给予复方卡比多巴片（每片含卡比多巴25mg，左旋多巴0.25g）治疗，效果显著。

思考：应用复方卡比多巴治疗帕金森病的药理学依据是什么？

第二节　抗阿尔茨海默病药

随着人类平均寿命的增加，老年性痴呆症的发病率逐渐上升，现已成为威胁人类晚年生活质量的主要疾病之一。老年性痴呆症中有约70%为原发性痴呆症，又称阿尔茨海默病（Alzheimer disease, AD）。AD是一种以进行性认知障碍和记忆力损害为主的中枢神经系统退行性疾病，主要病理改变是大脑萎缩、脑组织内β-淀粉样蛋白沉积形成老年斑、神经元胞体中神经纤维缠结和神经元丢失等。AD的病因和发病机制还未完全阐明，尚无特效的治疗药物。AD发病机制假说中最受公认的是胆碱能学说。该学说认为，AD患者脑内神经递质ACh的缺失，导致AD患者发生学习记忆减退和认知障碍，产生痴呆症状。目前抗阿尔茨海默病药主要有胆碱酯酶（AChE）抑制药和非竞争性N-甲基-D-天冬氨酸（NMDA）受体拮抗药。

一、胆碱酯酶抑制药

常用的AChE抑制药有可逆性非选择性胆碱酯酶抑制药他克林及对中枢胆碱酯酶具有更高的选择性的多奈哌齐、加兰他敏和石杉碱甲等。

他 克 林

他克林（tacrine）属于第一代可逆性、非选择性胆碱酯酶抑制药。

【体内过程】口服给药，食物可显著影响其吸收程度。本药脂溶性高，极易通过血脑屏障。半衰期2~4小时，主要在肝脏代谢灭活。

【药理作用】对乙酰胆碱酯酶和丁酰胆碱酯酶均有抑制作用，使ACh水解减少，从而增加脑内ACh的量。

【临床应用】用于治疗AD，可改善AD患者的智力障碍，提高其认知能力和自理能力。

【不良反应】最常见的不良反应为肝功能损害，约25%患者在治疗前3个月转氨酶升高，应减量或停药；如肝功能显著降低，则应停药。其他不良反应主要为恶心、呕吐、腹痛、腹泻、尿频、多汗、呼吸困难及视物模糊等胆碱能样症状。

多 奈 哌 齐

多奈哌齐（donepezil）属于第二代可逆性中枢胆碱酯酶抑制药。

【体内过程】口服生物利用度为100%，3~4小时达峰浓度，主要由CYP酶代谢，其代谢产物6-O-脱甲基衍生物的体外抗AChE活性与母体药物相同。以代谢产物及少量原形药物经肾脏排泄。消除半衰期为70小时，每日服用1次即可。

【药理作用】对中枢神经系统胆碱酯酶的选择性高，对丁酰胆碱酯酶几乎无作用。能提高中枢神经系统特别是大脑皮质神经突触中胆碱酯酶浓度，改善认知功能。

【临床应用】主要用于轻、中度AD的治疗，对轻度AD疗效较好，能显著改善认知功能障碍，是目前治疗AD最常用的药物。也可用于治疗重度AD、血管性痴呆、帕金森病、精神分裂症、脑震荡等疾病所致的认知功能障碍等。

【不良反应及用药注意事项】不良反应轻微，可见恶心、呕吐、腹泻、肌痛、肌肉痉挛、疲乏、失眠和头晕，少数患者出现血肌酸激酶轻微增高。

加 兰 他 敏

加兰他敏（galanthamine）是第二代可逆性胆碱酯酶抑制药，主要用于治疗轻、中度AD，临床有效率约为60%，疗效与他克林相似，但无肝毒性。加兰他敏对胆碱酯酶有高度选择性，抑制神经元及红细胞胆碱酯酶的能力是抑制血液中胆碱酯酶的50倍。在胆碱能高度不足的区域（如突触后区域）活性最大，不与蛋白质结合，也不受进食和同时服药的影响，目前在许多国家被推荐为治疗AD的首选药物。

石 杉 碱 甲

石杉碱甲（huperzine A）为中国学者从天然植物中提取的一种生物碱，是一种高选择性胆碱酯酶抑制药，20世纪90年代初被我国卫生部批准为治疗早老性痴呆症的新药。石杉碱甲具有显著的改善记忆和认知功能的作用，研究表明其疗效明显优于国外同类药物，可用于治疗各型AD。

二、非竞争性N-甲基-D-天冬氨酸受体拮抗药

谷氨酸作为兴奋性递质，其功能过强时会引起神经元死亡，导致AD。N-甲基-D-天冬氨酸（NMDA）是离子型谷氨酸受体的一个亚型，为学习和记忆过程中一类至关重要的受体。

美 金 刚

美金刚（memantine）是第一个对AD有显著疗效的非竞争性NMDA受体拮抗药。

【体内过程】本药口服易吸收，食物不影响其吸收，绝对生物利用度约为100%，3~8小时血药浓度达峰值，半衰期为60~100小时，血浆蛋白结合率为45%。在体内，约80%以原形存在。

【药理作用】可以缓解谷氨酸浓度病理性升高导致的神经元损伤。因美金刚与NMDA受体的亲和力呈低、中度，因此在阻断谷氨酸兴奋性毒性的同时，不影响谷氨酸参与正常的学习记忆等生理功能的调节。美金刚还能增加脑内脑源性神经营养因子的含量，改善学习记忆功能。

【临床应用】临床用于治疗中、重度AD及帕金森病所致的痴呆。

【不良反应及用药注意事项】可见轻微眩晕、头重、口干、不安等，饮酒可加重不良反应。

癫痫患者、有惊厥病史或癫痫易感体质的患者应慎用。

三、抗 AD 药物新进展

近年来，对 AD 发病机制的研究取得了一定的进展，除了经典的 β- 淀粉样蛋白沉积和胆碱能学说，还提出了新的多种假说，如代谢障碍学说、自由基与凋亡学说、肠道菌群失衡学说及神经炎性学说等。基于以上学说，临床上应用的药物还有代谢激活剂，如吡拉西坦、奥拉西坦等；神经生长因子增强剂，如普立宁钾、丙戊茶碱；自由基清除和抗氧化剂，如维生素 E；具有调节肠道菌群作用的 GV-971，是我国自主研发并拥有自主知识产权的创新药。尽管这些药物对 AD 的疗效还有待进一步证实，但有些药物能够延缓 AD 的进展和改善患者的症状。值得注意的是，尽管抗 AD 新药的研发面临着巨大挑战，失败的风险很大，但目前针对 AD 的药物种类依然很多，相信通过广大医药研发人员的共同努力，一定会找到疗效更为确切的抗 AD 新药。

学习小结

帕金森病（PD）是一种主要表现为进行性的锥体外系功能障碍的中枢神经系统退行性疾病，严重患者常伴有记忆障碍和痴呆症状。常用的且能有效治疗 PD 的药物有左旋多巴、氨基酸脱羧酶抑制药（左旋多巴增效药）、中枢抗胆碱药等。药物的治疗作用基础都在于恢复多巴胺能和胆碱能神经系统调节锥体外系功能的平衡状态。阿尔茨海默病（AD）是一种与年龄高度相关的、以进行性认知障碍和记忆力损害为主的中枢神经系统退行性疾病，治疗 AD 的药物主要有胆碱酯酶抑制药、非竞争性 NMDA 受体拮抗药等。

（刘明妍）

复习参考题

一、选择题

1. 通过中枢抗胆碱作用治疗帕金森病的药物是
   A. 卡比多巴
   B. 左旋多巴
   C. 溴隐亭
   D. 苯海索
   E. 硝替卡朋

2. 与金刚烷胺的抗帕金森病作用无关的是
   A. 抑制胆碱酯酶促使纹状体中残存的 DA 能神经元合成与释放 DA
   B. 抑制 DA 的再摄取
   C. 抑制 COMT
   D. 直接激动 DA 受体
   E. 较弱的抗胆碱作用

3. 溴隐亭的抗帕金森病作用机制是

A. 激动中脑-皮层通路的 D_2 受体

B. 激动黑质纹状体通路的 D_2 受体

C. 使纹状体中残存的 DA 能神经元合成与释放 DA

D. 抑制 COMT 活性

E. 中枢抗胆碱作用

4. 用于治疗阿尔茨海默病的非竞争性 NMDA 受体的拮抗药是

A. 美金刚

B. 石杉碱甲

C. 加兰他敏

D. 他克林

E. GV–971

5. 多奈哌齐抗阿尔茨海默病的作用机制是

A. 拮抗 NMDA 受体

B. 促进神经生长因子分泌

C. 调节肠道菌群

D. 发挥中枢抗炎作用

E. 抑制中枢胆碱酯酶活性

答案：1. D；2. C；3. B；4. A；5. E

二、简答题

1. 简述抗帕金森病药的分类及其代表药。

2. 试述目前临床常用的阿尔茨海默病药物及其作用机制。

3. 试述左旋多巴与卡比多巴合用治疗帕金森病的药理学基础。

第十三章　解热镇痛抗炎药及抗痛风药

学习目标	
掌握	阿司匹林和对乙酰氨基酚的药理作用、作用机制及不良反应。
熟悉	常用解热镇痛抗炎药的作用特点和临床应用。
了解	抗痛风药的药理作用与临床应用。

第一节　解热镇痛抗炎药

一、概述

解热镇痛抗炎药（antipyretic-analgesic and anti-inflammatory drugs）是一类具有解热、镇痛，且大多数还具有抗炎、抗风湿作用的药物。由于其抗炎作用机制与糖皮质激素（甾体抗炎药）不同，故又称为非甾体抗炎药（nonsteroidal anti-inflammatory drugs, NSAIDs）。本类药物虽化学结构不同，但作用机制相同，即抑制环氧合酶（cyclooxygenase, COX）活性，减少前列腺素（prostaglandin, PG）的生物合成（图 13-1），因而具有相似的药理作用、作用机制和不良反应。PG 是一类含有一个五碳环和两条侧链的二十碳不饱和脂肪酸，广泛存在于人和其他哺乳动物的各种组织和体液中，具有重要的生物学活性。PG 可由多种损伤因子和细胞因子诱导表达，参与机体发热、疼痛、炎症等病理过程。COX 有两种同工酶，即 COX-1 和 COX-2。COX-1 为结构型酶，存在于血管、胃和肾等组织，参与血管紧张度调节等生理反应。COX-2 为诱导型酶，存在于炎症组织中，由细胞因子和炎症介质诱导产生。抑制 COX-1 可产生抗血小板作用和诱发胃出血；抑制 COX-2 则具有解热、镇痛、抗炎作用。根据 NSAIDs 对 COX 的选择性可分为非选择性环氧合酶抑制药和选择性环氧合酶-2 抑制药；按化学结构又可分为水杨酸类、苯胺类、吡唑酮类及其他有机酸类。

【药理作用及作用机制】

1. **解热作用**　能使各种原因引起的发热者的体温降低，但对正常人的体温几乎无影响，这与氯丙嗪对体温调节的影响不同，在配合物理降温的情况下，氯丙嗪能使正常人的体温下降。

155

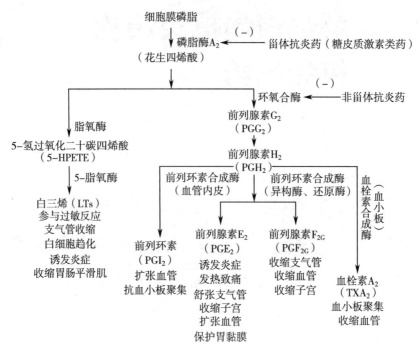

▲ 图13-1　膜磷脂生成的介质及其作用和抗炎药的作用机制

人体下丘脑体温调节通过对产热和散热两个过程的调节，使体温维持于相对恒定的水平。感染、组织损伤、炎症等病理状态都可刺激中性粒细胞产生并释放内生性致热原[如白介素（interleukin, IL）–1、IL-6及肿瘤坏死因子（tumor necrosis factor, TNF）–α等]，刺激下丘脑增加PG（主要为PGE$_2$）的合成与释放。PG增多可使温度感受器神经元的阈值提高，即体温调定点上调至37℃以上，引起产热增加，散热减少，导致发热。NSAIDs通过抑制下丘脑PG合成，使升高的体温调定点恢复到正常水平，通过皮肤血管扩张、发汗等增加散热，从而发挥解热作用，因此NSAIDs的解热作用属于中枢作用。近年研究显示，前列腺素并非发热的唯一介质，因而NSAIDs也可能存在其他的解热机制。

2. 镇痛作用　当组织损伤或炎症时，局部产生和释放致痛物质（如缓激肽、组胺、5-HT及PG），作用于感觉神经末梢而引起疼痛。PG不仅本身具有刺激痛觉感受器引起疼痛的作用，还能显著提高痛觉感受器对缓激肽等致痛物质的敏感性。NSAIDs的镇痛作用部位主要在外周，通过抑制炎症局部组织的PG合成，发挥镇痛作用。近年有研究表明，NSAIDs也可能通过抑制中枢神经系统PG的合成产生镇痛效应。本类药镇痛作用中等，对慢性钝痛如头痛、牙痛、神经痛、肌肉痛、关节痛及痛经等有良好的镇痛效果，对严重创伤性剧痛及内脏平滑肌绞痛无效。

3. 抗炎、抗风湿作用　PG尤其是PGE$_1$和PGE$_2$具有致炎作用，极微量的PEG$_2$即能引起炎症反应，且与缓激肽等致炎因子有协同效应。NSAIDs通过抑制炎症局部的COX，减少PG合成而起到抗炎作用。必须注意，大多数NSAIDs对风湿性和类风湿性炎症有确切疗效，但不能根治，也不能完全阻止炎症的发展及并发症的发生。

4. 其他作用　通过抑制COX可减少血栓素A$_2$（TXA$_2$）的合成，从而抑制血小板聚集和血栓形成。

NSAIDs通过抑制PG的生成、激活caspase-3和caspase-9、诱导肿瘤细胞凋亡、抑制肿瘤细胞增殖及抗新生血管形成等抑制肿瘤的发生、发展及转移。此外，NSAIDs还具有清除过量的氧自由基作用。

【不良反应】NSAIDs的不良反应较多见，主要不良反应如下。

1. 胃肠道反应　口服后具有对胃黏膜的直接刺激作用，非选择性COX抑制剂还可通过抑制COX-1而减少PGE$_2$合成引起胃黏膜损伤。常表现为消化不良、恶心、呕吐、厌食、腹痛及腹泻等，亦可见上消化道溃疡或出血。

2. 中枢神经系统反应　常见头晕、头痛、耳鸣、耳聋、嗜睡、失眠及麻木等，过量中毒时可致谵妄、惊厥及昏迷等。

3. 心血管系统反应　可引起高血压及水肿，偶见充血性心力衰竭。长期应用选择性COX-2抑制剂时，发生心肌梗死和脑卒中等血栓性疾病风险增高。

4. 肝损伤和肾损伤　具有不同程度的肾毒性，亦可能诱发肝损伤。

5. 血液系统反应　可引起血细胞减少和凝血功能障碍，表现为粒细胞减少及再生障碍性贫血等。

6. 不良反应　如皮疹、哮喘、瘙痒和变态反应等，可能引起严重的甚至致命的皮肤反应如剥脱性皮炎、中毒性表皮坏死溶解症；还可出现耳鸣、耳聋、视物模糊、味觉异常；长期应用引起角膜沉积和视网膜病变。

二、非选择性环氧合酶抑制药

非选择性COX抑制药种类繁多，尽管它们化学结构各异，但均具有解热、镇痛作用，其抗炎作用各具特点，其中阿司匹林和吲哚美辛的抗炎作用较强，某些有机酸的抗炎作用中等，而苯胺类几乎无抗炎作用。

（一）水杨酸类

水杨酸类药物主要包括阿司匹林、二氟尼柳和水杨酸钠等，以阿司匹林最为常用。因水杨酸刺激性强，仅外用作为抗真菌及角质溶解药。

阿 司 匹 林

阿司匹林（aspirin）又称乙酰水杨酸，是水杨酸的酯化物。从1899年开始用于临床，历经百余年而不衰，且不断发现其新的药理作用和临床用途。阿司匹林对COX-1和COX-2均有抑制作用，且抑制COX-1能力更强。

【体内过程】口服吸收迅速，主要在小肠上部吸收，少部分在胃吸收。1~2小时血药浓度达峰值。吸收后易被组织及血浆中的酯酶水解成水杨酸，并以水杨酸盐的形式迅速分布至全身组织，可进入关节腔、脑脊液及胎盘。血浆半衰期为15分钟，水杨酸盐与血浆蛋白结合率为80%~90%。水杨酸主要经肝脏氧化代谢，其代谢产物与甘氨酸或葡萄糖醛酸结合后从肾脏排泄。肝脏对水杨酸的代谢能力有限，口服小剂量（小于1g）阿司匹林，水解生成的水杨酸较少，其代谢按一级动力学消除，水杨酸血浆半衰期为2~3小时；当阿司匹林用量大于1g时，水杨酸的生成量增多，其代谢按零级动力学消除，水杨酸的血浆半衰期延长为15~30小时。如剂量再增大，水杨酸的生成增多，超过机体的结合能力，游离水杨酸浓度会急剧增高，出现急性中毒。碱化尿液时，水杨酸盐解离增多，在肾小管重吸收减少，排泄加快，故阿司匹林严重中毒时可用碳酸氢钠解救。

【药理作用及临床应用】

1. 解热镇痛及抗炎、抗风湿作用 阿司匹林有较强的解热、镇痛作用，可迅速降低发热患者的体温，对轻、中度疼痛具有镇痛作用。可与其他的解热镇痛药配成复方，用于治疗感冒发热、头痛、牙痛、神经痛、肌肉关节痛及痛经等。较大剂量治疗急性风湿热疗效迅速而可靠，可使患者风湿热症状在用药后24~48小时明显好转，具有诊断和治疗双重意义。本药对类风湿性关节炎也有明显疗效，仍为治疗风湿性和类风湿性关节炎的首选药，但不良反应尤其是胃肠道不良反应限制了其临床应用。

2. 影响血栓形成 低浓度阿司匹林能使PG合成酶活性中心的丝氨酸乙酰化失活，不可逆地抑制血小板环氧化酶，减少血小板中TXA_2的生成，而抑制血小板的聚集及血栓形成；高浓度阿司匹林能直接抑制血管内皮PG合成酶，使前列环素（PGI_2，为TXA_2的生理拮抗剂）合成减少，从而促进血小板聚集。因此，小剂量阿司匹林可抑制血小板聚集，产生良好的抗血栓作用。用于防治缺血性心脏病、脑血栓和静脉血栓形成等血栓栓塞性疾病。

3. 其他作用 用于小儿皮肤、黏膜淋巴结综合征（川崎病）的治疗。

【不良反应】

1. 胃肠道反应 最为常见。低浓度时直接刺激胃黏膜，引起上腹不适、恶心、呕吐；高浓度时可刺激延髓催吐化学感受区而致恶心、呕吐。长期或大剂量服用本药可通过直接刺激胃黏膜和抑制PGE_2合成而引起胃黏膜损伤，导致胃出血、诱发或加重溃疡，甚至使胃溃疡穿孔。餐后或同服抗酸药、胃黏膜保护药可减轻胃肠道反应，合用PGE_1的衍生物米索前列醇（misoprostol）可减轻胃黏膜损伤。有活动性消化性溃疡或出血患者禁用。

2. 凝血功能障碍 阿司匹林可抑制血小板聚集，延长出血时间，大剂量或长期服用还能抑制凝血酶原形成，引起凝血功能障碍，加重出血倾向，应用维生素K可以预防。严重肝损伤、维生素K缺乏及低凝血酶原血症均应禁用。手术患者于术前1周停药，以免引起出血过多。

3. 变态反应 少数患者可出现荨麻疹、皮疹、血管神经性水肿、过敏性休克，某些患者服药后可诱发哮喘，称为"阿司匹林哮喘"，重者可引起死亡。肾上腺素对此病症无效，可用糖皮质激素和抗组胺药治疗。对阿司匹林或其他NSAIDs过敏者禁用。

4. 水杨酸反应 大剂量应用可出现头痛、头晕、恶心、呕吐、耳鸣、听力和视力下降等中毒反应。处理措施包括停药和静脉滴注碳酸氢钠，以促进药物的排泄。

5. 瑞夷综合征（Reye syndrome） 又称脑病合并肝脂肪变性综合征。病毒（如水痘病毒、流感病毒等）感染伴有发热的儿童服用阿司匹林后，可能出现发热、惊厥、频发呕吐、颅内压增高、昏迷等脑病症状及严重肝功能异常等，称为瑞夷综合征。虽然少见，但可致死。故病毒感染尤其是水痘、流感患儿应慎用。

6. 对肝、肾的影响 本药的肾毒性低，对正常肾功能并无明显影响。但对老年人或伴有心、肝、肾功能损害的患者，可引起水肿、多尿等肾小管功能受损的症状。偶见间质性肾炎、肾病综合征，甚至肾衰竭，其机制未明。肾功能减退者应慎用。

【药物相互作用】本药可从血浆蛋白结合部位置换出香豆素类抗凝血药，增强其抗凝作用，易致出血；也可置换磺酰脲类降血糖药，增加其游离型血药浓度，致低血糖反应；与糖皮质激素合用易诱发溃疡及出血；阻碍甲氨蝶呤、呋塞米等弱碱性药物从肾小管排泌而造成蓄积中毒。

二 氟 尼 柳

二氟尼柳（diflunisal）又称二氟苯水杨酸、双氟尼酸。口服吸收完全，2~3小时血药浓度达峰值，血浆蛋白结合率达99%，半衰期8~12小时，约90%以葡萄糖醛酸结合物形式排泄。其抗炎、镇痛作用强于阿司匹林且维持时间长，但解热作用很弱。主要用于轻、中度疼痛，如术后、骨骼肌扭伤及癌性疼痛等。不良反应有恶心、呕吐、腹痛、头晕和皮疹等。

（二）苯胺类

对乙酰氨基酚

对乙酰氨基酚（acetaminophen）又称扑热息痛（paracetamol）、醋氨酚，是非那西丁（phenacetin）在肝脏代谢的活性产物，后者因毒性大，已不单独使用。

【体内过程】口服易吸收，0.5~1小时血药浓度达峰值，半衰期为2~4小时。主要在肝脏与葡萄糖醛酸或硫酸结合，经肾脏排泄，极少部分进一步转化为对肝脏有毒的羟化物。

【药理作用及临床应用】解热镇痛作用与阿司匹林相似，但起效缓慢而持久，抗炎、抗风湿作用弱，对血小板和凝血时间亦无明显影响。主要用于退热和镇痛。由于不良反应少，为小儿退热的首选药之一。

【不良反应】治疗量不良反应较少，偶见变态反应。过量可致急性中毒导致肝坏死，大剂量或长期应用可致肾脏损伤。

（三）吲哚乙酸类

吲 哚 美 辛

吲哚美辛（indometacin）又称消炎痛，是人工合成的吲哚衍生物。

【体内过程】口服吸收完全，3小时血药浓度达峰值，血浆蛋白结合率为90%，半衰期2~3小时，肝脏代谢，部分原形及代谢产物从尿、胆汁和粪便排出。

【药理作用及临床应用】吲哚类衍生物，是最强的COX抑制药之一，具有很强的解热和抗炎作用。其抗炎作用比阿司匹林强10~40倍，对炎性疼痛亦有明显的镇痛作用，特别是对风湿性和类风湿性关节炎有很好的疗效。但不良反应多，仅用于对其他药不能耐受或疗效不显著的风湿性和类风湿性关节炎，对骨性关节炎、强直性关节炎、癌症发热及其他不易控制的发热也有效。

【不良反应】发生率高达35%~50%，约20%的患者必须停药。

1. 中枢神经系统反应　常见头痛、眩晕，偶见精神紊乱。

2. 胃肠道反应　恶心、呕吐、腹痛、气胀、腹泻、消化道溃疡，严重者可致出血或穿孔。

3. 血液系统反应　可见粒细胞减少、溶血性贫血、再生障碍性贫血、血小板减少性紫癜等。

4. 肝、肾损害　可致肝炎、黄疸、胰腺炎；间质性肾炎、肾乳头坏死及肾功能不全。

5. 其他　皮疹、哮喘、视力模糊及角膜沉着。

舒 林 酸

舒林酸（sulindac）为吲哚乙酸类衍生物，在体内转化为硫化代谢产物后抑制PG合成的能力显著增强。药理作用与临床应用与吲哚美辛相似，其作用强度弱于吲哚美辛而强于阿司匹林，且作用持久，不良反应较少。

依 托 度 酸

依托度酸（etodolac）为吲哚乙酸类衍生物，口服吸收迅速完全，血浆蛋白结合率高于99%，在肝脏代谢，经肾脏排泄。具有解热、镇痛、抗炎作用，以镇痛、抗炎作用最为突出。主要用于治疗类风湿性关节炎和骨性关节炎，也用于手术后止痛。其对胃黏膜PG合成的抑制作用较弱，故胃肠道刺激等不良反应较轻，患者易耐受。

（四）芳基烷酸类

芳基烷酸类药物不良反应少，临床应用广泛。主要包括布洛芬、萘普生、氟比洛芬、氟吡洛芬、洛索洛芬及萘丁美酮等。

布 洛 芬

布洛芬（ibuprofen）又称异丁苯丙酸。

【体内过程】口服吸收完全，1~2小时血药浓度达峰值，血浆蛋白结合率为99%，半衰期为2小时，可缓慢渗入滑膜腔，并保持较高浓度。主要经肝脏代谢，肾脏排泄。

【药理作用及临床应用】本药具有解热、镇痛、抗炎、抗风湿作用，主要用于治疗风湿性及类风湿性关节炎、强直性脊柱炎，也用于神经痛、头痛、痛经及急性痛风的治疗，疗效低于阿司匹林，但胃肠道反应较轻。

萘 普 生

萘普生（naproxen）又称甲氧萘丙酸。口服吸收迅速而完全。食物、氢氧化铝和氧化镁减少其吸收，碳酸氢钠促进其吸收，半衰期为14小时。本药解热和镇痛作用分别是阿司匹林的22倍和7倍；还可抑制血小板聚集。主要用于风湿性和类风湿性关节炎、骨性关节炎、强直性脊柱炎和各种类型的风湿性肌腱炎。对各种疾病引起的疼痛和发热也有良好缓解作用。其胃肠道和神经系统的不良反应明显少于阿司匹林和吲哚美辛，但多于布洛芬。长期服用可能增加心血管病风险。对阿司匹林过敏者禁用。

氟 比 洛 芬

氟比洛芬（flurbiprofen）口服吸收良好，半衰期约6小时。动物实验结果表明，其抗炎作用较吲哚美辛强且毒性低，耐受性好，久用时偶见消化道溃疡，对阿司匹林无效或不能耐受者可选用该药。氟比洛芬滴眼液可用于眼科手术后的炎症反应、人工晶体植入术后的黄斑囊样水肿。氟比洛芬酯是无活性前体药，入血后被酯酶水解，释放出氟比洛芬而发挥作用。其注射液用于术后镇痛和癌性疼痛，镇痛效果与喷他佐辛相近或更强，镇痛时间更长。孕妇、儿童慎用。

洛 索 洛 芬

洛索洛芬（loxoprofen）是无活性前体药，在体内转变成活性代谢物，故对胃肠道的刺激性小。口服吸收迅速，30分钟血药浓度达峰值，并以较高的浓度分布于肝、肾、血浆中，血浆蛋白结合率高达97%，原形药和代谢物与葡萄糖醛酸结合后主要经肾脏迅速排泄。临床用于类风湿性关节炎、骨性关节炎、腰痛、肩周炎、颈肩臂综合征；亦用于术后、外伤及拔牙后的镇痛和消炎。偶见胃部不适、食欲缺乏、恶心、呕吐、腹泻、便秘、胸闷、皮疹、瘙痒等不良反应。

萘丁美酮

萘丁美酮（nabumetone）是无活性前体药，吸收后在体内迅速代谢为甲氧基苯乙酸发挥解热、镇痛、抗炎作用。故其无明显胃肠道刺激，不良反应小，对凝血功能无影响。主要用于治疗类风湿性关节炎和骨性关节炎。

（五）邻氨基苯甲酸类

双氯芬酸

双氯芬酸（diclofenac）为邻氨基苯甲酸（灭酸）类衍生物。

【体内过程】口服吸收迅速，食物可减慢其吸收速度，但不影响吸收量。该药有明显首过效应，生物利用度约50%，1~2小时血药浓度达峰值，半衰期1~2小时。本药可在关节滑液中积聚，故作用时间明显长于半衰期。主要在肝代谢，经肾和胆汁排泄。

【药理作用及临床应用】为强效解热镇痛抗炎药，其作用强于吲哚美辛和萘普生等。用于风湿性和类风湿性关节炎、骨性关节炎及强直性脊柱炎的长期对症治疗，也可短期用于急性肌肉骨骼损伤、急性肩痛、术后疼痛及痛经的治疗。另外，双氯芬酸滴眼液可用于白内障切除术后炎症的治疗。

【不良反应】约20%患者出现不良反应，其中2%的病例需停药。以胃肠道反应最常见，严重者导致出血及溃疡。约15%的患者出现转氨酶升高，故用药后前8周须监测肝功能。

醋氯芬酸

醋氯芬酸（aceclofenac）药理作用及临床应用同双氯芬酸。与双氯芬酸相比，具有起效快、疗效好、不良反应发生率低的特点。其胃肠道不良反应发生率低于萘普生、双氯芬酸和吲哚美辛。

（六）烯醇酸类

吡罗昔康

吡罗昔康（piroxicam）为烯醇酸类衍生物。

【体内过程】口服吸收完全，2~4小时血药浓度达峰值，血浆蛋白结合率为99%，在肝代谢，经肾脏和肠道排泄。本药体内消除缓慢且有肝肠循环，故半衰期长达36~45小时。

【药理作用及临床应用】本药为强效抗炎镇痛药。临床主要用于风湿性及类风湿性关节炎，亦用于急性痛风、腰肌劳损、肩周炎、原发性痛经等的治疗。疗效与阿司匹林、吲哚美辛及萘普生相似，且改善关节痛疗效优于吲哚美辛。因起效较慢、达稳态血药浓度时间较长，一般不用于急性疼痛。因只能缓解疼痛及炎症，不能改变关节炎病程的进展，必要时可合用糖皮质激素。

【不良反应】常见胃肠道反应，大剂量或长期应用可致消化道溃疡和出血，也可见头晕、头痛、视力模糊及皮疹等。

美洛昔康

美洛昔康（meloxicam）对COX-2的抑制作用比COX-1高10倍，因此具有较强的抗炎作用。

其适应证同吡罗昔康。不良反应较轻，剂量过大或长期服用可致消化性溃疡和出血。

三、选择性环氧合酶-2抑制药

传统的解热镇痛抗炎药多为非选择性COX抑制药，其治疗作用主要与抑制COX-2有关，而抑制COX-1常引起许多不良反应，如胃肠黏膜损伤和肾损害等。为此，近年来合成了一系列选择性COX-2抑制剂。

塞来昔布

塞来昔布（celecoxib）是含有磺酰氨基的化合物，是目前常用的选择性COX-2抑制药。

【体内过程】口服吸收较好，血药浓度达峰时间为2~4小时。血浆蛋白结合率高，在组织中分布广泛，血浆半衰期为11小时。主要经肝脏代谢，与葡萄糖醛酸结合后从肠道排出，少量以原形经肾脏排泄。

【药理作用及临床应用】塞来昔布对COX-2的抑制作用是对COX-1抑制作用的375倍，抗炎镇痛作用强，主要用于治疗骨性关节炎和风湿性、类风湿性关节炎，特别适用于有胃肠道损伤风险的患者或不能耐受非选择性COX抑制药的患者。骨性关节炎患者一般在用药2周后出现疼痛减轻和关节功能状态明显改善，其疗效与萘普生相当。近年研究发现，塞来昔布对肿瘤放射治疗有增敏作用。

【不良反应】塞来昔布的胃肠道不良反应低于传统NSAIDs，但有可能导致用药者出现水肿和血压增高，增加心血管病的危险性。

第二节 抗痛风药

痛风是因体内嘌呤代谢紊乱所致的血尿酸水平过高，导致尿酸结晶沉积在关节滑膜、滑囊、软骨及其他组织中引起的反复发作性炎性疾病。急性发作时尿酸在关节、肾及结缔组织等部位析出结晶，引起局部粒细胞浸润及炎症反应；治疗不及时可发展为慢性痛风性关节炎、肾病等。急性痛风的治疗在于迅速缓解急性关节炎、纠正高尿酸血症等，可用秋水仙碱；慢性痛风的治疗旨在降低血中尿酸浓度，可用别嘌醇和丙磺舒等。抗痛风药是一类能抑制尿酸生成或促进尿酸排泄，减轻痛风炎症的药物。常用药物除一些解热镇痛抗炎药外，还有别嘌醇、非布司他、丙磺舒、苯溴马隆和秋水仙碱等。

一、抑制尿酸生成药

别嘌醇

别嘌醇（allopurinol）又称别嘌呤醇。本药为次黄嘌呤的异构体，在体内次黄嘌呤与黄嘌呤可被黄嘌呤氧化酶催化生成尿酸。本药及其代谢产物奥昔嘌醇均可在体内竞争性抑制黄嘌呤氧化酶，从而减少尿酸的生成，避免尿酸盐结晶的沉积，防止发展为慢性痛风性关节炎或肾脏病变。

用于治疗慢性高尿酸血症，预防噻嗪类利尿药、肿瘤化疗和放疗引起的高尿酸血症。不良反应有皮疹、腹痛、腹泻、转氨酶升高、白细胞减少等，应定期检查血常规和肝功能。需要格外警惕的是别嘌醇的超敏反应"剥脱性皮炎"，研究表明此反应与体内携带的 *HLA-B*5801* 基因有关，为慎重起见，痛风患者在服用别嘌醇之前需检查 *HLA-B*5801* 基因，结果阳性者禁用。

非 布 司 他

非布司他（febuxostat）又称非布索坦，为新型非嘌呤类黄嘌呤氧化酶抑制药，通过抑制尿酸合成而降低血清尿酸浓度。与别嘌醇相比，其降尿酸作用更加强大、安全性更高，很少发生过敏反应；轻、中度肾功能不全及肾结石患者也可使用，但重度肾功能不全（血清肌酐 ≤ 30ml/min）需慎用；每天服药一次，患者依从性高。主要用于痛风患者高尿酸血症的长期治疗。不良反应大多轻微，常见恶心、皮疹、肝功能异常和关节疼痛。本药可能增加心血管血栓事件的风险，因此服药期间应监测心肌梗死和脑卒中的症状和体征。

二、促进尿酸排泄药

丙 磺 舒

丙磺舒（probenecid）又称羧苯磺胺，能竞争性抑制肾小管对有机酸的转运，抑制尿酸从肾小管的重吸收而促进其排泄。目前是治疗慢性痛风有效而安全的药物。因其无抗炎及镇痛作用，故不适用于急性痛风。为避免大量尿酸排泄时在泌尿道形成结晶，宜碱化尿液并大量饮水。不良反应少，主要为胃肠道反应、过敏性皮疹，少数患者发生溶血性贫血。

苯 溴 马 隆

苯溴马隆（benzbromarone）为苯并呋喃衍生物，作用及应用方法与丙磺舒类似，具有抑制肾小管对尿酸的重吸收作用，促进尿酸排泄，从而降低血中尿酸浓度。适用于长期治疗高尿酸血症及慢性痛风。本药不良反应较少，少数患者可出现粒细胞减少、头痛和胃肠道不良反应。

三、抑制痛风炎症药

秋 水 仙 碱

秋水仙碱（colchicine）可抑制急性痛风发作时的粒细胞浸润，迅速缓解急性痛风发作症状，对急性痛风性关节炎有特效，但对其他类型关节炎及一般性疼痛无效，且对血中尿酸浓度及尿酸排泄也无影响。秋水仙碱可抑制细胞有丝分裂，有一定抗肿瘤作用。不良反应多，常见的有胃肠道反应，中毒时可出现水性及血性腹泻，电解质及血浆可经肠道大量丢失；也可见肾脏损害，引起血尿、少尿；对骨髓也有损害作用，可致粒细胞缺乏症和再生障碍性贫血。

四、直接分解尿酸药

尿 酸 酶

尿酸酶（urate oxidase）是从黑曲霉、黄曲霉等发酵液中提取的异性蛋白，能催化尿酸迅速氧化成尿囊素，进一步转化后易于排出体外，使血液中的尿酸含量降低。主要用于不能口服尿酸生成抑制药的痛风患者，尿结石、结石性痛风、白血病及肾衰竭所致的高尿酸血症。本药是异性蛋白，可引起过敏反应，包括全身瘙痒、肌内注射局部发红等。

五、抗痛风中药制剂

中医对痛风的认识最早见于《黄帝内经灵枢》，痛风是痹病的一种，主要是风寒湿邪、风湿热邪等因素导致，由于感受风寒湿邪后经脉不通，可能会出现气血循环不畅、瘀血阻滞，因此引发痛风。一般出现痛风后可以使用祛风除湿散寒类的药物治疗和预防复发，如临床上常用的桂枝芍药知母汤（主要组分：芍药、桂枝、甘草、生姜、麻黄、白术、知母、防风、附子）、乌头汤（主要组分：麻黄、芍药、黄芪、甘草、川乌）、痛风汤（主要组分：苍术、薏苡仁、土茯苓、威灵仙、泽泻、桃仁、红花、草薢、蚕沙）、四妙散（主要组分：黄柏、苍术、川牛膝、薏苡仁）等。

案例13-1　患者，女，23岁。因"痛经"就诊。医生建议按需服用布洛芬，患者疼痛好转。随后因呼吸急促、呼吸困难入院。体检发现其鼻黏膜水肿，左侧有一息肉，眼睑和上嘴唇也出现明显水肿，指尖发绀，听诊有双侧哮鸣音。经进一步检查后诊断为哮喘发作。

思考：

1. 为该患者应用布洛芬治疗的依据是什么？

2. 患者出现哮喘的可能原因是什么？

3. 针对患者哮喘是否可以应用肾上腺素治疗？

案例13-2　患者，男，45岁。参加朋友聚会大量饮酒后，夜间突发双足第一跖趾关节剧烈疼痛，右侧较明显，不敢行走。无高血压、糖尿病、骨性关节炎、银屑病病史。查体：呼吸、体温、血压正常，双足无皮肤破损。双足第一跖趾关节红肿，右侧肿胀比左侧明显。实验室检查：血尿酸水平为680μmol/L，类风湿因子阴性，C反应蛋白15mg/L。诊断为痛风急性发作。

思考：

1. 治疗急性痛风的药物有哪些，作用机制是什么？

2. 除了使用药物，痛风患者还有哪些注意事项？

学习小结

解热镇痛抗炎药共同作用机制是抑制体内环氧合酶（COX）活性，从而抑制前列腺素的合成。根据对COX作用的选择性可将该类药物分为非选择性环氧合酶抑制药和选择性环氧合酶-2抑制药两大类。非选择性环氧合酶抑制药同时抑制COX-1和COX-2两种同工酶，包括水杨酸类、苯胺类、吲哚乙酸类、芳基烷酸类、邻氨基苯甲酸类和烯醇酸类，均有解热镇痛作用，但抗炎作用方面却各有特点。选择性环氧合酶-2抑制药选择性抑制COX-2，具有解热镇痛及抗炎作用，且胃肠道反应、肾损伤等不良反应轻。抗痛风药主要包括抑制尿酸生成的药物、促进尿酸排泄的药物、抑制痛风炎症的药物及部分解热镇痛抗炎药。

（云宇）

复习
参考题

一、选择题

1. 发热伴消化性溃疡患者宜选用的退热药物是
   A. 阿司匹林
   B. 对乙酰氨基酚
   C. 保泰松
   D. 吲哚美辛
   E. 尼美舒利

2. 解热镇痛抗炎药的解热特点是
   A. 仅降低发热患者的体温
   B. 仅降低正常人体温
   C. 既降低正常人体温又降低发热患者体温
   D. 降温作用受环境影响明显
   E. 以上都不对

3. 小剂量阿司匹林预防血栓形成的机制是
   A. 抑制白三烯的生成
   B. 抑制 PGE_2 的生成
   C. 抑制 PGI_2 的生成
   D. 抑制 TXA_2 的生成
   E. 抑制 5-羟色胺的生成

4. 几乎无抗炎、抗风湿作用的药物是
   A. 阿司匹林
   B. 布洛芬
   C. 对乙酰氨基酚
   D. 吲哚美辛
   E. 保泰松

5. 能促进尿酸排泄的药物是
   A. 秋水仙碱
   B. 丙磺舒
   C. 阿司匹林
   D. 别嘌醇
   E. 塞来昔布

   答案：1. B；2. A；3. D；4. C；5. B

二、简答题

1. 阿司匹林与氯丙嗪对体温的影响有何不同？
2. 如何预防阿司匹林引起的胃肠不良反应？
3. 阿司匹林防止血栓形成的机制是什么？有何临床意义？

第十四章　镇痛药

学习目标	
掌握	吗啡的药理作用、作用机制、临床应用、不良反应及用药注意事项、禁忌证；哌替啶的药理作用和临床应用。
熟悉	可待因、芬太尼及其同系物、羟考酮、美沙酮、曲马多、罗通定的作用特点及临床应用。
了解	阿片受体的分类与功能；二氢埃托啡、喷他佐辛、布托啡诺、丁丙诺啡、氟吡汀、布桂嗪、普瑞巴林的作用特点；阿片受体拮抗药纳洛酮、纳曲酮的药理作用与临床应用；镇痛药的应用原则。

　　镇痛药（analgesic）为选择性作用于中枢神经系统特定部位，在不影响患者意识状态下选择性地缓解疼痛，并消除疼痛所致的情绪反应的药物。多数镇痛药反复应用易致成瘾性和耐受性，故又称为成瘾性镇痛药（addictive analgesic）或麻醉性镇痛药（narcotic analgesic）。按作用机制不同可分为阿片受体激动剂、阿片受体部分激动剂及其他镇痛药。阿片受体激动剂按来源分为天然阿片生物碱类（吗啡、可待因）和人工合成阿片生物碱类（哌替啶、芬太尼及其同系物、美沙酮、二氢埃托啡等）。

第一节　阿片受体激动剂

　　阿片为希腊文"浆汁"的意思，来源于罂粟科植物罂粟未成熟蒴果浆汁的干燥物，在公元16世纪已被广泛用于镇痛、止咳、止泻和镇静等。阿片含20余种生物碱，含量达25%，按化学结构主要分为菲类及异喹啉类，前者为主要镇痛成分，包括吗啡和可待因；后者如罂粟碱，具有松弛平滑肌和舒张血管作用。

　　机体内能与阿片生物碱类及其半合成衍生物结合的受体被称为阿片受体。阿片类药物通过激动中枢神经系统特定部位的阿片受体而产生镇痛作用。1962年我国学者邹冈和张昌绍发现，将10μg吗啡注入兔第三脑室及导水管周围灰质时可消除疼痛反应，而静脉注射则完全不能镇痛，据此提出吗啡镇痛的作用部位在第三脑室周围灰质。1973年Snyder等采用配体结合技术和放射自显影技术，证实了阿片受体的存在及其与镇痛药的关系。20世纪90年代阿片受体成功被克隆，随后其分子结构及信号转导机制被进一步阐明。目前已确认的阿片受体主要有μ、κ、δ三种类型，是否存在σ阿片受体尚有争论。μ、δ受体又各自分为1、2两种亚型，κ受体则可分为1、2、3三种亚型。其中，μ受体是介导吗啡镇痛效应的主要受体，也能介导镇静、呼吸抑制、缩瞳、欣快等效应；κ受体主要介导脊髓镇痛效应，也与镇静作用相关；δ受体与抗焦虑和抗抑郁作用有关，介导镇痛效应不明显，引起成瘾作用较小。

阿片受体的发现，提示脑内可能存在内源性的阿片样活性物质。1975年，Hughes和Kosterlitz成功地从动物脑内分离出两种五肽，这两种小分子肽具有和吗啡相似的生物效应，且效应可被吗啡拮抗药纳洛酮逆转，于是命名为脑啡肽，即脑内的吗啡肽。现已发现体内与阿片生物碱作用相似的肽类有10余种，统称为内源性阿片样肽或内阿片肽，被认为是阿片受体的内源性配体。阿片生物碱类镇痛药就是通过模拟内源性阿片肽对痛觉的调节功能而产生镇痛作用。

吗　啡

吗啡（morphine）由德国药剂师Sertürner于1803年首次从阿片中分离出来。吗啡在阿片中的含量为10%，是阿片受体的完全激动剂，对μ受体激动作用强，对δ和κ受体也有激动作用。

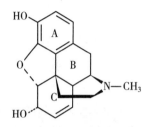

▲ 图14-1　吗啡结构式

吗啡的化学结构由四部分组成：① 具有四个双键的氢化菲核（环A、B、C）；② 与菲核环B相稠合的N–甲基哌啶环；③ 连接环A与环C的氧桥；④ 环A上的一个酚羟基与环C上的醇羟基（图14-1）。环A上的酚羟基具有重要的药理作用，如该酚羟基的氢原子被甲基取代，则变成可待因，其镇痛作用减弱。

【体内过程】口服后易从胃肠道吸收，但首过效应强，生物利用度仅为25%。皮下注射吸收快，30分钟后吸收60%。血浆蛋白结合率约为30%，可分布于全身各组织器官。吗啡的脂溶性低，仅有少量通过血脑屏障进入中枢神经系统，但足以发挥中枢作用。主要在肝脏代谢，约10%去甲基生成去甲吗啡，约20%为游离型，绝大部分被转化为葡萄糖醛酸结合物。葡萄糖醛酸代谢产物吗啡–6–葡萄糖醛酸具有药理活性，且活性比吗啡强。吗啡血浆半衰期为2~3小时，吗啡–6–葡萄糖醛酸半衰期稍长于吗啡。其主要经肾脏排泄，肾功能损害及老年人排泄减慢，应酌情减量，少量可经乳腺排泄，也可通过胎盘进入胎儿体内。妊娠期和哺乳期妇女禁用。

【药理作用】

1. 中枢神经系统

（1）镇痛、镇静和致欣快作用：吗啡镇痛作用强大，对各种疼痛均有效，皮下注射5~10mg即能明显减轻或消除疼痛感，作用持续4~6小时；对慢性持续性钝痛的作用优于急性锐痛，且不影响意识和其他感觉。在镇痛的同时伴有明显镇静作用，能消除由疼痛所引起的焦虑、紧张、恐惧等情绪反应，因而显著提高对疼痛的耐受力。随着疼痛的缓解及对情绪的影响，吗啡还可引起欣快症（euphoria），表现为满足感和欣快感，是造成强迫用药的重要原因之一。

（2）抑制呼吸：治疗量的吗啡对呼吸有抑制作用，使呼吸频率减慢，潮气量降低，每分通气量减少，作用较持久。吗啡抑制呼吸的同时，不伴有对延髓心血管中枢的抑制。其呼吸抑制作用随剂量增大而增强，急性中毒时呼吸频率可减至每分钟3~4次，从而导致严重缺氧，呼吸抑制是吗啡急性中毒致死的主要原因。吗啡的呼吸抑制作用与降低呼吸中枢对血液CO_2张力的敏感性和抑制脑桥呼吸调节中枢有关。

（3）镇咳：吗啡可抑制咳嗽中枢而产生显著的镇咳效应，该作用可能与激动延髓孤束核阿片受体有关，但具体机制尚不清楚。对多种原因引起的咳嗽均有强大抑制作用，但易成瘾，临床通常使用可待因替代。

（4）催吐：吗啡可兴奋延髓催吐化学感受区而致恶心和呕吐。连续用药该作用可消失。

（5）缩瞳：吗啡与中脑盖前核的阿片受体相结合，兴奋动眼神经缩瞳核，可引起瞳孔缩小。缩瞳反应是吗啡的作用特征，针尖样瞳孔是阿片类药物中毒特征（其他原因引起的昏迷和呼吸抑制常伴有瞳孔散大）。

（6）其他中枢作用：吗啡可作用于下丘脑体温调节中枢，影响体温调节；也可影响下丘脑和垂体对激素分泌的调控，如可降低血浆促肾上腺皮质激素（ACTH）、黄体生成素（LH）和卵泡刺激素（FSH）等的浓度。

2. 平滑肌

（1）胃肠道平滑肌：兴奋胃肠道平滑肌和括约肌，作用强而持久，提高胃窦部及十二指肠上部平滑肌张力，减慢其蠕动，使胃排空延迟；提高小肠及结肠平滑肌张力，使节律性和节段性收缩幅度增大而推进性蠕动减弱；延缓肠内容物通过，增加水分的吸收，并抑制消化腺分泌；提高回盲瓣和肛门括约肌张力，还具有抑制中枢的作用，使患者便意迟钝，最终引起便秘。

（2）胆道平滑肌：使胆道奥迪（Oddi）括约肌收缩，胆道和胆囊内压升高，引起上腹部不适，严重者出现胆绞痛。因此胆绞痛时不能单独使用吗啡，需与阿托品等解痉药合用。

（3）其他平滑肌：吗啡可对抗催产素的作用，降低子宫张力、收缩频率及收缩幅度，延长产程；增强膀胱括约肌张力，导致尿潴留；对输尿管也有收缩作用。治疗量对支气管平滑肌兴奋作用不明显，但大剂量可引起支气管收缩，诱发或加重哮喘发作，这可能与吗啡促进组胺释放有关，因此支气管哮喘患者禁用。

3. 心血管系统　治疗量下，吗啡对血压和心率无明显作用。大剂量时，由于其促进内源性组胺释放，使外周血管扩张，引起直立性低血压。因抑制呼吸可致CO_2潴留，引起脑血管扩张，使颅内压增高。因此，颅脑外伤和颅内占位性病变者禁用。

4. 免疫系统　吗啡可抑制机体的免疫功能，其作用机制尚不明确。长期滥用阿片类药物者免疫功能普遍低下，对感染的易感性增加，人类免疫缺陷病毒（human immunodeficiency virus, HIV）感染率、肿瘤发生率和转移率均高于普通人群。

【作用机制】现认为内源性阿片肽和阿片受体共同组成机体的抗痛系统，阿片类药物的镇痛作用是同时通过直接抑制源自脊髓背角的痛觉上行传入通路和激活源自中脑的痛觉下行控制通路实现的。痛觉传入神经末梢通过释放谷氨酸、P物质等递质而将痛觉冲动传向中枢，内源性阿片肽由特定的神经元释放后可激动脊髓感觉神经突触前、后膜上的阿片受体，通过G蛋白偶联机制，抑制腺苷酸环化酶、促进K^+外流、减少Ca^{2+}内流，使突触前膜递质释放减少、突触后膜超极化，最终减弱或阻滞痛觉信号的传递，产生镇痛作用。吗啡的镇痛作用是通过激动脊髓胶质区、丘脑内侧、脑室及导水管周围灰质等部位的阿片受体，主要是μ受体，模拟内源性阿片肽对痛觉的调节功能而产生镇痛作用。其缓解疼痛所引起的不愉快、焦虑等情绪和致欣快的作用则与其激活中脑-边缘系统和蓝斑核的阿片受体而影响多巴胺能神经功能有关。痛觉的传入及阿片类药物的镇痛作用机制见图14-2。

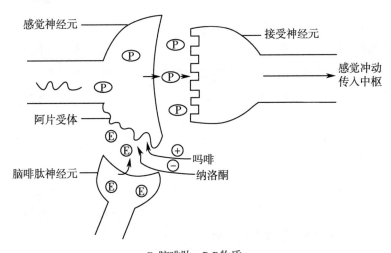

E. 脑啡肽；P. P物质。

▲ 图14-2　痛觉的传入及阿片类药物镇痛作用机制

【临床应用】

　　1. 镇痛　吗啡可用于缓解由各种原因引起的疼痛，但由于易引起成瘾性和耐受性，一般仅用于其他镇痛药无效的疼痛，如手术后伤口痛、骨折、烧伤、晚期恶性肿瘤疼痛等。用于胆绞痛和肾绞痛时需与M胆碱受体拮抗药如阿托品等合用。对心肌梗死引起的剧痛，如血压正常也可应用，除能缓解疼痛和减轻焦虑外，其扩血管作用可减轻患者心脏负担。

　　2. 心源性哮喘　心源性哮喘是急性左心衰竭引起的肺水肿所致，除了强心、利尿、扩张血管及吸入氧气等综合性治疗，静脉注射吗啡亦可迅速缓解患者的气促和窒息感，促进肺水肿液的吸收。吗啡可扩张血管，减少回心血量，降低外周血管阻力，减轻心脏负担；抑制呼吸中枢对CO_2敏感性，使急促、浅表的呼吸得以缓解；具有镇静的作用，可减轻患者的烦躁和恐惧。

　　3. 辅助麻醉　吗啡具有镇痛和镇静的作用，可用于麻醉前给药。

　　4. 止泻　可选用阿片酊或复方樟脑酊用于急、慢性消耗性腹泻。对伴有细菌感染者，应同时使用抗菌药治疗。

【不良反应】

　　1. 一般不良反应　治疗量吗啡可引起恶心、呕吐、胆道压力增加甚至胆绞痛、便秘、排尿困难、直立性低血压、呼吸抑制等，偶见烦躁不安等情绪反应。前列腺肥大、排尿困难、慢性阻塞性肺疾病、肺源性心脏病、严重肝功能不全及婴幼儿和新生儿禁用。

2. 耐受性和依赖性 反复应用可导致患者对吗啡的呼吸抑制、镇痛、欣快和镇静作用产生耐受性，但对其收缩瞳孔和致便秘作用通常不产生耐受性。吗啡按常规用量连续应用1周即可产生耐受性，剂量越大，给药间隔越短，耐受性发生越快越强，严重耐受者的用药剂量可提高数倍甚至数十倍。吗啡的药物依赖性表现为生理依赖性，停药可出现戒断综合征，甚至意识丧失，表现为病态人格，出现强迫觅药行为，导致药物滥用。

3. 急性中毒 吗啡过量引起急性中毒，主要表现为昏迷、深度呼吸抑制及瞳孔针尖样缩小，常伴有血压下降、严重缺氧和尿潴留。呼吸肌麻痹是致死的主要原因。抢救措施为人工呼吸，适量给氧，加用呼吸兴奋药及静脉注射阿片受体拮抗药纳洛酮。

【药物相互作用】吗啡与镇静催眠药、三环类抗抑郁药、吩噻嗪类、单胺氧化酶抑制药、乙醇等合用时，可增强其中枢抑制作用，延长其作用时间；吗啡与抗高血压药、利尿药合用，易发生直立性低血压；吗啡与氮芥、环磷酰胺合用，可增加其毒性。

可 待 因

可待因（codeine）又称甲基吗啡，在阿片中含量约0.5%。口服生物利用度高，大部分在肝内代谢，约10%脱甲基后转变为吗啡而发挥作用。经肾脏排泄，血浆半衰期为2~4小时，药效维持时间12小时。可待因的镇痛作用仅为吗啡的1/12~1/10，但比解热镇痛药强；镇静作用不明显，欣快感及成瘾性弱于吗啡；镇咳作用为吗啡的1/4，持续时间4~6小时，对呼吸中枢抑制也较轻。临床上用于抑制剧烈干咳和中等程度疼痛止痛。

哌 替 啶

哌替啶（pethidine）又称度冷丁，是人工合成的苯基哌啶衍生物，为μ受体激动剂，是目前临床上应用最广泛的人工合成镇痛药。

【体内过程】口服易吸收，但首过效应明显，其生物利用度仅为肌内注射的一半，故常注射给药。皮下或肌内注射后吸收迅速，起效快，10分钟起效。血浆蛋白结合率约60%，可迅速分布至各脏器和肌肉组织，也可通过胎盘屏障。主要在肝代谢为哌替啶酸及去甲哌替啶，由肾脏排泄，尿液呈酸性时加快其排泄，少量以原形从肾脏排泄。血浆半衰期约3小时，去甲哌替啶的半衰期长达15~20小时。去甲哌替啶有中枢兴奋作用，因此反复大量使用哌替啶可引起肌肉震颤、抽搐甚至惊厥。

【药理作用】哌替啶的药理作用与吗啡相似，主要激动μ受体。

1. 中枢神经系统

（1）镇痛、镇静：镇痛作用是吗啡的1/10~1/7，持续时间2~4小时；在镇痛的同时可引起明显的镇静作用，并产生欣快感。

（2）抑制呼吸：哌替啶与吗啡在等效剂量时抑制呼吸程度相等，但维持时间较短。对呼吸功能正常者无明显影响，但对肺功能不良及颅脑损伤者则可危及生命。

（3）其他：哌替啶无明显中枢性止咳作用。可兴奋延髓催吐化学感受区，引起恶心、呕吐。

2. 平滑肌 对胃肠道平滑肌及括约肌的作用与吗啡相似，但较弱，故无明显的止泻和引起便秘作用；治疗量哌替啶对支气管平滑肌无明显作用，大剂量可引起收缩。对妊娠末期子宫收缩无影响，不对抗催产素对子宫的兴奋作用，不影响产程。

3. 心血管系统 治疗量哌替啶偶可引起直立性低血压。与吗啡相似，哌替啶可扩张脑血管，升高脑脊液压力。

【临床应用】

1. 各种剧痛 哌替啶可代替吗啡用于各种剧痛，包括各种外伤和手术后疼痛等。但治疗胆绞痛和肾绞痛等内脏绞痛需加用阿托品。可用于分娩止痛，但因新生儿对哌替啶抑制呼吸的作用极为敏感，故产妇于临产前2~4小时内不宜使用。

2. 心源性哮喘 可代替吗啡作为心源性哮喘的辅助治疗，其机制和吗啡相同。

3. 麻醉前给药和人工冬眠 可作为局部麻醉、静脉吸入复合麻醉的辅助用药。麻醉前给予哌替啶，能使患者安静，消除患者术前紧张和恐惧情绪，减少麻醉药用量并缩短诱导期。哌替啶与氯丙嗪、异丙嗪组成冬眠合剂用于人工冬眠。

【不良反应及用药注意事项】治疗量可致眩晕、恶心、呕吐、口干、直立性低血压等，很少引起便秘和尿潴留。剂量过大可明显抑制呼吸，也可致震颤、肌肉抽搐、反射亢进，甚至惊厥，解救中毒时需配合使用抗惊厥药。久用易产生耐受性和依赖性，与吗啡有交叉耐受性。支气管哮喘、肺源性心脏病、颅脑损伤所致颅内压增高、严重肝功能减退及新生儿和婴儿禁用。

【药物相互作用】单胺氧化酶抑制药可干扰去甲哌替啶的代谢而使之蓄积，引起谵妄、高热、多汗、惊厥、严重呼吸抑制、昏迷甚至死亡；氯丙嗪、异丙嗪、三环类抗抑郁药加重哌替啶的呼吸抑制。

芬太尼及其同系物

芬太尼（fentanyl）为人工合成阿片生物碱类，是μ受体激动剂，为短效镇痛药。其镇痛作用强，镇痛效力是吗啡的80~100倍。芬太尼及其衍生物是现今临床麻醉中使用最广泛的镇痛药。其起效快，静脉注射1分钟起效，5分钟达高峰，肌内注射10~15分钟起效，维持1~2小时。本药主要用于辅助麻醉和静脉复合麻醉，或与氟哌利多合用产生神经阻滞作用。不良反应与哌替啶类似但成瘾性较轻。芬太尼大剂量可致肌肉僵直，纳洛酮或非去极化肌松药可对抗。禁用于支气管哮喘、重症肌无力、颅脑肿瘤或颅脑外伤引起昏迷的患者及2岁以下婴幼儿。

舒芬太尼（sufentanil）和阿芬太尼（alfentanil）均为芬太尼的同系物，主要作用于μ受体，对δ和κ受体作用较弱。舒芬太尼的镇痛作用强于芬太尼，是吗啡的1 000倍，阿芬太尼的镇痛作用弱于芬太尼，是吗啡的40~50倍。两药起效快，作用时间短，尤以阿芬太尼突出，故称为超短效镇痛药。

瑞芬太尼（remifentanil）为新型芬太尼衍生物，是μ受体激动剂，镇痛作用为吗啡的100~200倍。注射后起效快，被体内的酯酶快速水解，作用时间短，为短效镇痛药。瑞芬太尼与芬太尼的镇痛作用相似，重复和持续输注在体内无蓄积，主要用于全麻诱导及静脉全身麻醉，也可用于术后镇痛和分娩镇痛。

羟 考 酮

羟考酮（oxycodone）是中效阿片类镇痛药，其药理作用及作用机制与吗啡相似。本药在肝脏的代谢产物为去甲羟考酮和羟氢吗啡酮，均具有镇痛药理活性，主要经肾脏排泄。临床用于缓解中、重度疼痛，可作为吗啡替代药物用于晚期癌性疼痛的控制。常见的不良反应有便秘、恶心、呕吐、头晕、头痛、口干、多汗、嗜睡、乏力、排尿困难等，也可产生耐受性和依赖性。

美 沙 酮

美沙酮（methadone）为μ受体激动剂，是人工合成的、口服有效的阿片样物质。药用为其消旋体，左旋体的镇痛效力为右旋体的50倍。

【体内过程】口服吸收良好，30分钟起效，4小时血药浓度达峰值，皮下或肌内注射血药浓度达峰时间更快，为1~2小时。血浆蛋白结合率为90%，血浆半衰期为15~40小时，主要在肝代谢为去甲美沙酮，随肾脏、胆汁或粪便排泄。酸化尿液可增加其排泄。美沙酮可与各种组织包括脑组织中蛋白结合，反复给药可在组织中蓄积，停药后组织中药物再缓慢释放入血。

【药理作用】镇痛强度与吗啡相当，但持续时间较长；镇静、抑制呼吸、缩瞳、引起便秘及升高胆道内压等作用较吗啡弱。本药可与各种组织中蛋白结合，再缓慢释放入血，因此与吗啡等短效药物相比，耐受性和成瘾性产生较慢，戒断症状略轻。口服美沙酮后再注射吗啡不能引起原有的欣快感，亦不出现戒断症状，因而可减弱吗啡的成瘾性。

【临床应用】美沙酮可用于创伤、手术及晚期癌症等所致的剧痛。美沙酮口服生物利用度高，可替代阿片类镇痛药的注射给药途径。由于美沙酮产生依赖性的时间长，戒断症状轻微，因此可用于吗啡和海洛因的脱瘾治疗。

二氢埃托啡

二氢埃托啡（dihydroetorphine）为我国研制的强效镇痛药，是μ受体激动剂，对δ和κ受体作用较弱。镇痛作用是吗啡的6 000~10 000倍，是迄今临床应用镇痛效能最强的药物。对呼吸抑制作用比吗啡轻。由于其依赖性强，目前临床上已很少使用。

思政案例14-1　　　　　　　　　　珍爱生命，远离毒品

　　　　　毒品，是指吗啡、海洛因、甲基苯丙胺等国家规定管制的使人形成瘾癖的精神活性物质。部分人群为体验使用该类物质产生的特殊精神效应，反复过量或非医疗目的的使用，出现异常的觅药和用药行为。此类物质滥用不仅损害用药个人的精神和身体，也对社会造成极大危害。我国制定了《中华人民共和国禁毒法》《麻醉药品和精神药品管理条例》等法规条例，加强对制毒、贩毒、吸毒的打击，以及对麻醉药品和精神药品的管理。通过重视药物滥用流行病学调查监测工作，也重视防控药物滥用的宣传教育，提高公众对毒品危害的认识，自觉抵制毒品。国家还设置戒毒治疗的医疗机构，对吸毒人员采取相应的医疗、护理、康复等医学措施，帮助其摆脱毒品困扰、恢复身心健康。每年的6月26日为国际禁毒日，我国通过禁毒宣传图片、标语、海报、视频等途径引起社会对毒品问题的重视，号召人民共同抵御毒品危害。

相关链接 ┃ 　　　　　　　　　吗啡类药物急性中毒的解救

　　　　　吗啡类药物急性中毒治疗及处理流程如下：进入急救室后立即给予心电监测，迅速建立静脉通道，严密观察患者生命体征，球囊面罩辅助呼吸，给氧。遵

医嘱立即静脉推注注射用盐酸纳洛酮0.4~0.8mg，必要时1小时后重复给药0.4~0.8mg。同时使用呼吸兴奋药尼可刹米以对抗呼吸抑制，给予多巴胺提升血压，用β受体拮抗药减慢心率，补充液体维持循环功能。

第二节　阿片受体部分激动剂

喷 他 佐 辛

喷他佐辛（pentazocine）为阿片受体部分激动剂，可激动κ受体和拮抗μ受体。

【体内过程】口服、皮下和肌内注射均吸收良好，口服首过效应明显，仅20%药物进入体循环，血药浓度与其镇痛作用强度、持续时间相一致。肌内注射15~60分钟、口服后1~3小时镇痛作用最明显。血浆半衰期为4~5小时，可通过胎盘屏障。主要经肝脏代谢，代谢速率个体差异较大，这是其镇痛效果个体差异大的主要原因。

【药理作用】镇痛作用为吗啡的1/3，呼吸抑制作用为吗啡的1/2。但剂量超过30mg时，呼吸抑制程度并不随剂量增加而加重，故较吗啡安全。大剂量（60~90mg）则可产生烦躁不安、梦魇、幻觉等精神症状，可用纳洛酮拮抗。对胃肠道平滑肌的兴奋作用比吗啡弱。对心血管系统的作用与吗啡不同，大剂量可加快心率和升高血压，这与其升高血中儿茶酚胺浓度有关。

【临床应用】喷他佐辛有轻度μ受体拮抗作用，成瘾性小，已被列入非麻醉品。适用于各种慢性疼痛，对剧痛的止痛效果不及吗啡。口服用药可减少不良反应的发生。本药也有产生依赖性的倾向，因此不能作为理想的吗啡替代品。

【不良反应】常见有镇静、嗜睡、眩晕、头痛、恶心等。剂量增大能引起烦躁、幻觉、噩梦、血压升高、心率加快、思维障碍等。因能增加心脏负荷，故不适用于心肌梗死时的疼痛治疗。也有引起成瘾的报道，不可滥用。

丁 丙 诺 啡

丁丙诺啡（buprenorphine）是一种半合成的高亲脂性的阿片类药物，是二甲基吗啡的衍生物。丁丙诺啡部分激动μ受体，对κ受体有拮抗作用，大剂量时也可拮抗δ受体。镇痛作用比吗啡强25~50倍，起效快，维持时间6小时以上，属于中长效镇痛药。该药可经舌下或注射途径给药，在肝脏代谢，经胆汁和肾脏排泄。临床适用于中重度的止痛治疗，如癌症、手术、烧伤后心肌梗死引起的疼痛等，也可用于阿片类依赖的脱毒治疗。常见不良反应有头晕、嗜睡、恶心、呕吐等，可抑制呼吸。能产生成瘾性和耐受性，与美沙酮比较，戒断症状较轻且时间短。

布 托 啡 诺

布托啡诺（butorphanol）可激动κ受体，对μ受体有弱的竞争性拮抗作用，作用与喷他佐辛类似。镇痛和呼吸抑制作用为吗啡的3.5~7倍，但药物剂量增加后呼吸抑制程度并不加重。对胃肠道平滑肌的兴奋作用较吗啡弱。可增加外周血管阻力和肺血管阻力，从而增加心脏负荷，故不宜用于心肌梗死的患者。口服首过效应明显，生物利用度仅5%~17%，作用持续时间5~6小时，血浆半衰期为4~5小时，血浆蛋白结合率为80%，主要经肝、肾代谢。临床用于缓解中重度疼痛，如术后、外伤、癌性疼痛及内脏平滑肌绞痛等，也可用于麻醉前给药。

纳 布 啡

纳布啡（nalbuphine）为阿片受体部分激动剂，其激动κ受体的作用弱于布托啡诺，拮抗μ受体的作用强于布托啡诺。镇痛强度稍弱于吗啡，呼吸抑制轻，对心血管的影响与吗啡相似但较弱，对心排血量和外周血管阻力无明显影响。临床应用同布托啡诺。不良反应有恶心、呕吐、口干、低血压、心律失常、眩晕、头痛、精神错乱等，可产生耐受性和依赖性。

第三节　其他镇痛药

曲 马 多

曲马多（tramadol）是人工合成弱阿片类药物，对μ受体的亲和力仅为吗啡的1/6000。镇痛强度与喷他佐辛相当，镇咳效价强度约为可待因的1/2，呼吸抑制作用较弱，无明显扩血管和降压作用，耐受性和成瘾性较低。镇痛机制与其较弱的阿片受体激动作用及抑制去甲肾上腺素和5-HT再摄取有关，纳洛酮仅能部分拮抗其镇痛作用，提示还有其他机制参与镇痛作用的发挥。口服易吸收，生物利用度为68%。血浆半衰期为6小时，主要经肝脏代谢和肾脏排泄。临床常用于缓解外科、产科术后痛及晚期癌性疼痛，也用于剧烈的关节痛、神经痛的镇痛。常见不良反应为眩晕、恶心、呕吐和出汗等，长期应用也可成瘾。可引起癫痫，癫痫患者禁用。

罗 通 定

延胡索乙素（tetrahydropalmatine）为我国学者从罂粟科植物延胡索的干燥块茎中提取的生物碱，即消旋四氢帕马汀，其有效部分为左消旋体，即为罗通定（rotundine），现已人工合成。罗通定口服吸收良好，10~30分钟起效，作用维持2~5小时。镇痛作用弱于哌替啶，但较解热镇痛药强。对慢性持续性钝痛效果较好，对创伤、手术后疼痛或晚期癌症的止痛效果较差。可用于缓解胃肠及肝胆系统等的钝痛，以及头痛、痛经等，也可用于分娩止痛，对产程及胎儿无不良影响。罗通定还具有镇痛、催眠作用，故可用于疼痛引起的失眠。本药安全性较大，久用不成瘾，偶见眩晕、乏力、恶心和锥体外系症状。大剂量对呼吸中枢有一定抑制作用。

氟 吡 汀

氟吡汀（flupirtine）是新型非阿片类中枢性镇痛药，化学结构属于嘧啶类衍生物，为非阿片类镇痛药，不产生依赖性和耐受性。口服易吸收，生物利用度为90%，血浆半衰期约7小时，在肝脏代谢，大部分经肾脏排泄，少量可由胆汁和粪便排泄。氟吡汀可激活内向整流钾通道、间接抑制N-甲基-D-天冬氨酸受体的激活，阻断痛觉信号的传导，发挥镇痛作用。氟吡汀具有止痛、肌肉松弛和神经保护三重功效。临床用于缓解骨骼肌疼痛，外伤、烧伤及术后疼痛，对晚期癌性疼痛的镇痛效果强于曲马多。不良反应常见疲倦、头晕、头痛、恶心、呕吐等，偶见过敏反应、视力障碍，停药后多自行消失。

布 桂 嗪

布桂嗪（bucinnazine）口服 10~30 分钟后起效，持续 3~6 小时。镇痛作用约为吗啡的 1/3，呼吸抑制和胃肠道作用较轻。临床上用于缓解偏头痛、三叉神经痛、炎症性及外伤性疼痛、关节痛、痛经及癌性疼痛等。偶有恶心、困倦、头晕、全身发麻等反应，停药后即消失。有一定的成瘾性。

普 瑞 巴 林

普瑞巴林（pregabalin）是新型 γ-氨基丁酸（GABA）受体激动剂，能阻断电压依赖性钙通道，减少神经递质的释放。空腹吸收迅速，口服生物利用度 ≥90%，不与血浆蛋白结合，可通过血脑屏障。在体内不被代谢，半衰期约为 6~7 小时，90% 以上以原形从肾脏排泄。普瑞巴林具有镇痛、抗癫痫和抗焦虑作用。临床用于治疗外周神经痛及辅助性治疗局限性部分癫痫发作。不良反应常见头晕、嗜睡、口干、水肿、视物模糊、体重增加及注意力不集中等。

第四节　阿片受体拮抗药

纳 洛 酮

纳洛酮（naloxone）化学结构与吗啡相似，为阿片受体拮抗药，不产生任何吗啡样激动作用，对 μ、δ、κ 受体均具有竞争性拮抗作用。口服首过效应明显，生物利用度低于 2%，常静脉给药，2 分钟起效，维持 30~60 分钟。纳洛酮对正常机体无明显药理效应，对吗啡急性中毒的患者，静脉注射纳洛酮后，可以在 1~3 分钟迅速逆转阿片激动作用。该药临床首选用于已知或疑似阿片类药物过量中毒的解救；对阿片类药物成瘾者，肌内注射本药可诱发严重的戒断症状，结合尿检结果和用药史，可作为阿片类药物成瘾的鉴别诊断依据；本药还具有促醒作用，可用于解救急性酒精中毒，使昏迷患者迅速复苏；能够解除阿片类药物麻醉的术后呼吸抑制及其他中枢抑制症状；也试用于脑卒中、酒精中毒、新生儿窒息、脊髓和脑创伤等的救治。

纳 曲 酮

纳曲酮（naltrexone）作用与纳洛酮相似，作用强度是纳洛酮的 2 倍，口服生物利用度约为 30%，临床应用同纳洛酮。

第五节　镇痛药的应用原则

疼痛是一种因实际的或潜在的组织损伤而产生的痛苦感觉，常伴有不愉快的情绪或心血管和呼吸方面的变化。它既是机体的一种保护性反应，提醒机体避开或处理伤害，也是许多疾病的常见症状。剧烈疼痛不仅给患者带来痛苦和紧张不安等情绪反应，还可引起机体生理功能紊乱，甚至引起休克。引起疼痛的原因多样，癌性疼痛由肿瘤本身、并发症或抗癌治疗直接或间接引起，多为慢性疼痛，疼痛持续时间较长，大部分呈渐进性加强，程度较重，若长期不能得到有效治疗缓解，会对患者的生理及心理造成严重影响。有效控制癌性疼痛具有重要意义，本节内容主要为癌性疼痛镇痛药的应用原则。

1. 按阶梯用药 癌症三阶梯止痛法是WHO推荐的癌症止痛原则，要求对癌性疼痛的性质和原因作出正确的评估后，根据疼痛程度和原因分级选择相应的镇痛药进行治疗。按阶梯用药是指在选用镇痛药过程中，应由弱到强，逐级增加。第一阶梯，对轻度疼痛的患者主要选用解热镇痛抗炎药治疗；第二阶梯，对中度疼痛患者应选用解热镇痛抗炎药加弱阿片类药物；第三阶梯，如果疼痛继续加强或是难以控制的中度至重度疼痛时则改用强效阿片类药物镇痛。由于一些强阿片类药物新剂型的出现，现在实行的"三阶梯"原则已发生了很大改变，尤其是第二阶梯中度疼痛的患者，已能使用一些成瘾性低的新型剂型如芬太尼透皮贴剂、羟考酮缓释片等，实现低剂量强阿片类治疗，并且这些新剂型以其方便、实用等优势得到了医患双方的认可，使第二阶梯的划分趋于淡化。对于中重度疼痛，可根据患者具体情况合用辅助镇痛药物，如镇静药、抗惊厥药、抗抑郁药等。

2. 按时给药 是按药物的有效作用时间定时给药。如吗啡片剂有效镇痛时间为4小时，则让癌性疼痛患者每隔4小时服1次，1天中有规律地服6次，维持有效的血药浓度，使患者的疼痛得到持续的缓解，可减轻患者的痛苦及机体的耐受性。

3. 个体化用药 应以使患者达到有效镇痛为目的来调整用药方案。一方面，由于存在个体差异，用药剂量不应受推荐剂量标准的限制；另一方面，在长期使用中，多数患者出现耐受性，但每例患者耐受形成的速度不同，剂量调整的速度也不同。个体化最适剂量就是能使疼痛得到控制而不出现较严重不良反应的剂量。

4. 尽可能口服给药 口服给药简便、经济，既可免除创伤性给药的不适，又能增加患者的依从性，有利于长期给药。口服给药吸收慢，血药浓度峰值出现晚，不易产生药物依赖性。慢性疼痛和癌性疼痛患者长期使用以缓控释阿片类药物为主的治疗时，成瘾的发生率极低。对于确实不能口服的患者才考虑其他途径，如直肠给药、透皮给药等。

5. 注意处理其他问题 ① 癌症患者常伴有抑郁、焦虑、失眠等症状，需相应地用抗抑郁药、抗焦虑药或镇静催眠药物治疗；对有胃肠痉挛性疼痛的患者可加用解痉药。在应用具有中枢抑制作用的辅助药物时，需注意与阿片类镇痛药的协同作用。② 密切观察镇痛药应用中发生的不良反应，并及时予以处理。③ 癌性疼痛患者体质一般较差，可应用一些支持疗法以改善患者的情绪、心境和食欲。部分中医药疗法如针灸等也可改善患者的疼痛程度。

案例14-1　患者，男，36岁。因"车祸外伤"就诊。急诊X线检查示右股骨干骨折。入院当夜，患者疼痛加剧，无法入睡。遵医嘱给予盐酸吗啡10mg皮下注射，半小时后疼痛逐渐缓解，患者情绪好转且入睡。

思考:

1. 对该患者应用吗啡是否合理?

2. 吗啡镇痛的作用机制是什么?

学习小结

镇痛药的代表药是吗啡,其通过激动体内的阿片受体起作用,药理作用如下。① 中枢作用:镇痛、镇静,并伴有欣快感;镇咳;抑制呼吸;缩瞳等。② 提高平滑肌张力:可致便秘,诱发胆绞痛、尿潴留;可对抗催产素,减少子宫收缩频率和幅度,延长产程。③ 心血管系统:扩张血管,降低外周血管阻力,升高颅内压。临床主要用于镇痛、治疗心源性哮喘、辅助麻醉等。吗啡连续使用易致耐受性和成瘾性。人工合成镇痛药哌替啶用于缓解各种剧烈疼痛、心源性哮喘的辅助治疗及人工冬眠。芬太尼及其同系物为强效镇痛药,主要用于辅助麻醉或静脉复合麻醉。美沙酮因产生依赖性缓慢、戒断症状轻微,可用于吗啡和海洛因的脱瘾治疗。阿片受体部分激动剂喷他佐辛主要激动 κ 受体,对 μ 受体表现为拮抗作用。曲马多、罗通定等镇痛机制涉及多个系统,成瘾性小。纳洛酮为阿片受体拮抗药。

(马月宏)

复习参考题

一、选择题

1. 吗啡的药理作用有
   A. 镇痛、镇静、镇咳
   B. 镇痛、镇静、抗震颤麻痹
   C. 镇痛、呼吸兴奋、催吐
   D. 镇痛、镇静、扩瞳
   E. 镇痛、镇静、止吐

2. 吗啡的适应证是
   A. 心源性哮喘
   B. 支气管哮喘
   C. 诊断不明的剧烈头痛
   D. 分娩止痛
   E. 剧烈呕吐

3. 吗啡急性中毒的主要表现是
   A. 昏迷、瞳孔缩小、血压升高
   B. 瞳孔扩大、呼吸急促
   C. 肌震颤、大汗淋漓、呼吸急促
   D. 昏迷、瞳孔扩大、血压偏高
   E. 昏迷、呼吸抑制、针尖样瞳孔

4. 属于阿片受体激动剂,可用于分娩止痛,但产妇临产前2~4小时内不宜使用的药物是
   A. 哌替啶
   B. 吗啡
   C. 纳洛酮
   D. 对乙酰氨基酚
   E. 布洛芬

5. 患者,女,36岁。1小时前突发右上腹疼痛,难以忍受,出冷汗,被

急送医院就诊。经超声等相关检
查，诊断为胆石症、急性胆囊炎。
此时止痛有效的药物是

A. 可待因

B. 哌替啶 + 阿托品

C. 吗啡

D. 布洛芬

E. 阿司匹林

                答案：1. A；2. A；3. E；4. A；5. B

二、简答题

1. 吗啡和哌替啶的主要药理作用和临
床应用分别是什么？

2. 吗啡为什么可用于治疗心源性哮喘？

3. 镇痛药与解热镇痛药的镇痛作用和
应用有什么区别？

第十五章　中枢兴奋药

学习目标

掌握	咖啡因、尼可刹米的药理作用、临床应用和主要不良反应。
熟悉	中枢兴奋药的分类和代表药。
了解	二甲弗林、洛贝林、贝美格、吡拉西坦、甲氯芬酯和胞磷胆碱的作用特点。

中枢兴奋药（central nervous system stimulants）是能选择性兴奋中枢神经系统并提高其功能活动的药物。根据作用分为三类：① 主要兴奋大脑皮层的药物，如咖啡因；② 主要兴奋延髓呼吸中枢的药物，如尼可刹米等；③ 促进脑功能恢复的药物，如吡拉西坦。中枢兴奋药的分类是相对的，随着剂量的增加，药物作用范围随之扩大，过量可引起中枢广泛兴奋，诱发惊厥。中枢神经系统受到抑制时，中枢兴奋药作用更加明显。

第一节　主要兴奋大脑皮层的药物

该类药物可选择性兴奋大脑皮质，也称为大脑皮层兴奋药，可增强大脑兴奋性、改善注意力。常用于颅脑外伤后昏迷、脑动脉硬化及中枢抑制剂中毒所致的意识障碍。

咖　啡　因

咖啡因（caffeine）是茶叶、咖啡中所含的一种生物碱，属黄嘌呤衍生物。

【体内过程】口服、直肠给药、皮下和肌内注射均易吸收。血浆蛋白结合率小于35%，可分布于全身各组织，因脂溶性高，吸收后迅速到达中枢神经系统，也分布在唾液和乳汁中。在肝脏内代谢，大部分以甲基尿酸和甲基黄嘌呤的形式经肾脏排泄，半衰期约3.5小时。

【药理作用及作用机制】

1. 中枢神经系统　咖啡因对大脑皮层有兴奋作用，小剂量（50~200mg）即可使人睡意消失，疲劳减轻，精神振奋，思维敏捷，工作效率提高。动物实验发现，咖啡因对大脑皮层的选择性兴奋作用在中枢处于抑制状态时更为明显。小剂量的咖啡因即可引起小鼠活动增多，较大剂量可直接兴奋延髓呼吸中枢和血管运动中枢，使小鼠呼吸加深加快、血压升高。过量的咖啡因可使整个中枢神经系统广泛兴奋，引起反射亢进甚至惊厥。

2. 心血管系统　大剂量咖啡因可直接作用于心脏，使心率加快、心肌收缩力增强、心排血量增加。直接松弛外周血管平滑肌，扩张血管，降低外周血管阻力；扩张冠状动脉增加冠状动脉血流量，但此外周作用常被兴奋迷走中枢及血管运动中枢的作用所掩盖，故无治疗意义。咖啡因对脑血管有收缩作用，使脑血管阻力增加，脑血流量减少，可与解热镇痛抗炎药等合用，治疗脑血管扩张所致的头痛。

3. 其他　咖啡因可通过增加肾小球滤过率，减少肾小管对 Na^+ 的重吸收而产生利尿作用。还可刺激胃酸和胃蛋白酶分泌，动物实验发现其能诱发消化性溃疡。

【临床应用】主要用于解救急性感染中毒，镇静催眠药、镇痛药、麻醉药等中枢抑制药中毒所引起的呼吸、循环衰竭。可与麦角胺配伍治疗偏头痛，与解热镇痛药配伍治疗一般性头痛。与溴化物合用，可使大脑皮层的兴奋、抑制过程恢复平衡，用于神经官能症的治疗。咖啡因也可用于防治早产儿呼吸暂停或阵发性呼吸困难。

【不良反应】不良反应少且轻。过量可引起激动不安、失眠、心悸、头痛、肌肉颤抖、恶心、呕吐，以及心动过速、期前收缩等心律失常，大剂量可致惊厥。用于婴幼儿高热时更易引起惊厥。因增加胃酸分泌，消化性溃疡患者不宜久用。

第二节　主要兴奋延髓呼吸中枢的药物

尼 可 刹 米

尼可刹米（nikethamide）又称可拉明，为人工合成品。化学结构与烟酰胺相似。

【体内过程】皮下和肌内注射吸收良好，分布于全身体液。作用时间短暂，一次静脉注射作用仅维持5~10分钟。在肝脏迅速代谢为烟酰胺，再甲基化为N–甲基烟酰胺，经肾脏排泄。

【药理作用及作用机制】治疗量可选择性直接兴奋延髓呼吸中枢，提高呼吸中枢对 CO_2 的敏感性；也可通过刺激颈动脉体化学感受器，反射性兴奋呼吸中枢，使呼吸加深加快。在中枢抑制状态下，其呼吸兴奋作用尤为明显；对血管运动中枢也有微弱兴奋作用。其作用温和，但剂量过大也可引起中枢神经系统广泛兴奋而致惊厥。

【临床应用】用于中枢性呼吸及循环衰竭、麻醉药及其他中枢抑制药中毒的解救。对阿片类药物过量引起的呼吸抑制效果较好，而对巴比妥类药物中毒的疗效差。

【不良反应】不良反应少而轻，过量可引起血压升高、心动过速、咳嗽、呕吐、出汗、肌震颤、肌强直、惊厥等，可静脉注射地西泮予以解救。

二 甲 弗 林

二甲弗林（dimefline）又称回苏灵，直接兴奋呼吸中枢，作用比尼可刹米强100倍。静脉注射后可显著改善呼吸功能，增加肺换气量，增高动脉血氧分压，降低 CO_2 分压，几乎对所有肺通气功能紊乱、换气功能减弱、高碳酸血症等均有呼吸兴奋作用。具有作用快、维持时间短及疗效明显等特点。用于各种原因引起的中枢性呼吸抑制。可出现恶心、呕吐等不良反应，过量可引起肌肉抽搐和惊厥。吗啡中毒患者慎用,有惊厥病史者、肝肾功能不全者及孕妇禁用。

洛 贝 林

洛贝林(lobeline)又称山梗菜碱,为山梗菜中提取的一种生物碱,现已人工合成。对呼吸中枢无直接兴奋作用,是通过刺激颈动脉体和主动脉体的化学感受器,反射性地兴奋呼吸中枢。其作用短暂,仅维持数分钟,但安全范围较大,不易引起惊厥。常用于治疗新生儿窒息、小儿感染性疾病所致的呼吸衰竭、一氧化碳中毒、吸入麻醉剂等所致的中毒等。大剂量可兴奋迷走神经中枢,导致心动过缓、传导阻滞。过量时可因兴奋交感神经节及肾上腺髓质而致心动过速。

贝 美 格

贝美格(bemegride)直接兴奋呼吸中枢及血管运动中枢,使呼吸增强,作用迅速,维持时间短。主要用于解救巴比妥类、水合氯醛等中枢抑制药过量中毒。可引起恶心、呕吐,静脉注射或滴注过快可引起惊厥。

第三节 促进脑功能恢复的药物

吡 拉 西 坦

吡拉西坦(piracetam)口服易吸收,血药浓度达峰时间为30~40分钟。半衰期为4~6小时,易通过血脑屏障、胎盘屏障。在体内不被代谢,以原形直接经肾脏和粪便排泄。本药具有激活和保护、修复脑细胞的作用,可提高大脑中ATP/ADP比值,促进葡萄糖、氨基酸和磷脂的利用。能促进中枢乙酰胆碱的合成,影响胆碱能神经元的兴奋传递。可拮抗物理和化学因素所致的脑功能损害,改善学习记忆能力。常用于治疗阿尔茨海默病、脑动脉硬化症、脑血管意外、脑外伤等原因引起的学习记忆功能减退,也可用于一氧化碳中毒所致的思维障碍,以及儿童智能发育迟缓等。个别患者有口干、食欲减退、呕吐、荨麻疹及失眠等不良反应,停药后可消失。与华法林合用可延长凝血酶原时间,抑制血小板聚集,应注意调整给药剂量和用法。锥体外系疾病、舞蹈病、孕妇、新生儿及肝、肾功能不良者禁用。

甲 氯 芬 酯

甲氯芬酯(meclofenoxate)主要作用于大脑皮层,能促进脑细胞代谢、增加对糖类的利用率,对中枢抑制状态的患者有兴奋作用。用于颅脑外伤性昏迷、中毒或脑动脉硬化引起的意识障碍、酒精中毒、新生儿缺氧、小儿智力发育障碍和儿童遗尿症等。作用缓慢,需反复用药。精神过度兴奋、锥体外系症状等患者不宜使用。

胞 磷 胆 碱

胞磷胆碱(citicoline)为核苷衍生物,对改善脑细胞代谢、促进大脑功能恢复与苏醒有一定作用。主要用于急性颅脑外伤、脑手术、脑梗死急性期所引起的意识障碍。伴有脑出血、脑水肿和颅内压升高的急性颅脑外伤患者慎用。不良反应偶见一过性血压下降、失眠、给药后发热等,停药后即可消失。

案例15-1　患者，女，26岁。夜间值班时陆续饮用10杯浓咖啡后，出现兴奋不安、语速加快、情绪烦躁等症状，同时伴颜面潮红、呼吸加快、肌肉颤抖，偶伴上肢抽搐，随即被送至医院。检查发现患者血压150/100mmHg，心率96次/min。

思考：该患者为何出现上述症状？咖啡因有哪些临床应用？

学习小结

　　中枢兴奋药是指能提高中枢神经系统功能活动的药物。根据作用部位的不同，可分为主要兴奋大脑皮层的药物，如咖啡因；直接兴奋延髓呼吸中枢的药物，如尼可刹米；促进脑功能恢复的药物，如吡拉西坦。中枢兴奋药用于治疗各种危重疾患所致的呼吸抑制及呼吸衰竭，咖啡因还可配伍麦角胺治疗偏头痛。

（马月宏）

复习参考题

一、选择题

1. 中枢兴奋药共同的主要不良反应是
   A. 心动过速
   B. 血压升高
   C. 中枢广泛兴奋，甚至惊厥
   D. 提高骨骼肌张力
   E. 头痛眩晕

2. 咖啡因可与解热镇痛药合用治疗头痛的机制主要是
   A. 扩张外周血管，增加散热
   B. 抑制大脑皮质
   C. 收缩脑血管
   D. 抑制痛觉感受器
   E. 使镇痛药在体内灭活减慢

3. 对呼吸中枢无直接兴奋作用，主要刺激颈动脉体和主动脉体化学感受器，反射性兴奋呼吸中枢的药物是
   A. 二甲弗林

   B. 咖啡因
   C. 尼可刹米
   D. 洛贝林
   E. 吡拉西坦

4. 可提高大脑ATP/ADP比值，促进代谢，促进中枢乙酰胆碱合成的药物是
   A. 尼可刹米
   B. 吡拉西坦
   C. 二甲弗林
   D. 洛贝林
   E. 咖啡因

5. 患者，男，2岁。入院时面色潮红，口唇樱桃红色，脉快，昏迷。询问其家人得知曾使用煤炉取暖，诊断为一氧化碳中毒。以下解救药物中宜首选

A. 洛贝林
B. 吡拉西坦
C. 纳洛酮

D. 胞磷胆碱
E. 氟西汀

答案：1. C；2. C；3. D；4. B；5. A

二、简答题

试述咖啡因的药理作用、临床应用和主要不良反应。

第十六章　利尿药和脱水药

学习目标

掌握	利尿药的分类、作用部位及利尿作用机制，常用利尿药的药理作用、临床应用及不良反应。
熟悉	脱水药的药理作用与临床应用。
了解	利尿药作用的生理学基础。

第一节　利尿药

利尿药作用于肾脏，通过增加溶质和水的排出产生利尿作用。临床主要用于各种原因引起的水肿，也可用于治疗某些非水肿性疾病，如高血压、肾结石及高钙血症等。常用利尿药按作用部位、作用机制和化学结构分为袢利尿药如呋塞米、噻嗪类及类噻嗪类如氢氯噻嗪、保钾利尿药如螺内酯、碳酸酐酶抑制药如乙酰唑胺。按利尿效能不同，可将利尿药分为高效能、中效能和低效能三类，高效能利尿药如呋塞米、依他尼酸、布美他尼等袢利尿药；中效能利尿药如氢氯噻嗪、氯噻酮、吲达帕胺等；低效能利尿药如螺内酯、氨苯蝶啶、阿米洛利和乙酰唑胺等。

一、利尿药作用的生理学基础

尿液生成过程包括肾小球滤过、肾小管和集合管的重吸收及分泌。目前常用利尿药主要是通过影响肾小管和集合管对Na^+的重吸收而发挥利尿作用。

1. 近曲小管　65%~70%的Na^+、85%的水分在此段被重吸收。Na^+在近曲小管被重吸收主要是以弥散方式通过钠通道进入小管上皮细胞内。此外，近曲小管上皮细胞内含有大量碳酸酐酶，可催化CO_2与H_2O生成碳酸，再解离成H^+和HCO_3^-，H^+又可与原尿中的Na^+进行交换，使Na^+进入上皮细胞，并向间质转移。伴随Na^+重吸收的还有Cl^-、Ca^{2+}、K^+、Mg^{2+}等离子的重吸收。乙酰唑胺（acetazolamide）作用于近曲小管，通过抑制碳酸酐酶活性，减少H^+生成，减少H^+–Na^+交换，产生很弱的利尿作用。

2. 髓袢升支粗段　重吸收原尿中约25%的Na^+。小管上皮细胞管腔面细胞膜上的转运载体蛋白将管腔中Na^+、Cl^-、K^+按1∶2∶1向细胞内共同转运。进入细胞的Na^+经基侧面细胞膜上的Na^+

泵排至髓质间隙，Cl⁻随电化学梯度通过基侧面细胞膜氯通道离开细胞，K⁺则顺浓度梯度重新返回小管腔内，使管腔内因Cl⁻流出而K⁺返回形成正电位，可促使Na⁺通过细胞旁路被动重吸收及Ca²⁺与Mg²⁺等重吸收。高效能利尿药主要通过抑制Na⁺-K⁺-2Cl⁻共同转运，既影响肾脏的稀释功能，又影响肾脏的浓缩功能，故利尿作用强大。

3. 远曲小管和集合管　吸收原尿中5%~10%的Na⁺，并可分泌H⁺、NH₃及K⁺。远曲小管近端上皮细胞管腔面膜上有Na⁺、Cl⁻共同转运体，将原尿中Na⁺、Cl⁻摄入细胞内，再经基侧膜转运至间质液。此段对水的重吸收极低，维持尿液的稀释状态。药物抑制此段Na⁺、Cl⁻重吸收，可产生中等强度的利尿作用。远曲小管远端和集合管对Na⁺的重吸收通过Na⁺-K⁺交换完成。原尿中Na⁺浓度和基侧膜Na⁺-K⁺-ATP酶活性对此段Na⁺重吸收和K⁺排泄能力影响较大。螺内酯和氨苯蝶啶等药物可抑制此段Na⁺重吸收和K⁺排泄，产生弱的利尿作用。

二、常用利尿药

（一）高效能利尿药

呋　塞　米

呋塞米（furosemide）又称呋喃苯胺酸或速尿，属于磺胺类化合物，是邻氨基苯甲酸衍生物，利尿作用强大而迅速。

【体内过程】口服吸收率约60%，口服后15~60分钟生效，1~2小时血药浓度达峰值，维持6~8小时。静脉注射5分钟后生效，0.33~1小时达峰，维持2小时。血浆蛋白结合率为91%~97%。88%的原形药主要通过肾近曲小管有机酸分泌机制排泄或肾小球滤过排泄，12%经肝脏代谢及胆汁排泄。半衰期为30~60分钟，无尿患者半衰期可达75~155分钟。

【药理作用及作用机制】

1. 利尿作用　呋塞米利尿作用强大、迅速，能使肾小管对Na⁺的重吸收由原来的99.4%下降为70%~80%。在水与电解质平衡保持于正常水平时，持续输注大剂量呋塞米，可使成人24小时尿液量达50~60L，并使小管液中Na⁺、Cl⁻、Ca²⁺、Mg²⁺和K⁺的排泄增多，排出大量近似于等渗的尿液。大剂量或长期使用呋塞米时，Cl⁻的排出量往往超过Na⁺的排出量，容易出现低氯性碱中毒。呋塞米特异性地抑制髓袢升支粗段髓质部和皮质部肾小管上皮细胞的Na⁺-K⁺-2Cl⁻共同转运体，抑制Na⁺、Cl⁻和K⁺的重吸收，降低肾脏的稀释功能；因肾脏髓质间液Na⁺浓度及渗透压降低，也抑制了肾脏的浓缩功能，排出大量接近等渗的尿液，产生强大的利尿作用。

2. 增加肾血流量　静脉注射呋塞米可增加肾血流量30%，在肾功能受损的情况下仍可发挥保护作用，对急性肾衰竭患者有利。呋塞米增加肾血流量，可能与呋塞米作用于肾脏环氧合酶（COX），增加PGE₂生成，扩张肾血管有关，而非甾体抗炎药（NSAIDs）如吲哚美辛可减弱其扩血管作用。

3. 其他作用　静脉注射呋塞米能迅速扩张容量血管，减少回心血量，减轻心脏负荷，降低左心室充盈压，减轻肺水肿。

【临床应用】

1. **各类严重水肿**　用于急性肺水肿、脑水肿、心源性水肿、肾炎和肾病综合征、急慢性肾衰竭等。静脉注射呋塞米能迅速扩张容量血管，减少回心血量，在产生利尿作用之前即可迅速有效缓解急性肺水肿。对急性或严重心源性水肿，可用高效能利尿药联合保钾利尿药。呋塞米的高效利尿作用可明显减少血容量，使血液浓缩、血浆渗透压升高，进而使脑组织间液向血液转移、脑水肿减轻，对脑水肿合并心力衰竭者尤为适用。急性肾衰竭时，呋塞米可增加尿量和 K^+ 的排出，冲洗肾小管，减少肾小管的萎缩和坏死。慢性肾衰竭时，应用大剂量呋塞米治疗有一定疗效，但因其减少血容量，降低肾小球滤过率，故临床主要采用透析配合饮食治疗。少尿或无尿患者应用最大剂量呋塞米后24小时仍无效时应停药。对于肝性水肿患者，其血浆胶体渗透压降低，且常伴有继发性醛固酮增多症，故一般不使用呋塞米。但对于其他利尿药效果不佳的严重水肿，呋塞米仍可能有效。

2. **高钾血症及高钙血症**　呋塞米联合静脉输注生理盐水，可明显促进 K^+、Ca^{2+} 的排泄，这对于迅速控制高钾血症及高钙血症有一定的临床意义。

3. **高血压病**　不作为原发性高血压的常规用药，但当噻嗪类药物疗效不佳，尤其当伴有肾功能不全或出现高血压危象时，可短期应用本类药物控制血压。

4. **急性药物中毒**　主要用于巴比妥类、水杨酸类、氟化物、碘化物等经肾脏排泄药物的急性中毒解救。需配合静脉输注生理盐水，且尽早使用。

5. **抢救严重的危及生命的稀释性低钠血症**　尤其血钠浓度低于120mmol/L时，用呋塞米配合静脉输注高渗盐水。

【不良反应及用药注意事项】

1. **水与电解质紊乱**　为最常见的不良反应。常因过度利尿所引起，表现为低血容量、低血钾、低血钠、低氯性碱中毒等。其中以低血钾最为常见，一般用药后1~4周出现，表现为恶心、呕吐、腹胀、肌无力及心律失常等，严重时可引起心肌、骨骼肌及肾小管的器质性损害及肝性脑病，故应注意监测血钾，及时补充钾盐或加服保钾利尿药。长期应用呋塞米还可引起低血镁。当低钾血症与低镁血症同时存在时，如不纠正低镁血症，即使补充 K^+ 也不易纠正低钾血症，因为 Na^+–K^+–ATP 酶的激活需要 Mg^{2+}。

2. **高尿酸血症**　长期应用呋塞米时可引起高尿酸血症，甚至诱发痛风。其原因有：① 利尿后血容量降低，细胞外液浓缩，使尿酸经近曲小管的重吸收增加所致；② 呋塞米和尿酸相互竞争有机酸分泌途径，导致尿酸排出减少。

3. **耳毒性**　表现为眩晕、耳鸣、听力减退或暂时性耳聋，可能与药物引起内耳淋巴液电解质成分的改变及耳蜗毛细胞损伤有关。此毒性呈剂量依赖性，肾功能不全或同时使用其他有耳毒性的药物时更易发生。应避免呋塞米与氨基糖苷类、第一代和第二代头孢菌素类及苯海拉明等抗组胺药物合用。

4. **其他不良反应**　呋塞米可引起血糖、低密度脂蛋白、甘油三酯升高和高密度脂蛋白降低；引起氮质血症、头晕和头痛等；发生皮疹、间质性肾炎等过敏反应；抑制骨髓造血导致粒细胞减少、血小板减少性紫癜和再生障碍性贫血等；还可引起肝功能损害，指/趾感觉异常等。晚期肝硬化、痛风、听力下降、糖尿病和血脂异常患者慎用呋塞米。对磺胺类药、噻嗪类利尿药过敏者，对本药亦可能过敏，须禁用。

布 美 他 尼

布美他尼（bumetanide）的利尿作用特点与呋塞米相似，排钠作用比呋塞米强。布美他尼的耳毒性仅为呋塞米的1/6，故听力缺陷者宜选用布美他尼替代治疗。布美他尼引起低血钾、低血镁的发生率均较呋塞米少且轻，对尿酸的排泄和对糖代谢影响也较少。

托 拉 塞 米

托拉塞米（torasemide）利尿作用是呋塞米的3倍，持续时间可达24小时。该药除抑制肾小管髓袢升支Na^+-K^+-$2Cl^-$共同转运体外，还抑制醛固酮与其受体的结合及抑制TXA_2的缩血管作用。不良反应轻于呋塞米，对尿酸的排泄几乎无影响，对糖代谢和脂代谢无不良影响。由于托拉塞米主要经肝代谢，几乎无肾脏毒性，故肾衰竭患者应用此药较为安全。

（二）中效能利尿药

氢 氯 噻 嗪

氢氯噻嗪（hydrochlorothiazide）又称双氢克尿噻、双氢氯噻嗪，是临床广泛应用的噻嗪类利尿药。

【体内过程】脂溶性较高，口服吸收良好，生物利用度在80%以上，2小时起作用，血药浓度达峰时间约为4小时，作用持续时间为6~12小时。半衰期为8~10小时，主要以原形从肾小管排泄，少量由胆汁排泄。对于肾功能受损者半衰期延长。

【药理作用及机制】

1. 利尿作用 利尿作用温和持久。氢氯噻嗪作用于肾皮质部远曲小管起始部位，抑制Na^+-Cl^-共同转运体，使远曲小管起始部位对Na^+的重吸收减少，管腔内Na^+浓度升高，远曲小管和集合管的Na^+-K^+交换增加，K^+分泌增多。氢氯噻嗪对碳酸酐酶有轻度抑制作用，故H^+分泌减少，Na^+-H^+交换减少，HCO_3^-的排泄增加。另外，氢氯噻嗪还具有促甲状旁腺激素的作用，使肾小管对Ca^{2+}的重吸收增加，故尿Ca^{2+}降低。

2. 抗利尿作用 氢氯噻嗪能明显减少尿崩症患者的尿量，其作用机制不详，可能因增加NaCl的排出，导致血浆渗透压降低，减轻口渴感并减少饮水量，继而尿量减少；或因抑制磷酸二酯酶，使细胞内cAMP的含量增加，从而提高远曲小管及集合管细胞对水的通透性。

3. 降压作用 降压作用除与早期利尿排钠作用有关外，还与其长期用药后降低血管平滑肌细胞内Ca^{2+}浓度有关。

4. 对肾血流动力学和肾小球滤过功能的影响 因抑制肾小管对水和Na^+重吸收，可使肾小管内压力升高，流经远曲小管的水和Na^+增多，继而刺激致密斑并通过管-球反射，使肾素和血管紧张素分泌增加，引起肾小球入球小动脉和出球小动脉收缩，肾血流量和肾小球滤过率下降。当肾小球滤过率小于30ml/min时，氢氯噻嗪不能发挥利尿作用。

【临床应用】

1. 水肿性疾病 包括充血性心力衰竭、肝硬化腹水、肾病综合征和急慢性肾炎水肿，以及肾上腺皮质激素和雌激素所致的水钠潴留等水肿。对心源性水肿的效果较好，肾源性水肿的疗效与肾功能损伤程度相关，轻者效果好，重者效果较差。

2. 高血压病 为一线抗高血压药，可单独或与其他抗高血压药联合应用，主要用于治疗原发性高血压。

3. 尿崩症 可用于肾性尿崩症及血管升压素无效的垂体性尿崩症。

4. 高尿钙伴有肾结石患者 主要用于预防钙盐成分为主的结石的形成。

【不良反应】

1. 水、电解质紊乱 较为常见的是低血钠、低血钾、低血镁和低氯性碱中毒，还可引起高钙血症。

2. 高尿酸血症及糖脂代谢异常 高尿酸血症主要是由于氢氯噻嗪减少细胞外液容量，增加近曲小管对尿酸的重吸收，以及与尿酸竞争性分泌所致。长期使用氢氯噻嗪可使血清甘油三酯及低密度脂蛋白增加，同时伴有高密度脂蛋白减少；还可致糖耐量降低，血糖升高，使糖尿病患者病情加重，隐性糖尿病患者可因此出现症状，其原因可能与抑制了胰岛素的分泌及减少组织利用葡萄糖有关。

3. 其他 发热、皮疹等过敏反应；白细胞减少或缺乏症、血小板减少性紫癜；性功能减退、色觉障碍等，但罕见。严重肝功能损害者应用氢氯噻嗪易引起水、电解质紊乱诱发肝性脑病，故须慎用。高尿酸血症、痛风、高钙血症、血脂紊乱及糖尿病患者须慎用。无尿和对磺胺过敏者禁用。

吲 达 帕 胺

吲达帕胺（indapamide）为非噻嗪类中效利尿药。主要利尿作用机制是抑制肾小管 Na^+-Cl^- 共同转运体。该药还可阻滞钙通道、促进 PGE_2 和 PGI_2 的生成，故低剂量时降压作用明显。主要用于高血压病的基础降压，无代谢方面的严重不良反应。

美 托 拉 宗

美托拉宗（metolazone）为非噻嗪类中效利尿药。利尿作用与噻嗪类相似，但无抑制碳酸酐酶的作用。主要用于治疗水肿，也用于高血压病。

（三）低效能利尿药

螺 内 酯

螺内酯（spironolactone）又称安体舒通（antisterone），是人工合成的甾体化合物，其化学结构与醛固酮相似，具有抗醛固酮作用。

【体内过程】血浆蛋白结合率大于90%，半衰期仅为10分钟。在肝脏代谢生成其活性代谢产物烯睾丙内酯，口服后1天起效，2~3天达高峰，停药后作用可持续2~3天。约10%以原形经肾脏排泄。

【药理作用及作用机制】

1. 利尿作用 利尿作用弱，起效缓慢而持久，服药后1天起效，2~3天达最大效应，停药后作用可持续2~3天。远曲小管远端和集合管的肾小管上皮细胞有醛固酮作用的胞质受体，醛固酮能与之结合成醛固酮–受体复合物，然后转位进入胞核诱导特异DNA的转录、翻译，产生醛固酮诱导蛋白，进而增强钠通道、钾通道及Na^+–K^+–ATP酶的活性，促进Na^+–K^+交换。螺内酯的化学结构与醛固酮相似，与醛固酮有竞争性拮抗作用，能与醛固酮竞争受体，阻止醛固酮–受体复合物的形成，从而干扰受醛固酮调节的Na^+–K^+交换过程，抑制Na^+重吸收和减少K^+的分泌，呈现保钾排钠的利尿作用。

2. 抗心肌纤维化作用　醛固酮水平升高可诱导心肌纤维化。螺内酯通过与醛固酮发生竞争性抑制作用，抑制醛固酮对心肌细胞和血管的病理作用，减少心脏胶原蛋白的合成，抑制心肌纤维化，从而有效保护心脏功能，临床上将其作为治疗慢性心力衰竭的常用药之一。

【临床应用】用于治疗与醛固酮升高有关的顽固性水肿，对肝硬化和肾病综合征水肿的患者较为有效。用于治疗充血性心力衰竭，既可拮抗醛固酮所引起的水钠潴留，又可拮抗醛固酮促进心肌纤维化作用，防止心肌重构，在心力衰竭的治疗中具有重要意义。常与噻嗪类利尿药合用，以增强利尿效果并预防低钾血症。

【不良反应及用药注意事项】肾损害、少尿和无尿时，应用螺内酯易发生高钾血症。螺内酯具有雄激素样副作用，男性久用后可出现乳房发育和性功能障碍，女性可出现多毛症和月经失调等。肾功能不良者禁用。

氨 苯 蝶 啶

氨苯蝶啶（triamterene）口服吸收迅速，服药后2~4小时起效，半衰期为1.5~2小时，作用可持续7~9小时。在肝脏代谢，主要经肾脏排泄。氨苯蝶啶可阻滞远曲小管和集合管上皮细胞管腔膜侧钠通道，抑制管腔液中Na^+重吸收，减少K^+排泄，其利尿作用不依赖醛固酮。与高效、中效能利尿药合用可增强利尿作用，维持血K^+平衡。主要不良反应为高钾血症，肝、肾功能不良者慎用或禁用，高钾血症禁用。还可抑制二氢叶酸还原酶，引起叶酸缺乏。

阿 米 洛 利

阿米洛利（amiloride）口服后2小时出现利尿作用，可持续10~24小时，主要以原形从肾脏排泄。作用机制与氨苯蝶啶相似。当醛固酮分泌过多时，阿米洛利的保钾作用更为明显。阿米洛利可保留K^+，利尿作用强于氨苯蝶啶和螺内酯。阿米洛利在远曲小管还抑制Ca^{2+}的排泄。其临床应用与氨苯蝶啶相似，长期服用可引起高钾血症。

乙 酰 唑 胺

乙酰唑胺（acetazolamide）又称醋唑磺胺（diamox），为碳酸酐酶抑制药。能可逆性抑制近曲小管和远曲小管的碳酸酐酶，抑制H_2CO_3的水解与合成，影响Na^+–H^+交换，导致Na^+、水和HCO_3^-排出增加而产生利尿作用。乙酰唑胺还能抑制肾脏以外的碳酸酐酶，如抑制眼睫状体碳酸酐酶，减少房水生成，使眼压降低；抑制脉络丛碳酸酐酶，减少脑脊液生成。本药的利尿作用很弱，且长期应用会导致耐受性的发生，故很少作为利尿药使用，目前主要用于某些非水肿性疾病的防治，如青光眼的治疗及急性高山病所致脑水肿的预防。因增加尿中HCO_3^-的排出而碱化尿液，故可用于促进尿酸和弱酸性药物（如阿司匹林、巴比妥类）的排泄，也可用于纠正代谢性碱中毒。乙酰唑胺的不良反应主要包括过敏反应、代谢性酸中毒、尿结石、失钾和其他等。

第二节　脱水药

脱水药是使组织脱水的药物，又称渗透性利尿药。其脱水作用完全决定于溶液中药物分子本身所发挥的高渗透压作用。本类药物需静脉给药，以升高血浆渗透压及肾小管腔液的渗透压，从而产生脱水及利尿作用。

甘　露　醇

甘露醇（mannitol）为多糖醇，临床常用20%的高渗溶液静脉注射或静脉滴注，是临床最常用的脱水药。

【体内过程】甘露醇口服不吸收，只产生导泻作用。静脉注射后不易从血管透入组织液中，易经肾小球滤过，不易被肾小管重吸收，在体内不易被代谢。10~15分钟起效，经2~3小时作用达峰。主要以原形经肾脏排泄。仅20%可进入肝脏，转变为糖原或经胆道排泄，半衰期约100分钟。

【药理作用及作用机制】

1. 脱水作用　甘露醇静脉注射后不易从毛细血管渗入组织，能迅速提高血浆渗透压，使组织间液水分向血浆转移而产生脱水作用，减轻组织水肿，降低眼内压和颅内压。

2. 利尿作用　静脉注射甘露醇后，迅速促进Na^+、K^+排出，产生利尿作用。利尿机制：① 通过稀释血液而增加循环血容量及肾小球滤过率；② 经肾小球滤过后不易被重吸收，使肾小管内液渗透压升高，减少了水在肾小管的重吸收，且本药能抑制髓袢升支对NaCl的重吸收，降低肾髓质高渗区渗透压，减少集合管中水的重吸收；③ 能扩张肾血管，增加肾髓质血流量，使髓质间液Na^+和尿素易随血流移走，有助于降低髓质高渗区的渗透压而利尿。

【临床应用】

1. 脑水肿　甘露醇是目前降低颅内压安全有效的首选药，用于脑瘤、颅脑外伤和缺氧等引起的脑水肿。

2. 青光眼　甘露醇降低青光眼患者的房水量及眼内压，可短期用于急性青光眼或青光眼术前。

3. 预防急性肾衰竭　在少尿期应用甘露醇，可通过脱水作用减轻肾间质水肿，且渗透性利尿效应可维持足够的尿量，稀释肾小管内的有害物质，从而保护肾小管免于萎缩、坏死。还能改善急性肾衰竭早期的血流动力学变化，对肾衰竭伴有低血压者有较好疗效。

【不良反应及用药注意事项】

1. 水、电解质紊乱　稀释性低钠血症最常见。

2. 渗透性肾病（也称甘露醇肾病）　主要见于大剂量快速静脉给药时，因导致肾小管上皮细胞肿胀而出现尿量减少，甚至急性肾衰竭。

3. 其他　静脉注射过快可引起一过性头痛、眩晕和视力模糊；偶致过敏反应，如皮疹、荨麻疹、呼吸困难等，应立即停药并对症处理。已确诊为急性肾小管坏死及重度肾脏疾病所致的无尿、严重失水、颅内活动性出血、急性肺水肿或严重肺淤血、充血性心力衰竭、原有血浆高渗血症、对本药过敏者及妊娠期妇女禁用。

山 梨 醇

山梨醇（sorbitol）是甘露醇的同分异构体，其水溶性较高，一般制成25%的高渗液使用。山梨醇的脱水作用同甘露醇，但作用较弱，持续时间短。山梨醇进入体内，部分在肝脏转化为果糖被代谢，故疗效不如甘露醇。

高渗葡萄糖

50%高渗葡萄糖（hypertonic glucose）溶液常作为脱水药使用，具有脱水及渗透性利尿作用。葡萄糖易被代谢，并能部分从血管弥散到组织中，故脱水及渗透性利尿作用较甘露醇弱且维持时间短。50%高渗葡萄糖溶液治疗脑水肿时，易引起反跳现象。因此，一般与甘露醇交替使用治疗脑水肿。

第三节　常见水肿的药物治疗

1. **心源性水肿**　水肿是心功能不全的常见症状，治疗心源性水肿主要依靠改善心功能。利尿药能减少或消除水肿而降低心脏负荷、改善心功能。对轻、中度心源性水肿可用氢氯噻嗪加保钾利尿药。对一般利尿药无效的急性或严重心源性水肿，可用高效能利尿药加保钾利尿药。在应用中除注意利尿药的不良反应外，还应注意避免剂量过大导致过度利尿。

2. **急性肺水肿及脑水肿**　急性肺水肿可静脉注射呋塞米等高效利尿药。脑水肿的治疗首选甘露醇。

3. **肝性水肿**　肝性水肿患者，其血浆胶体渗透压降低，且常伴有继发性醛固酮增多，一般宜先用保钾利尿药，或保钾利尿药合并噻嗪类利尿药，疗效不佳者，可合用保钾利尿药及高效利尿药。

4. **肾源性水肿**　急性肾炎时，主要采用无盐膳食和卧床休息以消除水肿，一般不用利尿药，必要时用氢氯噻嗪。慢性肾炎伴高血压患者，宜选用中效利尿药，既消除水肿又能降低血压。肾病综合征时，应限制水、盐摄入量并给予白蛋白，水肿严重者可酌情选用噻嗪类、保钾利尿药或高效利尿药。急性肾功能不全早期因甘露醇无效或因左心衰竭忌用甘露醇时，可用高效利尿药。慢性肾功能不全时，应用大剂量呋塞米治疗有一定疗效，但因其减少血容量，降低肾小球滤过率，故临床主要采用饮食和透析治疗。

案例16-1　　患者，男，72岁。急性心力衰竭，伴肺水肿及下肢水肿，给予强心苷、血管紧张素转化酶抑制药和利尿药呋塞米及螺内酯联合治疗1周后，心力衰竭、肺水肿及下肢水肿等症状逐渐减轻。

思考：请对该患者的用药方案进行分析，解释患者病情改善的原因。

学习小结

利尿药是作用于肾脏，通过增加电解质及水排出，使尿量增多的药物。利尿药分为高效能利尿药（呋塞米、布美他尼、托拉塞米及依他尼酸等）、中效能利尿药（氢氯噻嗪、氯酞酮、吲达帕胺和美托拉宗等）和低效能利尿药（保钾利尿药如螺内酯、氨苯蝶啶和阿米洛利等）。碳酸酐酶抑制药乙酰唑胺也有较弱的利尿作用，但长时间应用容易出现代谢性酸中毒，故很少单独作为利尿药使用。脱水药是指能使组织脱水的药物，又称渗透性利尿药（甘露醇、山梨醇、高渗葡萄糖等），其中脱水作用最强的是甘露醇。呋塞米主要用于治疗各类水肿，急、慢性肾衰竭，高钾血症及高钙血症，短期控制血压，以及抢救巴比妥类、水杨酸类、氟化物、碘化物等经肾脏排泄药物的急性中毒和严重威胁生命的稀释性低钠血症等。氢氯噻嗪主要用于水肿性疾病、高血压、尿崩症、高尿钙伴有肾结石等。甘露醇静脉注射用于脑水肿、青光眼和预防急性肾衰竭等。

（许键炜）

复习参考题

一、选择题

1. 呋塞米不易引起的不良反应是
   A. 耳毒性
   B. 水电解质紊乱
   C. 高尿酸血症
   D. 贫血
   E. 高血糖

2. 氢氯噻嗪不用于治疗
   A. 高血压
   B. 尿崩症
   C. 糖尿病
   D. 水肿
   E. 高尿钙伴肾结石

3. 甘露醇禁用于
   A. 青光眼
   B. 脑水肿
   C. 预防急性肾衰竭
   D. 心力衰竭
   E. 肾衰竭伴低血压

4. 下列属于不合理用药的是
   A. 螺内酯+氯化钾
   B. 呋塞米+氯化钾
   C. 氢氯噻嗪+螺内酯
   D. 氢氯噻嗪+氨苯蝶啶
   E. 乙酰唑胺+氯化钾

5. 呋塞米的利尿作用机制是
   A. 抑制 K^+–Na^+–$2Cl^-$ 共同转运体
   B. 抑制 Na^+–Cl^- 共同转运体
   C. 抑制远曲小管对 Na^+ 的吸收
   D. 拮抗醛固酮受体
   E. 抑制碳酸酐酶

   答案：1. D；2. C；3. D；4. A；5. A

二、简答题

1. 按利尿药的效能和作用部位，简述利尿药的分类，并列举各类的代表药。
2. 试比较螺内酯与氨苯蝶啶药理作用的异同。
3. 简述呋塞米的临床应用和不良反应。

抗高血压药

学习目标	
掌握	常用抗高血压药的分类及其代表药。
熟悉	常用抗高血压药的降压作用机制、临床应用和不良反应。
了解	其他抗高血压药的降压作用机制、临床应用和不良反应；抗高血压药的应用原则。

第一节 概述

　　高血压（hypertension）是以体循环动脉血压增高为主要表现的临床综合征，主要诊断标准是在未使用抗高血压药的情况下，收缩压 ≥ 140mmHg 和/或舒张压 ≥ 90mmHg。血压水平分类及定义见表17-1。高血压与心血管风险密切相关，脑卒中是目前我国高血压人群中最主要的并发症，冠心病事件也有明显上升，其他并发症还包括心力衰竭、左心室肥厚、心房颤动、终末期肾病等。高血压治疗的根本目标是降低发生心、脑、肾及血管并发症和死亡的总风险。在改善生活方式的基础上，应根据高血压患者的总体风险水平选用抗高血压药，同时干预可纠正的危险因素、靶器官损害及并发疾病。在条件允许的情况下，应采取强化降压的治疗策略，以取得最大的心血管获益。有效控制血压能显著改善高血压病患者的预后，防止心血管事件的发生，提高患者寿命和生存质量。抗高血压药（antihypertensive drugs）或降压药（hypotensive drugs）是指能降低血压并用于高血压治疗的药物，根据作用机制可分为以下几类（图17-1）。

▼ 表17-1　血压水平分类及定义　　　　　　　　　　　　　　　　　　　　　　　　单位：mmHg

分类	收缩压		舒张压
正常血压	<120	和	<80
正常高值血压	120~139	和/或	85~90
高血压	≥140	和/或	≥90
1级高血压（轻度）	140~159	和/或	90~99

分类	收缩压		舒张压
2级高血压（中度）	160~179	和/或	100~109
3级高血压（重度）	≥180	和/或	≥110
单纯收缩期高血压	≥140	和	<90

注：当收缩压和舒张压分属于不同级别时，以较高的分级为准。

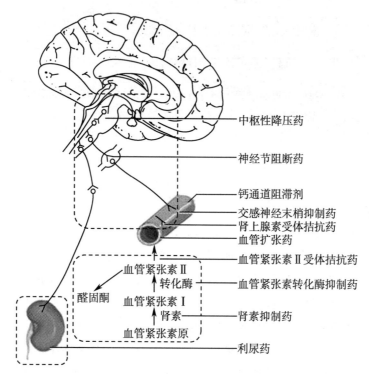

▲ 图17-1 抗高血压药分类示意图（缺少钾通道开放药和其他新型抗高血压药）

1. 钙通道阻滞剂

（1）二氢吡啶类：硝苯地平等。

（2）非二氢吡啶类：地尔硫䓬和维拉帕米等。

2. 肾素-血管紧张素系统抑制药

（1）血管紧张素转化酶抑制药（angiotensin converting enzyme inhibitors, ACEI）：卡托普利、依那普利等。

（2）血管紧张素Ⅱ受体拮抗药（angiotensin Ⅱ receptor blockers, ARB）：氯沙坦、缬沙坦和厄贝沙坦等。

（3）肾素抑制药：雷米克林。

3. 利尿药

（1）中效能利尿药：氢氯噻嗪、氯噻嗪和吲达帕胺等。

（2）高效能利尿药：呋塞米。

（3）低效能利尿药：螺内酯。

4. 交感神经系统抑制药

（1）中枢性抗高血压药：可乐定、甲基多巴和莫索尼定等。

（2）神经节阻断药：美加明和樟磺咪芬等。

（3）去甲肾上腺素能神经末梢抑制药：利血平和胍乙啶等。

（4）肾上腺素受体拮抗药：① β受体拮抗药，普萘洛尔、阿替洛尔和吲哚洛尔等；② α_1 受体拮抗药，哌唑嗪和特拉唑嗪等；③ α、β受体拮抗药，拉贝洛尔和卡维地洛等。

5. 血管扩张药

（1）直接扩血管药：肼屈嗪和硝普钠等。

（2）钾通道开放药：二氮嗪等。

6. 其他新型抗高血压药

（1）前列环素合成促进药：沙克太林。

（2）5-HT受体拮抗药：酮色林。

（3）内皮素受体拮抗药：波生坦。

（4）肾素抑制药：雷米克林。

第二节　常用抗高血压药

目前，临床常用的抗高血压药包括钙通道阻滞剂、血管紧张素转化酶抑制药、肾素-血管紧张素系统抑制药、利尿药、肾上腺素受体拮抗药五类，以及由上述药物组成的固定配比复方制剂。

一、钙通道阻滞剂

钙通道阻滞剂（calcium channel blocker, CCB）主要通过阻滞血管平滑肌细胞膜上钙通道，减少外 Ca^{2+} 内流，松弛血管平滑肌、降低外周血管阻力，从而发挥降压作用。依据化学结构可分为二氢吡啶类和非二氢吡啶类，前者代表药为硝苯地平和氨氯地平，后者为维拉帕米。

（一）二氢吡啶类钙通道阻滞剂

硝 苯 地 平

硝苯地平（nifedipine）为二氢吡啶类钙通道阻滞剂的代表药。

【体内过程】口服吸收快而完全，生物利用度约60%，血浆蛋白结合率95%，口服片剂约20分钟后可出现降压作用，1~2小时血药浓度达峰值；舌下含服3分钟即可起效，血药浓度达峰时间为20~30分钟。首过效应明显，主要经肝CYP3A4酶代谢，肾脏排泄。半衰期约为4小时。老年人及肝功能受损者首过效应减弱，药物半衰期相对延长，故上述患者用药时需酌情减量。

【药理作用及作用机制】硝苯地平通过阻滞细胞膜L-型电压依赖性钙通道而减少细胞内 Ca^{2+}

浓度，使外周血管平滑肌松弛，外周血管阻力下降，降低血压和改善外周血管痉挛。另外，硝苯地平还可通过扩血管、减轻心脏前后负荷继而降低心肌耗氧量，以及扩张冠状动脉等效应改善缺血心肌的供血。硝苯地平对外周血管强大的扩张作用所导致的交感神经活性反射性增高，抵消了药物本身对心脏的负性作用。硝苯地平通过阻滞支气管平滑肌细胞膜的钙通道而松弛支气管平滑肌，阻滞血小板钙通道而抑制血小板聚集。

【临床应用】硝苯地平是抗高血压的常用药物之一，其缓释剂型可治疗各型高血压，尤其适合高血压合并变异型心绞痛的患者，也用于心绞痛、雷诺病、支气管哮喘和动脉粥样硬化疾病等。

【不良反应及用药注意事项】一般不良反应较为常见，如头晕、头痛、颜面潮红及踝部水肿，踝部水肿为毛细血管前血管扩张，而非水钠潴留。由于硝苯地平对外周血管扩张作用强，可引发交感神经张力反射性增强，出现心率加快、心排血量增加及血浆肾素活性增高等不良反应。对硝苯地平过敏者、妊娠妇女禁用。利福平通过影响CYP3A4酶，可显著降低其降压效应，故硝苯地平不宜与利福平合用。与β_1受体拮抗药或利尿药合用可增强硝苯地平降压效果，并减少不良反应，但可能诱发低血压；硝苯地平与双香豆素类、苯妥英钠、奎尼丁和奎宁等蛋白结合率高的药物联合应用时，可使这些药物的游离浓度发生改变。硝苯地平与西咪替丁同用时，硝苯地平的血浆浓度增加，应注意调整剂量。

氨 氯 地 平

氨氯地平（amlodipine）作用与硝苯地平相似，但对血管选择性更高。降压作用起效较慢，服药后1~2周才出现明显的降压作用，6~8周降压效果达峰值，半衰期长达35~50小时，维持时间较长。无快速降压所致的心动过速、头痛等不良反应，不引起反射性交感神经活性增加，适用于高血压和缺血性心脏病等疾病的治疗。

（二）非二氢吡啶类钙通道阻滞剂

维 拉 帕 米

维拉帕米（verapamil）为非二氢吡啶类钙通道阻滞剂。

【体内过程】口服吸收迅速完全，但首过效应明显，30分钟起效，30~45分钟达到最大血药浓度，生物利用度仅为20%左右。主要经肝脏代谢，代谢产物去甲维拉帕米仍有活性。静脉给药2分钟起效，2~5分钟效应达到峰值，作用持续约2小时，主要经肾脏排泄。

【药理作用及作用机制】

1. 降压作用　维拉帕米降压作用与硝苯地平的作用机制相似，但较之明显更弱。

2. 负性肌力、负性频率和负性传导作用　Ca^{2+}在心肌细胞兴奋-收缩耦联过程中的作用至关重要，维拉帕米可以作用于心肌动作电位2期（平台期），阻滞胞外Ca^{2+}内流，限制胞质Ca^{2+}水平升高，使心肌收缩力相对减弱，从而出现负性肌力作用。窦房结和房室结属于慢反应细胞，窦房结的自律性主要依赖于动作电位4期Ca^{2+}内流的自动除极，房室结的传导性主要依赖于动作电位0期Ca^{2+}内流的除极。维拉帕米使窦房结及房室结的细胞膜上的钙通道被阻滞，最终表现为心率下降，传导减慢。

3. 其他 扩张冠状动脉，增加心肌供血，减少心肌耗氧量。

【临床应用】

1. 高血压 尤其适用于合并肥厚型心肌病、房性期前收缩、阵发性室上性心动过速、心绞痛的高血压患者。

2. 心律失常 房性期前收缩或阵发性室上性心动过速，静脉注射适用于治疗快速性室上性心律失常。

3. 心绞痛 包括稳定型或不稳定型心绞痛，以及冠状动脉痉挛所致的心绞痛，如变异型心绞痛。

【不良反应及用药注意事项】对心脏的过度抑制可引起心动过缓（心率<50次/min）、二度或三度房室传导阻滞，甚至心脏停搏、心力衰竭等。维拉帕米还可导致低血压、下肢水肿、眩晕等不良反应，偶可致肢体冷痛、麻木及烧灼感等。充血性心力衰竭、二度至三度房室传导阻滞、病态窦房结综合征、预激综合征伴心房颤动或心房扑动、心源性休克和心动过缓等患者禁用。环磷酰胺、长春新碱、阿霉素和顺铂等可减少维拉帕米的吸收；苯巴比妥可降低维拉帕米的血浆浓度；西咪替丁可提高维拉帕米的生物利用度；维拉帕米抑制乙醇的消除；维拉帕米增加地高辛、卡马西平、环孢素、阿霉素和茶碱的血药浓度；与胺碘酮、氟卡尼、丙吡胺和$β_1$受体拮抗药联合使用可增加对心脏的毒性。维拉帕米与其他抗高血压药合用时患者可能出现低血压。

二、肾素-血管紧张素系统抑制药

肾素-血管紧张素系统（renin-angiotensin system. RAS）是由肾素、血管紧张素及其受体构成的重要体液系统，在调节心血管系统的正常生理功能与高血压、心肌肥大、充血性心力衰竭等的病理过程中具有重要作用。RAS不仅存在于体液系统，而且在肾脏、心脏、血管与脑组织中也有，其协同激肽系统调节局部的生理病理过程。常用的肾素-血管紧张素系统抑制药有两类：一是血管紧张素转化酶抑制药（ACEI），ACEI根据活性基团的化学特征分为含巯基类（卡托普利）和不含巯基类（依那普利、贝那普利、赖诺普利、雷米普利和福辛普利等）；二是血管紧张素Ⅱ受体拮抗药（ARB），亦称AT_1受体拮抗药。

（一）血管紧张素转化酶抑制药

卡 托 普 利

卡托普利（captopril）为含巯基类的血管紧张素转化酶抑制药。

【体内过程】口服吸收迅速，生物利用度为70%，食物可降低其吸收。给药后15分钟发挥药效，1小时后血中血药浓度达峰值，血浆蛋白结合率为30%，半衰期约为2小时。在肝脏代谢，肾脏排泄，约45%以原形排出。

【药理作用及作用机制】

1. 降压作用 卡托普利降压作用较强，能降低总外周血管阻力，促进尿钠排泄，且对心率几乎无影响。其主要是通过抑制血管紧张素Ⅱ转化酶，抑制血管紧张素Ⅱ（AngⅡ）的生成和减少缓激肽降解而发挥作用。其降压机制为：① 卡托普利在体内外均能抑制ACE，抑制AngⅡ和醛固酮的生成，进而降低AngⅡ收缩血管及醛固酮水钠潴留的效应，使外周血管阻力和血容量降低、血压下降；② 卡托普利能减少缓激肽降解，激发缓激肽系统的保护作用，促使血管内皮细胞释放舒血管因子，由此发挥降低外周血管阻力和抗血栓作用；③ AngⅡ浓度降低，弱化AngⅡ对交感神经冲动的易化作用。值得注意的是，长期使用ACEI可导致"醛固酮逃逸现象"，这是因为长期用ACEI可能激活糜蛋白酶途径，使AngⅠ生成AngⅡ，继而导致AngⅡ和醛固酮水平有恢复的趋势。

2. 抗心血管重构 抑制心肌细胞肥大、心肌纤维化和心肌细胞凋亡；抑制血管平滑肌纤维化，抗动脉粥样硬化。

3. 对肾脏的影响 卡托普利能降低肾血管阻力，降低肾小球内压，增加肾脏血流，促进水钠排泄，保护肾功能，但由于其扩张肾小球出球小动脉的作用大于扩张入球小动脉的作用，因此肾小球滤过率保持不变或轻度下降。卡托普利能预防糖尿病患者微量蛋白尿进一步发展为大量蛋白尿并延缓肾功能损害，对其他各种非糖尿病肾病患者也有类似作用。

【临床应用】卡托普利是目前抗高血压治疗的常用药物，用于各型高血压。对于轻中度高血压，单用时常可达到降压标准；对于高肾素型高血压疗效更佳。另外，由于卡托普利可阻止或逆转高血压所致的心血管病理性重构，减轻高血压对靶器官的损害，尤其适用于高血压合并糖尿病、胰岛素抵抗、左心室肥厚或心力衰竭的患者。卡托普利与利尿药及钙通道阻滞剂联合用于重度或顽固性、难治性高血压，也用于治疗充血性心力衰竭、降低高危人群心血管事件发生率、治疗糖尿病肾病及其他肾病等。

【不良反应及用药注意事项】

1. 首剂低血压 卡托普利作为口服吸收快、生物利用率高的药物，在首次使用时，容易出现首剂低血压的不良反应。

2. 无痰干咳 是卡托普利及其他ACEI类药物的常见不良反应。咳嗽并非剂量依赖性，通常发生在用药1周至数月之内，程度不一，夜间更为多见，是导致患者停药的主要原因之一。卡托普利引起无痰干咳的主要原因是其抑制缓激肽降解，导致缓激肽堆积、P物质增加，刺激气管。

3. 抑制醛固酮的分泌 可能使血钾浓度升高，导致高钾血症。

4. 肾功能损伤 卡托普利会加重本身就存在肾脏病变患者的严重程度，出现氮质血症、血肌酐浓度升高等。

5. 血管神经性水肿 少数患者可出现，与缓激肽等代谢产物有关。因本药含有巯基，也可产生青霉胺样反应。

6. 引起胎儿畸形 临床应用时须注意用药对象。禁用于孕妇及哺乳期妇女，双侧肾动脉狭窄患者及对卡托普利过敏者。

【药物相互作用】与螺内酯、氨苯蝶啶、阿米洛利等保钾药物联合使用或同时补充钾盐可能会引起血钾过高；与利尿药或扩血管药或影响交感神经活性的抗高血压药合用时，降压作用增强，应避免引起严重低血压，宜减量或停药；与吲哚美辛等内源性前列腺素合成抑制药合用，会使本药降压作用减弱。

依 那 普 利

依那普利（enalapril）是不含巯基的长效、高效ACEI，属于前药，须在血浆或肝肾内代谢转化为有活性的依那普利拉（enalaprilat）才能发挥作用，后者能与ACE持久结合而发挥抑制作用。口服后1~2小时起效，4~6小时血药浓度达峰值，半衰期为11小时，一次给药即可维持24小时。依那普利抑制ACE的作用比卡托普利强10倍，适用于各期原发性高血压、肾性高血压、肾血管性高血压、恶性高血压及充血性心力衰竭。不良反应类似卡托普利，发生率低于10%，因不含巯基，故无明显的青霉胺样反应。

（二）血管紧张素Ⅱ受体拮抗药

目前临床应用的血管紧张素Ⅱ受体拮抗药（ARB）主要是AT_1受体拮抗药。与ACEI不同的是，ARB通过直接阻断受体抑制肾素-血管紧张素系统，抑制Ang Ⅱ所致的血管收缩及醛固酮释放的效应，导致血压降低，故专一性更强。由于ARB不作用于激肽释放酶-激肽系统，因而不引起缓激肽堆积诱发的无痰性干咳。常用的ARB有氯沙坦、厄贝沙坦、缬沙坦、坎地沙坦和替米沙坦等。

氯沙坦

氯沙坦（losartan）为高选择性AT_1受体拮抗药，具有与AT_1受体亲和力高、无激动活性、口服有效的特点。

【体内过程】口服吸收快，首过效应明显，生物利用度为33%，血浆蛋白结合率为98.7%，给药后1小时作用达峰值，半衰期约为2小时。氯沙坦被CYP450酶代谢为5-羧酸代谢产物EXP-3174，后者在给药后3~4小时血药浓度达峰值，半衰期为6~9小时，氯沙坦及EXP-3174均不能通过血脑屏障。

【药理作用及作用机制】氯沙坦在体内转化为EXP-3174，后者与母药均可竞争性拮抗AT_1受体，且拮抗AT_1受体的作用比母药强15~30倍。二者可拮抗Ang Ⅱ引起血管收缩、醛固酮分泌、血管平滑肌细胞增殖、心肌细胞肥大和心肌纤维化及交感神经活性增强等作用，从而降低血压、改善肾功能、减轻心脏血管病理性重构，发挥靶器官保护效应。

【临床应用】主要用于治疗高血压病和慢性心功能不全，适用于各年龄组的轻、中度高血压患者，对伴有充血性心力衰竭、糖尿病和慢性肾病的高血压患者疗效佳。对大多数高血压患者，用药3~6周可达最大降压效果，能够有效地控制血压。氯沙坦与ACEI相比较，不仅降压作用良好，且无ACEI的血管神经性水肿、咳嗽等不良反应，故尤其适用于不能耐受ACEI的高血压患者。

【不良反应及用药注意事项】不良反应轻微而短暂，有头晕、疲乏和直立性低血压（与剂量相关），偶见皮疹、转氨酶升高等。长期使用可引起低血压、高血钾等。禁用于孕妇、哺乳期妇女及双侧肾动脉狭窄者。本药与保钾药物如螺内酯、氨苯蝶啶、阿米洛利或补钾剂合用可能引起血钾过高；与吲哚美辛等内源性前列腺素合成抑制药合用，降压作用减弱。利福平和氟康唑可降低氯沙坦的活性代谢产物水平，影响疗效。

厄贝沙坦

厄贝沙坦（irbesartan）能特异性地拮抗AT_1受体，抑制Ang Ⅱ所引起的血管收缩和醛固酮的释放，产生降压作用，单用或与氢氯噻嗪等其他抗高血压药联合治疗原发性高血压。口服厄贝沙坦的血药浓度达峰时间为1~1.5小时，半衰期为11~15小时，血浆蛋白结合率约为90%，以原形或代谢物经胆道和肾脏排泄。不良反应有低血压、头痛、眩晕等。

三、利尿药

呋塞米等高效能利尿药可用于治疗伴有肾功能不全的高血压和高血压危象等。氢氯噻嗪等中效能利尿药为基础抗高血压药。在采用其他降压方案治疗顽固性高血压或难治性高血压疗效不理想时，可考虑联合使用螺内酯等拮抗醛固酮的利尿药。在此重点介绍中效能利尿药的抗高血压作用及适应证。

氢 氯 噻 嗪

氢氯噻嗪（hydrochlorothiazide）的降压机制包括：① 初期用药通过排钠利尿，使血容量减少、心排血量减少而降压；② 用药 3~4 周后，因利尿排钠降低血管平滑肌细胞内 Na^+ 水平，经 Na^+–Ca^{2+} 交换机制，降低细胞内 Ca^{2+} 水平，血管平滑肌松弛，血管张力减弱而降压；③ 诱导动脉壁产生缓激肽、前列腺素 E_2 等，使血管扩张，血压下降。单独使用适用于轻度高血压；也可作为基础抗高血压药与其他抗高血压药合用治疗中、重度高血压。因其利尿消肿的作用，尤其适用于伴有充血性心力衰竭、水肿的高血压患者。与其他抗高血压药合用，不仅可以增强降压的疗效，还可减轻其他药物引起的水钠潴留，但要谨防过度降压。长期使用导致低血钾，可与保钾利尿药螺内酯合用，不仅增强利尿效应，同时预防低钾血症。不宜用于伴有高血脂、糖尿病的高血压病患者。

吲 达 帕 胺

吲达帕胺（indapamide）具有利尿作用和钙拮抗作用，为强效、长效抗高血压药。降压作用与其改善动脉顺应性、降低外周血管阻力有关。长期应用可减轻左心室肥厚。其对血管平滑肌的作用大于利尿作用，但不引起直立性低血压和心动过速。对轻、中度原发性高血压具有良好的疗效，单用降压效果显著。因不影响脂类代谢和糖代谢，故适用于伴有高血脂或糖尿病的高血压患者。

四、肾上腺素受体拮抗药

（一）β受体拮抗药

β受体拮抗药能降低高血压病的并发症（如脑卒中、心肌梗死等）的发生率和死亡率。常用的β受体拮抗药有普萘洛尔、美托洛尔、阿替洛尔等。

普 萘 洛 尔

普萘洛尔（propranolol）的降压作用机制：① 拮抗心脏β$_1$受体，抑制心肌收缩力并减慢心率，使心排血量减少，血压降低；② 拮抗肾小球旁细胞的β$_1$受体，抑制肾素的分泌，从而阻断肾素–血管紧张素系统，血管扩张，血压下降；③ 拮抗交感神经末梢突触前膜β$_2$受体，抑制其正反馈作用而减少去甲肾上腺素的释放；④ 拮抗中枢兴奋性神经元的β受体从而降低外周交感神经的功能，使血管扩张、血压下降；⑤ 改变压力感受器的敏感性；⑥ 增加 PGI_2 的合成。单独用于轻、中度高血压病的治疗，也可与氢氯噻嗪、卡托普利、硝苯地平或哌唑嗪等联合应用。尤其适用于伴心排血量高或肾素活性高、心绞痛、室上性心动过速、偏头痛等高血压病患者。普萘洛尔剂量个体差异较大，口服后血药浓度可相差 20 倍左右，因此需要个体化用药。长期用药后骤然停用，可引发血压陡升，故停药时必须逐渐减量。

（二）α₁受体拮抗药

α₁受体拮抗药通过选择性拮抗血管平滑肌突触后膜的α₁受体，使血管扩张，血压下降，但不影响突触前膜α₂受体。此类药物有哌唑嗪、特拉唑嗪和多沙唑嗪等。

哌 唑 嗪

哌唑嗪（prazosin）选择性拮抗血管平滑肌突触后膜α₁受体，松弛血管平滑肌，产生中等偏强的降压作用。对突触前膜的α₂受体几乎无作用，不影响突触前膜的负反馈功能，不增加递质释放和血浆肾素活性。对心率、心排血量、肾血流量和肾小球滤过率均无明显影响。长期使用可降低血总胆固醇、甘油三酯、低密度脂蛋白和极低密度脂蛋白，升高高密度脂蛋白。具有扩张静脉和动脉的作用，可降低充血性心力衰竭患者的心脏前后负荷。用于各型高血压，尤适用中度高血压并发肾功能障碍患者、合并良性前列腺肥大或伴有动脉粥样硬化的高血压病患者的治疗，与其他抗高血压药合用可增强降压效果。与噻嗪类利尿药或β受体拮抗药合用，可使降压作用增强，水钠潴留等不良反应减轻，但需防止血压过度降低；吲哚美辛等非甾体抗炎药或拟交感类药物可减弱哌唑嗪的降压作用。主要不良反应为首过效应，采取首次剂量减半并于睡前服用的方法可避免，一般连续服用数次后首过效应即可消失。还可导致勃起功能障碍、尿频、尿失禁、耳鸣等。

（三）α₁受体和β受体拮抗药

拉 贝 洛 尔

拉贝洛尔（labetalol）对α₁和β受体都具有竞争性拮抗作用，对β受体的拮抗作用强于对α₁受体的作用，且对β₁和β₂受体无选择性。降压作用温和，对心排血量和心率无明显影响，适用于各型高血压的治疗，静脉注射可用于高血压危象，利尿药可增强其降压效果。

卡 维 地 洛

卡维地洛（carvedilol）选择性拮抗α₁受体和非选择性拮抗β受体，无内在拟交感活性。拮抗α₁受体的作用约为拉贝洛尔的1/2，拮抗β受体的作用较拉贝洛尔强3~5倍。降压作用确切，对心排血量及心率影响较小，适用于轻、中度高血压或伴有肾功能不全、糖尿病的高血压患者。基本不影响血脂代谢。

第三节　其他抗高血压药

一、中枢性抗高血压药

中枢神经系统存在抑制性和兴奋性神经元，是调控外周交感神经活性的主要因素。中枢兴奋性神经元被激活，可引起外周交感神经兴奋，使血管收缩、血压上升和心率加快。中枢抑制性神经元α₂受体和咪唑啉受体被激活后，可引起外周交感神经活性降低，导致血管扩张、血压下降和心率减慢。甲基多巴、莫索尼定为第二代中枢性抗高血压药。

可 乐 定

可乐定（clonidine）为第一代中枢性抗高血压药。

【体内过程】口服吸收良好，生物利用度约为75%，服药后0.5小时起效，易通过血脑屏障，2~4小时血药浓度达峰值，血浆半衰期为12~16小时。30%~50%经肝脏代谢，40%~60%以原形从肾脏排泄。

【药理作用】激动延髓孤束核的抑制性神经元突触后膜α_2受体和延髓腹外侧区嘴部的I_1咪唑啉受体，可抑制交感神经中枢，产生降压作用。激动外周交感神经突触前膜的α_2受体，负反馈抑制去甲肾上腺素的释放，使血压下降。但大剂量可激动外周血管平滑肌的α_1受体，引起血管收缩，减弱其降压作用。还可抑制胃酸的分泌，增加肾血流量。

【临床应用】一般用于中、重度高血压，尤其适合兼有溃疡病的高血压和肾性高血压，与利尿药等其他抗高血压药合用可控制重度和难治性高血压。

【不良反应及用药注意事项】常见不良反应主要有眩晕、嗜睡、抑郁、口腔和鼻黏膜干燥等。久用可致水钠潴留，合用利尿药可避免此缺点。某些患者长期使用可出现性欲减退、勃起功能障碍、排尿困难和尿潴留等不良反应。长期使用突然停药可出现血压骤升、头痛和心悸等交感神经功能亢进现象。对可乐定过敏者、高空作业及驾驶机动车辆的人员等应禁用。丙米嗪、阿米替林、地昔帕明及吩噻嗪类等在中枢与可乐定产生竞争性拮抗作用，拮抗可乐定的降压效应；可乐定能增加巴比妥、乙醇、丙米嗪、阿米替林、地昔帕明及吩噻嗪类药的中枢抑制效应，故合用时应慎重。

甲 基 多 巴

甲基多巴（methyldopa）属第二代中枢性抗高血压药。口服吸收的个体差异大（26%~76%），服药后2~3小时起效，6~8小时作用达高峰，主要以原形或代谢物形式经肾脏排泄。甲基多巴通过血脑屏障后在脑内可转化为α-甲基去甲肾上腺素，后者激动中枢抑制性神经元α_2受体，抑制交感神经中枢而产生降压作用。降压作用较可乐定温和持久（约24小时），使心率减慢和心排血量减少，扩张肾血管作用明显，不减少肾血流量，并有降低肾素活性的作用。可用于中度高血压，尤适用于肾性高血压或伴有肾功能减退的高血压患者，与利尿药等其他抗高血压药合用可产生协同降压作用，用于重度或难治性高血压的治疗。常见的不良反应有嗜睡、眩晕和口干等，久用可引起水钠潴留、肝损害、低血压等。

二、神经节阻滞药

与乙酰胆碱竞争自主神经节和肾上腺髓质细胞N_N受体，阻断自主神经冲动的传递。交感神经节被阻断则产生强大的降压作用，副交感神经节被阻断则引起广泛的副作用。本类药的代表药有美卡拉明、咪噻芬等，偶用于其他药物治疗无效的高血压危象或手术麻醉时控制血压等。

三、去甲肾上腺素能神经末梢抑制药

本类药主要有利血平和胍乙啶。作用于去甲肾上腺素能神经末梢部位，通过耗竭囊泡内递

质，阻断外周去甲肾上腺素的缩血管作用，从而降低血压。利血平通过与囊泡膜上胺泵结合，不仅抑制去甲肾上腺素被囊泡再摄取，还抑制囊泡膜摄取多巴胺合成去甲肾上腺素；大剂量利血平还能破坏囊泡膜并阻止去甲肾上腺素与ATP结合，使囊泡内递质的合成与储存减少直至耗竭，继而使去甲肾上腺素能神经功能减弱、血压下降。降压作用缓慢、温和而持久，伴心率减慢。口服给药1周起效，停药后尚能持续降压3~4周。利血平单用主要用于轻度高血压，与噻嗪类利尿药等其他抗高血压药合用可产生协同降压效应，用于中、重度高血压或难治性高血压的治疗。利血平有镇静、安定作用，并可导致鼻塞、胃酸分泌过多、胃肠运动增加及腹泻等胆碱能神经功能增强的症状。长期大剂量应用尚可能引起抑郁及心律失常、帕金森综合征、性功能障碍和消化性溃疡等不良反应。胍乙啶作用机制与利血平类似，但其不易通过血脑屏障，故无显著中枢抑制作用。

四、血管扩张药

血管扩张药包括直接扩血管药和钾通道开放药，前者代表药如肼屈嗪、硝普钠；后者是新型抗高血压药，包括二氮嗪、米诺地尔、吡那地尔等。

（一）直接扩血管药

肼 屈 嗪

肼屈嗪（hydralazine）主要扩张动脉而对静脉影响较小，降压作用快且强，可反射性兴奋交感神经，引起心率、心排血量、心肌耗氧量和血浆肾素活性增加及水钠潴留，故常与利尿药或β受体拮抗药合用治疗中、重度高血压。该药口服吸收快而完全，主要在肝脏代谢，其中乙酰化速率受遗传因素影响，慢乙酰化者血药浓度高。女性慢乙酰化型患者，大剂量连续应用5个月以上易发生类风湿性关节炎或全身性红斑狼疮样综合征。该药还有头痛、头晕、乏力、恶心、呕吐和外周神经炎等不良反应，并可诱发心绞痛和心力衰竭，老年人或伴有冠心病的高血压患者应慎用。

硝 普 钠

硝普钠（sodium nitroprusside）又称亚硝基铁氰化钠，通过释放一氧化氮，激活鸟苷酸环化酶，促进血管平滑肌细胞环鸟苷酸生成，继而降低细胞内Ca^{2+}浓度，导致血管平滑肌松弛，直接扩张小动脉和小静脉，是一种快速、强效、短效的抗高血压药。通过调整滴注速度，可将血压维持于所需水平，但停药后5分钟血压可恢复至给药前水平。主要用于治疗高血压危象、高血压脑病、恶性高血压和嗜铬细胞瘤发作引起的血压升高。因扩张小动脉和小静脉、减轻心脏前后负荷，故还可用于治疗急、慢性心功能不全及高血压合并心力衰竭。有恶心、呕吐、精神不安、肌肉痉挛、头痛、出汗和发热等不良反应。长期或过量给药可致血中硫氰化物蓄积而中毒，引起急性精神病或甲状腺功能减退等，故用药时须严密监测血浆硫氰化物浓度和不良反应。值得注意的是，硝普钠水溶液不稳定，遇光、热或长时间贮存易发生分解并产生有毒的硫氰化物，使用时应避光。肝、肾功能不全及甲状腺功能减退者慎用，孕妇禁用。

（二）钾通道开放药

二 氮 嗪

二氮嗪（diazoxide）能够激活ATP敏感的钾通道，促进血管平滑肌细胞内K^+外流，使胞膜超极化，减少细胞外 Ca^{2+} 内流，松弛血管平滑肌，扩张小动脉，降低外周血管阻力而降压。降压作用快且强，常静脉注射用于高血压危象、高血压脑病及恶性高血压等。常见不良反应有心率加快、心排血量增加、眩晕、头痛、恶心和面部发红等，久用可致肾素分泌增加、水钠潴留，并可导致高血糖和高尿酸血症。米诺地尔、吡那地尔、尼可地尔等与之类似。

五、其他新型抗高血压药

（一）前列环素合成促进药

沙 克 太 宁

沙克太宁（cicletanine）属于呋喃吡啶类，降压作用起效迅速、温和、持久，可持续6~10小时。通过增加 PGI_2 的合成，松弛血管平滑肌而扩张血管，降低血压。还有轻度的利尿及抑制血管平滑肌增殖的作用，对血管壁脆化、水肿和缺血再灌注心脏具有一定的保护作用。用于轻、中、重度高血压。

（二）5-HT受体拮抗药

酮 色 林

酮色林（ketanserin）口服后吸收迅速，0.5~2小时血药浓度达峰值，血浆蛋白结合率约为95%。本药具有选择性拮抗 $5-HT_{2A}$ 受体及轻度拮抗 α_1 受体等作用。还能对抗儿茶酚胺类和Ang II所致的血管收缩和血小板聚集作用。用于控制轻、中、重度高血压，亦用于控制手术前、后及妊娠高血压综合征等急性高血压发作，可单用或与其他抗高血压药合用，亦可用于充血性心力衰竭和雷诺病等。少数患者出现嗜睡、头晕等不良反应。

（三）内皮素受体拮抗药

波 生 坦

波生坦（bosentan）是特异性内皮素受体的拮抗药，能与ETA和ETB受体竞争性结合，对ETA受体的亲和力比对ETB受体的亲和力稍高。口服生物利用度约为50%，口服后3~5小时达到最大血药浓度，血浆蛋白结合率>98%以上，主要在肝脏代谢。波生坦能降低肺动脉高压患者的肺血管阻力、逆转肺血管重构和右心室肥大，减轻肺纤维化。主要用于肺动脉高压的治疗。

（四）肾素抑制药

肾素抑制药能有效地选择性抑制肾素-血管紧张素系统的第一个环节，且具有一定的抗交感神经活性作用，能改善心力衰竭患者的血流动力学，对肾脏的保护作用理论上优于ACEI和 AT_1 受体拮抗药。代表药如雷米克林（remikiren）、依那克林（enalkiren）等，目前此类药物存在生物利用度低，易被蛋白酶水解等缺点，仍待研发优化。

第四节　抗高血压药的应用原则

高血压的治疗包括非药物治疗和药物治疗，非药物治疗是指改变生活方式，消除引起血压升高和其他心血管病的危险因素。非药物治疗措施主要有限盐、限酒、控制体重和适当运动等。抗高血压药物应用原则是：① 起始剂量差异，一般患者采用常规剂量；老年人及高龄老年人初始治疗时通常应采用较小的有效治疗剂量，根据需要，可考虑逐渐增加至足剂量。② 优先使用长效抗高血压药物，以有效控制24小时血压，更有效预防心脑血管并发症发生。如使用中、短效制剂，则需每天2~3次给药，以达到平稳控制血压。③ 联合治疗，对血压 ≥ 160/100mmHg、高于目标血压20/10mmHg的高危患者，或单药治疗未达标的高血压患者应进行联合降压治疗，包括自由联合或单片复方制剂。对血压 ≥ 140/90mmHg的患者，也可起始小剂量联合治疗。④ 个体化治疗，根据患者耐受性、合并症和药物疗效，以及患者个人意愿或长期承受能力，选择适合患者个体的抗高血压药物。⑤ 考量药物经济学，对高血压应终身治疗，需要考虑成本/效益。具体方案见表17-2。

▼ 表17-2　抗高血压药物联合应用的建议

首选方案	次优方案	不合理方案
ACEI和氢氯噻嗪	β受体拮抗药和氢氯噻嗪	ACEI和ARB
ARB和氢氯噻嗪	二氢吡啶类钙通道阻滞剂和β受体拮抗药	肾素抑制剂和ARB
ACEI和钙通道阻滞剂	钙通道阻滞剂和氢氯噻嗪	肾素抑制剂和ACEI
ARB和钙通道阻滞剂	二氢吡啶类和非二氢吡啶类钙通道阻滞剂	非二氢吡啶类钙通道阻滞剂和β受体拮抗药
$α_1$受体拮抗药和β受体拮抗药	氢氯噻嗪和可乐定	中枢交感神经抑制药和β受体拮抗药
		可乐定和α-甲基多巴
		利血平和胍乙啶

注：ACEI，血管紧张素转化酶抑制药；ARB，血管紧张素Ⅱ受体拮抗药。

案例17-1　患者，女，59岁。高血压病史6年，有时血压高达190/140mmHg，有支气管哮喘病史，同时还罹患糖尿病、高脂血症。自行联合服用了普萘洛尔、卡托普利和氢氯噻嗪，随后血压有所下降，但患者出现全身乏力、头晕、喘息、气急等表现。

思考：请问该患者的用药方案是否正确？为什么？

学习小结

抗高血压药根据药物作用部位及作用机制不同可分成六大类。第一类是钙通道阻滞剂：包括二氢吡啶类和非二氢吡啶类等。第二类是肾素-血管紧张素系统（RAS）抑制药：包括血管紧张素转化酶抑制药、血管紧张素Ⅱ受体拮抗药。第三类是利尿药，其中氢氯噻嗪为基础抗高血压药。第四类是交感神经系统抑制药，包括：① 中枢性抗高血压药；② 神经节阻断药；③ 去甲肾上腺素能神经末梢抑制药；④ 肾上腺素受体拮抗药（β受体拮抗药、α_1受体拮抗药和α、β受体拮抗药）。第五类是血管扩张药。第六类是其他新型抗高血压药，包括前列环素合成促进药、5-HT受体拮抗药和内皮素受体拮抗药等。目前国内外常用的抗高血压药有血管紧张素转化酶抑制药、血管紧张素Ⅱ受体拮抗药、钙通道阻滞剂、利尿药和β受体拮抗药等。抗高血压药的应用原则是：① 起始剂量差异；② 优先使用长效抗高血压药物；③ 联合治疗；④ 个体化治疗；⑤ 考量药物经济学。

（许键炜）

复习参考题

一、单选题

1. 氢氯噻嗪的降压作用机制不包括
   - A. 排钠利尿，减少血容量
   - B. 减少血管壁细胞内Na^+的含量，松弛血管平滑肌
   - C. 诱导血管壁产生缓激肽
   - D. 抑制肾素分泌
   - E. 间接降低平滑肌细胞内Ca^{2+}的浓度，松弛血管平滑肌

2. 卡托普利抗高血压作用机制是
   - A. 抑制肾素活性
   - B. 抑制血管紧张素Ⅱ转化酶的活性
   - C. 抑制β-羟化酶的活性
   - D. 抑制血管紧张素Ⅰ的生成
   - E. 抑制Ca^{2+}向细胞内转移

3. 有关卡托普利的叙述错误的是
   - A. 可减少血管紧张素Ⅱ的生成
   - B. 可抑制缓激肽降解
   - C. 可减轻心室重构
   - D. 降压作用强而持久
   - E. 可增强醛固酮的生成

4. 普萘洛尔降压机制不包括
   - A. 减少肾素分泌，抑制肾素-血管紧张素-醛固酮系统
   - B. 减少去甲肾上腺素释放
   - C. 直接阻滞血管平滑肌细胞外钙内流，松弛血管平滑肌
   - D. 减少心排血量
   - E. 增加前列环素的合成

5. 有关可乐定的叙述错误的是
   - A. 为中枢性α_2受体激动剂
   - B. 为中枢性α_2受体拮抗药
   - C. 长期使用突然停药可出现血压骤升
   - D. 静脉注射时可有短暂的升压
   - E. 大剂量可乐定可收缩外周血管

   答案：1. D；2. B；3. E；4. C；5. B

二、简答题

1. 试述常用抗高血压药的分类及降压作用机制。

2. 试述血管紧张素Ⅰ转化酶抑制药的药理作用及临床应用。

第十八章

治疗充血性心力衰竭的药物

学习目标

掌握	肾素-血管紧张素-醛固酮系统抑制药、β肾上腺素受体拮抗药、钠-葡萄糖协同转运蛋白-2抑制药的抗心力衰竭作用及临床应用；强心苷的药理作用、作用机制、临床应用、不良反应及防治。
熟悉	治疗心力衰竭药物的分类；利尿药、扩血管药、其他正性肌力药抗充血性心力衰竭的作用特点及临床应用。
了解	心力衰竭时的病理生理学变化。

第一节　充血性心力衰竭的病理生理变化

充血性心力衰竭（congestive heart failure, CHF）又称慢性心功能不全（chronic cardiac insufficiency），是心脏结构和功能异常所导致的临床综合征。CHF是心血管疾病最严重的阶段，主要表现为心脏泵血功能降低、血流动力学障碍及组织器官血液灌流不足等，不能满足机体的需要；同时因心室内压力升高，静脉回流受阻，导致肺循环和/或体循环淤血。因此，CHF严重影响患者的生命健康和生活质量。CHF的致病因素较多，如心肌炎、心肌梗死、先天性心脏病、高血压、心脏瓣膜疾病、甲状腺功能亢进及贫血等均可导致CHF。

一、交感神经系统的激活和β肾上腺素受体信号转导的变化

CHF时，心肌收缩力减弱，心排血量下降，使颈动脉窦、主动脉弓和心内压力感受器的敏感性降低，反射性激活交感神经系统，这是CHF最早且最常见的变化。

在CHF早期，交感神经系统的激活可起到一定代偿作用，但长期激活交感神经可导致心肌β肾上腺素受体信号转导发生变化；还可增加心脏后负荷及心肌耗氧量，促进心肌肥厚，诱发心律失常，甚至猝死。长期激活交感神经系统可使$β_1$肾上腺素受体下调，以减轻去甲肾上腺素对心肌

的损害。同时，兴奋性G蛋白（Gs）数量减少，活性下降；而抑制性G蛋白（Gi）数量增多，活性增强，Gs/Gi比值下降；G蛋白偶联受体激酶（GRKs）活性增加，β_1肾上腺素受体与兴奋性Gs蛋白脱偶联，心脏对β_1肾上腺素受体激动剂的反应性降低。

二、肾素-血管紧张素-醛固酮系统的变化

CHF时，肾血流量减少，从而刺激肾脏肾小球旁细胞受体释放肾素，激活肾素-血管紧张素-醛固酮系统（RAAS）。在CHF早期，RAAS的激活具有代偿作用，但长期激活RAAS，可使血管紧张素Ⅱ（AngⅡ）含量明显升高，收缩全身小动脉，增加外周血管阻力，增加心脏后负荷。同时因醛固酮释放增多，导致水钠潴留，从而增加血容量，增加心脏前负荷。AngⅡ还有促生长作用，从而导致心肌肥厚和重构。CHF患者体内醛固酮水平可升高达20倍以上。醛固酮能刺激蛋白质合成，使心肌组织顺应性降低，导致心功能降低；大量的醛固酮有促生长作用，特别是促进成纤维细胞增殖，导致心脏和大血管发生重构和纤维化，加速CHF的恶化；能强化儿茶酚胺的作用，影响血管内皮功能；还能产生氧自由基，诱发炎症及损伤。

三、心肌重构

CHF是超负荷心肌病。心肌缺血和缺氧、过度牵拉，引发心肌细胞肥大，发生心肌细胞凋亡和/或坏死，表现为心肌细胞体积缩小、数量减少；而心肌细胞外基质各成分增多并堆积，造成心肌组织纤维化，导致心脏收缩和舒张功能发生障碍。心肌在长期的超负荷状态下，在过度牵拉等机械性因素和神经递质性因素及其他促生长因素的影响下，蛋白质合成增加，心肌细胞肥大、心肌肥厚、心腔扩大，加剧心脏收缩和舒张功能障碍，这一过程，称为心肌重构（myocardial remodeling）。心肌重构是各种CHF发病过程中多种病理表现的总和，是CHF恶化进展的基础。

> **问题与思考**
> CHF过程中，交感神经系统的激活具有什么意义？

第二节 治疗充血性心力衰竭药物分类

目前，药物是治疗CHF的主要手段。传统的药物治疗目标关注于缓解症状、改善血流动力学的异常。现代治疗心力衰竭的目标已转向防止并逆转心室肥厚或重构，延长患者生存期，降低死亡率和改善预后。

根据药物作用机制，治疗CHF的药物如下。

1. 肾素-血管紧张素-醛固酮系统（RAAS）抑制药

（1）血管紧张素转化酶抑制药（ACEI）：卡托普利、依那普利等。

（2）血管紧张素Ⅱ受体拮抗药（ARB）：氯沙坦、缬沙坦等。

（3）血管紧张素受体–脑啡肽酶抑制药（ARNI）：沙库巴曲缬沙坦。

（4）盐皮质激素受体拮抗药（MRA）：螺内酯、依普利酮等。

2. β肾上腺素受体拮抗药（BB） 美托洛尔、比索洛尔、卡维地洛。

3. 钠–葡萄糖协同转运蛋白–2抑制药（SGLT2i） 达格列、恩格列净等。

4. 正性肌力药

（1）强心苷类：地高辛。

（2）非强心苷类：米力农、维司利农等。

5. 利尿药 呋塞米、氢氯噻嗪等。

6. 窦房结I_f电流抑制药 伊伐布雷定。

7. 其他药物

（1）扩血管药：可溶性鸟苷酸环化酶（sGC）刺激剂；硝普钠；硝酸酯类、维立西呱等。

（2）钙增敏药：左西孟旦。

> **问题与思考**
>
> CHF的长期治疗目标是什么？能够改善心肌重构的药物有哪些？

第三节 肾素–血管紧张素–醛固酮系统抑制药

研究表明，RAAS抑制药不仅能改善CHF血流动力学，缓解心力衰竭症状、提高患者生活质量，而且能防止和逆转心室和血管重构，显著降低心力衰竭患者的发病率和病死率，改善预后。目前，该类药物已作为一线药物广泛用于临床。

一、血管紧张素转化酶抑制药

ACEI治疗CHF是CHF药物治疗的重要进展。临床常用的ACEI类药物有卡托普利、依那普利、雷米普利、赖诺普利等。

【抗心力衰竭作用机制】

1. 降低心脏前后负荷 ACEI可抑制血管紧张素转化酶的活性，抑制Ang Ⅱ的生成，减弱Ang Ⅱ收缩血管的作用。同时ACEI可抑制缓激肽的降解，提高血中缓激肽的含量。缓激肽可促进一氧化氮（NO）和前列环素（PGI$_2$）的生成，发挥扩血管的作用，使外周血管阻力下降，降低心脏后负荷。ACEI可减少醛固酮的释放，从而减轻水钠潴留，降低血容量，降低心脏前负荷。

2. 改善血流动力学 ACEI可降低全身血管阻力、增加心排血量；降低左心室充盈压、左心室舒张末压，降低室壁张力，改善心脏舒张功能；扩张冠状动脉，增加冠状动脉血流量，保护缺血心肌，减轻缺血再灌注损伤；降低肾血管阻力，增加肾血流量，有助于缓解CHF症状，增加运动耐量，提高生活质量。

3. 抑制心肌及血管重构 Ang Ⅱ及醛固酮均可促进细胞生长、促进蛋白质合成，导致心肌肥厚。ACEI可以抑制Ang Ⅱ的生成，减少醛固酮的释放，从而防止和逆转心室重构、肥厚及心肌纤维化，改善血管壁增厚，提高血管顺应性；还可通过增加缓激肽含量促进NO和PGI$_2$生成，亦有助于逆转心肌肥厚。

4. **抑制交感神经活性**　ACEI可通过降低Ang Ⅱ的浓度发挥抗交感神经的作用，进一步改善心功能。还可恢复下调的β肾上腺素受体数量，增加Gs含量，降低血中儿茶酚胺和血管升压素的含量。

5. **保护血管内皮细胞**　ACEI能抗氧自由基损伤，逆转血管内皮细胞损伤，改善血管舒张功能。

【临床应用】ACEI作为治疗CHF的基础药物，常与利尿药和地高辛合用，广泛用于不同程度的CHF，包括无症状CHF。不仅能缓解症状、提高运动耐量、防止和逆转心肌肥厚、改善预后，还能够延缓CHF的发生，延缓尚未出现症状的早期心功能不全患者的病程进展。各种ACEI治疗CHF的疗效相似。

【不良反应及用药注意事项】不良反应见第十七章。

1. 治疗应从小剂量开始，逐渐增加剂量，以免发生低血压反应。

2. 心力衰竭合并肾功能不全者，易发生高钾血症，需监测血钾水平，避免同时使用钾盐和保钾利尿药。

3. 妊娠中、晚期用药，可引起胎儿畸形、发育不全，甚至引起胎儿死亡。

4. 亲脂性强的ACEI可经乳汁分泌，哺乳期妇女忌用。

二、血管紧张素Ⅱ受体拮抗药

ACEI是治疗CHF的重要药物，但易引起咳嗽、血管神经性水肿等不良反应，且对糜酶催化Ang Ⅰ生成Ang Ⅱ的途径无作用。而血管紧张素Ⅱ受体拮抗药（ARB）可在受体水平拮抗Ang Ⅱ。临床常用的ARB有氯沙坦、缬沙坦、厄贝沙坦、坎地沙坦等。ARB可直接阻断Ang Ⅱ与AT$_1$受体相结合，对各种途径产生的Ang Ⅱ均有拮抗作用。能预防、终止及逆转心脏和血管肥厚及重构，降低CHF患者的病死率。ARB对缓激肽的降解无影响，故不引起咳嗽、血管神经性水肿等不良反应。主要用于血浆肾素活性高、Ang Ⅱ水平增高而引起的CHF，以及ACEI无效或不能耐受ACEI不良反应的患者。

三、血管紧张素受体-脑啡肽酶抑制药

血管紧张素受体-脑啡肽酶抑制药（ARNI）的代表药为沙库巴曲缬沙坦钠（sacubitril valsartan sodium），含脑啡肽酶抑制剂沙库巴曲和血管紧张素受体拮抗药缬沙坦两种成分。沙库巴曲在人体内可代谢为LBQ657，LBQ657通过抑制脑啡肽酶可上调利钠肽、缓激肽、肾上腺髓质激素水平，发挥利钠利尿、扩张血管、抑制交感神经张力、降低醛固酮水平、抑制心肌纤维化及心肌肥大等作用。但抑制脑啡肽酶同时会升高Ang Ⅱ水平，引起血管收缩，抵消利钠肽等物质的血管舒张作用，而缬沙坦通过拮抗AT$_1$受体可阻断Ang Ⅱ的作用。缬沙坦还具有抑制交感神经、降低醛固酮水平，抑制心肌纤维化的作用。对于NYHA心功能Ⅱ～Ⅲ级、有症状的射血分数降低的心力衰竭患者，推荐以ARNI替代ACEI/ARB，以进一步降低心力衰竭的发病率和死亡率。

四、盐皮质激素受体拮抗药

应用ACEI治疗CHF时，血浆醛固酮水平会在短期内下降；但长期治疗后，醛固酮水平反而升高，称为醛固酮逃逸。因此，仅使用ACEI治疗心力衰竭是不够的，必要时应加用抗醛固酮药，拮抗醛固酮的作用，如螺内酯、依普利酮。研究表明，对于严重的CHF患者，在常规治疗的基础上，加用螺内酯，能显著改善CHF的血流动力学，缓解CHF症状，降低CHF病死率。但因螺内酯具有对抗雄性激素的作用，可引起男性乳腺增生症。另外，还应注意其导致的高钾血症。依普利酮（eplerenone）是新型抗醛固酮药，选择性较高，不良反应较轻，是治疗CHF安全有效的药物。

> 🔔 **问题与思考**
> 沙库巴曲与缬沙坦抗心力衰竭作用机制是什么？

第四节　β肾上腺素受体拮抗药

β肾上腺素受体（又称β受体）拮抗药治疗CHF，是近年来CHF治疗的重要进展之一。由于此类药物具有负性肌力和负性频率作用，过去一直被认为是CHF的禁忌用药。大量的临床研究表明，长期应用此类药物可以改善心力衰竭的症状，提高患者的生活质量，降低死亡率。目前临床上常用于治疗CHF的药物有卡维地洛、美托洛尔和比索洛尔等。

【抗心力衰竭作用机制】

1. **抑制交感神经过度兴奋**　通过阻断心脏β受体，拮抗交感神经对心脏的作用，减轻过量儿茶酚胺对心脏的毒性作用，避免心肌细胞坏死；同时通过上调β受体的数量，恢复其信号转导能力，改善心肌能量代谢。

2. **抑制RAAS的激活**　可抑制RAAS的激活，减少肾素、血管紧张素和醛固酮的释放，使血管扩张，减少水钠潴留，减轻心脏前后负荷。

3. **改善心脏功能**　降低内皮素、TNF-α、IL-6等细胞因子水平及抗氧化损伤，改善心脏功能。

4. **改善心功能与血流动力学**　长期应用后，可因心率减慢，降低心肌耗氧量，明显改善心功能及血流动力学。

5. **抗心律失常作用**　具有明显的抗心律失常作用，可抑制心肌异位节律，减慢传导，可减少CHF时心律失常的发生，降低CHF患者的病死率和猝死率，改善CHF患者的预后。

【临床应用】病情相对稳定的射血分数下降的心力衰竭（heart failure with reduced ejection fraction，HFrEF）患者均应使用此类药物，除非有禁忌证或不能耐受。长期应用可阻止临床症状恶化，降低心律失常及猝死的发生率，改善患者的心功能和预后，提高患者生活质量。

卡 维 地 洛

卡维地洛（carvedilol）为第三代β受体拮抗药，具有阻断β₁、β₂和α₁受体的作用，无内源性拟交感活性，兼有钙拮抗、抗氧化、抗细胞增殖及保护细胞等作用，表现出较全面的抗交感神经作用，从而保护心肌，延缓CHF过程。用于治疗原发性高血压，可单独使用或与其他抗高血压药特别是噻嗪类利尿药合用；与利尿药、ACEI 及地高辛合用，治疗有症状的充血性心力衰竭（NYHA 心功能 II 或 III 级），可降低死亡率和心血管事件的住院率，改善患者一般情况并减慢疾病进展。

🔖 问题与思考

β 肾上腺素受体拮抗药治疗心力衰竭的药理学依据是什么？

第五节　钠－葡萄糖协同转运蛋白 -2 抑制药

钠–葡萄糖协同转运蛋白–2（SGLT2）表达于近曲肾小管上皮细胞，是负责肾小管中葡萄糖重吸收的主要转运体。钠–葡萄糖协同转运蛋白–2抑制药（SGLT2i）最初的药理作用主要包括降血糖和减体重，用于治疗成人2型糖尿病。近年来研究发现，SGLT2i改善心力衰竭患者症状的证据日益增加，因而被推荐为治疗HFrEF的基本药物。目前在我国上市的主要有达格列净（dapagliflozin）、卡格列净（canagliflozin）、恩格列净（empagliflozin）和艾托格列净（ertugliflozin）。

【药理作用及作用机制】

1. **降血糖**　SGLT2i可抑制近曲小管对葡萄糖的重吸收，促进葡萄糖的排泄而降低血糖。

2. **利尿**　SGLT2i通过抑制近曲小管Na^+和葡萄糖的重吸收，使Na^+和葡萄糖的排泄增多，降低远曲小管液和间质之间的渗透梯度，产生渗透性利尿作用。与传统利尿药相比：SGLT2i减少组织间液量大于血管内容量，有助于缓解组织充血，而不会过度减少血管内容量；SGLT2i对交感神经和肾素–血管紧张素–醛固酮系统反射性激活作用弱。

3. **改善心肌能量代谢**　心力衰竭发生时，存在脂肪酸氧化失调、葡萄糖摄取或氧化受损现象，可引起心肌功能障碍。SGLT2i通过增加酮体代谢，部分替代脂肪酸和葡萄糖代谢，高效合成ATP，改善心肌能量代谢。

4. **调节心肌离子稳态**　心力衰竭患者，心肌细胞内Ca^{2+}超载，不仅加快心力衰竭进程，而且增加心律失常风险。SGLT2i能抑制心肌细胞钠–氢交换蛋白1（sodium hydrogen exchange protein 1，Na^+/H^+exchanger1，NHE–1）活性，降低细胞质Na^+和Ca^{2+}水平，减少室性和房性心律失常的发生，这可能是SGLT2i对心肌细胞的间接调节作用。

5. **抑制心肌重构**　心外膜脂肪组织（epicardial adipose tissue，EAT）与心脏舒张功能具有密切关系，参与心肌重构。文献报道，心血管病患者EAT表达SGLT2–mRNA和蛋白，达格列净可抑制EAT–SGLT2表达、增加EAT葡萄糖转运蛋白–4表达和葡萄糖摄取，调节脂肪组织的代谢与炎症，减少趋化因子分泌，促进创伤内皮细胞修复。SGLT2i均能够显著降低EAT水平，通过EAT–SGLT2途径，改善心肌重构。

【临床应用】用于成人2型糖尿病，对于合并高危心血管风险或心血管疾病的2型糖尿病患者可预防心力衰竭。用于HFrEF成人患者（NYHA心功能 II ～ IV 级），以降低心血管死亡率和因心力衰竭住院的风险。

【不良反应及用药注意事项】

1. 肾功能损伤　开始使用SGLT2i的患者，可能出现估算的肾小球滤过率（estimated glomerular filtration rate, eGFR）一过性下降，即4周内eGFR下降幅度与基线相比大于10%，应与急性肾损伤区分，通常不需处理。如果eGFR的下降与基线相比大于30%，需要调整剂量。因此，在启动SGLT2i治疗后，至少在4周时需要监测eGFR。eGFR低于20ml/（min·1.73m^2）、症状性低血压或收缩压低于95mmHg的患者禁用。

2. 生殖器和泌尿道感染　在使用SGLT2i期间，尤其第1个月，需要关注患者是否出现尿频、尿急、尿痛、血尿、发热、腰痛、下腹部不适等感染症状，如有症状及时就医并做相关检查。

3. 血糖正常的糖尿病酮症酸中毒（euglycemic diabetic ketoacidosis, EDKA）　在使用SGLT2i期间，若出现腹痛、恶心、呕吐、乏力、呼吸困难等，需要考虑是否出现EDKA并及时进行血、尿酮体和动脉血气分析以明确诊断。一旦诊断出EDKA，则停止使用SGLT2i。

第六节　正性肌力药

一、强心苷类

强心苷（cardiac glycoside）是一类选择性作用于心脏，能够增加心肌收缩力的苷类化合物。强心苷多从洋地黄、羊角拗、黄花夹竹桃、冰凉花及铃兰等植物中提取。强心苷分为一级强心苷和二级强心苷。天然存在于植物中的为一级强心苷，如毛花苷C；提取过程中经水解得到的是二级强心苷，如地高辛、洋地黄毒苷等。临床常用的有地高辛（digoxin）、洋地黄毒苷（digitoxin）、毛花苷C（lanatoside C，又称西地兰，cedilanid）、毒毛花苷K（strophanthin K）等。这类化合物的作用性质相同，其化学结构是由苷元（配基）和糖组成的。因其化学结构中侧链不同（图18-1），在药动学方面有一定的差异。

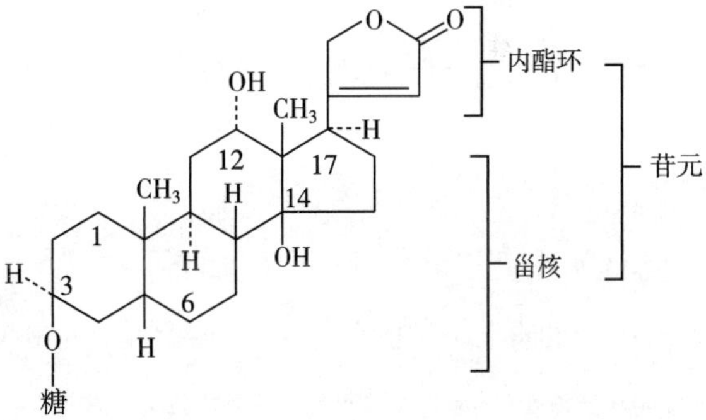

▲ 图18-1　强心苷的基本化学结构

【构效关系】强心苷由苷元和糖缩合而成，其中苷元由甾核及一个不饱和内酯环构成，是强心苷发挥药理作用的基本结构。甾核上C_3、C_{14}的羟基及C_{17}的不饱和内酯环为强心苷保持活性的必需结构。甾核上的羟基数目直接关系到强心苷作用的强弱和持续时间。羟基越多，起效越快，持续时间越短。糖的部分可增加苷元的水溶性，决定药物与组织的亲和力和作用持续时间。

【体内过程】不同的强心苷因化学结构中的侧链不同，其体内过程也不尽相同（表18-1）。侧链上羟基数目不同，造成药物脂溶性不同，也决定了强心苷发生作用的快慢和持续时间的长短。羟基数目越少，脂溶性越高；反之，则脂溶性越低。

1. 吸收 强心苷在胃肠道吸收的程度与药物脂溶性高低呈正相关。洋地黄毒苷的脂溶性最高，口服吸收最好；地高辛口服吸收个体差异大，且易受多种因素的影响，故临床用药必须注意，必要时应监测血药浓度，进行个体化给药；毛花苷C和毒毛花苷K口服吸收差，需注射给药。

2. 分布 强心苷血浆蛋白结合率的高低也与药物脂溶性呈正相关，在不同组织中的浓度也有差异。地高辛在体内分布广泛，在各组织器官中的浓度相差较大。地高辛对心肌具有高度亲和力，在心肌中的浓度为血药浓度的10～30倍；在骨骼肌中的浓度仅为心肌中的一半，但体内骨骼肌面积大，故给药时应考虑到骨骼肌中的浓度。强心苷可通过胎盘屏障进入胎儿体内，亦可分布到乳汁中。

3. 代谢与排泄 强心苷的脂溶性不同，体内代谢率差异也较大。洋地黄毒苷主要在肝中被CYP酶代谢失活，以代谢物形式经肾脏排出体外；地高辛在体内代谢较少，主要以原形从肾脏排出。而毛花苷C和毒毛花苷K几乎全部以原形经肾脏排出。

▼ 表18-1 常用强心苷的药动学特征

参数	洋地黄毒苷	地高辛	毛花苷C	毒毛花苷K
口服生物利用度/%	90～100	60～85	20～30	2～5
血浆蛋白结合率/%	97	25	<20	5
分布容积/（L·kg^{-1}）	0.6	5.1～8.1	4.4	—
肝肠循环/%	26	7	少	少
肝代谢率/%	70	20	少	0
原形肾排泄/%	10	60～90	90～100	100
半衰期	5～7d	36h	33～36h	12～19h
起效时间	2h	1～2h	10～30min	5～10min
达峰时间/h	8～12	4～8	1～2	0.5～2.0
治疗血药浓度/（ng·ml^{-1}）	10～35	0.5～2.0	—	—
中毒血药浓度/（ng·ml^{-1}）	≥45	≥3.0	—	—
给药方法	口服	口服	静脉注射	静脉注射

【药理作用及作用机制】

1. 对心脏的作用

（1）正性肌力作用（positive inotropic action）：强心苷对心脏具有高度选择性，能明显增加CHF的心肌收缩力，使心肌收缩有力而快速，舒张期相对延长。增加心排血量，降低心室舒张末压，使心室容积缩小，室壁张力下降。因此，强心苷在加强CHF心肌收缩力的同时，并不增加心肌耗氧量。强心苷的正性肌力作用机制与增加心肌细胞内的 Ca^{2+} 有关。强心苷可抑制心肌细胞膜上的 $Na^+–K^+–ATP$ 酶，从而抑制 Na^+ 外排，细胞内 Na^+ 增多。通过细胞膜上的 $Na^+–Ca^{2+}$ 双向交换，使 Na^+ 外流增加，Ca^{2+} 内流增加，导致细胞内 Na^+ 浓度下降，Ca^{2+} 浓度上升，激动心肌收缩蛋白，增加心肌收缩力。

（2）负性频率作用（negative chronotropic action）：治疗量强心苷对于正常心脏的心率无明显影响，但对于衰竭心脏伴有心率加快者，具有明显的减慢心率的作用。其作用机制主要是继发于正性肌力作用，通过增加颈动脉窦、主动脉弓和心内压力感受器的敏感性，反射性兴奋迷走神经而使心率减慢。另外，强心苷还可以直接增敏颈动脉窦和主动脉弓的压力感受器和/或直接兴奋迷走神经，使心率减慢。

（3）对心肌电生理的影响：治疗量强心苷通过增强迷走神经活性，促进 K^+ 外流，增加最大舒张电位，降低窦房结自律性；而中毒量强心苷却通过抑制 $Na^+–K^+–ATP$ 酶，使细胞内失 K^+，降低最大舒张电位，而增高其自律性。强心苷通过增强迷走神经活性而缩短心房有效不应期，减慢房室结传导速度。

（4）对心电图的影响：治疗量强心苷可使 T 波低平或倒置，ST 段呈鱼钩状，PR 间期延长，QT 间期缩短，PP 间期延长。中毒量的强心苷可导致各种类型的心律失常，使心电图发生相应的变化。

2. 对神经及内分泌系统的作用　治疗量的强心苷因正性肌力作用可反射性兴奋迷走神经，也可通过增敏颈动脉窦和主动脉弓的压力感受器而兴奋迷走神经，或通过兴奋迷走神经中枢来增强迷走神经的活性，从而减慢心率，缓解 CHF 的临床症状。

治疗量强心苷可直接抑制交感神经活性，但中毒量强心苷可直接兴奋交感神经中枢和外周交感神经，严重时可引起中枢神经兴奋症状，表现为行为失常、谵妄、精神失常甚至惊厥等。强心苷能抑制 RAAS，降低 CHF 患者血浆肾素活性和去甲肾上腺素水平；升高心钠素水平，对过度激活的 RAAS 产生拮抗作用。

3. 对肾脏的作用　强心苷对 CHF 患者有一定的利尿作用。一是通过正性肌力作用，增加心排血量，从而增加肾血流，间接产生利尿作用；二是通过抑制肾小管 $Na^+–K^+–ATP$ 酶，减少肾小管对 Na^+ 的重吸收，直接产生利尿作用。

【临床应用】主要用于治疗 CHF 及某些类型的心律失常。

1. 治疗 CHF　各种原因所致的收缩功能障碍的 CHF，强心苷都有治疗作用，但疗效不同。最佳适应证是伴有心房颤动或心室率过快的 CHF；对高血压、缺血性心脏病、心瓣膜病、先天性心脏病等低排血量的 CHF 疗效较好；对继发于严重贫血、甲状腺功能亢进及维生素 B_1 缺乏的高排血量 CHF 疗效欠佳，临床应以消除病因为主；对肺源性心脏病导致的右心衰竭、心肌炎、缺血缺氧的 CHF 疗效较差；对于心肌外机械性因素所致的 CHF 如心包积液、缩窄性心包炎、二尖瓣狭窄等，疗效很差甚至无效。伴有左心室流出道狭窄的肥厚型心肌病，应避免使用强心苷。急性心肌梗死导致的左心衰竭，应与降低心脏负荷的扩血管药联合应用，以防强心苷引起心肌耗氧量增加而使心肌梗死范围扩大。

2. 治疗某些心律失常

（1）心房颤动：心房颤动是快慢不等、强弱不均的心房纤维颤动，每分钟达350～600次，对患者的主要危害是过多的冲动传到心室，引起心室率过快，妨碍心脏泵血，导致严重循环障碍。强心苷治疗心房颤动是通过增强心肌收缩力、减慢房室传导，使过多冲动隐匿于房室结中，不能进入心室，从而减慢心室率，改善泵血功能。

（2）心房扑动：心房扑动与心房颤动相比，异位节律相对较规则，但冲动较强，更加容易传入心室，引起心室率过快。强心苷是治疗心房扑动的最常用药物，可通过不均一地缩短心房有效不应期，使心房扑动转变为心房纤颤。然后通过增加迷走神经活性，抑制房室传导，增加房室结的隐匿性传导，从而减慢心室率。

（3）阵发性室上性心动过速：强心苷通过增强迷走神经活性而降低心房的兴奋性，从而终止阵发性室上性心动过速。

【不良反应】强心苷安全范围小，一般治疗量已接近中毒剂量的60%。个体差异较大，约20%的用药者会发生不同程度的毒性反应。

1. 胃肠道反应 是最常见的早期中毒症状，表现为厌食、恶心、呕吐、腹泻、腹痛等。剧烈呕吐可导致缺钾而加重强心苷中毒，故应注意补钾，同时减量或停药。强心苷中毒的胃肠道症状应注意与CHF未缓解表现出的胃肠道症状相区别。

2. 神经系统反应 主要表现为头痛、眩晕、谵妄、幻觉等，也可出现黄视、绿视、视力模糊等视觉异常，是强心苷中毒的先兆，为停药指征之一。

3. 心脏反应 是强心苷最严重、最危险的毒性反应，表现为各种心律失常。

（1）快速型心律失常：最常见的是室性期前收缩，发生率达33%，属于中毒先兆；也可发生二联律、室上性或室性心动过速，甚至导致心室颤动，是强心苷中毒致死的主要原因。其发生机制与强心苷抑制心肌细胞 Na^+-K^+-ATP酶和引起迟后除极有关。

（2）缓慢型心律失常：表现为房室传导阻滞、窦性心动过缓等，严重时还可导致窦性停搏。心率降至60次/min以下为中毒先兆和停药指征。

【强心苷中毒的防治】强心苷用药个体差异大，应根据患者的年龄、心功能、肾功能及临床合并症来制订用药方案，同时监测强心苷的血药浓度，随时调整给药方案。

1. 避免诱发因素 如低血钾、低血镁、高血钙等电解质紊乱。低血钾易诱发强心苷中毒。某些疾病状态：如心肌缺血时，机体对强心苷的敏感性增加，易发生心律失常；肾功能不良时，强心苷的排泄减慢，易造成强心苷在体内蓄积，而诱发中毒。

2. 警惕中毒先兆 胃肠道反应、室性期前收缩、头痛、头晕、视觉异常、窦性心动过缓为中毒先兆和停药指征。

3. 强心苷中毒的诊断 密切观察CHF患者用药前后的症状、体征、心电图等变化，血药浓度监测有利于及早发现强心苷的中毒反应。当地高辛的血药浓度在3.0ng/ml、洋地黄毒苷在45ng/ml以上，可确诊为中毒。

4. 强心苷中毒的治疗 一旦确诊强心苷中毒，应立即停用强心苷和排钾利尿药，并及时给予有效的治疗。

（1）快速型心律失常：首先补钾，如氯化钾。K^+可与强心苷竞争Na^+-K^+-ATP酶，减少强心苷与酶的结合，减轻毒性并阻止毒性的发展。但补钾不可过量，要注意患者的肾功能，防止高血钾的发生。强心苷中毒引起的房室传导阻滞不能补钾，否则可致心搏骤停。对于心律失常严重者还应使用苯妥英钠，该药不仅有抗心律失常作用，还能与强心苷竞争Na^+-K^+-ATP酶，恢复其活性，因而是治疗强心苷中毒所致的快速型心律失常的首选药物。利多卡因可用于治疗强心苷中毒引起的室性心动过速和心室纤颤。

（2）缓慢型心律失常：不宜补钾，可应用阿托品治疗。

（3）对于严重危及生命的强心苷中毒，可应用地高辛抗体，地高辛抗体的Fab片段对强心苷有极高的亲和力，能使强心苷脱离Na^+-K^+-ATP酶而迅速解毒。静脉注射20分钟见效，每80mg能拮抗1mg地高辛。

【药物相互作用】强心苷与排钾利尿药合用时，应注意补钾，防止发生强心苷中毒。奎尼丁、胺碘酮、普罗帕酮等均能使地高辛血药浓度升高，易致中毒，故合用时应适当降低地高辛的用量，并监测地高辛的血药浓度。丙胺太林可抑制胃肠蠕动而使地高辛的生物利用度提高25%；甲氧氯普胺则可促进肠蠕动，使地高辛的生物利用度降低约25%。考来烯胺、新霉素等可在肠道内与地高辛结合，减少后者吸收并降低其血药浓度。苯妥英钠可增加地高辛的清除而降低地高辛血药浓度。与β受体拮抗药合用，易导致房室传导阻滞和心动过缓。

二、非强心苷类

（一）β受体激动药

CHF时，交感神经被激活，内源性儿茶酚胺持续增多，导致β受体下调，使心脏对β受体激动剂及儿茶酚胺的敏感性下降。β受体激动剂能与心肌细胞膜的β受体结合，通过G蛋白偶联激活腺苷酸环化酶，催化ATP生成cAMP，促使Ca^{2+}浓度上升，发挥正性肌力作用。β受体激动剂不宜用于CHF的常规治疗，仅在强心苷治疗效果不佳或禁忌时使用，尤其适用于伴有心率减慢或传导阻滞的CHF患者。

多 巴 胺

多巴胺（dopamine，DA）的药理作用与剂量有关，半衰期是3~5分钟，多用微量注射泵泵入。小剂量多巴胺可选择性激动D_1、D_2受体，扩张肾、肠系膜及冠状血管，增加肾血流量，促进Na^+的排出。较大剂量可激动β受体，并促进去甲肾上腺素的释放，从而增强心肌收缩力，增加心排血量。大剂量可激动α受体，收缩血管，增大外周血管阻力，增加心脏后负荷。仅静脉滴注用于急性CHF或进展性CHF以短期维持循环。

多巴酚丁胺

多巴酚丁胺（dobutamine）可选择性激动心脏β_1受体，具有较强的正性肌力作用。多巴酚丁胺对心排血量较少并伴有左心室充盈压高的患者优于多巴胺，主要用于对强心苷反应不佳的严重左心室功能不全、心肌梗死后CHF、术后CHF、心肌炎及心源性休克的患者。

（二）磷酸二酯酶抑制药

磷酸二酯酶抑制药（phosphodiesterase inhibitor, PDEI）通过抑制磷酸二酯酶Ⅲ（PDE Ⅲ）的活性，增加心肌细胞内及周围血管平滑肌中的cAMP水平，cAMP通过激活蛋白激酶A（PKA）使钙通道磷酸化，促进Ca^{2+}内流而增加细胞内Ca^{2+}的浓度，从而发挥正性肌力作用，增强心肌收缩力。cAMP可扩张血管，使心脏后负荷和心肌耗氧量降低，缓解CHF症状。对心率和血压无明显影响。

氨 力 农

氨力农（amrinone）又称氨吡酮，是最早应用的PDEI，具有正性肌力作用和直接扩血管作用。可增加心排血量和肾血流量，改善肾功能，有利尿消肿作用。用于强心苷、利尿药和血管扩张药治疗无效的急、慢性顽固性充血性心力衰竭。不良反应较多，恶心、呕吐、腹痛、心律失常、肝功能损伤较为常见。长期应用时15%~20%的患者可出现血小板减少。

米 力 农

米力农（milrinone）药理作用与氨力农相似，对PDE Ⅲ的抑制作用为氨力农的15~20倍。能明显缓解CHF的症状，提高运动耐量。目前作为短期静脉给药，是治疗严重CHF的首选药物，但长期口服米力农可增加CHF患者的病死率，因此不适合作为口服制剂长期应用。不良反应主要有心律失常、低血压、头痛、心绞痛等。

维 司 力 农

维司力农（vesnarinone）是一种口服有效的PDEI，有强大的正性肌力作用及中等程度的舒张血管作用。除了抑制PDE Ⅲ，还能促进Na^+内流，抑制K^+外流，增加细胞内Ca^{2+}含量。可缓解CHF患者的症状，提高生活质量。

第七节　利尿药

利尿药可作为一线药物广泛用于各种CHF的治疗。与其他治疗CHF的药物相比，利尿药能更快缓解CHF的症状。

【抗心力衰竭作用机制】利尿药能促进水和Na^+排出，降低血容量，从而降低心脏前负荷；同时通过排Na^+，可降低血管壁Ca^{2+}的含量，使血管扩张，外周血管阻力下降，从而降低心脏后负荷，改善心功能和血流动力学；亦可消除或缓解静脉淤血及其所引起的肺淤血、肺水肿和外周水肿。此外，利尿药还能降低室壁肌张力，降低舒张压从而防止左心室功能的恶化，改善CHF病程。

【临床应用】主要适用于伴有水肿或明显充血和淤血的CHF患者。治疗CHF时，应根据病情合理选择利尿药。轻度CHF可单独应用中效能利尿药噻嗪类；中度CHF可应用中效能利尿药噻嗪类与保钾利尿药合用或口服高效能利尿药；严重CHF、慢性CHF急性发作、急性肺水肿或全身水肿者，可静脉注射高效能利尿药；伴有高醛固酮血症的严重CHF，应选用具有抗醛固酮作用的保钾利尿药，如螺内酯。临床上使用利尿药治疗CHF时，须与ACEI合用，后者可抑制利尿药引起的神经内分泌的激活。

【用药注意事项】

1. 大剂量利尿药可减少有效循环血量，降低心排血量，反射性兴奋交感神经，激活RAAS，减少肾血流量，加重组织器官灌注不足，加重肝肾功能障碍，导致CHF恶化。

2. 利尿药可引起电解质紊乱，排钾利尿药引起的低钾血症是CHF诱发心律失常的常见原因之一。因此，应注意补充钾盐或与保钾利尿药合用。

> 🔔 **问题与思考**
> 利尿药在CHF的药物治疗中具有什么意义？

第八节　窦房结 I_f 电流抑制药

伊伐布雷定

伊伐布雷定（ivabradine）是第一个选择性窦房结 I_f 电流抑制药。对窦房结有选择性作用，对心脏传导、心肌收缩或心室复极化无作用。合并以下情况之一可加用伊伐布雷定：慢性心功能不全（NYHA Ⅱ~Ⅳ级）的患者已使用 ACEI/ARB/ARNI、β受体拮抗药、醛固酮受体拮抗药，β受体拮抗药已达到目标剂量或最大耐受剂量，心率仍≥75次/min；窦性心律且心率≥75次/min，对β受体拮抗药禁忌或不能耐受。

第九节　其他抗心力衰竭药

一、扩血管药

扩血管药能降低心脏前后负荷，改善血流动力学，有效缓解CHF的症状，提高运动耐量，自20世纪70年代开始用于治疗CHF。扩血管药主要有维立西呱、硝酸酯类、硝普钠、肼屈嗪、哌唑嗪等。

维立西呱

维立西呱（vericiguat）为口服可溶性鸟苷酸环化酶（sGC）刺激剂。sGC是一氧化氮（NO）信号转导通路中一种重要的酶。当NO与sGC结合时，sGC可催化细胞内环磷酸鸟苷（cGMP）合成，cGMP作为第二信使，可调节血管张力、心肌收缩力和心脏重塑。心力衰竭与NO合成受损和sGC活性降低有关。维立西呱通过直接刺激sGC（不依赖NO或与NO协同作用），可增加细胞内cGMP的水平，从而松弛平滑肌和扩张血管。适用于近期心力衰竭失代偿经静脉治疗后病情稳定、射血分数降低（射血分数<45%）、症状性慢性心力衰竭的成人患者，常见不良反应为低血压。

硝 酸 酯 类

硝酸酯类（nitrate esters）含有硝基，经巯基还原释放NO而松弛血管平滑肌，产生扩血管作用。主要扩张静脉，使回心血量减少，降低心脏前负荷，明显减轻肺部淤血及呼吸困难等症状。还能选择性地扩张心外膜下的冠状血管，增加冠状动脉血流，缓解心力衰竭症状，提高患者的运动耐量。适用于冠心病、肺动脉楔压增高、肺淤血症状明显的CHF。也可与肼屈嗪合用，治疗心排血量低但肺静脉压高的CHF。持续使用硝酸酯类易产生耐受性，影响其疗效，临床应从小剂量开始，采用间歇疗法，同时补充巯基供体、合理调配膳食等，以避免产生耐受性。常用于治疗CHF的硝酸酯类药物有硝酸甘油、硝酸异山梨酯。

硝 普 钠

硝普钠（sodium nitroprusside）能明显扩张小静脉和小动脉。通过扩张小动脉，降低外周血管阻力，降低心脏后负荷，从而增加心排血量，缓解组织缺血；通过扩张小静脉，减少回心血量，降低心脏前负荷，降低左心室充盈压，增加血管顺应性，减轻肺淤血。此外硝普钠还可直接扩张冠状动脉。硝普钠起效快、作用强。静脉给药后2~5分钟即起效，可快速抢救危急CHF。临床静脉滴注给药治疗冠心病、高血压心脏病合并左心衰竭；主动脉瓣或二尖瓣关闭不全导致的CHF；急性心肌梗死伴CHF。临床用药应注意，剂量过大可引起血压急剧下降、重要器官供血不足，出现眩晕、头痛、肌肉抽搐、烦躁、胃痛、反射性心动过速等不良反应。

肼 屈 嗪

肼屈嗪（hydralazine）主要扩张小动脉，降低心脏后负荷，增加心排血量；亦可扩张肾血管，增加肾血流量。适用于肾功能不全和/或不能耐受ACEI的CHF患者，可明显降低病死率，改善预后。长期应用可反射性激活交感神经和RAAS。

哌 唑 嗪

哌唑嗪（prazosin）是选择性α_1受体拮抗药，能扩张动脉和静脉，降低心脏前后负荷，增加心排血量，改善心脏功能，主要用于缺血性心脏病的CHF患者。久用易引起直立性低血压。

二、钙增敏药

钙增敏药（calcium sensitizers）是近年来研究发现的新一代用于CHF治疗药物。作用于收缩蛋白，增加心肌肌钙蛋白C（cardiac troponin C, cTnC）对Ca^{2+}的亲和力，在不增加细胞内Ca^{2+}浓度的条件下，增强心肌收缩力。可避免细胞内Ca^{2+}浓度过高所引起的损伤、坏死等不良后果，也可节约部分供Ca^{2+}转运所消耗的能量。大多数钙增敏药还兼具对PDE Ⅲ的抑制作用，可部分抵消钙增敏药的副作用。

左 西 孟 旦

左西孟旦（Levosimendan）是钙增敏药的代表。

【体内过程】需静脉输注给药，在体内通过肝肾双通道代谢，原药半衰期约为1.3小时，其中54%经肾脏排泄，44%自粪便排泄，95%的药物在1周内可以被排泄。在停止输注左西孟旦后活性代谢物OR-1896浓度于48小时达峰值，半衰期长达75~80小时，药物效应可持续1周，在严重肾功能不全患者中，其半衰期延长至1.5倍。

【药理作用及作用机制】

1. 正性肌力作用 增加 cTnC 与 Ca^{2+} 的结合，从而诱导环磷酸腺苷（cAMP）依赖的正性肌力作用。

2. 血管扩张作用 促进血管平滑肌细胞中三磷酸腺苷敏感性钾通道开放，诱导血管舒张。

3. 心肌保护作用 激活心肌线粒体中的 ATP 敏感性钾通道，可减轻细胞缺血再灌注损伤。

【临床应用】在明确有正性肌力药物使用适应证的心力衰竭患者中，以下情况左西孟旦可考虑作为首选。

1. 合并右心衰竭和/或肺动脉高压 左西孟旦具有扩张肺血管的作用。

2. 合并心肾综合征 左西孟旦可扩张肾动脉、提高肾小球滤过率，有助于保护肾功能。

3. 心源性休克 在去甲肾上腺素升压基础上，联合使用左西孟旦可进一步增强心肌收缩力，改善组织灌注。如药物治疗效果不佳，仍需考虑机械循环支持治疗。

4. 晚期心力衰竭 左西孟旦的活性代谢产物 OR-1896 具有持久作用。间断使用有助于提高生活质量，减少再住院次数。

【不良反应与用药注意事项】左西孟旦耐受性良好，常见的不良反应为头痛、低血压和室性心动过速。大部分不良反应（如头痛及低血压）是剂量过大或血管扩张所致。为避免血压过度降低带来的风险，尽量避免使用具有血管扩张作用的药物，对于血压偏低者不予负荷剂量。

案例18-1 患者，男，66岁。主诉"反复胸闷、气促8年，再发1天"，2018年6月11日入院。患者8年前（2010年）因胸闷胸痛、气促，诊断为"冠心病、三支血管病变"，行冠状动脉支架植入术、冠状动脉旁路移植术治疗，并进行抗血小板、抗凝、降脂等治疗，症状缓解。2017年，患者多次住院，被诊断为"冠心病、心功能Ⅳ级、高血压病、2型糖尿病、肺炎"，并进行利尿、抗血小板、抗凝、降脂等处理，症状缓解。同年12月，患者因急性心力衰竭入院，复查冠状动脉造影术，提示三支血管、左主干严重病变，行经皮冠状动脉腔内成形术及血管内超声，术后患者规律服药，但仍有胸闷气促发作。

既往史：高血压病史15余年，血压控制尚可。糖尿病病史8余年，目前应用胰岛素降血糖，控制欠佳，有下肢动脉硬化，颈动脉硬化病史。曾有吸烟、嗜酒史，已戒烟酒多年。否认药物食物过敏史。

诊断：慢性心力衰竭，冠状动脉粥样硬化性心脏病（三支血管病变、左主干病变、冠状动脉支架植入后状态、心房颤动、左冠状动脉窦内血栓形成、心功能Ⅲ级），2型糖尿病，高血压2级（极高危）。

患者入院后，给予华法林1.25mg，每晚一次，6月15日改为1.875mg，每晚一次；替格瑞洛90mg，每日两次；阿托伐他汀钙片20mg，每晚一次。6月12日开始给予美托洛尔23.75mg，螺内酯20mg，呋塞米20mg，地高辛0.125mg，均为每日一次。6月13日开始给予沙库巴曲缬沙坦钠50mg，每日两次。

经治疗后，患者胸闷、气促症状好转，病情稳定，生命体征平稳，予以出院。出院带药：沙库巴曲缬沙坦钠片50mg，每日两次；华法林钠片1.875mg，每晚一次；替格瑞洛片

90mg，每日两次；美托洛尔片23.75mg，每日一次；螺内酯片20mg，每日一次；地高辛片0.125mg，每日一次；呋塞米片20mg，每日一次；阿托伐他汀钙片20mg，每晚一次；降血糖方案维持不变。

出院后7月随访患者无明显胸闷、气促和水肿，夜间偶有端坐呼吸，日常生活可自理，其余无异常，NT-proBNP为440.7ng/L，服用沙库巴曲缬沙坦钠100mg，每日两次；8、9、10月随访患者夜间可平卧，8月复查射血分数42%、心率96次/min，沙库巴曲缬沙坦钠改为150mg，每日两次。

思考：

1. 此案例中给予患者沙库巴曲缬沙坦钠、美托洛尔的依据是什么？
2. 患者出院后的随访及药物调整意味着什么？

学习小结

治疗CHF的药物主要有RAAS抑制药、β肾上腺素受体拮抗药、钠-葡萄糖协同转运蛋白-2抑制药、正性肌力药、利尿药、窦房结I$_f$电流抑制药、扩血管药及钙增敏药。其中，血管紧张素转化酶抑制药（ACEI）/血管紧张素Ⅱ受体拮抗药（ARB）+β受体拮抗药（BB）+盐皮质激素受体拮抗药（MRA）共同组成了经典的改善心力衰竭远期预后的"金三角"。近年来，新型心力衰竭治疗药物不断涌现，包括血管紧张素受体-脑啡肽酶抑制药（ARNI）和钠-葡萄糖协同转运蛋白-2抑制药（SGLT2i）。临床研究显示，ARNI和SGLT2i的出现使得改善HFrEF预后的药物治疗模式从"金三角"进阶为"新四联"（ARNI或ACEI/ARB+SGLT2i+BB+MRA）。心力衰竭的病理生理过程复杂，应针对不同类型及不同阶段选择药物，实施个体化综合治疗方案，以提高治疗效果，改善预后，降低病死率。

（王艳春）

复习参考题

一、选择题

1. 患者，男，69岁。心力衰竭病史8年，伴有快速心房颤动，心室率140次/min。应考虑使用的药物是
   A. 呋塞米
   B. 利多卡因
   C. 地高辛
   D. 哌唑嗪
   E. 多巴酚丁胺

2. 强心苷治疗心房颤动的机制是
   A. 缩短心房有效不应期
   B. 减慢房室传导
   C. 抑制窦房结

D. 直接抑制心房颤动

E. 延长心房不应期

3. 患者，男，56岁。活动时出现憋喘1年余，近期加重，重体力活动即感喘憋，有夜间憋醒。既往高血压病8余年，2型糖尿病4余年。查体：血压150/100mmHg，双肺呼吸音清；心率76次/min，律齐。患者经药物治疗症状好转，为改善预后需要长期使用的药物是

A. 洋地黄类药物

B. 肾上腺素受体激动药

C. 磷酸二酯酶抑制药

D. 利尿剂

E. ACEI/ARB+SGLT2i+BB+MRA

4. 对地高辛过量中毒引起的室性心动过速，不应采取的措施是

A. 用呋塞米加速排出

B. 停药

C. 给氯化钾

D. 应用苯妥英钠

E. 应用地高辛的特异性抗体

5. 治疗慢性心功能不全和逆转心血管重塑并能降低病死率的药物是

A. 强心苷

B. 哌唑嗪

C. 硝酸甘油

D. 酚妥拉明

E. 卡托普利

答案：1. C；2. B；3. E；4. A；5. E

二、简答题

1. 试述治疗CHF的药物分类及各类的代表药物。

2. 试述β肾上腺素受体拮抗药治疗CHF的机制。

第十九章　　抗心绞痛药

学习目标

掌握	硝酸甘油、普萘洛尔、硝苯地平和维拉帕米抗心绞痛作用特点和临床用途。
熟悉	抗心绞痛药物的分类及其代表药；硝酸甘油、普萘洛尔、硝苯地平和维拉帕米的不良反应和禁忌证。
了解	心绞痛的分型及病理生理学机制。

心绞痛（angina pectoris）是由冠状动脉供血不足，心肌急剧、暂时的缺血、缺氧所引起的临床综合征。典型的临床表现为阵发性胸骨后压榨性疼痛，可放射至心前区和左上肢。心绞痛持续发作得不到及时缓解则可发展为急性心肌梗死。

参照 WHO "缺血性心脏病的命名及诊断标准"，心绞痛的诊断分型如下：① 劳累性心绞痛，包括稳定型心绞痛、初发型心绞痛及恶化型心绞痛。② 自发性心绞痛，包括卧位型心绞痛、变异型心绞痛、急性冠状动脉功能不全和梗死后心绞痛等。主要与冠状动脉血流贮备量减少有关，与心肌耗氧量增加无明显关系，疼痛程度较重、时限较长。其中变异型心绞痛是由于冠状动脉痉挛导致冠状动脉血流量减少，心肌供血绝对不足所致，多无明显诱因，常在休息时发作。③ 混合性心绞痛，在心肌耗氧量增加或无明显增加时发生。临床上习惯性将初发型、恶化型、自发性心绞痛归为不稳定型心绞痛。

心绞痛的主要病理生理机制是心肌供氧与耗氧失衡，造成心肌暂时性缺血缺氧，引起心前区疼痛（图 19-1）。决定心肌耗氧量的主要因素有：① 心室壁肌张力，这是最主要的影响因素之一，心室壁肌张力越大，耗氧量越大。心室壁肌张力与心室内压及心室容积成正比，与心室壁厚度成反比。外周血管阻力和血压的升高可使心室内压增高，而回心血量的增加则可使心室容积增大，进而使心室壁肌张力增高。② 心率，心脏收缩的频率越快，则心肌耗氧越多。③ 心肌收缩力，心肌收缩力越强，则耗氧越多。

抗心绞痛药主要通过降低心肌耗氧量和/或扩张冠状动脉、增加供血供氧，从而改善缺血心肌的病理状态，发挥抗心绞痛疗效。

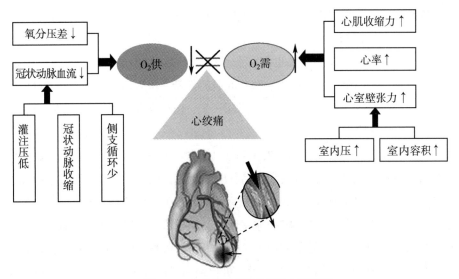

▲ 图 19-1　心绞痛的病理生理机制示意图

第一节　硝酸酯类药物

硝酸酯类（nitrate esters）药物包括硝酸甘油、硝酸异山梨酯、单硝酸异山梨酯和戊四硝酯。本类药物均有硝酸多元酯结构，其中—O—NO$_2$是发挥效应的关键结构。此类药物作用快慢、维持时间长短和不良反应的程度有所不同，其中硝酸甘油最为常用。

硝　酸　甘　油

硝酸甘油（nitroglycerin）是硝酸酯类的代表药。最早于1847年由意大利都灵大学的化学家索布雷洛（Ascanio Sobrero）合成，诺贝尔在1866年利用硝酸甘油发展高稳定性、防误爆的硝酸甘油炸药，1878年硝酸甘油被William Murrell用来治疗心绞痛。临床应用的硝酸甘油制剂有口含片、口颊片、皮肤贴片、气雾剂和注射剂等。

【体内过程】口服给药首过效应明显，生物利用度不到10%。硝酸甘油脂溶性高，易于通过皮肤、黏膜吸收，舌下含服可避免首过效应，生物利用度可达80%。舌下含服一般1~2分钟起效，半衰期为1~4分钟，作用持续时间20~30分钟。经前臂或胸部皮肤贴皮给药，作用持续时间可达24小时。硝酸甘油在肝脏代谢为二硝基或一硝基代谢物及无机亚硝酸盐，然后与葡萄糖醛酸结合经肾脏排泄。

【药理作用】硝酸甘油直接松弛血管平滑肌的作用是其防治心绞痛的基础。其抗心绞痛效应与降低心肌耗氧量密切相关。硝酸甘油扩张静脉，降低前负荷，使左心室内容积下降；扩张动脉，降低后负荷，使左心室内压下降，二者使得心室壁肌张力下降，心耗氧量降低；硝酸甘油还扩张较大的冠状动脉，建立侧支循环，改善缺血区的血流分布，增加缺血区心肌供血。

1. 扩张外周血管，改善血流动力学，降低心肌耗氧量　硝酸甘油对静脉血管的扩张作用大于动脉。它通过扩张静脉，增加静脉贮备量，使回心血量减少、心脏容积缩小，进而降低心脏前负荷、降低心室壁肌张力而减少心肌耗氧量。由于重力影响，在立位或坐位时回心血量减少更多，缓解心绞痛效果较卧位好。硝酸酯类也能扩张动脉，降低心脏射血阻抗，降低左心室的后负荷，使左心室内压下降，进而降低室壁张力、减少心肌耗氧量。尽管硝酸甘油扩张动脉的效应会引起反射性心率加快和心肌收缩力增强，增加心肌耗氧量，但在合理使用该药的前提下，其综合效应仍为心肌总耗氧量明显降低。

硝酸甘油在谷胱甘肽转移酶作用下发生降解并释放一氧化氮（NO），NO与其受体（可溶性鸟苷酸环化酶活性中心的 Fe^{2+}）结合后激活鸟苷酸环化酶，促进血管平滑肌细胞内环磷酸鸟苷酸（cGMP）的生成，继而激活cGMP依赖性蛋白激酶（PKG）而引起一系列生物学效应：细胞内钙释放和细胞外 Ca^{2+} 内流减少，细胞内 Ca^{2+} 水平降低，肌球蛋白去磷酸化，血管平滑肌松弛、血管扩张。NO又称内皮细胞源性血管舒张因子（EDRF），是血管内皮细胞释放的扩血管物质。血管内皮细胞含有一氧化氮合酶，该酶被激活后，可促使内源性NO的生成。NO从血管内皮细胞弥散到血管平滑肌细胞，并与NO受体结合，产生松弛血管平滑肌、扩张血管的作用。由于硝酸甘油是NO的供体，不需作用于血管内皮细胞即可产生扩血管作用，故硝酸甘油对内皮受损的血管仍可产生扩张作用。

2. 改善心脏局部血流动力学，增加缺血心肌的局部血液供应　硝酸甘油的扩张冠状动脉作用和降低心肌耗氧量所产生的继发反应可明显改善心脏局部的血流动力学，增加缺血心肌的供血、供氧，缓解心绞痛。

（1）增加缺血区心肌的血供：硝酸甘油可通过扩张输送性冠状动脉、心外膜下冠状动脉和及侧支血管来开放或增加侧支血流，并使冠状动脉的灌注压差增加。心绞痛发生时，缺血区冠状动脉阻力血管因明显的缺血缺氧、乳酸等代谢物的堆积而处于代偿性扩张状态。用药后冠状动脉血液能更多地流向缺血区，增加缺血区供血、供氧。

（2）增加心内膜下区血供：当心绞痛发作，左心室壁肌张力增大时，心内膜下氧分压降低，心内膜下区易发生心肌缺血。应用硝酸甘油后，随着心脏前、后负荷的下降，心室容积、左心室内压和室壁张力的降低，加之冠状动脉灌注压差的增大，血液更容易自心外膜流向心内膜下区，增加该区心肌的供血、供氧。

3. 保护缺血心肌细胞　硝酸甘油释放的NO，可促进内源性前列环素（PGI_2）、降钙素基因相关肽等的生成与释放。这些物质可发挥保护缺血心肌的作用。此外，治疗量的硝酸甘油能降低心脏负荷，改善左心室功能，使心肌耗氧量明显减少，亦可对缺血心肌细胞起到一定的保护作用。

4. 抑制血小板聚集　抗血栓形成。

【临床应用】

1. 心绞痛　硝酸甘油是稳定型心绞痛的首选药，对不稳定型心绞也有效。舌下含服或喷雾吸入硝酸甘油能迅速缓解心绞痛急性发作。也可作为心绞痛的预防用药，睡前一次皮肤给药，可预防夜间心绞痛发作，口服缓释片可用作长期预防。

硝酸甘油可引起反射性心率加快，因此，硝酸甘油常与β受体拮抗药或非二氢吡啶类钙通道阻滞剂联合应用防治心绞痛。

2.**急性心肌梗死**　早期使用硝酸甘油能降低心脏负荷，增加缺血心肌供血，减轻心肌缺血性损伤，限制梗死面积扩大。

3.**心力衰竭**　硝酸甘油扩张静脉、动脉，降低心脏的前、后负荷，利于衰竭心脏功能的恢复。急性左心衰竭宜采用静脉给药；慢性充血性心力衰竭可用长效制剂。

4.**其他**　急性呼吸衰竭、肺动脉高压和高血压危象等。

【不良反应】

1.一般不良反应多为硝酸甘油扩张血管所致，表现为搏动性头痛、颜面潮红等，继续使用可逐渐减轻。首次含服硝酸甘油时，由于其外周血管舒张作用可致直立性低血压和晕厥。大剂量时血压过度降低，反射性兴奋交感神经，增加心肌耗氧量，同时也明显降低冠状动脉灌注压，加重心肌缺血。为减少硝酸甘油上述不良反应，应用时宜从小剂量开始。

2.大剂量或频繁用药可引起高铁血红蛋白血症。

3.连续用药2~3周可产生耐受性，故不宜长期连续应用，应采用小剂量、间歇给药法（无药间歇期约>8小时），补充—SH供体亦可减轻耐受性。一般停药1~2周后，患者对硝酸甘油的耐受性可消失。

4.长期应用硝酸酯类药物可产生"依赖性"。如果突然停药，可能引起严重的心肌缺血、心肌梗死，甚至猝死。故应逐渐减量直至停用。

5.硝酸甘油可使颅内压升高，故颅脑外伤、颅内出血者禁用。对由严重主动脉瓣狭窄或肥厚型梗阻性心肌病引起的心绞痛，不宜用硝酸甘油。使用西地那非的患者24小时内不宜应用硝酸甘油，否则可能引起低血压，甚至危及生命。硝酸甘油可减弱肝素的抗凝作用。阿司匹林可减慢硝酸甘油在肝脏的消除，增强硝酸甘油的作用。

硝酸异山梨酯

硝酸异山梨酯（isosorbide dinitrate）又称消心痛，属于长效硝酸酯类，与硝酸甘油相比，作用较温和，舌下含服起效稍慢，但维持时间较长。一般口服40~60分钟起效，持续3~5小时。用于预防和治疗心绞痛。值得注意的是，患者对该药个体反应差异性较大，部分患者可能容易发生直立性低血压等不良反应。

单硝酸异山梨酯

单硝酸异山梨酯（isosorbide mononitrate）为硝酸异山梨酯经肝脏代谢后的活性产物，具有扩血管及抗心绞痛作用。口服经胃肠道迅速吸收，生物利用度近100%。口服后1小时血药浓度达峰值，作用维持8小时，半衰期约为5小时。作用与硝酸异山梨酯相同，用于防治心绞痛发作及心肌梗死后的治疗和肺动脉高压的治疗。用药初期可出现血压下降，偶见头痛、头晕和心悸等。

第二节　β肾上腺素受体拮抗药

β肾上腺素受体拮抗药包括非选择性β受体拮抗药如普萘洛尔（propranolol）、吲哚洛尔（pindolol）和噻吗洛尔（timolol）等；选择性β₁受体拮抗药如美托洛尔（metoprolol）、阿替洛尔（atenolol）和醋丁洛尔（acebutolol）等；具有α和β受体拮抗作用的药物卡维地洛（carvedilol）等。此类药物常用于高血压、心律失常和心绞痛等心血管系统疾病治疗和甲状腺功能亢进症的辅助治疗，作为防治心绞痛的一线药物，临床常用普萘洛尔、美托洛尔、阿替洛尔等。

【抗心绞痛作用机制】

1. 降低心肌耗氧量　心绞痛发作时交感神经活性增强，心肌局部和血液中儿茶酚胺的含量增高，激动心脏β受体，使心肌收缩力增强、心率加快；激动血管平滑肌的α₁受体而收缩血管平滑肌、增加外周血管阻力和左心室后负荷。以上作用均导致心脏做功和心肌耗氧量增加。β受体拮抗药通过减慢心率、抑制心肌的收缩力等效应，减少心脏做功和降低心肌耗氧量。降低心肌耗氧量是β受体拮抗药抗心绞痛的主要作用机制。不足的是，此类药物对心脏的负性作用使得心脏射血时间延长和心脏射血不完全，继而心室容积扩大，这在一定程度上拮抗此类药物降低心肌耗氧量作用。

2. 改善心肌代谢　心肌缺血时，交感神经过度兴奋，心肌局部和血液中儿茶酚胺的含量增加，游离脂肪酸（free fay acids, FFA）增多。FFA供能的比例由正常时的20%~50%增加到60%~90%，其代谢所需氧量增加，加重心肌缺血。此类药物可抑制脂肪水解酶活性，减少FFA产生，同时相对增加心肌缺血区对葡萄糖的摄取和利用，代谢耗氧量减少，缓解心肌缺血。

3. 增加缺血区血液供应　对心脏的负性频率作用使心脏舒张期延长、冠状动脉灌注时间增加，同时负性肌力作用降低了心室壁张力，有利于血液流向心肌缺血区，尤其是心内膜下区。

4. 促进氧合血红蛋白解离　增加心脏的供氧。

【临床应用】β受体拮抗药治疗心绞痛，可单独应用，也可与硝酸酯类或钙通道阻滞剂合用。与普萘洛尔相比，选择性β₁受体拮抗药较少诱发或加重支气管哮喘，因此目前临床上更倾向于选用美托洛尔、阿替洛尔及比索洛尔等治疗心绞痛。

1. 稳定型心绞痛　在无禁忌证的前提下，可作为稳定型心绞痛（主要是对硝酸甘油不敏感的患者）初始选择药物。此类药物能降低心肌梗死后稳定型心绞痛患者死亡和再梗死的风险。由于此类药物对心脏具有负性频率、负性传导及降低血压的效应，故尤其适用于伴有心率快、心排血量高、肾素活性高或高血压的患者。当单用此类药物治疗稳定型心绞痛效果不佳时，可联合使用二氢吡啶类钙通道阻滞剂或硝酸酯类抗心绞痛药，以产生协同效应。

2. 不稳定型心绞痛　对冠状动脉器质性病变为主的不稳定型心绞痛患者疗效较好。由于此类药拮抗冠状动脉β₂受体，相对增强了儿茶酚胺激动冠状动脉α₁受体，故不利于冠状动脉痉挛的缓解，甚至会加重变异型心绞痛，故非选择性β受体拮抗药（普萘洛尔）禁用于变异型心绞痛。

第三节　钙通道阻滞剂

钙通道阻滞剂亦称钙拮抗药，用于高血压、心律失常、雷诺病、支气管哮喘及缺血性脑病等的防治，可单独应用于心肌缺血，也可与硝酸脂类或 β 受体拮抗药合用。常用于抗心绞痛的钙通道阻滞剂有二氢吡啶类如硝苯地平、氨氯地平（amlodipine）等，非二氢吡啶类如维拉帕米、地尔硫䓬、普尼拉明（prenylamine）、哌克昔林（perhexiline）等。

【抗心绞痛作用机制】

1. 降低心肌耗氧量　钙通道阻滞剂主要通过以下途径降低心肌耗氧量。

（1）扩张血管，减轻心脏负荷，降低心肌耗氧量：血管收缩过程主要依赖于血管平滑肌细胞外 Ca^{2+} 内流。钙通道阻滞剂通过抑制 Ca^{2+} 内流可使血管平滑肌松弛、血管扩张（对动脉的扩张作用强于静脉），降低心脏前、后负荷，减少心肌耗氧量。在钙通道阻滞剂中，对小动脉的扩张作用以硝苯地平最强，地尔硫䓬次之，维拉帕米较弱。

（2）抑制心脏做功，降低心肌耗氧量：钙通道阻滞剂抑制心脏工作细胞的 Ca^{2+} 内流，使心肌收缩力减弱；抑制窦房结细胞 Ca^{2+} 内流，减慢窦性频率；抑制房室结细胞 Ca^{2+} 内流，减慢房室传导，降低心室率。因此，抑制心脏做功，降低心肌耗氧量。对心脏直接抑制作用以维拉帕米最强，地尔硫䓬次之。硝苯地平对心脏直接抑制作用较弱，而且由于其扩张血管作用强，可反射性兴奋心脏，一定程度增加耗氧。

（3）对抗交感神经活性：本类药物可阻滞 Ca^{2+} 进入神经末梢，从而抑制去甲肾上腺素递质释放，对抗交感神经活性增高引起的心肌耗氧量增加。维拉帕米的作用最强。

2. 增加缺血心肌的供血　钙通道阻滞剂扩张冠状动脉，缓解冠状动脉痉挛，并促进侧支循环建立，增加冠状动脉供血，并增加心内膜下区心肌的血供，改善缺血心肌的供血。

（1）扩张痉挛冠状动脉：钙通道阻滞剂扩张动脉作用较静脉强，对冠状动脉扩张作用较为明显，尤其是痉挛的冠状动脉，增加缺血心肌的供血，以硝苯地平尤为突出。

（2）促进侧支循环：缺血心肌区的阻力冠状动脉因缺血缺氧处于代偿性扩张状态。钙通道阻滞剂通过扩张输送冠状动脉、侧支血管和阻力冠状动脉，促进侧支循环建立；还可通过扩张外周血管，降低心脏负荷及对心脏的负性作用（维拉帕米、地尔硫䓬），导致心室壁肌张力下降，冠状动脉血液易于流向心内膜下区，增加其缺血区心肌的供氧。

（3）抑制血小板聚集，有利于改善冠状动脉血流，增加缺血心肌的供血。

3. 保护缺血心肌　通过阻滞 Ca^{2+} 内流减轻心肌细胞 Ca^{2+} 超载，发挥保护缺血心肌的作用，有效减少猝死的发生。

【临床应用】钙通道阻滞剂是治疗各型心绞痛的常用药物，尤其硝苯地平对冠状动脉痉挛引起的变异型心绞痛疗效好，维拉帕米适用于伴有快速性心律失常的心绞痛，地尔硫䓬可用于变异型心绞痛和不稳定型心绞痛。钙通道阻滞剂具有一定程度的松弛支气管平滑肌作用，故对伴有支气管哮喘和 COPD 的患者亦适用。该药还能扩张外周血管、降低血压，故适用于伴有雷诺病和高血压的心绞痛患者。硝苯地平可与 β 受体拮抗药合用防治心绞痛，并产生协同作用，β 受体拮抗药可减轻硝苯地平引起的反射性心动过速。但硝苯地平不宜与硝酸甘油合用。

维 拉 帕 米

维拉帕米（verapamil）能减慢房室传导，常用于伴有心房颤动、心房扑动或窦性心动过速的心绞痛，但扩冠状动脉作用较弱，不单独应用于变异型心绞痛，禁用于伴有心力衰竭及明显房室传导阻滞的心绞痛。维拉帕米和β受体拮抗药联合应用，对心脏的抑制作用会加重，易导致心动过缓、传导阻滞或心功能减退。维拉帕米可与硝酸酯类合用，产生协同抗心绞痛作用。

地 尔 硫 䓬

地尔硫䓬（diltiazem）的药理作用与维拉帕米相似，扩张冠状动脉作用较维拉帕米作用稍强，对心脏的抑制作用较维拉帕米弱。可用于稳定型、不稳定型心绞痛，变异型心绞痛也可使用。窦性心动过缓、伴房室传导阻滞、心力衰竭者慎用。

第四节　其他抗心绞痛药

一、改善心肌缺血的药物

尼 可 地 尔

尼可地尔（nicorandil）是一种新型的血管扩张药，既属硝酸酯类化合物，又是钾通道开放药，既能释放NO，增加血管平滑肌细胞内cGMP生成，从而扩张冠状动脉，缓解冠状动脉痉挛；又能使K^+外流增加，使细胞膜超极化，抑制Ca^{2+}内流。主要用于变异型心绞痛。

曲 美 他 嗪

曲美他嗪（trimetazidine）通过调节心肌能源底物，抑制脂肪酸氧化，改善心肌代谢，提高心肌缺氧状态下的能量利用，改善心肌缺血及左心功能，缓解心绞痛。主要用于稳定型心绞痛患者，一般不单独使用。

二、改善预后的药物

（一）抗血小板药

常用的有阿司匹林（aspirin）、氯吡格雷（clopidogrel）、替格瑞洛（ticagrelor）和普拉格雷（prasugrel），后三者作用机制相似，通过抑制血小板聚集，防止血栓形成。对于所有缺血性心绞痛患者，只要无禁忌证，均可每天规律服用低剂量阿司匹林。使用此类药物时，需注意胃肠道症状和出血等不良反应，还应注意替格瑞洛可引起呼吸困难和心动过缓等不良反应。不能耐受阿司匹林的患者，可改用氯吡格雷替代治疗。

（二）调血脂药

他汀类药物为首选调脂药物，除可以降低血脂之外，还可以进一步改善内皮细胞功能，抑制炎症、稳定斑块，显著延缓病变进展。常用的他汀类药物有辛伐他汀、阿托伐他汀、普伐他汀等。对于稳定型和不稳定型心绞痛患者，即使无血脂升高也建议用他汀类药物治疗。用药时应密切监测转氨酶和肌酸激酶，防止发生肝损伤和肌肉损伤。胆汁酸结合树脂、贝特类、烟酸类和低分子量肝素类等也可以预防冠状动脉粥样硬化。

（三）血管紧张素转化酶抑制药（ACEI）

在稳定型心绞痛患者中，合并糖尿病、心力衰竭或左心室收缩功能不全的高危患者应联合使用ACEI。不能耐受ACEI的患者，可以选用血管紧张素Ⅱ受体拮抗药（ARB）。

案例19-1　　患者，男，67岁。临床诊断：慢性阻塞性肺疾病（轻度）；高血压1级（高危）；冠心病，慢性稳定型心绞痛。

处方内容：

噻托溴铵粉吸入剂18μg吸入，每日1次

氨溴索片5mg口服，每日3次

阿司匹林肠溶片100mg口服，每日1次

阿托伐他汀钙片20mg口服，每晚1次

普萘洛尔片10mg口服，每日3次

思考：请分析该处方是否合理？

案例19-2　　患者，男，57岁。反复心绞痛发作两年，半个月前受凉后再次发作，并伴有心率增快，服用硝酸甘油后未见缓解。

思考：请问对该患者宜选用哪类药物治疗？

学习小结

抗心绞痛的药物治疗策略主要是降低心肌耗氧量、扩张冠状动脉、改善缺血心肌供氧。临床用于防治心绞痛的药物主要有硝酸酯类、β肾上腺素受体拮抗药和钙通道阻滞剂等。硝酸甘油是缓解稳定心绞痛首选药物。由于硝酸甘油口服后首过效应明显、生物利用度低，故控制心绞痛发作常采用舌下含服。β受体拮抗药适用于伴有高血压或心率快或心排血量高或肾素活性高等心绞痛患者，对于伴有支气管哮喘或COPD的心绞痛和变异型心绞痛患者禁用非选择性β受体拮抗药。钙通道阻滞剂可用于稳定型和不稳定型心绞痛。对变异型心绞痛、伴有支气管哮喘或阻塞性肺疾病或伴有雷诺病的患者，首选扩血管作用较强的硝苯地平。对伴有心房颤动、心房扑动、室上型阵发性心动过速的心绞痛患者，首选地尔硫草。不稳定型心绞痛应尽快改善冠状动脉血流量和降低心肌耗氧量，以控制症状，防止病情恶化。

（刘嫱）

复习参考题

一、选择题

1. 硝酸甘油不具有的作用是
   A. 扩张静脉
   B. 降低回心血量
   C. 增快心率
   D. 增加室壁张力
   E. 降低前负荷

2. 普萘洛尔、硝酸甘油、硝苯地平治疗心绞痛的共同作用是
   A. 减慢心率
   B. 缩小心室容积
   C. 扩张冠状动脉
   D. 降低心肌氧耗量
   E. 抑制心肌收缩力

3. 普萘洛尔治疗心绞痛时可产生的不利作用是
   A. 心肌收缩力增强，心率减慢
   B. 心室容积增大，射血时间延长，增加氧耗

   C. 心室容积缩小，射血时间缩短，降低氧耗
   D. 扩张冠状动脉，增加心肌血供
   E. 扩张动脉，降低后负荷

4. 硝酸甘油不直接扩张的血管种类是
   A. 小动脉
   B. 小静脉
   C. 冠状动脉的输送血管
   D. 冠状动脉的侧支血管
   E. 冠状动脉的小阻力血管

5. 不宜用于变异型心绞痛的药物是
   A. 硝酸甘油
   B. 硝苯地平
   C. 维拉帕米
   D. 普萘洛尔
   E. 硝酸异山梨酯

   答案：1. D；2. D；3. B；4. E；5. D

二、简答题

1. 试述硝酸酯类常与β肾上腺素受体拮抗药合用治疗心绞痛的药理学基础。
2. 为什么变异型心绞痛不宜使用普萘洛尔？
3. 硝酸甘油抗心绞痛作用机制是什么？

第二十章　抗心律失常药

学习目标	
掌握	奎尼丁、利多卡因、普罗帕酮、普萘洛尔、胺碘酮和维拉帕米等的药理作用、临床应用和重要不良反应。
熟悉	抗心律失常药的基本作用；普鲁卡因胺、决奈达隆、索他洛尔、伊布利特、尼非卡兰、地尔硫䓬、腺苷和伊伐布雷定等抗心律失常作用的特点。
了解	心律失常发生的电生理机制。

心律失常（arrhythmia）是指心动频率和节律的异常，可表现为心率过快、过慢或节律不整等，临床类型包括窦性心动过速、窦性心动过缓、室性或室上性心动过速、期前收缩、心房扑动、心房或心室颤动等。按照心率的快慢，心律失常分为快速型和缓慢型两大类。治疗缓慢型心律失常，临床常采用阿托品和异丙肾上腺素。本章主要介绍治疗快速型心律失常的药物。

第一节　心律失常的电生理学基础

一、正常心肌细胞电生理

心脏正常冲动来自窦房结，按照窦房结、心房肌和房内传导系统、房室交界、房室束支、左束支和右束支、浦肯野纤维、心室肌的顺序传导，从而引起心脏节律性收缩。正常冲动的产生和传导取决于正常心肌电生理活动。

1. 心肌细胞跨膜电位　心肌细胞静息膜电位呈内负外正的极化状态。细胞兴奋时，膜两侧离子跨膜转运，产生除极和复极，引发动作电位（action potential, AP）。根据AP特征将心肌细胞分为两类：① 快反应细胞，包括心房肌、心室肌和传导系统细胞；② 慢反应细胞，包括窦房结、房室结细胞。快反应细胞和慢反应细胞AP特点有所不同。快反应细胞AP分为5个时相，0相（快速除极期）由快钠通道开放，大量 Na^+ 内流，使膜电位快速上升；1相（快速复极初期）由瞬时外向 K^+ 增多所致，膜电位快速下降；2相（平台期，缓慢复极期）由 Ca^{2+} 及少量 Na^+ 内流，同时 K^+ 外流所致，内流和外流离子相当，膜电位基本不变；3相（快速复极末期）为钙通道关闭，钾通道开放使大量 K^+ 外流，膜电位快速下降；4相为恢复期，此期通过 Na^+–K^+ 泵将AP形成过程中进入细胞的Na⁺排出，外流的K⁺摄入；也涉及Na⁺–Ca²⁺交换以恢复膜两侧的Ca²⁺浓度差。慢反应细胞的0相除极由钙通道开放、Ca²⁺内流所致，膜电位上升较缓慢；1、2相不明显；3相钾通道开放使K⁺外流，膜电位下降；4相膜电位为–60mV，此期Ca²⁺、Na⁺（少量）内流发生自动除极，当达到阈电位时可重新激发AP。AP从0相至3相末的时程被称为动作电位时程（action potential duration, APD）（图20-1）。

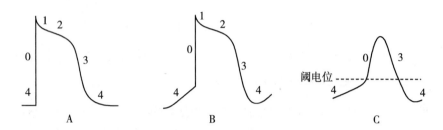

0、1、2、3、4.动作电位的0相、1相、2相、3相、4相。

▲ 图20-1　心肌细胞的动作电位

A. 心房肌和心室肌细胞；B. 浦肯野细胞；C.窦房结和房室结细胞。

2. 快反应细胞电活动和慢反应细胞电活动　快反应细胞电活动和慢反应细胞电活动特点见表20-1。在心肌缺血、缺氧、药物中毒等病理情况下，快反应细胞可由于膜离子通道的改变，导致膜电位增高而表现为慢反应电活动。

3. 膜反应性和传导速度　膜反应性是指膜电位水平与0相最大上升速率之间的关系，代表0相除极离子通道的活性，是决定传导速度的重要因素之一。0相上升速率越大，AP振幅越高，则膜反应性越高，传导速度越快（表20-1）。

▼ 表20-1　快反应细胞电活动和慢反应细胞电活动特点

项目	快反应细胞电活动	慢反应细胞电活动
产生细胞	快反应细胞	慢反应细胞
静息膜电位（绝对值）	低（绝对值大）	高（绝对值小）
0相除极开放的主要通道	钠通道	钙通道
0相除极主要离子活动	Na⁺内流	Ca²⁺内流
除极速度	快	慢
传导速度	快	慢

4. 有效不应期　有效不应期（effective refractory period, ERP）指AP过程中，从除极开始到膜电位恢复至对新刺激产生可扩布动作电位之前的这段时间。ERP反映快钠通道恢复至有效开放所需的最短时间。

二、心律失常发生的电生理学机制

冲动形成异常和/或冲动传导异常均可引起心律失常。心肌细胞自律性增高、出现后除极或心肌组织内形成折返激动是心律失常发生的主要机制。

1. 自律性升高　心脏自律性细胞包括窦房结、房室结、浦肯野细胞和发生病变的其他快反应细胞等。自律性取决于舒张期最大电位水平、4相自动除极速度、阈电位水平和APD长短。最大舒张电位水平增高（K^+外流减少，电位绝对值减小）、4相自动除极速度加快（慢反应细胞取决于Ca^{2+}内流速率，浦肯野细胞取决于Na^+内流、超过K^+外流速率）、阈电位水平上移（绝对值减小）和APD缩短，均可使自律性升高导致快速型心律失常。

2. 后除极和触发冲动　后除极为一次动作电位中0相除极后再次发生的除极。根据发生时间，分为早后除极和迟后除极。早后除极发生在2相或3相，由细胞外低K^+、APD过度延长等因素所致，多表现为尖端扭转型室性心动过速（torsades de pointes, TdP）。迟后除极发生在4相，由细胞内Ca^{2+}过多而诱发Na^+短暂内流所致，常见诱因为强心苷中毒、心肌缺血及细胞外高钙等。后除极电位频率快、振幅小、呈振荡性波动，到达阈值时可引起异常冲动的发放，称为触发活动，从而引起快速型心律失常的发生。触发活动多由迟后除极引起（图20-2）。

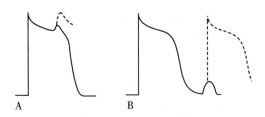

▲ 图20-2　心肌细胞的后除极与触发活动示意图
A. 早后除极与触发活动；B. 迟后除极与触发活动。

3. 折返激动　指冲动经传导通路返回原处而反复运行，引发心肌反复兴奋的现象，是快速型心律失常的主要发生机制之一。折返激动的形成条件是存在解剖学环路、单向传导阻滞及邻近心肌细胞ERP不一致。正常情况下，浦肯野纤维AB支与AC支传导的冲动同时到达心室肌，引起心肌除极。在CB段，AB支和AC支冲动各自消失在对方不应期中，因而虽然存在ABC构成的解剖环路，但由A支传来的一次冲动只能引起一次兴奋（图20-3）。

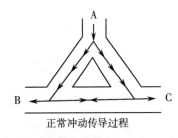

正常冲动传导过程

▲ 图20-3　正常浦肯野纤维AB支与AC支在心室肌传导的冲动

在病理情况下，若AB支发生单向传导阻滞（冲动不能自A至B的方向传导，却能自B至A方向传导），冲动仍能由AC支下传，但在CB段，由于缺乏正常时AB支传来冲动伴随的不应期，冲动继续沿C至B传导，再由B传导至A，折回到AC支从而形成折返激动。一次折返激动可形成一次期前收缩，连续折返激动可引起阵发性室上性或室性心动过速、房性或室性的扑动和颤动等（图20-4）。

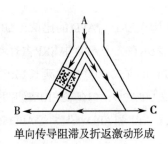

单向传导阻滞及折返激动形成

▲ 图20-4　病理情况下折返激动的形成示意图

> **问题与思考**
> 快速型心律失常发生的电生理学机制有哪些？

第二节　抗心律失常药的作用机制及分类

一、抗心律失常药的作用机制

抗心律失常药是通过降低心肌细胞自律性、减少后除极和触发活动、消除折返激动而发挥抗心律失常作用。

（一）降低自律性

药物降低自律性的环节包括：① 促进 K^+ 外流而减小最大舒张电位，使其较远离阈电位；② 抑制慢反应细胞 4 相 Ca^{2+} 内流；③ 抑制快反应细胞 4 相 Na^+ 内流。

（二）减少后除极和触发活动

药物减少后除极和触发活动的环节包括：① 加速复极（如促 K^+ 外流）以减少早后除极的发生；② 阻滞 Ca^{2+}、Na^+ 内流减少迟后除极的发生。

（三）消除折返激动

1. 改变传导性　① 加快传导：如促 K^+ 外流，降低最大舒张电位，增强膜反应性，加快传导，从而取消单向传导阻滞；② 减慢传导：如抑制 Na^+ 内流而减慢传导，使单向传导阻滞发展为双向传导阻滞，从而消除折返激动（见图 20-5）。

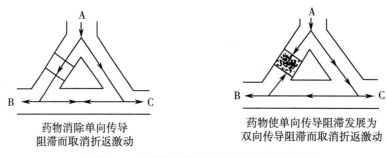

药物消除单向传导阻滞而取消折返激动

药物使单向传导阻滞发展为双向传导阻滞而取消折返激动

▲ 图20-5　改变传导性消除折返的药物作用环节

2. 增大 ERP 与 APD 的比值（ERP/APD）　ERP/APD 在抗心律失常作用中有一定意义，比值增大，表示在一个 APD 中 ERP 占时增多，冲动有更多机会落入 ERP 中，从而消除折返激动。增大ERP/APD 的方式：① 绝对延长 ERP，如抑制钠通道，使其恢复重新开放所需的时间延长，从而延长 ERP 和 APD，但延长 ERP 效果更显著，ERP/APD 比值增大；② 相对延长 ERP，如促 K^+ 外流，从而缩短 ERP 和 APD，但缩短 APD 效果更显著，ERP/APD 比值增大。

二、抗心律失常药的分类

根据药物主要作用的离子通道和电生理学特点，将抗心律失常药物分为以下几类。

1. I 类药　钠通道阻滞剂。根据阻滞钠通道程度的不同又分为 I_a、I_b、I_c、I_d 四个亚类。

I_a 类：适度阻滞钠通道。代表药物为奎尼丁、普鲁卡因胺。

I_b 类：轻度阻滞钠通道。代表药有利多卡因。

I_c 类：明显阻滞钠通道。代表药为普罗帕酮。

I_d 类：选择性晚钠电流抑制药。代表药为雷诺嗪。

2. Ⅱ类药：β肾上腺素受体拮抗药。代表药为普萘洛尔。

3. Ⅲ类药：钾通道阻滞剂

（1）非选择性钾通道阻滞剂：代表药为胺碘酮。

（2）选择性钾通道阻滞剂：代表药为索他洛尔。

4. Ⅳ类药：钙通道阻滞剂　代表药为维拉帕米。

5. 其他

（1）窦房结 I_f 电流抑制药：代表药为伊伐布雷定。

（2）腺苷 A_1 受体激动剂：代表药为腺苷。

> **问题与思考**
>
> 快速型心律失常发生的电生理学机制是什么？
> 抗心律失常药是如何发挥抗心律失常作用的？

第三节　常用抗心律失常药

一、Ⅰ类：钠通道阻滞剂

（一）I_a 类药物

奎 尼 丁

奎尼丁（quinidine）为茜草科植物金鸡纳树皮中所含的一种生物碱。

【体内过程】口服吸收迅速，血药浓度达峰时间为 1~2 小时，生物利用度为 70%~80%。血浆蛋白结合率 80%~90%，心肌中药物浓度约为血药浓度的 10 倍。在肝脏代谢，其羟化代谢产物仍有一定抗心律失常作用。代谢物和原形药均经肾脏排泄，其中原形占排泄量的 10%~20%。半衰期为 5~7 小时。肝功能不全时，游离药物增多，半衰期延长，易发生中毒。

【药理作用及作用机制】奎尼丁适度阻滞钠通道，轻度阻滞钾通道，主要作用于快反应细胞。

1. **降低自律性**　治疗量下适度阻滞钠通道，抑制 4 相 Na^+ 内流，降低浦肯野纤维的自律性。对正常窦房结影响很小。

2. **减慢传导**　抑制 0 相 Na^+ 内流，使 AP 0 相上升速率减慢，膜反应性下降，心房、心室和浦肯野纤维等传导减慢，使单向传导阻滞变为双向传导阻滞，有利于消除折返激动。

3. **延长 ERP**　轻度阻滞钾通道，抑制 K^+ 外流，使 AP 3 相复极过程延长，APD 和 ERP 延长，ERP/APD 增大，有利于消除折返激动。

4. **其他**　大剂量奎尼丁阻滞 Ca^{2+} 内流，降低心肌收缩力；奎尼丁有阻断 α 受体和 M 受体的作用，静脉注射时可导致低血压。

【临床应用】为广谱抗心律失常药。主要治疗早复极综合征、短 QT 综合征及合并布鲁加达综合征（Brugada 综合征）的心律失常或特发性心室颤动。由于该药的致心律失常等不良反应，已很少用于心房颤动和心房扑动的治疗。

【不良反应及用药注意事项】

1. 胃肠道反应 用药初期常见的不良反应，腹泻最常见。

2. 金鸡纳反应（cinchonic reaction） 为较长时间用药产生的不良反应，表现为头痛、头晕、耳鸣、听力减退、视物模糊、恶心、腹泻等。

3. 心血管系统方面 高浓度奎尼丁可致各种心律失常，有增加病死率的风险；2%～8%患者可出现QT间期延长，如延长超过50%应立即停药；严重的毒性反应被称为奎尼丁样晕厥，由TdP发展为心室颤动或心室扑动所致，表现为突然意识丧失、四肢抽搐、呼吸停止等，应即刻行人工呼吸、胸外按压、电复律或应用异丙肾上腺素、乳酸钠等抢救；静脉注射常引起严重的低血压，应注意监测血压变化，避免夜间给药。严重心肌损害者和孕妇禁用。

4. 过敏反应 常见发热、皮疹、血管神经性水肿、血小板和白细胞减少等。对本药过敏者禁用。

【药物相互作用】CYP酶诱导剂（如苯巴比妥、苯妥英钠等）可加速奎尼丁的代谢。普萘洛尔因显著降低肝脏血流量而抑制奎尼丁代谢，合用时应调整本药剂量。奎尼丁可影响地高辛经肾脏排泄，合用时应减少地高辛用量。

普鲁卡因胺

普鲁卡因胺（procainamide）是局部麻醉药普鲁卡因的酰胺型化合物。

【体内过程】口服吸收迅速，血药浓度达峰时间约为1小时，生物利用度为80%。在肝中乙酰化为有活性（延长APD）的N-乙酰普鲁卡因胺，乙酰化代谢分快乙酰化及慢乙酰化两型。

【药理作用】与奎尼丁比较，相似处为能降低浦肯野纤维的自律性，减慢传导速度，延长ERP；不同点为无拮抗α受体作用，抑制心肌收缩和抗胆碱作用弱。

【临床应用】① 与奎尼丁相似，为广谱抗心律失常药，但主要用于室性心律失常，如室性期前收缩、室性心动过速；② 对心房颤动及心房扑动的转复作用弱于奎尼丁；③ 常静脉注射治疗危及生命的室性心律失常。

【不良反应及用药注意事项】胃肠道反应常见，表现为厌食、恶心、呕吐等；少数患者可出现过敏反应，表现为皮疹、发热、关节痛、粒细胞减少等；偶致幻听、幻视等精神症状；大剂量静脉注射引起低血压、传导阻滞等；较严重不良反应为红斑狼疮样综合征，发生率为20%～40%，多见于用药半年以上，慢乙酰化者易发生，停药后可消失，必要时用糖皮质激素治疗。

（二）I_b类药物

利 多 卡 因

利多卡因（lidocaine）为具有局部麻醉作用的抗心律失常药。

【体内过程】首过效应明显，常静脉注射用药。静脉注射后1～2分钟生效，作用维持10～20分钟。血浆蛋白结合率为50%～70%，体内分布广泛。绝大部分在肝脏代谢，肾脏排泄，10%以原形排泄。半衰期约为2小时。

【药理作用及作用机制】主要作用于浦肯野纤维和心室肌，促进K^+外流，并轻度阻滞钠通道。

1. 降低自律性 促进浦肯野纤维4相K^+外流，并抑制Na^+内流，最大舒张电位增大，使其远离阈电位，自律性降低。

2. 传导性改变 在细胞外高钾及酸性环境如心肌缺血时，利多卡因可抑制Na^+内流，减慢浦肯野纤维传导，使单向传导阻滞发展为双向传导阻滞，从而消除折返激动，有利于防止急性心肌梗死后心室颤动的发生；在血钾降低或牵张部分除极的浦肯野纤维，利多卡因可促进K^+外流，增强膜反应性，加快传导，从而消除单向传导阻滞，有利于终止折返激动。

3. 相对延长ERP 促进AP的3相K^+外流，缩短浦肯野纤维和心室肌APD和ERP，但ERP/APD比值增大，有利于消除折返激动。

【临床应用】利多卡因为窄谱的抗心律失常药，主要用于治疗室性心律失常，如室性期前收缩、室性心动过速、心室扑动和心室颤动等。可提高室性心动过速和心室颤动的电复律成功率。也常用于防治心脏手术、强心苷中毒、电复律术后、全身麻醉等引起的室性心律失常。

【不良反应】

1. 神经系统反应 表现为头昏、嗜睡、定向障碍、肌肉颤动等，大剂量引起语言障碍、惊厥甚至呼吸抑制。

2. 心血管系统反应 剂量过大时产生，表现为窦性停搏、房室传导阻滞、血压下降等。

（三）I_c类药物

普 罗 帕 酮

普罗帕酮（propafenone）为具有膜稳定作用的抗心律失常药物。

【体内过程】口服吸收良好，血药浓度达峰时间为2~3小时。与血浆蛋白结合率为93%。在肝脏经CYP2D6酶代谢成5-羟基普罗帕酮，作用与普罗帕酮相似（但β受体拮抗作用减弱），代谢物经肾脏排泄，半衰期为4小时。口服给药后0.5~1.5小时起效，作用持续6~8小时。

【药理作用】主要作用于心房肌、心室肌和浦肯野纤维，明显阻滞钠通道，降低自律性，减慢传导，延长APD和ERP。此外，还具有局麻作用、弱的β受体拮抗作用、L-型钙通道阻滞作用。

【临床应用】为广谱抗心律失常药，用于防治无器质性心脏病的室上性及室性期前收缩、室上性及室性心动过速（包括伴预激综合征者）、电复律后阵发性室上性心动过速等。可作为无器质性心脏病心房颤动转复和维持窦性心律的首选药物。

【不良反应及用药注意事项】常见恶心、呕吐、口干、舌唇麻木等。也可见低血压、房室传导阻滞、QT间期延长、折返性室性心动过速和充血性心力衰竭加重等，应注意监测血压和心电图，心电图QRS波延长超过20%时应减量或停药。若出现重度窦房传导阻滞或房室传导阻滞，应及时停药并静脉注射乳酸钠、阿托品等抢救。肝肾功能不良时应减量。

（四）I_d类药物

雷 诺 嗪

雷诺嗪（ranolazine）为选择性晚钠电流抑制药，可缩短APD，增大复极储备和复极后不应期。用于治疗冠心病尤其是非ST段抬高型心肌梗死合并的心房颤动、短阵室性心动过速和室性期前收缩，与其他药物合用治疗顽固性电风暴，也可用于治疗慢性心肌缺血。可引起QT间期轻度延长，中、重度肾功能不全者禁用。

二、II类：β肾上腺素受体拮抗药

普萘洛尔

普萘洛尔（propranolol）为非选择性β肾上腺素受体拮抗药。

【抗心律失常作用机制】通过拮抗心脏β肾上腺素受体发挥抗心律失常的作用。

1. 抑制窦房结、心房和浦肯野纤维的自律性，在运动及情绪激动时尤为明显。

2. 抑制儿茶酚胺所致的迟后除极。

3. 高浓度时具有膜稳定作用，可降低AP 0相上升速率，明显减慢房室结及浦肯野纤维的传导，延长房室结ERP。

【临床应用】控制室上性和室性心律失常。

1. 窦性心动过速　对交感神经过度兴奋如焦虑、情绪激动、甲状腺功能亢进症和嗜铬细胞瘤等引起的窦性心动过速，疗效显著，可作为首选。

2. 心房颤动、心房扑动及阵发性室上性心动过速　单用或与强心苷合用，可有效控制心室率。

3. 室性心律失常　对儿茶酚胺敏感型和长QT综合征（long-QT syndrome, LQTS，又称QT间期延长综合征）等有较好的疗效。

4. 预防心肌梗死后心律失常　缩小心肌梗死面积，降低死亡率。

【不良反应及用药注意事项】可引起心血管系统反应，如窦性心动过缓、房室传导阻滞、低血压、心力衰竭等及糖、脂代谢异常。禁用于病态窦房结综合征、房室传导阻滞、支气管哮喘等患者。

三、III类：钾通道阻滞剂

（一）非选择性钾通道阻滞剂

胺碘酮

胺碘酮（amiodarone）非选择性钾通道阻滞剂。

【体内过程】口服吸收缓慢，生物利用度为30%~40%，有明显个体差异。血浆蛋白结合率为95%，组织分布广泛，心肌药物浓度约为血药浓度的30倍。肝脏代谢，代谢产物去乙基胺碘酮仍具有生物活性。绝大部分代谢物经胆汁排泄，仅1%经肾脏排泄（肾功能减退不需减量），半衰期为40天。口服4~7天后起效，停药后作用可持续4~6周。静脉注射10分钟起效，维持1~2小时。

【药理作用及作用机制】胺碘酮为多靶点抗心律失常药，除具有抑制K^+外流外，还可阻滞Na^+和Ca^{2+}内流，以及非竞争性拮抗α、β受体。

1. 降低自律性　通过阻滞AP 4相Na^+和Ca^{2+}内流，以及β受体拮抗作用，降低浦肯野纤维和窦房结的自律性。

2. 减慢传导速度　通过阻滞AP 0相Na^+和Ca^{2+}内流，降低膜反应性，减慢浦肯野纤维和房室结的传导速度。对心房肌、心室肌的传导影响小。

3. 延长APD和ERP　通过阻滞钾通道，明显抑制心肌复极过程，延长心房肌、心室肌和浦肯野纤维的APD及ERP，ERP/APD比值增大。

4. 其他　非竞争性地拮抗α、β受体，引起冠状动脉扩张，外周血管阻力降低，心肌耗氧量下降等。

【临床应用】为广谱抗心律失常药，对心房扑动、心房颤动、室上性心动过速、室性期前收缩、室性心动过速、预激综合征并发的室上性折返性心动过速疗效较好，尤其适用于伴有器质性心脏病的心律失常。对危及生命的快速型心律失常、其他药物无效的顽固快速型心律失常仍有效。本药不抑制心肌收缩力，不增加复极离散度，可降低患者的死亡率，为重要的抗心律失常药物。

【不良反应及用药注意事项】长期大量使用不良反应较多，可在给予负荷量后，小剂量维持治疗，可减少不良反应，疗效不变。主要不良反应：① 胃肠道反应，如厌食、恶心、呕吐、便秘等；② 角膜微粒沉着，服药数周可引起，一般不影响视力，停药后可消失；③ 心血管系统反应，静脉注射时可引起心动过缓、房室传导阻滞、低血压，剂量过大可导致严重的心律失常如TdP，发生率低（0.5%），也可引起QT间期延长；④ 甲状腺功能紊乱，少数患者服药后发生，应定期检测T_3、T_4水平，若出现甲状腺毒性时可换用决奈达隆；⑤ 肺泡炎和肺间质纤维化，最为严重，年发生率1%~4%，应定期进行肺功能和胸部X线检查，及早发现异常并及时停药。对碘过敏、甲状腺功能异常、房室传导阻滞和心动过缓者禁用。

决 奈 达 隆

决奈达隆（dronedarone）是胺碘酮的脱碘衍生物。口服吸收，血药浓度达峰时间3~6小时，起效较快，肝脏代谢，半衰期13~19小时。阻断钾通道，兼有β受体拮抗作用，用于心房颤动终止后预防复发，尤其适用无器质性心脏病、瓣膜型心脏病或射血分数保留型心力衰竭合并心房颤动时维持窦性心律。胺碘酮引起甲状腺毒性时可换用决奈达隆。禁用于射血分数降低的心力衰竭或永久性心房颤动、QTc间期延长或使用延长QT间期药物的患者。与强心苷、β受体拮抗药、华法林合用时，需要减少这些药物的剂量。

（二）选择性钾通道阻滞剂

索 他 洛 尔

索他洛尔（sotalol）为选择性钾通道拮抗药，兼有非选择性β受体拮抗作用。可降低心率、减慢房室传导；阻滞复极K^+外流，延长心房肌、心室肌、房室结和浦肯野纤维的APD和ERP，降低窦房结及浦肯野纤维的自律性。用于心房颤动复律前后及室性心律失常。不良反应发生率较少，最严重的不良反应为TdP（发生率1%~3%）和心室颤动。禁用于无起搏器保护的病态窦房结综合征、休克、支气管哮喘、低血钾及肌酐清除率<50ml/min的患者，注意定期监测血钾和肌酐清除率。

伊 布 利 特

伊布利特（ibutilide）静脉注射时，与血浆蛋白结合率约40%，主要代谢产物大部分经肾脏排泄，半衰期约6小时。为选择性钾通道阻滞剂，可延长心房和心室肌APD和ERP，用于近期发作的心房颤动、心房扑动的急性转复，起效快，转复率高，常用于导管消融术中心房颤动的转复。可引起QTc间期延长，TdP发生率2.0%~5.1%，一旦发生室性心律失常，则立即静脉注射硫酸镁1~2g，必要时电复律。

尼 非 卡 兰

尼非卡兰（nifekalant）静脉注射即刻起效，血药浓度达峰时间2.5分钟，半衰期1.2~1.5小时。阻滞钾通道，可延长心房和心室肌APD和ERP，用于危及生命的室性心动过速和心室颤动。可减慢房室旁路传导，终止心房颤动。起效快，不影响心肌收缩力，可用于器质性心脏病或心力衰竭患者。但引起QTc间期延长，TdP发生率1.4%~2.4%，静脉注射硫酸镁有效。慎用或禁用于窦性心动过缓、房室传导阻滞和室内传导阻滞患者。

四、Ⅳ类：钙通道阻滞剂

维 拉 帕 米

维拉帕米（verapamil）为非二氢吡啶类钙通道阻滞剂。

【抗心律失常作用及作用机制】主要作用于慢反应细胞，阻滞心肌细胞膜钙通道，抑制Ca^{2+}内流。主要作用包括：① 降低自律性。通过抑制窦房结及房室结AP 4相Ca^{2+}内流，降低其自律性，并能降低心肌缺血时心房、心室和浦肯野纤维的异常自律性。② 减慢传导。抑制房室结AP 0相最大上升速率和振幅，降低膜反应性，减慢房室结传导速度。③ 延长房室结ERP。

【临床应用】① 房室结或房室折返所致的阵发性室上性心动过速：腺苷或三磷酸腺苷无效时，静脉注射该药可获得疗效；② 控制心房颤动和心房扑动者的心室率：常单用或与强心苷合用。③ 终止短联律间期室性期前收缩诱发的室性心动过速的首选用药，也用于左后分支起源的特发性室性心动过速。

地 尔 硫 草

地尔硫草（diltiazem）的药理作用、用途与维拉帕米相似，主要用于心房颤动和心房扑动时快速心室率的控制，终止阵发性室上性心律失常，不良反应较轻。禁用于预激综合征合并心房颤动、心功能不全、病态窦房结综合征、房室传导阻滞、主动脉瓣狭窄、急性心肌梗死和心源性休克患者，与β受体拮抗药合用时不良反应增加。

五、其他

（一）窦房结I_f电流抑制药

伊 伐 布 雷 定

伊伐布雷定（ivabradine）口服起效快，血药浓度达峰时间1小时，半衰期2小时。阻滞超极化激活的环核苷酸门控通道，抑制窦房结起搏电流I_f，降低4相去极化速率和窦房结自律性，减慢窦性心律。适用于治疗不适当的窦性心动过速或慢性心功能不全（NYHA心功能Ⅱ~Ⅳ级）的患者在应用β受体拮抗药后心率仍≥75 次/min。最常见的不良反应为闪光现象和心动过缓，呈剂量依赖性，避免与地尔硫草或维拉帕米合用。禁用于病态窦房结综合征、窦房传导阻滞、二度及以上房室传导阻滞、治疗前静息心率少于60次/min、血压低于90/50mmHg、急性失代偿性心力衰竭、重度肝功能不全、心房颤动/心房扑动及依赖心房起搏者。

（二）腺苷 A₁ 受体激动剂

腺　苷

腺苷（adenosine）为腺苷 A₁ 受体激动剂。在血液中被红细胞摄取后，进一步被腺苷脱氨酶灭活，半衰期为 10~20 秒，故静脉注射要迅速（1~2 秒内完成），起效快而作用短暂。主要作用于窦房结、心房及房室结。① 与腺苷 A₁ 受体结合，从而激活乙酰胆碱敏感的钾通道，使 K^+ 外流增加，缩短 APD，降低自律性。② 抑制 Ca^{2+} 内流，抑制迟后除极；延长房室结 ERP，增加 ERP/APD；减慢房室传导。静脉注射用于终止房室与房室结折返性心动过速。该药可用三磷酸腺苷替代。常见呼吸困难、胸部不适、眩晕等不良反应，但持续时间短暂，也可引起一过性窦性心动过缓、窦性停搏及传导阻滞等。出现心动过缓和心脏停搏时可予以心脏按压。窦房结功能不全、房室传导阻滞、支气管哮喘和 COPD 等患者禁用。

第四节　抗心律失常药应用原则

抗心律失常药的应用应遵循以下原则，包括：① 明确心律失常的治疗目的，对于无明显症状、无器质性心脏病或不影响预后者，一般不需治疗。抗心律失常药主要是缓解症状，减轻心律失常对心肌缺血和心功能等的影响，不应以消除心律失常为主要目标。应重视药物安全性。对危及生命的心律失常，主要目的是迅速控制该心律失常。② 有效治疗基础疾病，消除诱发因素。抗心律失常药的使用需在有效治疗基础疾病的基础上，权衡其重要性和紧迫性后使用。③ 选择合适的抗心律失常药物，根据药物的临床应用和不良反应，结合对基础心脏病的影响来选择。对于急性及血流动力学不稳定的心律失常，选用快速终止或改善心律失常的药物，必要时联合电复律。对于慢性心律失常需长期用药者，应选用安全性高、与基础疾病治疗药物协同性高的药物。④ 协调药物治疗与非药物治疗。

由于抗心律失常药都有致心律失常作用，安全范围相对较窄，因而在临床选药时要综合考虑心律失常的类型、合并症及药物特点，做到用药个体化，并密切关注药物不良反应及联合用药的风险。

1. 依据心律失常的类型和合并症选药

（1）窦性心动过速：首选 β 受体拮抗药或伊伐布雷定，单药效果不佳时可两者联合。

（2）房性心动过速

1）局灶性：血流动力学稳定的急诊患者，无失代偿性心力衰竭者选用 β 受体拮抗药，终止发作选用腺苷，无低血压或射血分数降低的心力衰竭（HFrEF）可选用维拉帕米或地尔硫草。上述药物无效者选用普罗帕酮、伊布利特或胺碘酮。

2）多源性：急诊治疗选用 β 受体拮抗药、维拉帕米或地尔硫草效果较好；长期治疗选用 β 受体拮抗药，无 HFrEF 时选用维拉帕米或地尔硫草效果较好。

3）大折返性（心房扑动）：血流动力学稳定的急诊期患者，首选伊布利特。静脉注射尼非卡兰、β受体拮抗药、维拉帕米或地尔硫䓬控制心室率效果较好。

（3）阵发性室上性心动过速：血流动力学稳定的急性期患者，首选刺激迷走神经，无效时静脉注射腺苷或三磷酸腺苷。

（4）心房颤动

1）改善快速心室率是治疗的基础措施：控制心室率时，若血流动力学稳定，首选β受体拮抗药、维拉帕米或地尔硫䓬静脉注射；当左心室射血分数≥40%，首选口服β受体拮抗药、非二氢吡啶类钙通道阻滞剂或强心苷；若左心室射血分数<40%，首选口服β受体拮抗药和/或强心苷。

2）转复窦性节律时，血流动力学稳定且无心肌缺血或器质性心脏病，首选普罗帕酮或伊布利特；合并心肌缺血、心功能不全和/或器质性心脏病，首选胺碘酮。

3）窦性心律的维持：对于左心室收缩功能正常且左心室肥厚（<14mm）的症状性心房颤动，首选普罗帕酮、决奈达隆或索他洛尔；对于稳定性型冠心病且无心力衰竭，首选决奈达隆预防复发；对于伴有严重器质性心脏病或心力衰竭，首选胺碘酮预防复发。

（5）快速型室性心律失常

1）室性期前收缩、非持续性室性心动过速：对于合并心肌梗死或HFrEF且无禁忌证时，首选β受体拮抗药。

2）持续性单形性室性心动过速：急性发作时，对于伴有器质性心脏病者，胺碘酮效果较好，也可选用尼非卡兰或索他洛尔；伴有心肌缺血者，β受体拮抗药效果较好。

3）多形性室性心动过速：对遗传性长QT综合征伴TdP患者，首选β受体拮抗药特别是普萘洛尔；对于QTc间期不延长患者，急性发作期使用β受体拮抗药和胺碘酮效果较好；对于短联律间期多形性室性心动过速患者，血流动力学稳定时首选维拉帕米，无效时选用胺碘酮；对于儿茶酚胺敏感型多形性室性心动过速患者，首选β受体拮抗药。

2. 根据药物特点选药　要依据药物代谢动力学（尤其是生物利用度、代谢途径、半衰期等）、药物效应动力学特性（作用的心肌细胞类型）、不良反应（特别注意药物的致心律失常作用、不良反应）选药。

3. 用药个体化　根据患者生理、病理因素对所选用药物的影响，尽量做到用药个体化，必要时通过监测血药浓度调整剂量。

4. 密切关注联合用药的风险　①I_a或Ⅲ类药物与延长QTc间期的药物合用，会增加发生TdP的风险，在低血钾或存在长QT间期相关基因突变时更加明显；②I_c类药物与其他具有阻滞钠通道的药物，如抗癫痫药或三环类抗抑郁药合用时，可增加后者致心律失常的发生率；③Ⅱ类药物与非二氢吡啶类钙通道阻滞剂具有相似的心脏抑制作用，应避免两药静脉合用，口服合用时也要慎用。

> 📢 **问题与思考**
> 在治疗心律失常时，临床选用药物原则有哪些？

案例20-1　患者，男，55岁。高血压和心房颤动6年，一直应用维拉帕米控制心房颤动，疗效较好。

近期心房颤动复发，应用维拉帕米控制无效，医生为其静脉滴注胺碘酮，2小时后心房颤动开始好转，第二天得到控制，遂改为口服维持治疗，随访半年未见复发。

思考：胺碘酮治疗心房颤动的机制是什么？长期服用胺碘酮应注意什么？

学习小结

快速型心律失常发生的电生理学机制包括心肌细胞自律性升高、后除极和触发活动及折返激动形成。相应抗心律失常药的作用机制包括降低自律性、减少后除极和触发活动、消除折返激动。根据药物主要作用的离子通道和电生理学特点，对抗心律失常药物进行分类。I_a 类药奎尼丁和普鲁卡因胺为广谱抗心律失常药，I_b 类药利多卡因用于治疗室性心律失常，I_c 类药普罗帕酮可作为无器质性心脏病心房颤动转复和维持窦性心律的首选药物；Ⅱ类β受体拮抗药是治疗交感神经过度兴奋所致窦性心动过速的首选药，也用于儿茶酚胺敏感型和LQTS室性心动过速；Ⅲ类药胺碘酮具有多靶点抗心律失常的作用，对危及生命的快速型心律失常、其他药物治疗无效的顽固快速型心律失常往往有效，并可降低患者的死亡率，为重要的抗心律失常药物；Ⅳ类钙通道阻滞剂维拉帕米用于治疗房室结折返所致的阵发性室上性心动过速。抗心律失常药有致心律失常的副作用，必须合理使用。

（赵晓民）

复习参考题

一、选择题

1. 关于药物消除折返的机制，说法错误的是
   A. 单向传导阻滞转为双向传导阻滞
   B. 绝对延长有效不应期
   C. 缩短有效不应期，ERP/APD不增加
   D. 相对延长有效不应期
   E. 取消单向传导阻滞

2. 有关抗心律失常药的叙述，下列说法正确的是
   A. 普萘洛尔不能用于治疗室性心律失常
   B. 普罗帕酮属于 I_b 类抗心律失常药
   C. 胺碘酮是窄谱抗心律失常药
   D. 利多卡因用于治疗室性心律失常
   E. 奎尼丁不会引起尖端扭转型室性心律失常

3. 可引起甲状腺功能紊乱的抗心律失常药物是
   A. 胺碘酮
   B. 普鲁卡因胺
   C. 普罗帕酮
   D. 奎尼丁
   E. 维拉帕米

4. 无器质性心脏病心房颤动转复和维持窦性心律的首选药物是

A. 奎尼丁

B. 普罗帕酮

C. 腺苷

D. 利多卡因

E. 普萘洛尔

5. 对利多卡因抗心律失常作用叙述正确的是

A. 主要作用在心房肌

B. 促进 Na^+ 内流

C. 提高心肌自律性

D. 抑制 K^+ 外流

E. 缩短 APD 和 ERP，相对延长 ERP

答案：1. C；2. D；3. A；4. B；5. E

二、简答题

1. 根据心律失常发生的电生理学机制，阐述抗心律失常药的作用机制。

2. 简述抗心律失常药作用于心肌细胞的类型、作用机制与临床应用间的联系。

3. 简述抗心律失常药的应用原则。

第二十一章　调血脂药及抗动脉粥样硬化药

　　血脂是血浆中脂类的总称，包括总胆固醇（total cholesterol, TC）、甘油三酯（triglyceride, TG）及磷脂（phospholipid, PL）等，其中总胆固醇又分为游离胆固醇（free cholesterol, FC）和胆固醇酯（cholesterol ester, CE）。它们在血浆中分别与载脂蛋白（apolipoprotein, apo）结合形成脂蛋白（ipoprotein, LP），以易于转运和代谢。应用超离心或电泳方法，可将脂蛋白分为乳糜微粒（chylomicron, CM）、极低密度脂蛋白（very low density lipoprotein, VLDL）、中密度脂蛋白（intermediate density lipoprotein, IDL）、低密度脂蛋白（low density lipoprotein, LDL）和高密度脂蛋白（high density lipoprotein, HDL）。

　　高脂血症（hyperlipidemia）或高脂蛋白血症（hyperlipoproteinemia）主要是指血浆中CM、VLDL或LDL含量高于正常范围。世界卫生组织（WHO）将高脂血症分为6型。Ⅰ型：原发性高乳糜微粒血症；Ⅱa型：家族性高脂蛋白血症，包括杂合子家族性高脂蛋白血症和纯合子家族性高脂蛋白血症；Ⅱb型：家族性复合型高脂蛋白血症；Ⅲ型：家族性异常β-脂蛋白血症；Ⅳ型：家族性高甘油三酯血症；Ⅴ型：混合性高甘油三酯血症。其中Ⅱa、Ⅱb、Ⅲ和Ⅳ型均能引起动脉粥样硬化，易诱发冠心病。

　　动脉粥样硬化（atherosclerosis, AS）是心脑血管病的主要病理学基础，它主要表现为受累动脉内膜脂质沉积，单核细胞和淋巴细胞浸润及血管平滑肌细胞增生等，形成泡沫细胞、脂纹和纤维斑块、钙质沉着，并有动脉中层的逐渐退变，引起血管壁硬化、管腔狭窄和血栓形成，从而导致冠心病、脑血管病和周围血管病。动脉粥样硬化的特点是受累动脉的病变从内膜开始。

　　目前常用的抗动脉粥样硬化药物有：① 调血脂药（blood-lipid modulators）；② 抗氧化药（antioxidant）；③ 多烯脂肪酸类（polyenoic fatty acids）；④ 动脉内皮保护药（agents used to protect arterial endothelium）。

第一节　调血脂药

调血脂药调节血浆脂质或脂蛋白的代谢紊乱，治疗高脂血症及动脉粥样硬化。调血脂药按作用机制分为：① 羟甲戊二酸单酰辅酶A（3-hydroxy-3-methylglutaryl CoA, HMG-CoA）还原酶抑制药；② 影响胆固醇吸收和转化的药物；③ 影响脂蛋白合成、转运及分解的药物。

一、羟甲戊二酸单酰辅酶A还原酶抑制药

HMG-CoA还原酶是肝脏胆固醇合成的限速酶，催化HMG-CoA生成甲羟戊酸（mevalonic acid, MVA），MVA的合成是内源性胆固醇合成的关键步骤，抑制该酶活性可阻碍肝细胞合成胆固醇。HMG-CoA还原酶抑制药统称他汀类药物，常用药物有洛伐他汀、普伐他汀、辛伐他汀、氟伐他汀及阿伐他汀等，是目前治疗高胆固醇血症的有效药物。

理论与实践　　　　　　　　**他汀类药物的发现**

1976年，日本生物化学家远藤章（Akira Endo）首先从橘青霉菌的培养液中发现抑制HMG-CoA还原酶的活性物质——美伐他汀，但动物实验发现长期大剂量应用美伐他汀可导致淋巴瘤，故美伐他汀未被应用于临床。1979年，Albert研究团队分别从红曲霉菌和土曲霉菌培养液中发现并提取出洛伐他汀。1987年，洛伐他汀获得美国FDA批准上市。普伐他汀和辛伐他汀为人工半合成品，普伐他汀是美伐他汀的活性代谢产物；辛伐他汀是洛伐他汀甲基化衍生物；氟伐他汀、阿伐他汀和瑞舒伐他汀是人工合成品。

洛　伐　他　汀

洛伐他汀（lovastatin）是从红曲霉菌（或土曲霉菌）培养液中提取的代谢产物，也是第一个应用于临床的HMG-CoA还原酶抑制药，调血脂作用稳定可靠。

【体内过程】常用他汀类药物的药动学特点见表21-1。

【药理作用及作用机制】

1. 调血脂作用　有明显的调血脂作用，口服后能剂量依赖性地降低血浆总胆固醇（TC）和低密度脂蛋白胆固醇（LDL-C）水平，且作用呈剂量依赖性。大剂量时可降低血浆甘油三酯（TG）而使高密度脂蛋白胆固醇（HDL-C）浓度略有升高。在治疗剂量下，对LDL-C的降低作用最强，对TC次之，降TG作用很弱；HDL-C略有升高。长期应用可促使动脉粥样硬化斑块消退，减轻冠状动脉狭窄的程度。

本药一方面可竞争性地抑制HMG-CoA还原酶活性，从而阻止HMG-CoA向甲羟戊酸转化，

减少内源性胆固醇合成，并通过肝细胞自身调节机制使LDL受体的合成代偿性地增加，肝细胞膜上的LDL受体不仅数目增加，其活性及与LDL的亲和力也增强，使血浆中更多的LDL经LDL受体途径代谢，最终代谢为胆汁酸排出体外，降低血浆LDL水平，继而导致VLDL代谢加快，再加上肝合成和释放VLDL减少，也导致VLDL及TG相应下降。HDL的升高可能是VLDL减少的间接结果。常用他汀类药物的调血脂作用特点见表21-2。

2. 非调血脂作用　血管平滑肌细胞的增殖和迁移是动脉粥样硬化形成的基本因素，洛伐他汀能抑制血管平滑肌细胞的增殖、迁移，减少胶原纤维的合成，在他汀类药物中作用最强。此外，还具有抗炎、抗氧化、减少内皮素生成、抑制血小板聚集、稳定斑块、抗血栓等多方面作用，这些作用都有利于其发挥抗动脉粥样硬化作用。

【临床应用】适用于治疗以胆固醇升高为主的高脂血症，尤其对伴有LDL升高的患者，即杂合子家族性和非家族性Ⅱa、Ⅱb和Ⅲ型高脂蛋白血症治疗较好；也可用于治疗2型糖尿病和肾病综合征引起的高胆固醇血症。病情严重时可与胆酸螯合剂合用。对较严重的高甘油三酯血症和高乳糜微粒血症疗效差，对纯合子家族性高脂蛋白血症无效。一般用药2周呈现明显效应，4~6周可达最佳治疗效果。此外，对动脉粥样硬化、冠心病及缺血性脑卒中也有防治作用。

【不良反应及用药注意事项】治疗剂量无严重不良反应。少数患者有胃肠道反应、头痛或皮疹。约2%的患者有血清转氨酶升高，在治疗后3~12个月显著增高，停药后可恢复正常，长期用药应监测肝功能，如转氨酶高于正常值3倍应停药。少数患者在治疗3个月内发生急性胰腺炎。还可引起肌肉不良反应，表现为肌痛、肌炎和横纹肌溶解症，应引起注意。肝功能不全者、孕妇和育龄妇女不宜使用；有肝炎病史者慎用。

【药物相互作用】极少数合用免疫抑制剂环孢素A或降脂药烟酸、吉非罗齐的患者，可发生肌痛并伴有肌酸激酶暂时升高及并发肾衰竭。考来替泊、考来烯胺可使洛伐他汀的生物利用度降低，因此应在服用前者4小时后服用洛伐他汀。若同时与抑制CYP3A4酶活性的药物，如某些大环内酯类抗生素（如红霉素）、吡咯类抗真菌药（如伊曲康唑）合用，也会增加肌病的危险性。

普 伐 他 汀

普伐他汀（pravastatin）为美伐他汀的衍生物，作用机制与洛伐他汀相似，比洛伐他汀起效快。由于该药具有亲水性，不易弥散到其他组织细胞，极少影响其他外周细胞内的胆固醇的合成，因而不易引起外周性疾病。除降脂作用外，尚能抑制单核–巨噬细胞向内皮的黏附和聚集，其抗炎作用有利于防治心血管疾病。

辛 伐 他 汀

辛伐他汀（simvastatin）为洛伐他汀的衍生物，本身无活性，口服吸收后水解转化为β–羟基酸才具有活性。对HMG–CoA还原酶的抑制作用更强，调血脂作用为洛伐他汀的2倍，降低TC和LDL–C的作用也比洛伐他汀强。此外还可降低TG、VLDL–C和apoB（LDL、VLDL的主要载脂蛋白）的浓度，升高HDL–C、apoA的水平。临床试验表明，长期应用辛伐他汀在有效调血脂的同时，还能显著延缓动脉粥样硬化病变进展和病情恶化，减少心脏事件和不稳定型心绞痛的发生。不良反应及药物相互作用与洛伐他汀相似。

氟伐他汀

氟伐他汀（fluvastatin）是第一个全人工合成的他汀类药物。能同时阻断HMG-CoA还原酶的底物和产物，有效地抑制甲羟戊酸生成胆固醇而发挥调血脂作用。还能抑制血小板聚集和改善胰岛素抵抗。与环孢素、地高辛、华法林、抗高血压药、H₂受体拮抗剂及NSAIDs合用比其他他汀类药物安全。不良反应与洛伐他汀类似。

阿托伐他汀

阿托伐他汀（atorvastatin）为新合成的最有效的他汀类药物。与氟伐他汀有相似的作用特性和适应证，降TG作用较强。与大多数他汀类药物不同，该药大剂量对纯合子家族性高脂血症也有效。不良反应轻，发生率1%，最常见的是胃肠道反应，该反应与剂量无关。

瑞舒伐他汀

瑞舒伐他汀（rosuvastatin）为化学合成的他汀类新药。抑制HMG-CoA还原酶活性的作用较其他常用的他汀类药强，抑制胆固醇合成的作用明显强于其他他汀类药。用于高胆固醇血症和混合型高脂血症及冠心病和脑卒中的预防。治疗杂合子家庭遗传高脂血症患者的效果优于阿托伐他汀。明显降低LDL-C，升高HDL-C。起效快，服药2周即可使LDL-C下降约10%。本药不经CYP3A4酶代谢，故与经该酶代谢的药物合用不会发生明显的药物相互作用。

▼ 表21-1　常用他汀类药物的药动学特点

项目	洛伐他汀	辛伐他汀	普伐他汀	氟伐他汀	阿托伐他汀	瑞舒伐他汀
口服吸收 /%	30	60~85	35	>98	12	20
血药浓度达峰时间 /h	2~4	1.2~2.4	1~1.5	0.6	1~2	3~5
生物利用度 /%	30	5	18	19~29	12	20
血浆蛋白结合率 /%	≥95	>95	50	≥98	≥98	88
肝摄取率 /%	≥70	≥80	45	≥70	—	大量
排泄途径						
尿 /%	<10	13	20	5	<2	10
粪 /%	85	60	70	>90	>95	>90
血浆半衰期 /h	3	1.9	1.3~2.7	1.2	14	19
剂量范围 / (mg·d⁻¹)	10~80	5~40	10~40	20~40	10~80	5~40
食物对生物利用度影响 /%	+50	0	-30	-15	-13	-20
主要代谢酶	CYP3A4	CYP3A4	经肝脏代谢，但不经CYP酶代谢	CYP2C9	CYP3A4	CYP2C9

注："+"和"-"代表食物可增加或减少药物的生物利用度。

药物	剂量/（mg·d⁻¹）	血脂及脂蛋白变化/%			
		TC	LDL-C	HDL-C	TG
洛伐他汀	20	−17	−25	+7	−10
普伐他汀	20	−23	−25	+6	−11
辛伐他汀	10	−27	−34	+7	−15
氟伐他汀	40	−21	−23	+2	−5
阿托伐他汀	20	−34	−43	+9	−26
瑞舒伐他汀	20	−35	−40	+9	−26

注：TC，总胆固醇；LDL-C，低密度脂蛋白胆固醇；HDL-C，高密度脂蛋白胆固醇；TG，甘油三酯；+，升高；−，降低。

相关链接 | 西立伐他汀与吉非罗齐联合应用可导致西立伐他汀的血药浓度明显升高，AUC可增加4.4倍，C_{max}升高2.5倍，血浆半衰期延长2.4倍。其原因在于西立伐他汀是肝细胞血管侧膜上有机阴离子转运多肽（OATP）的底物，经OATP摄入肝细胞，而吉非罗齐也为OATP的底物。西立伐他汀与吉非罗齐合用后，由于吉非罗齐竞争了OATP对西立伐他汀的肝摄取，使西立伐他汀的肝清除率下降而过多地进入血中，使其血药浓度升高。此外，吉非罗齐又是肝细胞内代谢西立伐他汀的CYP2C8酶的抑制剂。当西立伐他汀与吉非罗齐合用后，后者抑制了西立伐他汀的肝代谢，进一步使西立伐他汀的血药浓度升高。这种在转运体和代谢酶水平上发生药物相互作用所产生的后果，对患者来说可谓是"雪上加霜"，这可能使西立伐他汀与吉非罗齐合用后产生严重的不良药物相互作用。西立伐他汀于2001年8月由美国拜尔公司主动撤出市场。

二、影响胆固醇吸收和转化的药物

（一）胆汁酸结合树脂

胆汁酸结合树脂（bile acid binding resins）又称为胆酸螯合剂（bile-acid sequestrant），为碱性阴离子交换树脂，口服后不被消化道吸收，在肠道内与Cl⁻和胆汁酸进行离子交换，与胆汁酸牢固结合形成胆汁酸螯合物，阻滞胆汁酸的肝肠循环和反复利用，从而大量消耗胆固醇而间接降低血浆和肝脏中TC和LDL-C的水平。常用的有考来烯胺和考来替泊。

考 来 烯 胺

考来烯胺（cholestyramine）又称消胆胺，为苯乙烯型强碱性阴离子交换树脂，不溶于水，不易被消化酶所破坏。

【体内过程】口服不被胃肠道吸收，在小肠与胆汁酸结合，形成不溶性化合物阻止肠道对胆汁酸的重吸收。

【药理作用及作用机制】口服后与胆汁酸结合，阻断胆汁酸的肝肠循环，并增加其在肠道的排泄。因此，可解除胆汁酸对肝细胞微粒体7α-羟化酶的抑制，加速胆固醇转化为胆汁酸。同时，因肠道吸收外源性胆固醇必须要有胆汁酸，故其与胆汁酸结合后，影响外源性胆固醇的吸收。以上作用均可使血浆和肝脏中胆固醇水平降低。口服考来烯胺后4~7天起效，2周达到最大效应。

【临床应用】考来烯胺是目前此类药物中最安全的降胆固醇药物。主要治疗以TC和LDL-C升高为主的、TG水平正常但不能使用他汀类药物的高胆固醇血症患者。适用于Ⅱa和Ⅱb及家族性杂合子高脂蛋白血症，对纯合子家族性高脂蛋白血症无效。与烟酸或他汀类药物合用可产生协同作用。

【不良反应】不良反应较多，该药有特殊的臭味和一定的刺激性，少数患者用药后出现恶心、腹部不适、便秘及碱性磷酸酶和氨基转移酶活性暂时增高。部分患者停药1~2周后可能会再次出现因胆汁淤滞所致的瘙痒。还可干扰脂溶性维生素、叶酸及铁、镁、锌的吸收。大剂量可致脂肪泄、骨质疏松和出血的倾向。

【药物相互作用】作为强碱性阴离子交换树脂可影响多种药物的吸收，包括HMG-CoA还原酶抑制药、叶酸、铁剂、青霉素G、氢化可的松、保泰松、氯噻嗪、普萘洛尔、万古霉素、苯巴比妥、洋地黄毒苷、甲状腺素、口服抗凝药和脂溶性维生素（A、D、E、K）等，应尽量避免配伍使用，必要时可在服用考来烯胺1小时前或4小时后服用上述药物。

考 来 替 泊

考来替泊（colestipol）为二乙基五胺环氧氯丙烷的聚合物，是弱碱性阴离子交换树脂，不溶于水。药理作用、临床应用及不良反应等与考来烯胺相似。

（二）胆固醇吸收抑制药

依 折 麦 布

依折麦布（ezetimibe）是第一个胆固醇吸收抑制药，于2002年经美国FDA批准上市。

【体内过程】口服后吸收迅速，并广泛结合成具药理活性的酚化葡萄糖醛酸苷（依折麦布-葡萄糖醛酸苷）。依折麦布-葡萄糖醛酸苷结合物的血药浓度达峰时间为1~2小时，依折麦布血药浓度达峰时间为4~12小时，血浆蛋白结合率分别为99.7%及88%~92%。主要在小肠和肝脏与葡萄糖醛酸结合（第二相反应），随后由胆汁（78%经粪便）及肾脏（11%）排泄。依折麦布及其葡萄糖醛酸苷结合物有肝肠循环，二者的消除半衰期均约为22小时。

【药理作用及作用机制】依折麦布能附着于小肠绒毛刷状缘，与胆固醇转运体NPC1L1结合后抑制其转运胆固醇的功能，从而抑制胆固醇的吸收。此外还可降低小肠中的胆固醇向肝脏的转运，使得肝脏胆固醇贮量降低从而增加血液中胆固醇的清除。本药与胆酸螯合剂不同的是不增加胆汁分泌；与他汀类药物不同的是不抑制胆固醇在肝脏中的合成。选择性抑制胆固醇吸收而不影响小肠对甘油三酯、脂肪酸、胆汁酸、孕酮、炔雌醇及脂溶性维生素A、D的吸收。本药和他汀类药物联合使用可同时抑制胆固醇的吸收与合成，有效改善血清TC、LDL-C、apo B、TG及HDL-C水平，显示良好的调血脂作用。在他汀类药物基础上使用依折麦布，能够进一步降低心血管事件发生率。

【临床应用】用于原发性高胆固醇血症、纯合子家族性高胆固醇血症及纯合子谷固醇血症（或植物固醇血症）。

【不良反应及用药注意事项】轻微且多为一过性；与他汀类药物合用可出现头痛、乏力、腹痛、便秘、腹泻、腹胀、恶心、丙氨酸转氨酶（alanine transaminase, ALT，也称谷丙转氨酶，glutamic-pyruvic transaminase，GPT）和天冬氨酸转氨酶（aspartate transaminase, AST，也称谷草转氨酶，glutamic-oxaloacetic transaminase, GOT）升高、肌痛等。

> 📢 **问题与思考**
>
> 1. 依折麦布与胆酸螯合剂及他汀类药物的药理作用有何不同？
> 2. 葡萄柚为何能使他汀类药物的血药浓度升高？

三、影响脂蛋白合成、转运及分解的药物

（一）贝特类药物

贝特类（fibbrates），即苯氧芳酸类药物，氯贝丁酯（clofibrate）曾广泛应用，后发现其不良反应多而严重，现已少用。目前应用的新型贝特类药物具有作用强、毒性低的特点。常用的有吉非罗齐、非诺贝特、环丙贝特和苯扎贝特等，苯扎贝特和非诺贝特还有降低脂蛋白（a）的作用。贝特类药物调血脂作用表现在降低血浆 VLDL、LDL、TG、TC，升高 HDL-C，其调血脂作用机制尚未完全被阐明。本类药物的非调血脂作用表现在抗凝血、抗血栓和抗炎作用等，其机制与降低某些凝血因子的活性、减少纤溶酶原激活物抑制物的产生等有关。贝特类药物的调血脂作用和非调血脂作用共同发挥抗动脉粥样硬化效应。

吉 非 罗 齐

吉非罗齐（gemfibrozil）为氯贝丁酸衍生物。

【体内过程】口服吸收迅速而完全，血药浓度达峰时间为1~2小时，血浆蛋白结合率为92%~96%，70%以原形经肾脏排泄，6%经粪便排出，半衰期为1.5~2小时，肾功能减退者半衰期延长。用药2~5天后开始出现降血脂作用，第4周作用达高峰。

【药理作用及作用机制】口服后能明显降低血浆 VLDL 和 TG 水平；中等强度降低血浆 TC 和 LDL-C 水平，升高 HDL 水平。对 LDL 作用与患者血浆中 TG 水平有关，对单纯高甘油三酯血症患者的 LDL 无影响或略升高，这种升高可能继发于 VLDL 分解代谢增强，以及由于 VLDL 及其残粒（IDL）清除率增加而产生的肝脏 LDL 受体下调；但对单纯高胆固醇血症患者和 TG 水平正常者可降低 LDL。此外，糖尿病患者合并高脂蛋白血症时，该药能使血浆 TG 降低40%，而氯贝丁酯只能降低5%。对肾病综合征和尿毒症患者也能有效降低血浆 VLDL 和 TG 水平。

【临床应用】主要用于以 VLDL 或 TG 增高为主的原发性高脂血症，如 Ⅱb、Ⅲ、Ⅳ型高脂血症。长期应用可明显降低冠心病的死亡率。也可用于低 HDL 和高动脉粥样硬化性疾病风险（如2型糖尿病）的高脂蛋白血症患者。

【不良反应及用药注意事项】主要是消化道反应，如恶心、腹痛、腹泻等。少数患者可出现过敏反应。可见轻度一过性肝脏转氨酶升高，用药早期应监测肝功能。偶见尿氮增高。胆石症患者、孕妇、哺乳期妇女、儿童及肾功能不良者禁用。

【药物相互作用】本药可增强口服抗凝血药的抗凝活性，合用应适当减少抗凝血药的剂量。因有轻度升高血糖的作用，故对糖尿病患者应适当调整胰岛素或口服降糖药的剂量。本药可抑制

他汀类药物的代谢，与他汀类药物合用时会导致后者血药浓度升高，增加横纹肌溶解的风险，故应避免与他汀类药物合用。

苯 扎 贝 特

苯扎贝特（benzafibrate）口服易吸收，排泄较快，48小时后94.6%经肾脏排泄。3%由粪便排出，无蓄积性，肾功能不全者慎用。调血脂作用及应用同吉非罗齐。实验研究表明，苯扎贝特也有抑制肝脏HMG-CoA还原酶的作用，抑制胆固醇的合成，并经反馈调节机制使LDL受体数目增加，促进血浆LDL经受体途径代谢，使血浆TC和LDL水平降低。此外还能降低空腹血糖，降低血浆FFA、纤维蛋白原和糖化血红蛋白，抑制血小板聚集。用于治疗Ⅳ型高脂血症和以TG水平升高为主的高脂血症，也可用于糖尿病伴有血脂增高患者。

环 丙 贝 特

环丙贝特（ciprofibrate）特别适用于甘油三酯升高和HDL-C低下的患者。

非 诺 贝 特

非诺贝特（fenofibrate）口服吸收快，50%~75%被吸收，血浆蛋白结合率为99%，半衰期为22小时，约66%经肾脏排泄，肾功能不全慎用。除有调血脂作用外，能显著降低血浆纤维蛋白原和血尿酸水平，降低血浆黏稠度，改善血流动力学，治疗Ⅳ型高脂血症的效果比Ⅱ型好。

（二）烟酸类药物

烟 酸

烟酸（nicotinic acid）为水溶性B族维生素，是1955年第一个被广泛用于降低胆固醇水平的药物。大剂量的烟酸对多种类型高脂血症均有效。现多应用烟酸的衍生物，如阿昔莫司（acipimox）、烟酸肌醇酯（inositol nicotinate）等。

【体内过程】口服吸收迅速而完全，生物利用度为95%，约1小时血药浓度达峰值，血浆蛋白结合率低于20%，迅速分布于肝、肾及脂肪组织，2/3以原形从肾脏排泄，半衰期为20~45分钟。与阿司匹林合用可减少烟酸的代谢消除，使半衰期延长。

【药理作用及作用机制】大剂量能降低血浆TG和VLDL水平，服药1~4小时后起效，作用强度与患者VLDL水平有关。LDL-C水平下降较慢，需5~7天显效，3~5周达最大效应，下降幅度与用药剂量有关。如与考来烯胺合用作用增强。烟酸可轻、中度升高HDL-C水平，还能使血清Lp（a）水平降低约25%，烟酸是少有的降低Lp（a）的药物。烟酸调血脂的作用机制尚未完全阐明，可能是多途径共同作用的结果。烟酸还能抑制TXA_2的生成，增加PGI_2的生成，发挥抑制血小板聚集和扩血管作用。

【临床应用】本药是广谱调血脂药，除Ⅰ型以外的各型高脂血症均可应用，对Ⅱb和Ⅳ型高脂血症作用最好。适用于混合型高脂血症、高TG血症、低HDL血症及高Lp（a）血症，与他汀类或贝特类药物合用可提高疗效。

【不良反应及用药注意事项】以面部潮红和瘙痒最常见。面部潮红可能是前列腺素引起的皮肤血管扩张所致，服药前30分钟给予前列腺素合成酶抑制剂阿司匹林可减轻。此外，烟酸刺激胃黏膜，加重或引起消化道溃疡，餐时或餐后服用可以减轻。大剂量烟酸尚可引起血糖和血尿酸浓度升高、肝功能异常和变态反应等。痛风、溃疡病、2型糖尿病、肝功能异常者及孕妇禁用。

第二节　其他抗动脉粥样硬化药

一、抗氧化药

氧自由基在动脉粥样硬化的发生和发展中的促进作用已被证实。氧化型LDL（OX-LDL）是斑块特异性脂蛋白，在动脉粥样硬化发病过程中起关键作用：① 损伤血管内皮，促进单核细胞向内皮黏附并向内皮下迁移；② 阻止进入内皮下的单核细胞所转化的巨噬细胞返回血流；③ 巨噬细胞可无限制地摄取OX-LDL而成为泡沫细胞；④ 促进内皮细胞释放血小板衍化生长因子（platelet derived growth factor，PDGF）等，导致VSMCs增殖和迁移，巨噬细胞亦摄取OX-LDL成为泡沫细胞；⑤ 泡沫细胞的脂质积累形成脂质条纹和斑块；⑥ 被损伤的内皮细胞还可导致血小板聚集和血栓形成。因此，防止氧自由基对脂蛋白的氧化修饰，已成为防治动脉粥样硬化发生和发展的重要措施。

（一）合成型抗氧化药

普 罗 布 考

普罗布考（probucol）又称丙丁酚，为合成的疏水性抗氧化药。能显著降低血浆TC和LDL-C水平，但对TG无影响。因有较强的降低HDL-C作用而未受到重视。本药能使动脉粥样硬化病变明显减轻，降低冠心病发病率，效应与其抗氧化作用密切相关。

【体内过程】口服吸收少，生物利用度5%~10%，饭后服用可增加其吸收。一次口服常用剂量血药浓度达峰时间为24小时。吸收后主要蓄积在脂肪组织和肾上腺，血清中浓度较低，脂肪组织中浓度可达血浓度的100倍。代谢情况未明。主要经胆汁、粪便排泄。服后4天内粪便排出90%，仅有2%经肾脏排泄。半衰期为52~60小时。

【药理作用及作用机制】调血脂和抗动脉粥样硬化的机制尚未完全阐明，但已证明LDL水平的下降与增加LDL血浆清除有关，是抗氧化和调血脂作用的综合结果。

1. 抗氧化作用　能抑制OX-LDL的生成及其引起的一系列病变过程，如内皮细胞损伤等。

2. 调血脂作用　可降低血浆TC和LDL-C水平，HDL-C及apoA I水平也明显下降，对血浆TG和VLDL水平基本无影响。与他汀类药物或胆汁酸结合树脂配伍，可增强调血脂效果。

3. 抗动脉粥样硬化作用　长期用药可降低冠心病的发病率，使动脉粥样硬化斑块减小或消除。

【临床应用】主要用于治疗各型高胆固醇血症。可用于杂合子、纯合子家族性高胆固醇血症及黄色瘤患者。对继发于肾病综合征或糖尿病的 II 型高脂血症也有效。

【不良反应及用药注意事项】不良反应较少，以胃肠道症状为主，发生率1%~10%。还可有肝功能异常、高血糖、高尿酸、血小板减少、嗜酸性粒细胞增多等改变。可引起心电图QT间期延长，故此类患者慎用，禁与QT间期延长的药物合用。因其降低HDL水平，故LDL和HDL比值很高的患者不宜使用。近期心肌损伤者禁用，孕妇及小儿禁用。本药能增强香豆素类药物的抗凝血作用，还能增强降血糖药物的作用。

（二）天然型抗氧化药

维生素E

维生素E（vitamine E）又称生育酚，是1992年从植物油中分离得到的成分，有很强的抗氧化作用，是典型的天然型生物抗氧化药。

【体内过程】口服后50%～80%在十二指肠吸收，因其为脂溶性维生素，吸收需要有胆盐和食物中的脂肪参与。在肝内代谢，经胆汁和肾脏排泄。

【药理作用及机制】抑制磷脂酶A_2和脂氧酶的活性，减少氧自由基的生成，进而清除自由基；此外，还能防止脂质过氧化，减少其产物丙二醛（MDA）及MDA-LDL的生成。因此，通过其抗氧化作用，阻止OX-LDL的形成，防止OX-LDL引起的动脉粥样硬化，从而减轻对动脉内皮的损伤。维生素E还可减少白三烯的合成，增加PGI_2的释放等，从而抑制动脉粥样硬化的发展，降低缺血性心脏病的发生率和死亡率。

【临床应用】用于动脉粥样硬化及习惯性流产、不孕症的辅助治疗用药。

【不良反应】长期过量服用可引起恶心、呕吐、腹泻、眩晕、头痛、视力模糊、乏力、皮肤皲裂、唇炎、口角炎及乳腺肿大。

二、多烯脂肪酸类药物

多烯脂肪酸（polyenoic fatty acid, EPA）又称多不饱和脂肪酸（polyunsaturated fatty acid, PUFA），根据不饱和双键在脂肪酸链中起始位置的不同，可分为ω-3（或n-3）型和ω-6（或n-6）型两大类。

ω-3型PUFA

ω-3型PUFA主要有二十碳五烯酸（eicosapentaenoic acid, EPA）和二十二碳六烯酸（docosahexaenoic acid, DHA），主要来自海洋生物，在海洋藻类、海鱼及贝类脂肪中含量丰富。临床应用的制剂有二十碳五烯酸乙酯和多烯酸乙酯（含二十碳五烯酸乙酯和二十二碳六烯酸乙酯）。

【药理作用及作用机制】EPA和DHA可通过调血脂和非调血脂作用治疗动脉粥样硬化。

1. 调血脂作用　EPA和DHA可能通过抑制肝脏TG和apoB的合成，提高LPL活性，促进VLDL分解，发挥调血脂作用。与ω-6类PUFA相比，ω-3类的调血脂作用更强，可显著降低VLDL、TG水平，继而降低TC和LDL水平，并升高HDL水平。本药降低TC水平的作用与其和胆固醇结合成酯使胆固醇易于转运、代谢和排泄相关。ω-3类还能使胆固醇重新分配。

2. 非调血脂作用　EPA和DHA可抑制血小板聚集、降低全血黏度、扩张血管、抑制内皮生长因子和增强内皮细胞源性血管舒张因子（EDRF）的功能等。长期应用能预防动脉粥样硬化形成，并使斑块消退。

【临床应用】适用于高TG性高脂血症。可显著改善心肌梗死患者的预后，还可以用于糖尿病并发高脂血症患者。

【不良反应】长期大剂量应用可使出血时间延长、免疫反应降低。

ω-6型PUFA

ω-6型PUFA包括亚油酸（linoleic acid, LNA）和γ-亚麻酸（γ-linolenic acid, γ-LNA），主要来源于植物油。主要降低TC和LDL-C水平，升高HDL水平。其降血脂作用较弱，临床疗效不确切，现已少用。

三、动脉内皮保护药

动脉内皮损伤在动脉粥样硬化的发病过程中有重要意义，因此保护动脉内皮也是防治动脉粥样硬化的重要途径之一。常用的动脉内皮保护药有硫酸多糖（polysaccharide sulfate），包括低分子量肝素（low molecular weight heparin, LWMH）、肝素（heparin）、硫酸软骨素A（chondroitin sulfate A）和硫酸葡聚糖（dextran sulfate）等。这些硫酸多糖的分子表面带有大量负电荷，结合在血管内皮表面，防止白细胞、血小板及损伤因子黏附，使血管内皮免受损伤（图21-1），达到防治动脉粥样硬化斑块形成的目的，主要用于缺血性心脑血管疾病的治疗。高脂血症、动脉粥样硬化是严重危害人类健康的常见病和多发病，并可诱发多种心脑血管疾病。临床上采用调血脂药、抗血小板药、抗氧化剂及保护血管内皮的药物等多途径进行综合治疗（图21-1）。

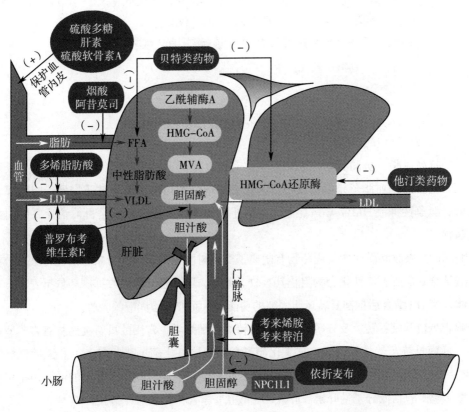

FFA. 游离脂肪酸；VLDL. 极低密度脂蛋白；HMG-CoA.羟甲戊二酸单酰辅酶A；MVA. 甲羟戊酸。

▲ 图21-1　调血脂药及抗动脉粥样硬化药的主要药理学作用机制

临床常用的调血脂药、抗动脉粥样硬化药对各种血脂指标的影响见表21-3。

▼ 表21-3 常用的调血脂药、抗动脉粥样硬化药对各种血脂指标的影响

脂蛋白	普伐他汀	考来烯胺	普罗布考	烟酸	氯贝丁酯
胆固醇（C）	↓	↓	↓	↓	→↓
甘油三酯（TG）	↓	→↑	→	↑	↓
极低密度脂蛋白（VLDL）	↓	→↑	→	↑	↓
中间密度脂蛋白（IDL）			→	↑	↓
低密度脂蛋白（LDL）	↓	↓	↓	↓	↑或↓
高密度脂蛋白（HDL）	↑	↑（弱）	↓	↑	↑
高密度脂蛋白胆固醇（HDL-C）		↑	↓	↑	
总胆固醇（TC）	↓		↓	↑	

注："↑""↓"和"→"分别表示升高、降低和不变。

案例21-1 患者，男，48岁。患有高脂血症和动脉粥样硬化，且TG较高，进一步检查确诊为纯合子家族性高脂蛋白血症，确诊前曾服用洛伐他汀，效果不佳。

思考：该患者宜选择哪种他汀类药物？该药物不宜与哪些药物合用？

学习小结

常用的抗高血脂、抗动脉粥样硬化药主要有调血脂药、抗氧化药、多烯脂肪酸类及动脉内皮保护药。重要的调血脂药是以洛伐他汀为代表的他汀类药物。他汀类药物可于胆固醇合成的早期阶段，竞争性抑制HMG-CoA还原酶，阻止内源性胆固醇合成，是目前治疗高胆固醇血症的一线药物。

影响胆固醇吸收和转化的常用药物有阴离子交换树脂考来烯胺和考来替泊，口服后，在小肠与胆汁酸结合，形成不溶性化合物阻止其吸收。此外，还有胆固醇吸收抑制药依折麦布，与胆固醇转运体NPC1L1结合后抑制其转运胆固醇的功能，从而抑制胆固醇的吸收。

影响脂蛋白合成、转运及分解的药物有贝特类和烟酸类，常用的贝特类药物有吉非罗齐、非诺贝特、环丙贝特及苯扎贝特等。抗氧化药有合成型抗氧化药（普罗布考）和天然型抗氧化药（维生素E）。多烯脂肪酸类药物有EPA、DHA、亚油酸、γ-亚麻酸等。常用的动脉内皮保护药主要有硫酸多糖，包括低分子量肝素、肝素、硫酸软骨素A和硫酸葡聚糖等。

（李军）

复习参考题

一、选择题

1. 广谱调血脂药是
   A. 烟酸
   B. 吉非罗齐
   C. 考来烯胺
   D. 氯贝丁酯
   E. 洛伐他汀

2. 可抑制HMG-CoA还原酶的药物是
   A. 烟酸
   B. 洛伐他汀
   C. 氯贝丁酯
   D. 考来烯胺
   E. 吉非罗齐

3. 能减少肠道胆固醇吸收的药物是
   A. 烟酸
   B. 考来烯胺
   C. 普罗布考
   D. 维生素E

   E. 苯扎贝特

4. 具有抗LDL氧化修饰作用的药物是
   A. 普罗布考
   B. 洛伐他汀
   C. 辛伐他汀
   D. 烟酸
   E. 氯贝丁酯

5. 患者，男，45岁。体检发现血脂异常，LDL-C、TG均有升高。既往有高血压病史10年，痛风病史5年。该患者不宜应用的调血脂药是
   A. 洛伐他汀
   B. 非诺贝特
   C. 烟酸
   D. 依折麦布
   E. 普罗布考

   答案：1. A；2. B；3. B；4. A；5. C

二、简答题

1. 试述调血脂药及抗动脉粥样硬化药的分类及其代表药。
2. 试述他汀类药物调血脂的作用机制、临床用途和不良反应。
3. 试述他汀类药物与贝特类药物不宜联合应用的原因。

第二十二章　　**组胺及抗组胺药**

学习目标	
掌握	抗组胺药的药理作用、临床应用及不良反应。
熟悉	组胺受体激动剂的作用特点和临床应用。
了解	组胺的药理作用及作用机制。

第一节　组胺及组胺受体激动剂

一、组胺

组胺（histamine）是由组氨酸经组氨酸脱羧酶脱羧产生的一种自身活性物质，广泛存在于肥大细胞、嗜碱性粒细胞、血小板、组胺能神经元、淋巴细胞及肠嗜铬细胞。正常情况下，组胺以无活性形式（结合型）储存在细胞中，在组织损伤、炎症、神经刺激、某些药物或一些抗原、抗体反应条件下，以活性（游离型）形式释放。组胺通过与受体结合产生效应。目前已发现组胺受体有 H_1、H_2、H_3 和 H_4 四种亚型。H_1 受体主要分布于血管内皮、气道平滑肌等多种细胞；H_2 受体则主要分布在黏膜、上皮和平滑肌等多种细胞上；H_3 受体主要表达于突触前；H_4 受体在细胞上的分布广泛，包括角质形成细胞、朗格汉斯细胞、中性粒细胞、淋巴细胞和树突状细胞。组胺本身无治疗用途，组胺受体激动剂临床主要用于胃酸功能的检查，而组胺受体拮抗剂临床应用广泛。

【体内过程】口服无效，皮下或肌内注射吸收较快，在体内迅速脱氨和甲基化代谢灭活，作用时间短。

【药理作用及作用机制】

1. **对心血管系统的作用**　组胺对心血管作用有剂量依赖性，且种属差异较大。

（1）对血管的影响：组胺激动血管平滑肌细胞 H_1、H_2 受体，使小动脉和小静脉扩张，外周血管阻力降低，回心血量减少，引起血压下降。激动 H_1 受体可使毛细血管扩张，通透性增加，引起局部水肿和血液浓缩。静脉注射大剂量组胺，可发生强而持久的血压下降，甚至休克。心率加快是由于降压引起的神经反射和组胺对心脏的直接作用所致，后者主要通过 H_2 受体介导。

（2）对心肌收缩性的影响：在人体及某些种属动物，组胺通过 H_2 受体激活腺苷酸环化酶，增加心肌cAMP水平，从而产生正性肌力作用；但在豚鼠则表现为H_1受体介导的负性肌力作用。近年研究发现，豚鼠心脏交感神经末梢存在H_3受体，可能参与调节心交感神经末梢去甲肾上腺素的释放。

2. 兴奋平滑肌　组胺激动平滑肌细胞H_1受体，使支气管收缩，正常人支气管平滑肌对组胺反应不明显，哮喘患者对组胺尤为敏感，可致呼吸困难。收缩胃肠道平滑肌，大剂量可引起腹泻。人子宫平滑肌对组胺不敏感。

3. 促进腺体分泌　组胺作用于胃壁细胞H_2受体，激活腺苷酸环化酶，使细胞内cAMP水平增加，经过一系列生化反应最终激活H^+-K^+-ATP酶，使胃壁细胞分泌胃液显著增加。组胺是强大的胃液分泌刺激剂，在尚不能扩张血管的小剂量下，便足以刺激胃腺分泌大量胃酸。对唾液腺和支气管腺的分泌亦有较弱的促进作用。

4. 对血小板功能的影响　血小板膜上存在H_1受体和H_2受体。组胺作用于H_1受体，激活磷脂酶A_2（PLA_2），介导花生四烯酸的释放，调节细胞内Ca^{2+}水平，从而促进血小板聚集。激动H_2受体可增加血小板中的cAMP含量，对抗血小板聚集，最终效应取决于两者功能平衡变化。

【临床应用】主要用于胃分泌功能的检查，鉴别有无真性胃酸缺乏症。晨起空腹时，皮下注射磷酸组胺0.25～0.5mg，然后检查胃液，如无胃酸分泌，即为真性胃酸缺乏症。恶性贫血、萎缩性胃炎及多数胃癌患者均有真性胃酸缺乏或过少症。目前临床多用五肽胃泌素代替，组胺已少用。

【不良反应及用药注意事项】常见皮肤潮红、头痛、心动过速、直立性低血压等。支气管哮喘、心绞痛、消化性溃疡患者禁用。

二、组胺受体激动剂

倍 他 司 汀

倍他司汀（betahistine）是H_1受体激动剂，具有扩张血管作用，可促进脑干和迷路的血液循环，纠正内耳血管痉挛，减轻膜迷路积水，还有抗血小板聚集及抗血栓形成作用。临床上用于：① 内耳眩晕病，能减除眩晕、耳鸣、恶心及头痛等症状，近期治愈率较高；② 多种原因引起的头痛；③ 慢性缺血性脑血管病。不良反应较少，偶有恶心、头晕等症状。溃疡病患者慎用，哮喘患者禁用。

倍 他 唑

倍他唑（betazole）也称氨乙吡唑，为组胺的同分异构体，选择性H_2受体激动剂，能刺激胃酸分泌，作用较缓慢、强而持久，不良反应较少。主要用于胃酸分泌功能的检查。

英 普 咪 定

英普咪定（impromidine）对H_2受体具有高度选择性，能刺激胃酸分泌，用于胃酸分泌功能的检查；还可增强心室收缩功能，可用于治疗心力衰竭。

第二节　抗组胺药

抗组胺药是能选择性阻断组胺受体拮抗组胺作用的一类药物，主要包括H_1受体拮抗剂和H_2受体拮抗剂。

一、H_1受体拮抗剂

本类药物能竞争性阻断组胺与H_1受体结合，根据作用特点分为两代。

第一代H_1受体拮抗剂常用的苯海拉明（diphenhydramine）、异丙嗪（promethazine，非那根）、曲吡那敏（tripelennamine，扑敏宁）、氯苯那敏（chlorpheniramine，扑尔敏）等，中枢抑制作用强、受体特异性差，有明显的镇静和抗胆碱作用，表现出"（困）倦、耐（药）、（作用时间）短、（口鼻眼）干"的缺点。

第二代H_1受体拮抗剂常用的有西替利嗪（cetirizine）、氯雷他定（loratadine）、咪唑斯汀（mizolastine）、左卡巴斯汀（levocabastine）等。第二代药物和第一代药物的作用及临床应用基本相似，但第二代药物对于外周组胺受体的选择性更强，无明显的抗胆碱和中枢抑制作用，具有起效快、作用时间较长、不引起嗜睡及对喷嚏、清涕和鼻痒效果好，而对鼻塞效果较差的特点，因而广泛应用于变态反应性疾病的治疗。

第二代新型H_1抗组胺药为第二代药物的衍生物或代谢产物，其代表药为左西替利嗪（levocetirizine）、地氯雷他定（desloratadine）、枸地氯雷他定（desloratadine citrate disodium）、非索非那定（fexofenadine）、富马酸卢帕他定（rupatadine fumarate）等。新型H_1抗组胺药除了具有较强的抗组胺作用外，还可能通过抑制转录因子NF-κB下调IL-1β等促炎因子的表达而发挥抗炎作用，因此对鼻塞症状也有一定程度的缓解作用，较西替利嗪和氯雷他定等更安全、更有效，且具有起效更快、作用更持久、不良反应更少等优势。此外，一些新型药物还具有更好的药剂学和药理学特征，如枸地氯雷他定，通过在地氯雷他定母环羟基位上偶联枸橼酸盐，增加了药物在肠道内的稳定性和水溶性，有利于活性药物成分地氯雷他定的转运和吸收。富马酸卢帕他定的吡啶环取代了地氯雷他定氨基上的氢，并偶联富马酸盐，在增加药物稳定性和水溶性的同时，还具有抑制血小板活化因子的功能，从而更有利于对变态反应性疾病的治疗。

【体内过程】H_1受体拮抗剂口服或注射均易吸收，大部分在肝内代谢，代谢物经肾脏排泄，药物以原形经肾脏排泄的甚少。口服后多数在15~30分钟起效，1~2小时作用达高峰，第一代药物作用持续时间4~6小时，第二代药物作用持续时间12~24小时以上，咪唑斯汀的半衰期24小时以上。

【药理作用及作用机制】

1. 外周H_1受体拮抗作用　对组胺引起的支气管、胃肠道和子宫平滑肌的痉挛收缩具有完全拮抗作用，对组胺引起的毛细血管通透性增加和局部渗出水肿有明显对抗作用，但对血管扩张和血压降低等全身作用仅有部分对抗作用，需同时应用H_1和H_2受体两种拮抗剂才能完全对抗。

2. 中枢抑制作用　第一代药物脂溶性高，可以通过血脑屏障与中枢H_1受体结合，且不受血脑屏障内皮细胞P-糖蛋白的影响，因而对中枢神作用时间较长，产生镇静和致嗜睡作用。第二代药物分子较大，脂溶性低，不易通过血脑屏障，而且可以被血脑屏障内皮细胞的P-糖蛋白清除，因而其中枢镇静作用较轻。氯雷他定、地氯雷他定、非索非那定、左卡巴斯汀、咪唑斯汀等几乎无中枢抑制作用，西替利嗪和左西替利嗪有轻度中枢抑制作用。

3. 其他作用　苯海拉明、异丙嗪等具有阿托品样抗胆碱作用，止吐和防晕作用较强，第二代药物无抗胆碱作用。咪唑斯汀对鼻塞具有显著疗效。

【临床应用】

1. 变态反应性疾病　对组胺释放引起的荨麻疹、花粉症、过敏性鼻炎等皮肤黏膜变态反应性疾病效果较好，可作为首选药，现多用第二代药物。对昆虫咬伤、药疹和接触性皮炎引起的皮肤瘙痒和水肿也有效。对支气管哮喘疗效差，对过敏性休克无效。

2. 晕动病和呕吐　对晕动病、放射病等所致的恶心、呕吐，可用苯海拉明、异丙嗪等。

3. 其他　异丙嗪还可用于麻醉和手术前后镇静催眠、镇痛、止吐等的辅助治疗，也可用于减轻成人及儿童的恐惧感，呈浅睡眠状态。苯海拉明还可用于治疗帕金森病和锥体外系症状。

【不良反应及用药注意事项】可引起口干、厌食、恶心、呕吐、腹泻或便秘等消化道症状及嗜睡、乏力、反应迟钝等中枢抑制症状，机器操作者、驾驶员、高空作业者及精密仪器操作人员应避免使用。乙醇、镇痛药、催眠药等会加重其中枢抑制作用，要避免合用。第二代药物多数无中枢抑制副作用。偶见粒细胞减少、血小板减少、溶血性贫血等。第一代药物如苯海拉明、异丙嗪有抗胆碱作用，会导致眼压升高、视物模糊，因此青光眼患者慎用。抗胆碱作用还会导致口干、便秘、勃起功能障碍及排尿困难，老年人及前列腺肥大者慎用，尿潴留、幽门梗阻者禁用。第二代药物多数经肝内CYP酶代谢，由肾脏排泄，故对于肝功能或肾功能不全的患者，或与红霉素、酮康唑等CYP酶抑制剂合用时，应酌情减量。

二、H$_2$受体拮抗剂

H$_2$受体拮抗剂能选择性阻断H$_2$受体，拮抗组胺引起的胃酸分泌，而对H$_1$受体没有影响。主要用于治疗消化性溃疡及其他胃酸分泌过多症。常用的有西咪替丁（cimetidine）（又称甲氰咪胍）、雷尼替丁（ranitidine）、法莫替丁（famotidine）、尼扎替丁（nizatidine）等。近年新型H$_2$受体拮抗剂如罗沙替丁（roxatidine）、乙溴替丁（ebrotidine）、咪芬替丁（mifentidine）已应用于临床，其中罗沙替丁具有强大而持久的抑制胃酸分泌作用。H$_2$受体拮抗剂的药理作用及其临床应用详见本书第二十四章。

案例22-1　患者，女，35岁，驾驶员。2天前开始皮肤瘙痒，瘙痒部位出现大小不等的红色风团，呈圆形、椭圆形或不规则形，呈孤立分布或扩大融合成片，皮肤凹凸不平，呈橘皮样外观。被诊断为荨麻疹。医生给予口服氯雷他定治疗。

思考：请问给该患者应用氯雷他定的药理学依据是什么？

学习小结

组胺是一种自身活性物质，其具有扩张血管（H_1、H_2受体）、兴奋支气管及胃肠道平滑肌（H_1受体）、促进腺体分泌（H_2受体）等作用。抗组胺药分为两类，即H_1受体拮抗剂和H_2受体拮抗剂。

H_1受体拮抗剂可拮抗组胺引起的支气管、胃肠道和子宫平滑肌的痉挛收缩，降低毛细血管通透性，缓解局部渗出水肿，常用于皮肤黏膜变态反应性疾病的治疗；苯海拉明、异丙嗪等有防晕止吐、镇静催眠的作用。H_1受体拮抗剂有第一代和第二代。第一代H_1受体拮抗剂中枢抑制作用强、受体特异性差，有明显的镇静和抗胆碱作用，表现出"（困）倦、耐（药）、（作用时间）短、（口鼻眼）干"的缺点。第二代H_1受体拮抗剂及第二代新型H_1抗组胺药无明显的抗胆碱和中枢抑制作用，具有不良反应少、起效快、长效、稳定性好等优点，被广泛应用于变态反应性疾病的治疗。H_2受体拮抗剂可抑制胃酸分泌，主要用于治疗消化性溃疡等疾病。

（胡爱萍）

复习参考题

一、选择题

1. 对组胺活性的描述错误的是
   - A. 血管收缩
   - B. 刺激胃酸分泌
   - C. 支气管平滑肌痉挛
   - D. 中枢兴奋
   - E. 胃肠道平滑肌兴奋

2. 第一代H_1受体拮抗剂的特点是
   - A. 心血管副作用大
   - B. 中枢镇静作用强
   - C. 无抗胆碱副作用
   - D. 不易通过血脑屏障
   - E. 大多长效

3. 驾驶车和高空作业者不宜选用
   - A. 雷尼替丁
   - B. 法莫替丁
   - C. 异丙嗪
   - D. 西咪替丁
   - E. 叶酸

4. 苯海拉明的作用不包括
   - A. 中枢镇静作用强
   - B. 长效
   - C. 抗晕动症
   - D. 常和氨茶碱合用，抑制其中枢兴奋作用
   - E. 易导致口干

5. 苯海拉明可产生的不良反应是
   - A. 烦躁失眠
   - B. 亢奋
   - C. 镇静、嗜睡
   - D. 腹泻
   - E. 贫血

答案：1. A；2. B；3. C；4. B；5. C

二、简答题

1. 常用的H_1受体拮抗剂有哪些？简述其药理作用及临床应用。

2. 第一代H_1受体拮抗剂与第二代H_1受体拮抗剂的作用有何不同？

作用于呼吸系统的药物

第一节　平喘药

呼吸系统疾病常有喘息、咳嗽、咳痰的症状，平喘药（antiasthmatics）、镇咳药（antitussives）和祛痰药（expectorants）是呼吸系统疾病的对症治疗药物。

支气管哮喘（简称"哮喘"）是一种以气道炎症和气道高反应性为特征的疾病，其发病原因是抗原过敏所致的慢性气道炎症，包括炎症细胞、炎症介质和细胞因子与气道组织、细胞间的相互作用，这种相互作用导致急性支气管收缩、气道上皮脱落、血管通透性增加、气道黏膜水肿、腺体分泌增多、黏液栓形成和气管壁的重塑，从而产生气道狭窄与阻塞；炎症还可引起气道反应性增高，使气道对多种刺激因素（如变应原、理化因素、运动、药物等）呈高度敏感状态。可见，防治慢性气道炎症是哮喘防治的根本。平喘药是指能够缓解喘息症状的药物，常用的有支气管扩张药、糖皮质激素类平喘药和抗过敏平喘药。

一、支气管扩张药

支气管扩张药是常用的平喘药，包括 β 受体激动剂、茶碱类和抗胆碱药。

（一）β 受体激动剂

【药理作用及作用机制】

支气管平滑肌细胞膜上主要存在肾上腺素 β_2 受体和 α 受体。激动 β_2 受体，可激活腺苷酸环化酶，使细胞内的 cAMP 含量增加，进而激活 cAMP 依赖性蛋白激酶 A，通过使细胞内游离 Ca^{2+} 减少、肌球蛋白轻链激酶失活、钾通道开放三个途径，最终引起支气管平滑肌松弛；支气管黏膜层肥大细胞膜上的 β_2 受体被激动时，可使炎症介质和过敏介质释放减少，有助于消除喘息。激动 α 受体，虽可收缩呼吸道黏膜血管而减轻黏膜水肿，但却促进支气管平滑肌收缩。用于平喘的 β 受体激动剂分为非选择性和选择性β受体激动剂两类，前者包括肾上腺素、麻黄碱和异丙肾上腺素，它们能激动β₂受体产生平喘作用，但因激动β₁受体产生心脏兴奋或激动α受体收缩支气管不利于哮喘的治疗，已逐渐被选择性β₂受体激动剂所代替。选择性β₂受体激动剂对β₂受体有较高的选择性，通过其强大的β₂受体激动作用而平喘；对β₁受体的作用弱，对α受体无作用，常规剂量口服或吸入给药时很少产生心血管反应。

【不良反应及用药注意事项】选择性β₂受体激动剂的主要不良反应有：① 心脏反应，大剂量或注射给药时可引起心脏反应，尤其是对原有心律失常的患者；② 肌肉震颤，为激动骨骼肌β₂受体所致，好发部位在肢体和面颈部，可随用药时间延长而逐渐减轻或消失；③ 代谢紊乱，激动β₂受体促进肌糖原分解，引起血乳酸、丙酮酸升高，并产生酮体；④ 血钾降低，能兴奋骨骼肌细胞膜Na^+-K^+-ATP酶，促进K^+进入细胞而致血钾降低，过量应用或与糖皮质激素合用易引起低血钾，必要时宜补充钾盐。

1. 短效β₂受体激动剂

沙 丁 胺 醇

沙丁胺醇（salbutamol）又称舒喘灵，对β₂受体的选择性高，有较强的支气管扩张作用，其强度至少与异丙肾上腺素相等；口服或吸入给药作用持续时间为4~6小时，明显比异丙肾上腺素长；对心脏兴奋作用为异丙肾上腺素的1/10。适用于哮喘、哮喘型支气管炎和肺气肿患者的支气管痉挛，制止发作多用吸入给药，预防发作则可口服。本药静脉给药的平喘效果并不比气雾吸入强，而作用时间却缩短，且不良反应多见，故仅对急需缓解呼吸道痉挛者才采用静脉给药。

特 布 他 林

特布他林（terbutaline）又称间羟舒喘灵，作用与沙丁胺醇相似，其支气管扩张作用的强度比沙丁胺醇略弱，对心脏兴奋作用仅为异丙肾上腺素的1/100。既可口服、吸入给药，又可皮下注射，皮下注射能迅速控制哮喘症状，作用持续1.5~4小时。适应证同沙丁胺醇。

克 仑 特 罗

克仑特罗（clenbuterol）又称氨哮素，作用与沙丁胺醇相似，但扩张支气管作用强度为沙丁胺醇的10倍，主要用于哮喘和支气管痉挛等。

2. 长效β₂受体激动剂

福 莫 特 罗

福莫特罗（formoterol）为长效β₂受体激动剂，对支气管扩张作用比沙丁胺醇强而持久。吸入给药2分钟起效，作用持续12小时左右。本药有明显的抗炎作用，能抑制炎症细胞聚集与浸润；还能抑制炎症介质的释放。主要用于慢性哮喘和COPD的维持治疗与预防发作，因其作用时间长，特别适用于哮喘夜间发作患者。此外，本药也用于预防运动性哮喘发作。

沙 美 特 罗

沙美特罗（salmeterol）为新型选择性长效β₂受体激动剂，是沙丁胺醇的衍生物，给药一次其支气管扩张作用可持续12小时。有强大的抑制肺肥大细胞释放过敏反应介质作用，降低气道高反应性。用于哮喘（包括夜间哮喘和运动性哮喘）、喘息性支气管炎和可逆性气道阻塞。

班 布 特 罗

班布特罗（bambuterol）是特布他林的前体药物，可延长母体药物作用的时间，有较强的支气管扩张作用，疗效和不良反应与特布他林类似。

（二）茶碱类

【药理作用及作用机制】

1. 平喘作用　茶碱类对气道平滑肌有较强的直接舒张作用，但强度不及 $β_2$ 受体激动剂。茶碱类的平喘作用机制较复杂，主要包括：① 抑制磷酸二酯酶（PDE），减少 cAMP 分解，使支气管平滑肌细胞中 cAMP 水平升高而舒张支气管平滑肌；② 拮抗腺苷受体，拮抗内源性腺苷诱发的支气管收缩；③ 促进肾上腺髓质释放儿茶酚胺，间接发挥拟肾上腺素作用；④ 抑制肥大细胞、巨噬细胞、嗜酸性粒细胞等炎症细胞的功能，减少呼吸道 T 细胞，起到抗炎作用；⑤ 增强呼吸肌（主要是膈肌）收缩力，减轻呼吸道阻塞、呼吸负荷增加造成的呼吸肌疲劳。

2. 其他作用　① 增加心肌收缩力，使心排血量增加，低剂量一般不加快心率；② 扩张肾小球出球和入球小动脉，增加肾小球滤过率和肾血流量，抑制肾小管对钠和水的重吸收，呈现利尿作用；③ 舒张冠状动脉、外周血管和胆管。

【临床应用】主要用于支气管哮喘及 COPD，常以口服来维持治疗；对重症哮喘及哮喘持续状态可静脉注射或与肾上腺皮质激素配伍治疗。对因脑部疾病或原发性呼吸中枢病变导致通气不足的中枢型睡眠呼吸暂停综合征，茶碱通过兴奋呼吸中枢、增强膈肌收缩力等作用，使患者通气功能加强、症状改善，有较好疗效。也用于急性心功能不全和心源性哮喘的辅助治疗；尚可用于胆绞痛。

【不良反应及用药注意事项】茶碱类的不良反应较多见，发生率与血药浓度密切相关，血药浓度超过 20mg/L 时易发生不良反应。

1. 局部刺激作用　口服可引起恶心、呕吐、食欲减退等，应饭后服药。与氢氧化铝同服，或服用肠衣片均可减轻局部刺激。

2. 中枢兴奋　多见不安、失眠、易激动等反应，必要时可用镇静催眠药对抗。

3. 急性毒性　静脉注射过快或浓度过高，可引起心动过速、心律失常、血压骤降、谵妄、惊厥、昏迷等，甚至呼吸、心搏骤停而死亡。静脉注射时应充分稀释后缓慢给药，以免发生急性毒性。儿童对茶碱的敏感性较成人高，易致惊厥，更应慎用。

氨 茶 碱

氨茶碱（aminophylline）为茶碱与乙二胺的复盐，含茶碱 77%~83%。本药碱性较强，局部刺激性大，口服容易引起胃肠道反应。口服后 2~3 小时达最大效应，作用维持 5~6 小时，主要用于维持治疗；对重症患者可采用静脉注射或静脉滴注。

胆 茶 碱

胆茶碱（choline theophyllineate）为茶碱与胆碱的复盐，含茶碱 60%~64%。本药的疗效不及氨茶碱，但对胃肠道刺激性小，适用于因胃肠道刺激症状明显而不能耐受氨茶碱的患者。

（三）M胆碱受体拮抗剂

人呼吸道M胆碱受体有3个亚型：M_1、M_2、M_3胆碱受体。M_1受体存在于胆碱能神经节，激动时可引起胆碱能神经节后纤维释放ACh；ACh激动存在于气道平滑肌、气道黏膜下腺体与血管内皮细胞上的M_3受体，引起气道平滑肌收缩、黏液分泌增多及血管扩张等；M_2受体存在于胆碱能神经节后纤维，为抑制性反馈调节受体，激动时可抑制ACh释放。可见，选择性拮抗M_1、M_3受体可产生支气管扩张作用。颠茄、阿托品等M受体拮抗剂，不仅作用于气道所有M受体，也作用于气道外组织的M受体，故副作用较大，不能用于治疗哮喘。

异丙托溴铵

异丙托溴铵（ipratropium bromide）又称异丙托品，为一种M受体拮抗剂。虽然对M_1、M_2、M_3受体无选择性，但对气道平滑肌有较高的选择性，松弛支气管平滑肌作用较强。可用于支气管哮喘，对老年人及哮喘病程长的患者疗效较好；因其血药浓度达峰时间较长，尤其适用于预防发作；也用于COPD，疗效好于肾上腺素受体激动剂；还可用于治疗由β受体拮抗剂引起的支气管痉挛。

泰乌托品

泰乌托品（tiotropium bromide）又称噻托溴铵，为选择性M_1、M_3受体拮抗剂，松弛支气管平滑肌作用强于异丙托溴铵，且作用持续时间长，一次吸入$10\sim20\mu g$，作用可维持15小时。适应证同异丙托溴铵。

二、糖皮质激素类平喘药

糖皮质激素

糖皮质激素（glucocorticoids）有较强的平喘作用，是目前治疗哮喘最有效的药物。平喘作用主要与其强大的抗炎作用和免疫抑制作用有关，也可能与其增强机体对儿茶酚胺的反应性、抑制PDE而增加细胞内cAMP含量、增加肺组织中β_2受体数目等有关。糖皮质激素的全身不良反应多且重，故全身用药（口服、肌内注射或静脉注射）受限，往往用于重症哮喘、哮喘持续状态或哮喘治疗过程中出现的病情加重，以及其他呼吸系统疾病（如特发性肺纤维化、肺结缔组织病、重症肺部感染）等。糖皮质激素的吸入给药可避免全身不良反应，且能有效控制哮喘的症状与改善肺功能，减轻气道高反应性，吸入用糖皮质激素已成为哮喘治疗的一线药物。

二丙酸倍氯米松

二丙酸倍氯米松（beclomethasone dipropionate）为地塞米松的衍生物，属局部应用的强效糖皮质激素，局部抗炎作用比地塞米松强500倍。气雾吸入时药物直接作用于呼吸道发挥抗炎平喘作用，且无全身不良反应，长期应用也不抑制肾上腺皮质功能，可用于哮喘的防治。本药也可作为防治慢性哮喘的首选药物之一。本药起效较慢，对严重哮喘发作宜先用其他糖皮质激素类药物口服或注射给药，加用本药吸入后，逐渐停用口服或注射药物。对糖皮质激素类药物依赖的哮喘患者，可代替此类药物的全身给药。长期吸入可引起局部副作用，包括口咽部沉积导致口腔真菌感染和喉部沉积导致的声音嘶哑，宜多漱口。

布 地 奈 德

布地奈德（budesonide）吸入给药局部抗炎作用强大，能增强内皮细胞、平滑肌细胞和溶酶体膜的稳定性，抑制免疫反应和抗体合成，使组胺等过敏活性介质的释放减少，并能抑制抗原抗体结合时激发的酶促过程，抑制支气管收缩物质的合成和释放而降低平滑肌的收缩性。用于糖皮质激素依赖性或非依赖性的支气管哮喘和喘息性慢性支气管炎。

目前吸入用糖皮质激素还有氟尼缩松（flunisolide）、丙酸氟替卡松（fluticasone propionate）、曲安奈德（triamcinolone acetonide）等。

三、抗过敏平喘药

过敏为哮喘发作的重要原因之一，过敏可导致气道平滑肌肥大细胞和嗜酸性粒细胞等靶细胞释放过敏性介质，引起气道平滑肌痉挛。抗过敏平喘药可有效地控制过敏性介质的释放。本类药物包括炎症细胞膜稳定剂（如色甘酸钠）、H_1受体拮抗剂（如酮替芬）及抗白三烯药物，这些药物起效较慢，临床上主要用于预防哮喘的发作。

（一）炎症细胞膜稳定药

色 甘 酸 钠

色甘酸钠（sodium cromoglicate）为抗过敏平喘药的代表药。

【体内过程】口服仅吸收1%，其气雾剂吸入后约10%达肺深部组织并吸收入血，15分钟血药浓度达峰值，半衰期约为80分钟，以原形经胆汁和肾脏排泄。

【药理作用及作用机制】色甘酸钠无松弛支气管平滑肌作用和β受体激动作用，也无抗组胺、白三烯等过敏介质作用，但在接触抗原前用药，可预防Ⅰ型变态反应所致的哮喘，也能预防运动或其他刺激所诱发的哮喘。其作用机制包括：① 可能在肥大细胞外侧钙通道部位与Ca^{2+}形成复合物，加速钙通道的关闭，使细胞外Ca^{2+}内流受阻，从而阻止肺组织的肥大细胞由抗原诱导的脱颗粒释放过敏介质；② 抑制二氧化硫、冷空气、甲苯二异氰酸盐及运动等非特异性刺激因素所诱导的感觉神经末梢释放神经多肽（P物质、神经激肽A等），从而阻止这些神经多肽所诱发的支气管平滑肌痉挛、黏膜充血水肿及气道反应性增高。

【临床应用】可用于预防各型哮喘发作，对外源性（过敏性）哮喘疗效最好，特别是对抗原已明确的年轻患者；对运动性哮喘也有较好疗效；对内源性（感染性）哮喘疗效较差；对依赖糖皮质激素的哮喘患者，经用本药可减少或完全停用糖皮质激素。一般应于接触哮喘诱发因素前1周用药，但运动性哮喘可在运动前15分钟给药。也用于过敏性鼻炎、季节性花粉症、春季角膜与结膜炎、过敏性湿疹、溃疡性结肠炎及其他胃肠道过敏性疾病。

【不良反应】少数患者有咽喉与气管刺痛感或呛咳、支气管痉挛，必要时可同时吸入β_2受体激动剂预防。

（二）H_1受体拮抗剂

酮 替 芬

酮替芬（ketotifen）又称噻哌酮，除了有类似色甘酸钠的作用，还有强大的H_1受体拮抗作用，其作用强度较氯苯那敏强约10倍。主要用于预防哮喘，对各型哮喘均有一定预防发作的效果，对儿童哮喘的疗效优于成年人。有嗜睡、头晕、疲倦、口干等不良反应。

（三）抗白三烯药

半胱氨酰白三烯（cysteinyl leukotrienes, Cys-LTs）是花生四烯酸经5-脂氧酶途经代谢产生的一组炎症介质，对支气管平滑肌有较强的收缩作用，尚可刺激支气管黏液分泌、增加气道血管通透性与促进黏膜水肿、促使嗜酸性粒细胞在气道组织浸润及刺激C神经纤维末梢释放缓激肽等，在哮喘时的气道炎症反应过程中起着重要的作用。

抗白三烯药物是指能够阻断白三烯的各种生物学作用的药物，有Cys-LTs受体拮抗剂如扎鲁司特（zafirlukast）、孟鲁司特（montelukast）及5-脂氧酶抑制剂如齐留通（zileuton）等，主要用于轻、中度慢性哮喘的预防和治疗，尤其适用于对阿司匹林敏感或有阿司匹林哮喘的患者；对严重哮喘患者，可与糖皮质激素类药物合用，以增强此类药物的抗炎作用，减少糖皮质激素类药物用量。有轻度头痛、咽炎、胃肠道反应等不良反应。

第二节　镇咳药

咳嗽是一种保护性反射活动，能将呼吸道内的痰液和异物排出，保持呼吸道畅通。临床应根据病因，合理使用镇咳药。无痰的干咳能引起患者痛苦，甚至引起其他并发症，应在对因治疗的同时，使用镇咳药；若咳嗽伴有咳痰困难，应先用祛痰药，必要时使用镇咳药，否则积痰排不出，易继发感染，且可阻塞呼吸道而引起窒息。镇咳药是指作用于咳嗽反射的中枢或末梢部位，抑制咳嗽反射的药物。根据其作用部位分为中枢性镇咳药和外周性镇咳药。

一、中枢性镇咳药

中枢性镇咳药直接抑制延髓咳嗽中枢而产生镇咳作用，可分为成瘾性和非成瘾性两类。

（一）成瘾性中枢性镇咳药

主要指阿片类生物碱，其中镇咳作用最强的是吗啡，较为常用的是可待因。由于吗啡的严重成瘾性和呼吸抑制等不良反应，此药仅用于晚期支气管癌或主动脉瘤引起的剧烈咳嗽，或急性肺梗死、急性左心衰竭伴有的剧烈咳嗽。

可 待 因

可待因（codeine）又称甲基吗啡，为阿片生物碱的一种，对延髓咳嗽中枢有选择性抑制作用，镇咳作用强而迅速，其镇咳作用强度为吗啡的1/4，呼吸抑制作用及成瘾性较吗啡弱。本药还有镇痛作用，强度为吗啡的1/10～1/7。主要用于剧烈的无痰干咳，对胸膜炎干咳伴胸痛者尤其适用，也用于中度疼痛。偶有恶心、呕吐、便秘及眩晕等不良反应，过量时明显抑制呼吸中枢，并产生兴奋、烦躁不安等症状。久用可产生耐受性及成瘾性。

（二）非成瘾性中枢性镇咳药

此类药物不具成瘾性，且对呼吸中枢作用很弱，已逐渐取代了成瘾性中枢性镇咳药。

右美沙芬

右美沙芬（dextromethorphan）为吗啡类左吗喃甲基醚的右旋异构体，镇咳作用强度与可待因相近或略强，不具镇痛作用，治疗量不抑制呼吸，无耐受性和成瘾性。适用于上呼吸道感染、急性支气管炎、慢性支气管炎、支气管哮喘、咽喉炎及肺结核等所致的无痰干咳。偶有头晕、轻度嗜睡、口干、恶心、呕吐及便秘等不良反应。

喷托维林

喷托维林（pentoxyverine）又称咳必清，对咳嗽中枢有直接抑制作用，并有轻度阿托品样作用和局麻作用，能松弛支气管平滑肌、抑制支气管内感受器及传入神经末梢，镇咳作用强度为可待因的1/3。适用于上呼吸道炎症引起的干咳、阵咳，尤其对小儿百日咳有较好效果。因该药具有阿托品样作用，故偶有轻度头晕、口干、恶心、腹胀和便秘等不良反应，青光眼、前列腺肥大者慎用。

氯哌斯汀

氯哌斯汀（cloperastine）为苯海拉明的衍生物，主要抑制咳嗽中枢，还具有H_1受体拮抗作用，能轻度缓解支气管平滑肌痉挛及支气管黏膜充血和水肿，有助于镇咳。镇咳作用弱于可待因，适用于急性呼吸道炎症、慢性支气管炎、肺结核及肺癌等所致的无痰干咳。偶有口干和嗜睡等不良反应。

二、外周性镇咳药

外周性镇咳药通过抑制咳嗽反射弧中的末梢感受器、传入神经或传出神经的传导而起镇咳作用。

苯佐那酯

苯佐那酯（benzonatate）又称退嗽，为丁卡因的衍生物，有较强的局麻作用，能选择性抑制肺牵张感受器，阻断迷走神经反射，抑制咳嗽的传入神经冲动而产生镇咳作用。对刺激性干咳的镇咳效果较好，但疗效不及可待因，也可用于支气管镜等检查前预防咳嗽。有轻度嗜睡、头晕、恶心、鼻塞等不良反应。服用时勿将药丸咬碎，以免引起口腔麻木。

苯丙哌林

苯丙哌林（benproperine）主要通过抑制肺及胸膜牵张感受器，阻断迷走神经反射而产生镇咳作用。本药对咳嗽中枢也有一定的抑制作用，且有平滑肌解痉作用。镇咳作用较可待因强2~4倍，适用于多种原因引起的刺激性干咳。有轻度口干、头晕、胃部烧灼感和药疹等不良反应。

第三节　祛痰药

祛痰药是指使痰液变稀、黏稠度降低而易于咳出的药物。祛痰药促进呼吸道内积痰排出，减少了痰液对呼吸道黏膜的刺激，间接地起到平喘和镇咳作用，也有利于控制继发感染。按作用机制不同，祛痰药分为痰液稀释药和黏痰溶解药两大类。

一、痰液稀释药

痰液稀释药是指能增加痰液中的水分含量，稀释痰液而使之易于咳出的药物，主要用于急、慢性呼吸道炎症痰稠难以咳出者。按作用机制的不同分为以下两类药物。

1. 恶心性祛痰药　氯化铵（ammonium chloride）、碘化钾（potassium iodide）、酒石酸锑钾（antimony potassium tartrate）、愈创甘油醚（guaifenesin）、吐根（ipecac）及远志、桔梗等，口服后刺激胃黏膜引起恶心，反射性促进支气管腺体分泌增加，使黏痰稀释，易于咳出。此外，碘离子（I^-）还可以由呼吸道腺体排出，直接刺激呼吸道腺体分泌增加；部分氯化铵吸收后可分泌至呼吸道，提高呼吸道管腔内渗透压，使呼吸道内水分增多。这些药物空腹服用效果明显，剂量过大可引起呕吐。

2. 刺激性祛痰药　桉叶油（eucalyptus oil）、安息香酊（benzoin tincture）等挥发性物质，经水熏蒸后，吸入蒸气，借助其对呼吸道黏膜的温和刺激而使气管及支气管腺体分泌增加，同时能湿润呼吸道，导致痰液稀释。使用时应注意防止呼吸道黏膜被蒸气烫伤。

二、黏痰溶解药

黏痰溶解药是指能改变痰中黏性成分，降低痰的黏稠度而使之易于咳出的药物，主要用于手术后咳痰困难或急、慢性呼吸系统疾病所致痰液稠厚、咳痰困难者。大多数黏痰溶解药的作用机制是使黏痰中的主要黏性成分黏蛋白和脱氧核糖核酸（DNA）分解，按作用机制的不同有以下四类药物。

1. 黏蛋白纤维素分解剂

溴 己 新

溴己新（bromhexine）又称必嗽平，能使痰液中的黏蛋白纤维断裂，降低痰液黏稠度而易于咳出。溴己新对慢性支气管炎、肺气肿、支气管扩张等伴有黏痰不易咳出者较适用，尤其当黏痰阻塞小支气管而引起气急、气喘者，可口服、雾化吸入或气管内滴入。

氨 溴 索

氨溴索（ambroxol）为溴己新在体内的活性代谢产物，祛痰作用强于溴己新且毒性小、患者耐受性好。高剂量（每次250~500mg，一日2次）有降低血浆尿酸水平和促进尿酸排泄的作用，可用于治疗痛风。

2. 二硫键裂解剂

乙酰半胱氨酸

乙酰半胱氨酸（acetylcysteine）又称痰易净，主要用作黏液溶解剂，具有较强的黏痰溶解作用。其分子中所含的巯基能使痰液中糖蛋白多肽链中的二硫键断裂，从而降低痰液的黏滞性，并使痰液化而易咳出，还能使脓性痰中的DNA纤维断裂，因此不仅能溶解白色黏痰，也能溶解脓性痰，可用于一般祛痰药无效的患者。

3. 蛋白分解酶类制剂　胰蛋白酶（trypsin）、糜蛋白酶（chymotrypsin）为蛋白分解酶，能使黏蛋白的蛋白质部分裂解，使痰液黏稠度降低；脱氧核糖核酸酶（deoxyribonuclease）能使脓性痰中的DNA分解，降低脓性痰的黏稠度。

4. 表面活性剂　如泰洛沙泊（tyloxapol）为表面活性剂，其水溶液雾化吸入可降低痰液的表面张力，从而降低痰液黏稠度。

案例23-1　　患者，男，42岁。自幼起咳嗽、咳痰、喘息，多为受凉后发作，静脉滴注"青霉素"可缓解，10~20岁无发作。20岁后再次大发作，发作时大汗淋漓、全身发紫，端坐，不能平卧，肺部可闻及哮鸣音，静脉推注"氨茶碱地塞米松"可完全缓解。此后反复出现夜间轻微喘息，每周发作3次以上，不能入睡，PEF变异率为35%。查体：双肺听诊未闻及干、湿啰音，心率89次/min。

思考：

1. 患者最有可能被诊断为什么疾病？

2. 根据患者病情应选择何种药物治疗方案？

学习小结

平喘药可从多个环节作用于气道，使支气管扩张。包括支气管扩张药（沙丁胺醇）、抗炎平喘药（异丙托溴铵）、抗过敏平喘药（色甘酸钠）。主要用于防治各种原因引起的哮喘。局部用药（气雾吸入）可减少全身性不良反应。镇咳药通过选择性抑制延髓咳嗽中枢（可待因、喷托维林）和抑制咳嗽反射弧中的某一环节（苯佐那酯）而发挥镇咳作用。主要用于各种干咳、多痰患者。祛痰药包括痰液稀释药（氯化铵）和黏痰溶解药（溴己新），主要用于各种原因引起的痰液黏稠不易咳出者。

（李娟）

复习参考题

一、选择题

1. 对支气管炎症有显著抑制作用的药物是
   - A. 肾上腺素
   - B. 倍氯米松
   - C. 异丙肾上腺素
   - D. 沙丁胺醇
   - E. 异丙托溴铵

2. 喘息的主要治疗手段是
   - A. 抑制过敏反应
   - B. 抑制气管炎症及炎症介质
   - C. 收缩支气管黏膜血管
   - D. 增强呼吸肌收缩力
   - E. 促进儿茶酚胺类物质释放

3. 对β₂受体有较强选择性的平喘药是
   - A. 吲哚洛尔
   - B. 特布他林
   - C. 异丙肾上腺素
   - D. 多巴酚丁胺
   - E. 肾上腺素

4. 为减少不良反应，糖皮质激素用于平喘宜
   - A. 口服
   - B. 静脉滴注
   - C. 皮下注射
   - D. 气雾吸入
   - E. 肌内注射

5. 可拮抗腺苷受体的平喘药是
   - A. 氨茶碱
   - B. 异丙托溴铵
   - C. 色甘酸钠
   - D. 奈多罗米
   - E. 麻黄碱

   答案：1. B；2. B；3. B；4. D；5. A

二、简答题

1. 平喘药分为几类？说明各类药物的作用机制、作用特点及适应证。

2. 与异丙肾上腺素比较，沙丁胺醇治疗哮喘有何优点？

3. 剧烈干咳宜选用何药物？为什么？

4. 预防支气管哮喘发作应该选用何种药物？为什么？

第二十四章　作用于消化系统的药物

学习目标	
掌握	抗消化性溃疡药的分类、代表药及作用机制，奥美拉唑、雷尼替丁、枸橼酸铋钾的药理作用、临床应用及不良反应。
熟悉	西沙必利的药理作用及临床应用；止吐药与胃肠促动药和泻药的分类、主要药理作用及临床应用。
了解	助消化药、利胆药、止泻药的主要药理作用及临床应用。

消化系统包括胃肠道、肝脏、胰腺等，有消化食物、吸收营养、排出废物等多种功能，这些功能需要自主神经系统和多种激素的调节方可实现，同时还受到多种激素的交互调节。作用于消化系统的药物包括抗消化性溃疡药（抗酸药、抑制胃酸分泌药、抗幽门螺杆菌药、胃黏膜保护药等）和消化功能调节药（助消化药、止吐药与胃肠促动药、泻药、止泻药及利胆药等）。

第一节　抗消化性溃疡药

消化性溃疡是常见的消化系统疾病，主要指发生于胃和十二指肠的慢性溃疡，其发病机制复杂，尚未完全阐明。当胃和十二指肠黏膜的保护因素与损伤因素处于动态平衡时，胃和十二指肠黏膜处于健康状态。黏膜保护因素包括前列腺素的细胞保护、黏液-碳酸氢盐屏障和胃黏膜上皮细胞屏障；黏膜损伤因素主要是幽门螺杆菌感染、胃酸/胃蛋白酶分泌增加及服用非甾体抗炎药等。黏膜保护因素减弱和/或损伤因素增加均可打破二者平衡，导致消化性溃疡（图24-1）。抗消化性溃疡药按作用机制分为抗酸药、抑制胃酸分泌药、抗幽门螺杆菌药、胃黏膜保护药等。

一、抗酸药

抗酸药（antacids）是一类能中和胃酸、降低胃液酸度的弱碱性无机化合物。口服后在胃内直接中和胃酸，升高胃内pH，降低胃蛋白酶活性。此类药物起效快，能迅速缓解溃疡疼痛，促进溃疡愈合。常用的有氢氧化铝、氧化镁、铝碳酸镁、碳酸钙等。

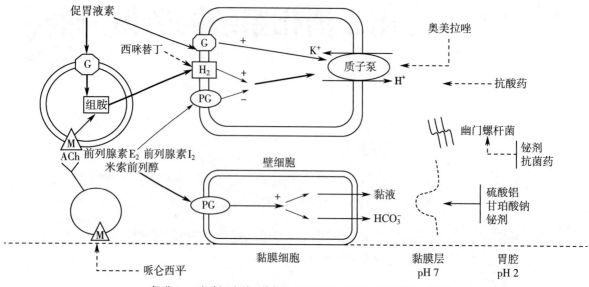

+.促进；–.抑制；虚线.药物的抑制作用；实线.药物的保护作用；
G.促胃液素受体；H₂.组胺H₂受体；PG.前列腺素受体；M.胆碱受体。

▲ 图24-1　消化性溃疡病发病机制及药物作用示意图

氢 氧 化 镁

氢氧化镁（magnesium hydroxide）抗酸作用较强而持久，不产生二氧化碳，Mg^{2+}有导泻作用。用于伴有便秘的胃酸过多症、胃及十二指肠溃疡的患者。对不伴便秘者，其轻泻作用可同服碳酸钙纠正。服用过量可引起腹泻、腹痛，偶见皮疹、瘙痒等过敏反应。

三 硅 酸 镁

三硅酸镁（magnesium trisilicate）抗酸作用较弱、缓慢而持久。在胃内生成胶状二氧化硅覆盖在溃疡表面，具有保护作用。用于缓解胃酸过多引起的胃痛、胃灼热（烧心）、反酸。有轻泻作用，长期大剂量服用偶致肾硅酸盐结石。

氢 氧 化 铝

氢氧化铝（aluminum hydroxide）有抗酸、吸附、局部止血、保护溃疡面等作用，作用较强、缓慢而持久。中和胃酸可使胃酸过多引起的症状得到缓解，且中和胃酸后产生的氧化铝凝胶能保护溃疡面，并有收敛和止血的作用。主要用于胃酸过多、胃及十二指肠溃疡、反流性食管炎及上消化道出血等。长期服用可影响肠道对磷酸盐的吸收，可引起便秘。

铝 碳 酸 镁

铝碳酸镁（hydrotalcite）为抗酸和胃黏膜保护类药物。口服不吸收，活性成分为水化碳酸铝镁，具有特殊层状网络结构，可吸附胃蛋白酶，持续阻止胃蛋白酶对胃黏膜的损伤。还能促进胃黏膜合成前列腺素 E_2 而增强胃黏膜的屏障功能。能迅速中和胃酸，可逆性结合胆酸，并保持胃内pH为3~5，主要用于胃及十二指肠溃疡、急慢性胃炎、反流性食管炎，以及与胃酸有关的胃部不适症状，如胃灼痛、嗳气反酸、烧心、饱胀、恶心、呕吐等的对症治疗。不良反应轻微，偶有胃肠道不适、消化不良，大便次数增多或轻泻。每日服用总剂量不应超过6g，严重肾功能不全者慎用，原因不明的胃肠出血、慢性腹泻及肠梗阻患者禁用。

碳 酸 钙

碳酸钙（calcium carbonate）抗酸作用较强、迅速而持久，可产生 CO_2 气体。用于缓解胃酸过多引起的反酸、胃灼热感等症状，适用于治疗胃、十二指肠溃疡及反流性食管炎；还用于补充机体钙缺乏和骨质疏松症的辅助治疗；也用于治疗肾衰竭患者的高磷血症。因中和胃酸后释放二氧化碳，可致腹胀和嗳气，大量服用可引起高钙血症、肾结石和碱中毒，也可能引起胃酸反跳性分泌增加。长期服用可致便秘。高钙血症和高钙尿症患者禁用，肾功能不全患者慎用，长期大量用药需监测血钙浓度。

碳 酸 氢 钠

碳酸氢钠（sodium bicarbonate）口服后迅速中和胃酸，解除胃酸过多或烧心症状，但作用较弱，持续时间较短。口服后可被肠道吸收，可能引起碱血症。中和胃酸产生的 CO_2 可引起嗳气、继发性胃酸分泌增加、胃痛、胃胀。

目前，抗酸药物在临床上较少单药应用，常使用复方制剂，既可增强抗胃酸作用，又可减少不良反应，如复方氢氧化铝、盖胃平、鼠李铋镁、复方铝酸铋等。由于抗酸药只能中和胃酸，而不能抑制胃酸分泌，有些甚至可能造成反跳性胃酸分泌增加，或有产气、腹泻或便秘等不良反应。因此抗酸药并不是治疗消化性溃疡的首选，通常仅用于对症治疗，如反酸、缓解疼痛等不适症状。

二、抑制胃酸分泌药

胃酸的分泌受神经和体液的调节。胃壁细胞基底膜上存在多种受体，包括M受体、H_2受体和促胃液素受体。这些受体被激动后，通过升高壁细胞内的 Ca^{2+} 或cAMP浓度，最终系细胞黏膜侧的质子泵（又称 H^+-K^+-ATP 酶），而促进胃酸分泌。胃窦部的G细胞可分泌受多种因子调控的多肽激素促胃液素（gastrin，又称胃泌素），作用于旁分泌细胞膜上的胆囊收缩素（CCK_2）受体促进释放组胺，进而激动壁细胞上的 H_2 受体，促进胃酸分泌。因此，相关受体拮抗剂及质子泵抑制剂均可抑制胃酸分泌，应用于各种消化性溃疡，有利于促进溃疡的愈合。根据作用机制不同分为质子泵抑制剂、H_2 受体拮抗剂、促胃液素受体拮抗剂和选择性M受体拮抗剂四类。

（一）质子泵抑制剂（H^+-K^+-ATP 酶抑制剂）

质子泵抑制剂（proton pump inhibitor，PPI）均为前药，在酸性的胃壁细胞分泌小管内可转化为次磺酸（sulfenic acid）和亚磺酰胺（sulfenamide），后者与 H^+-K^+-ATP 酶 α 亚单位的疏基共价结合后可使酶失活，减少胃酸分泌。本类药物的作用特点：① 由于 H^+-K^+-ATP 酶是胃酸分泌的最后环节，故对基础胃酸及各种因素引起的胃酸分泌均有抑制作用；② 由于药物活性代谢产物与质子泵的结合牢固不可逆，故抑制胃酸分泌的作用强大而持久；③ 同时可减少胃蛋白酶的分泌，减轻对胃黏膜的损伤；④ 可抑制幽门螺杆菌。由于其疗效显著，已成为目前世界上应用最广的抑制胃酸分泌的药物。目前临床常用的质子泵抑制剂有奥美拉唑、兰索拉唑、雷贝拉唑和泮托拉唑等。

奥 美 拉 唑

奥美拉唑（omeprazole）是第一代质子泵抑制剂。

【药理作用】位于胃壁细胞黏膜腔侧的 H^+-K^+-ATP 酶，其功能是将 H^+（质子）泵入胃腔，提高胃内的酸度，作为交换，同时将K^+泵入壁细胞。壁细胞亦存在其他的离子转运系统，将K^+和Cl^-同时排入胃腔，最终保持胃内的HCl（胃酸）水平。奥美拉唑抑制胃酸分泌作用强大而持久。一次口服单剂量，胃酸分泌量明显下降，胃液pH迅速升高，3天后胃酸分泌仍部分受抑制，若连服8天，24小时胃液pH平均升高至5.3。

【临床应用】可用于治疗消化性溃疡、非甾体抗炎药所致的胃溃疡、应激性溃疡、反流性食管炎、上消化道出血、胃泌素瘤和其他幽门螺杆菌感染的相关疾病等。

【不良反应及用药注意事项】可引起恶心、呕吐、腹胀、便秘、腹泻等消化道症状；也可见头痛、头昏、外周神经炎等神经系统反应及血清转氨酶升高；偶有男性乳腺发育、溶血性贫血、皮疹、白细胞减少等。连续用药不宜超过8周。妊娠期和哺乳期妇女禁用。

艾司奥美拉唑

艾司奥美拉唑（esomeprazole）为奥美拉唑的左旋异构体，第二代质子泵抑制剂。与奥美拉唑相比，个体差异小，抑酸作用更强，副作用更小。

兰 索 拉 唑

兰索拉唑（lansoprazole）为第二代质子泵抑制剂。口服易吸收，但对胃酸不稳定，生物利用度约为85%。抑制胃酸分泌作用及抗幽门螺杆菌作用较奥美拉唑强，不良反应与奥美拉唑类似。

雷 贝 拉 唑

雷贝拉唑（rabeprazole）为第三代质子泵抑制剂。抑制胃酸分泌作用和减轻症状、治愈黏膜损害的作用强于同类其他药物，几乎不影响其他药物的代谢，不良反应少而轻。

泮 托 拉 唑

泮托拉唑（pantoprazole）是第三代质子泵抑制剂。抑制胃酸分泌作用与奥美拉唑相似，口服后吸收迅速，半衰期短，生物利用度高，约为70%，几乎不影响其他药物的代谢，不良反应较轻。

（二）H_2受体拮抗剂

常用药物主要有西咪替丁（cimetidine）、雷尼替丁（ranitidine）、法莫替丁（famotidine）、尼扎替丁（nizatidine）等。

【体内过程】口服易吸收，1~3小时血药浓度达峰值。尼扎替丁的口服生物利用度最高（90%以上），其次是西咪替丁，雷尼替丁和法莫替丁较低（表24-1）。血浆蛋白结合率较低。10%~35%在肝脏代谢，以代谢产物或原形经肾小球滤过排出。血液透析只能排出少量药物，故肌酐清除率降低的患者应减少药量，晚期肝病合并肾功能不良的患者必须减量。

【药理作用】H_2受体拮抗剂竞争性地拮抗胃壁细胞H_2受体，抑制胃酸分泌。法莫替丁作用最强且持久，其次是雷尼替丁和尼扎替丁，西咪替丁作用弱（表24-1）。对基础胃酸分泌的抑制作用强于其他类的抑制胃酸分泌药，因此对夜间胃酸分泌过多者疗效好。夜间胃酸分泌减少对十二指肠溃疡的愈合十分重要，故本类药物宜在晚餐后、入睡前服用。对促胃液素、进食、迷走神经兴奋及低血糖等引起的胃酸分泌抑制作用较弱。

【临床应用】主要用于治疗消化性溃疡，促进胃和十二指肠溃疡的愈合。还可用于治疗无并发症的胃食管反流和预防应激性溃疡的发生。

【不良反应】发生率较低（<3%），主要有轻微的腹泻、眩晕、肌肉痛、乏力。静脉注射可能引起中枢神经系统反应（如头痛、幻觉、语速加快、意识混乱等），也有引起血细胞减少的报道。西咪替丁可与雄性激素受体结合，拮抗雄激素的作用，因此男性患者长期大剂量使用西咪替丁可致乳腺发育。西咪替丁可抑制CYP2C9酶对雌性激素的代谢，可导致女性患者溢乳。

【药物相互作用】西咪替丁对包括CYP2C9酶在内的多种CYP酶有抑制作用，可抑制普萘洛尔、苯妥英钠、奎尼丁、华法林、茶碱等药物的代谢，使后者的血药浓度升高。雷尼替丁是CYP3A4酶抑制剂，可抑制普萘洛尔、对乙酰氨基酚、辛伐他汀或阿托伐他等药物代谢。法莫替丁和尼扎替丁几乎不影响肝代谢药物的血药浓度。

▼ 表24-1　常用 H_2 受体拮抗剂的比较

药物	生物利用度/%	相对作用强度	血浆半衰期/h	疗效持续时间/h	抑制肝药酶相对强度
西咪替丁	80	1	1.5~2.3	6	1
雷尼替丁	50	5~10	1.6~2.4	6	0.1
法莫替丁	40	32	2.5~4.0	12	0
尼扎替丁	>90	8.9（5~10）	1.1~1.6	8	0

（三）促胃液素受体拮抗剂

丙谷胺（proglumide）的化学结构与促胃液素及胆囊收缩素的末端结构相似，能竞争胃壁细胞膜上促胃液素受体，明显抑制促胃液素引起的胃酸和胃蛋白酶的分泌，对组胺和迷走神经兴奋引起的胃酸分泌作用不明显。还能促进胃黏膜黏液合成，增强胃黏膜的黏液-碳酸氢盐保护屏障。适用于治疗胃和十二指肠溃疡、慢性浅表性胃炎及十二指肠球炎。因抑制胃酸分泌作用较弱，临床上较少单独应用。本药不会引起胃酸分泌的反跳现象。偶有口干、便秘、腹胀、瘙痒、失眠等不良反应。

（四）选择性M受体拮抗剂

哌仑西平和替仑西平

哌仑西平（pirenzepine）、替仑西平（telenzepine）可选择性拮抗胃壁细胞上的 M_1 受体，抑制胃酸分泌，对胃液的pH影响不大，主要是减少胃液（包括胃蛋白酶原和胃蛋白酶）分泌量，从而使胃最大酸分泌和最高酸分泌下降。此外，对胃黏膜细胞也有直接的保护作用。替仑西平较哌仑西平作用强且持久。用于治疗胃和十二指肠溃疡，反流性食管炎和胃炎、应激性溃疡、急性胃黏膜出血、胃泌素瘤等。不良反应少，可有轻度口干、视物模糊、头痛、头晕等。

三、抗幽门螺杆菌药

幽门螺杆菌是一种革兰氏阴性微需氧菌，可使黏膜的保护作用降低，是引起消化性溃疡的主要致病因子，也与溃疡复发难以治愈有密切的关系。因此，在抗酸治疗的同时，必须根除幽门螺杆菌才能真正达到治愈消化性溃疡的目的。目前抗幽门螺杆菌药主要有铋剂、质子泵抑制剂和抗菌药三类（表24-2）。由于单用一种药物疗效差，常2~4种药物合用以提高疗效。现已发现幽门螺杆菌对甲硝唑、克拉霉素和左氧氟沙星耐药率有上升趋势，但对阿莫西林、四环素和呋喃唑酮的耐药率较低，故选择抗菌药时应注意。此外，某些中药、微生态制剂可能有助于提高对幽门螺杆菌根除率。

▼ 表24-2 常用抗幽门螺杆菌药

药物种类	药物
铋剂	枸橼酸铋钾、胶体果胶铋
质子泵抑制剂	奥美拉唑、艾司奥美拉唑、雷贝拉唑、兰索拉唑、泮托拉唑、艾普拉唑
抗菌药	阿莫西林、克拉霉素、甲硝唑、四环素、左氧氟沙星、呋喃唑酮

注：目前，根除幽门螺杆菌治疗首选铋剂四联方案，包括两种抗菌药、一种质子泵抑制剂和一种铋剂，疗程为10~14天。

理论与实践　　　　铋剂四联方案中抗菌药物组合

抗菌药物组合	抗菌药物1	抗菌药物2
组合1	阿莫西林1.0g，2次/d	克拉霉素500mg，2次/d
组合2	阿莫西林1.0g，2次/d	左氧氟沙星500mg，1次/d或200mg，2次/d
组合3	四环素500mg，3~4次/d	甲硝唑400mg，3~4次/d
组合4	阿莫西林1.0g，2次/d	甲硝唑400mg，3~4次/d
组合5	阿莫西林1.0g，2次/d	四环素500mg，3~4次/d

注：铋剂四联方案中的标准剂量，PPI_s包括奥美拉唑20mg、艾司奥美拉唑20mg、雷贝拉唑10mg、兰索拉唑30mg、泮托拉唑40mg、艾普拉唑5mg，餐前0.5小时口服；不同铋剂的用法略有区别，如枸橼酸铋钾220mg、2次/d，餐前0.5小时口服；推荐疗程为14天。

四、胃黏膜保护药

胃黏膜屏障包括黏液–碳酸氢盐屏障和细胞屏障。细胞屏障有抵抗胃酸和胃蛋白酶的作用。黏液–碳酸氢盐屏障可防止胃酸、胃蛋白酶损伤胃黏膜细胞。胃黏膜屏障功能受损可引起黏膜溃疡。胃黏膜保护药是通过增强胃黏膜的细胞屏障和/或黏液–碳酸氢盐屏障发挥抗消化性溃疡作用。常用的胃黏膜保护药有枸橼酸铋钾、硫糖铝和前列腺素及其衍生物米索前列醇等。

枸橼酸铋钾和胶体果胶铋

枸橼酸铋钾（bismuth potassium citrate）又称胶体次枸橼酸铋，胶体果胶铋（colloidal bismuth pectin）又称碱式果胶酸铋钾，均为稳定的胶状悬浮剂，后者的胶体特性更好。在胃内酸性条件下能形成氧化铋胶体，沉着于溃疡表面形成保护屏障，阻止胃酸刺激，降低胃蛋白酶活性；还能促进黏液–碳酸氢盐分泌和促进黏膜合成前列腺素；可杀灭幽门螺杆菌，有利于提高消化性溃疡的愈合率和降低复发率。用于治疗各种消化性溃疡、糜烂性胃炎、慢性萎缩性胃炎和消化道出血等，是幽门螺杆菌根除治疗方案的主要药物。不良反应较少，服药期间舌、粪便可被染黑，偶见恶心、呕吐、腹泻、腹痛、便秘，个别患者会出现面部潮红。严重肾病患者及孕妇禁用。不宜与抗酸药、牛奶和H_2受体拮抗剂同时服用，以免降低药效。

硫 糖 铝

硫糖铝（sucralfate）为硫酸蔗糖和氢氧化铝的复合物，在胃液酸性条件下可形成带负电荷的八硫酸蔗糖，并聚合成不溶性胶体，黏附于胃、十二指肠黏膜表面并在溃疡面形成保护膜；促进胃、十二指肠黏膜合成前列腺素E_2，从而增强胃和十二指肠黏膜的黏液–碳酸氢盐屏障和细胞屏障；增强碱性成纤维细胞生长因子、表皮生长因子的作用，使之聚集于溃疡区，促进溃疡愈合。还可抑制幽门螺杆菌的繁殖，抵御其蛋白酶、脂酶对胃黏膜的破坏。临床用于胃及十二指肠溃疡，对溃疡复发有较好疗效。还可用于预防上消化道出血。长期用药可引起便秘、腹泻、皮疹、头晕及瘙痒。本药需在酸性环境中才能起到黏膜保护作用，故不宜与碱性药合用。

铝 碳 酸 镁

铝碳酸镁（hydrotalcite）为抗酸和胃黏膜保护类药物。见前文。

米 索 前 列 醇

米索前列醇（misoprostol）为合成的前列腺素E_1的衍生物。主要通过激动前列腺素受体抑制基础胃酸分泌，也可抑制组胺、五肽促胃液素等引起的胃酸和胃蛋白酶分泌。还可刺激胃黏液和碳酸氢盐分泌，扩张胃黏膜血管增加血流量，加强黏膜细胞保护作用。主要用于胃、十二指肠溃疡及急性胃炎引起的消化道出血，尤其是由甾体抗炎药引起的慢性胃出血。不良反应发生率约13%，主要有腹痛、腹泻、恶心、腹部不适，也有头痛、头晕等。与抗酸药（尤其是含Mg^{2+}的抗酸药）合用后会加重腹泻。孕妇及前列腺素类过敏者禁用。

瑞 巴 派 特

瑞巴派特（rebamipide）为胃黏膜保护药，具有保护胃黏膜和促进溃疡愈合的作用。通过增加胃黏膜前列腺素的合成而增加胃黏液量和胃黏膜血流量，增强胃黏膜的屏障功能，促进胃黏膜细胞再生和损伤黏膜的修复；还可抑制炎症细胞浸润，消除羟自由基，抑制幽门螺杆菌引起的中性粒细胞产生活性氧造成的胃黏膜损伤。用于治疗胃溃疡和急慢性胃炎。本药的严重不良反应有休克或其他过敏反应、白细胞和血小板减少、肝功能障碍及黄疸等，用药期间应密切观察，一旦发生应及时停药并予以适当处理。

替 普 瑞 酮

替普瑞酮（teprenone）为萜烯类衍生物，具有组织修复作用。通过增加胃黏膜中前列腺素和胃黏膜血流量、增加胃黏液及抑制脂质过氧化反应，发挥较强的抗溃疡作用和改善胃黏膜病变。用于治疗胃溃疡，也用于急性胃炎和慢性胃炎的急性加重。通过增加黏膜组织一氧化氮合酶和一氧化氮的含量，促进局部内源性前列腺素的合成，提高胃黏膜的防御修复能力。主要不良反应有便秘、腹胀、皮肤瘙痒、头痛及血清 ALT、AST 轻度增高。

> **问题与思考**
> 为什么抑制壁细胞H^+-K^+-ATP酶是最有效的抑酸手段？

第二节　消化功能调节药

一、助消化药

助消化药多为消化液成分或促进消化液分泌的药物，可促进食物的消化，常用于消化道分泌功能减弱或消化不良等。

胃 蛋 白 酶

胃蛋白酶（pepsin）来自动物胃黏膜。常与稀盐酸同服，用于治疗消化酶分泌不足、胃酸分泌不足引起的消化不良等。禁与碱性药物配伍使用。

胰 酶

胰酶（pancreatin）含胰淀粉酶、胰蛋白酶、胰脂肪酶，可消化蛋白质、脂肪和淀粉。用于治疗消化不良。不宜与酸性药同时服用，整片吞服。

乳 酶 生

乳酶生（lactasin）是干燥、活的乳酸杆菌制剂，可使糖类分解产生乳酸，提高肠内酸度，抑制肠内腐败菌繁殖，减少发酵和产气。用于消化不良、腹胀及小儿消化不良性腹泻。不宜与抗菌药或吸附药同时服用，以免抑制乳酸杆菌而使药效降低。

二、止吐药与胃肠促动药

本类药物按作用机制分为 H_1 受体拮抗剂、多巴胺受体拮抗剂、选择性 5-HT$_3$ 受体拮抗剂和 5-HT$_4$ 受体激动剂。

（一）H_1 受体拮抗剂

此类药物主要包括茶苯海明（dimenhydrinate）、苯海拉明（diphenhydramine）、异丙嗪（promethazine）等，具有中枢镇静和止吐作用，用于预防和治疗晕动病、内耳性眩晕症等。

（二）多巴胺受体拮抗剂

氯丙嗪、奋乃静等通过拮抗延髓催吐化学感受器（CTZ）的 D_2 受体产生镇吐作用。镇吐作用强，不良反应多，对晕动病呕吐无效。

甲氧氯普胺

甲氧氯普胺（metoclopramide）为多巴胺 D_2 受体拮抗剂。

【体内过程】口服易吸收，与血浆蛋白结合率为13%～22%。在肝脏代谢，以原形和葡萄糖醛酸结合物经肾脏排泄。血浆半衰期为4～6小时。起效时间：口服30～60分钟；肌内注射10～15分钟；静脉注射1～3分钟。作用持续时间1～2小时。

【药理作用】通过拮抗CTZ多巴胺 D_2 受体产生强大的中枢性镇吐作用。拮抗胃肠道平滑肌 D_2 受体，促进食管到近端小肠的运动，松弛幽门，增加贲门括约肌张力，使食物通过胃和十二指肠的时间缩短，促进胃的正向排空，这些作用也可增强本药的镇吐效应。

【临床应用】主要用于治疗各种原因所致的恶心、呕吐、嗳气、胃胀等的对症治疗；也用于反流性食管炎、胆汁反流性胃炎、功能性胃滞留、胃下垂等；还可用于残胃排空延迟、迷走神经切除后胃排空延缓及糖尿病性胃轻瘫、尿毒症、硬皮病等所致的胃排空障碍。

【不良反应及用药注意事项】主要有倦怠、嗜睡、头晕等，较少见便秘、腹泻、溢乳及男性乳房发育等。大剂量或长期应用可能导致锥体外系反应；注射给药可能引起直立性低血压。孕妇忌用。

多 潘 立 酮

多潘立酮（domperidone）为较强的多巴胺受体拮抗剂。口服后吸收迅速，不易通过血脑屏障，生物利用度约为15%，半衰期为7~8小时，经肝脏代谢，通过尿液和粪便排出。通过直接拮抗胃肠道的多巴胺D_2受体，加强胃肠蠕动和张力，促进胃排空，协调胃与十二指肠运动和幽门的收缩，同时能增强食管的蠕动和食管下端括约肌的张力，从而抑制恶心、呕吐，并有效防止胆汁反流和阻止胃食管反流。该药对结肠作用很小。用于由胃排空延缓、胃食管反流、食管炎引起的消化不良、腹胀、嗳气、恶心、呕吐。对于偏头痛、颅外伤、肿瘤化疗和放射治疗等引起的恶心、呕吐也有效。不良反应较少，偶有头痛、头晕、失眠、腹部痉挛、腹泻、胃灼热感及催乳素水平升高等。

伊 托 必 利

伊托必利（itopride）具有拮抗多巴胺D_2受体和抑制乙酰胆碱酯酶双重作用。通过拮抗D_2受体而促进乙酰胆碱的释放，同时抑制乙酰胆碱酯酶，减少乙酰胆碱水解，从而增强胃和十二指肠运动，加速胃排空，并有止吐作用。用于胃肠动力减弱（如功能性消化不良、慢性胃炎等）引起的消化不良症状，包括上腹饱胀感、上腹痛、恶心、呕吐等。不良反应有过敏症状，如皮疹、发热、瘙痒等；消化系统症状，如腹泻、腹痛、便秘、唾液增加等；神经系统症状，如头痛、睡眠障碍、眩晕等，还可引起白细胞减少、肝肾功能损害等。胃肠道出血、穿孔及儿童禁用，孕妇和哺乳妇慎用。

（三）选择性5-HT$_3$受体拮抗剂

本类药物常用的有昂丹司琼、格拉司琼（granisetron）和多拉司琼（dolasetron）等。

昂 丹 司 琼

昂丹司琼（ondansetron）为一种高度选择性5-HT$_3$受体拮抗剂。

【体内过程】口服易吸收，血药浓度达峰时间约为2小时，其生物利用度约为60%，半衰期为3~4小时，血浆蛋白结合率约为75%，代谢产物主要经肾脏排泄。

【药理作用】5-HT$_3$受体广泛分布于中枢和外周，肿瘤化疗、放疗可使小肠嗜铬细胞释放5-HT，经由5-HT$_3$受体激活传入迷走神经而引起呕吐反射。昂丹司琼可选择性拮抗5-HT$_3$受体，对肿瘤化疗和放疗所致的呕吐可产生迅速而强大的止吐作用。但对晕动病及多巴胺受体激动剂阿扑吗啡引起的呕吐无效。

【临床应用】主要用于肿瘤化疗及放疗引起的恶心、呕吐，也用于预防和治疗手术后的恶心、呕吐。

【不良反应及用药注意事项】常见的有头痛、头部和上腹部发热感、静坐不能、腹泻、皮疹、急性张力障碍性反应、便秘等；少见短暂性氨基转移酶升高；罕见有支气管痉挛、心动过速、胸痛、低钾血症、心电图改变和癫痫大发作。胃肠道梗阻、妊娠期妇女、有过敏史或对本药过敏者禁用。

（四）5-HT$_4$受体激动剂

西 沙 必 利

西沙必利（cisapride）为苯甲酰类5-HT$_4$受体激动剂。

【体内过程】口服吸收快而完全，生物利用度为40%，1~2小时血药浓度达峰值，半衰期为10小时。主要经CYP3A4酶代谢。代谢产物经肾脏和粪便排泄，哺乳期乳汁排泄很少。

【药理作用】西沙必利是全胃肠促动药。可加强食管、胃和十二指肠的收缩与蠕动，改善胃窦-十二指肠的协调功能，从而防止胃食管和十二指肠胃反流，促进胃和十二指肠的排空，并可促进小肠和大肠的蠕动。其作用机制主要是激动5-HT$_4$受体，选择性地促进肠肌层神经丛节后释放ACh，从而增强胃肠的运动；但不影响黏膜下神经丛，因此不改变黏膜的分泌，不增加胃酸的分泌。

【临床应用】用于由神经切断术或部分胃切除引起的胃轻瘫；X线、内镜检查呈阴性的功能性消化不良；胃食管反流，包括食管炎；假性肠梗阻导致的推进性蠕动不足、胃肠内容物滞留及慢性便秘。

【不良反应及用药注意事项】本药可促进胃肠活动，可能引起瞬时的胃肠痉挛疼痛、腹鸣或腹泻，可酌情减少剂量。偶见轻度短暂头痛或头晕、肝功能异常或伴有胆汁淤积。有引起QT间期延长的可能，用药期间应注意监测心电图。老年人或肝肾功能不全者，剂量应酌减。心动过缓、QT间期延长、对本药过敏、哺乳妇和婴幼儿禁用。因胃肠道运动增加可造成危害的患者，必须慎用。

【药物相互作用】西沙必利主要被肝脏CYP3A4酶代谢，应避免与CYP3A4酶强抑制剂如红霉素、酮康唑、伊曲康唑、西咪替丁、克拉霉素等及易引起QT间期延长的药物如奎尼丁、索他洛尔、三环类及四环类抗郁药等合用。

莫 沙 必 利

莫沙必利（mosapride）为强效选择性5-HT$_4$受体激动剂，作用机制同西沙必利。主要用于改善功能性消化不良引起的各种症状，如上腹部不适、餐后饱胀、早饱、食欲不振、恶心、呕吐等，也可用于胃食管反流病、糖尿病性胃轻瘫及部分胃切除患者的胃功能障碍。不良反应主要为腹泻、腹痛、口干、皮疹及倦怠、头晕等，偶见嗜酸性粒细胞增多、甘油三酯升高及肝功能损害。对本药过敏、胃肠道出血、穿孔、机械性肠梗阻患者禁用。

> **问题与思考**
> 简述西沙必利是如何发挥胃肠促动力作用的，有何临床应用？

三、泻药

泻药是刺激肠蠕动、软化粪便或润滑肠道促进排便的药物。临床主要用于功能性便秘。按作用机制可分为渗透性泻药、刺激性泻药和润滑性泻药三类。

（一）渗透性泻药

硫 酸 镁

硫酸镁（magnesium sulfate）口服后在肠道难以被吸收，可使肠内渗透压升高，阻止肠道水分吸收，并将组织中的水分吸收到肠腔中，使肠道容积增大，刺激肠壁进而反射性增加肠蠕动而导泻。用于急性便秘、排出肠内毒物（除外中枢抑制药中毒），亦可与驱虫药合用以促进虫体排出。口服还可产生利胆作用（见本节"五、利胆药"）。此外，硫酸镁注射给药时可拮抗 Ca^{2+} 并抑制中枢神经系统、松弛骨骼肌和血管平滑肌，产生抗惊厥和降血压作用。导泻时如服用浓度过高的溶液，可能自组织中吸取大量水分而导致组织脱水，故宜清晨空腹服用，并大量饮水，以加速导泻并防止发生脱水。硫酸镁口服后刺激肠壁，可反射性引起盆腔充血，故急腹症、肠道出血及月经期和妊娠期妇女不宜使用硫酸镁或硫酸钠导泻。中枢抑制药中毒时，应避免使用硫酸镁导泻，可改用硫酸钠。

乳 果 糖

乳果糖（lactulose）口服不吸收，在结肠内被消化道菌群转化成有机酸，导致肠道内 pH 下降，并通过保留水分，增加肠内容物体积。上述作用刺激结肠蠕动，保持大便通畅，缓解便秘，同时恢复结肠的生理节律；还可促进肠道嗜酸菌（如乳酸杆菌）的生长，抑制蛋白分解菌，使氨转化为离子状态，减少结肠对氨的吸收，间接降低血氨水平。用于慢性功能性便秘，尤其适用于孕产妇及儿童，也用于肝性脑病的辅助治疗。主要不良反应为腹胀、腹痛和腹泻。糖尿病患者慎用。半乳糖血症、肠梗阻、急性腹痛、低半乳糖饮食及对乳果糖过敏患者禁用。

（二）刺激性泻药

刺激性泻药也称接触性泻药，主要作用是刺激结肠推进性蠕动而产生导泻作用。此类泻药及其代谢产物可刺激肠壁，使结肠推进性蠕动增强，促进粪便排出。常用的有比沙可啶及蒽醌类药物，如大黄（rhubarb）、番泻叶（senna）等中药制剂。

比 沙 可 啶

比沙可啶（bisacodyl）为刺激性缓泻药。能直接刺激肠黏膜神经末梢，引起结肠反射性蠕动增强而促进排便；还可刺激局部轴突反射和节段反射，引起广泛的结肠蠕动；也可抑制结肠内钠和水分的吸收，增加肠内容积，引起反射性排便。餐后口服6~12小时内排出软便，直肠给药后15~60分钟引起排便。用于急、慢性便秘和习惯性便秘，也可用于腹部X线检查、内镜检查和术前肠道清洁。少数患者出现腹痛感，排便后自行消失。直肠给药有较强刺激性，可致直肠炎或过度腹泻。

（三）润滑性泻药

润滑性泻药是通过润滑肠壁并软化粪便而发挥通便作用。

液 状 石 蜡

液状石蜡（liquid paraffin）为矿物油，口服不吸收，能润滑肠壁并抑制水吸收而稀释粪便，使粪便易于排出。适用于老年人和小儿、痔疮等便秘患者。长期服用可影响脂溶性维生素的吸收。

甘油和山梨醇

甘油（glycerol）或山梨醇（sorbitol）的高渗溶液经直肠给药后，可润滑并刺激直肠壁，软化粪便，使之易于排出。作用快而温和，主要用于轻度急性便秘，尤其适用于老年人和小儿。常用开塞露为含52.8%～58.3%（g/g）的甘油溶液或42.7%～47.3%（g/g）的山梨醇溶液。

四、止泻药

止泻药是能抑制肠蠕动或保护肠道免受刺激而达到止泻作用的药物。腹泻患者的治疗应以对因治疗为主，但对腹泻剧烈而持久的患者，可适当给予止泻药以缓解症状和防止并发症。

（一）阿片受体激动剂

阿片受体激动剂有复方樟脑酊（tincture camphor compound）和阿片酊（apium tincture），主要用于较严重的非细菌感染性腹泻。

洛 哌 丁 胺

洛哌丁胺（loperamide）化学结构类似哌替啶，为氟哌啶醇衍生物，止泻作用强、快、持久，比吗啡强40～50倍。该药对肠道平滑肌的作用与阿片类相似，可抑制肠道平滑肌的收缩，减少肠蠕动；还可抑制肠壁神经末梢释放ACh而减少肠蠕动；也可增强肛门括约肌的张力，从而减少大便失禁和便急。用于急、慢性腹泻，也用于回肠造瘘术，以减少排便量及次数，增加粪便稠硬度。不良反应轻微，主要有恶心、呕吐、口干及皮疹等。服用过量可引起嗜睡、便秘、肌肉紧张、瞳孔缩小、呼吸抑制等中毒症状，可用纳洛酮解毒治疗。5岁以下小儿禁用，孕妇和哺乳期妇女慎用。

地 芬 诺 酯

地芬诺酯（diphenoxylate）为人工合成的哌替啶衍生物，对肠道的作用与阿片类及洛哌丁胺相似，可直接作用于肠道平滑肌，通过抑制肠黏膜感受器，消除局部黏膜的蠕动反射而减弱肠蠕动，使肠内容物通过延迟，增加肠内水分的吸收。用于急、慢性功能性腹泻及慢性肠炎。不良反应较少，偶见嗜睡、腹胀和腹部不适、口干、恶心、呕吐等，停药后可消失。长期应用时可产生依赖性，过量可导致呼吸抑制和昏迷，可洗胃并予纳洛酮解救。

（二）吸附药与收敛药

鞣 酸 蛋 白

鞣酸蛋白（tannalbin）属收敛药（astringents），口服后在肠内分解释放鞣酸，使肠黏膜表面蛋白质凝固、沉淀，形成一层保护膜而减轻刺激，降低炎症渗出和减少肠蠕动，发挥收敛止泻作用。用于消化不良性腹泻、非细菌性腹泻。过量服用可引起便秘。

蒙 脱 石

蒙脱石（montmorillonite）属于吸附药，口服后不吸收。因具有层纹状结构及非均匀性电荷分布，对消化道内的病毒、病菌及其产生的毒素、气体有固定、抑制作用，使前者失去致病作用；对消化道黏膜有保护能力，并通过与黏液糖蛋白相互结合，从而修复、提高黏膜屏障对攻击因子的防御功能。用于成人及儿童急、慢性腹泻，也可用于食管、胃、十二指肠疾病引起的相关疼痛的辅助治疗，但不作解痉剂使用。不良反应少，过量服用易致便秘，可减少剂量继续服用。治疗急性腹泻时，应注意纠正脱水。对本药过敏者禁用，过敏体质者慎用。

药 用 炭

药用炭（medicinal charcoal）为吸附药。因具有丰富的孔隙，能吸附肠内多种有毒或无毒的刺激性物质及肠内异常发酵产生的气体，减轻对肠壁的刺激，减少肠蠕动，从而起止泻作用；还可迅速吸附胃肠道中的肌酐和尿酸，使其从肠道中排出体外，从而降低体内肌酐、尿酸积存量。用于腹泻及胃肠胀气，也用于各种原因所致的急慢性肾衰竭、尿毒症、高尿酸血症或痛风。可引起恶心，长期服用可出现便秘。长期用药可影响营养物质吸收，3岁以下小儿禁止长期服用。不宜与维生素、抗生素、洋地黄、生物碱类、乳酶生及其他消化酶类等药物同服，以免被吸附而影响疗效。

五、利胆药

利胆药是指能促进胆汁分泌和排泄的药物。按作用分为促进胆汁分泌药和促进胆汁排出药两类。但对于胆道阻塞性疾病，主要采用手术治疗，药物作为辅助治疗。常用的利胆药作用涉及胆汁酸，胆汁酸为胆汁的基本成分，胆汁酸具有许多生理功能，如促进脂质和脂溶性维生素吸收；调节胆固醇合成与消除；引起胆汁流动；反馈性抑制胆汁酸合成等。常用的有熊去氧胆酸、鹅去氧胆酸和茴三硫等。

（一）促进胆汁分泌药

促进胆汁分泌药能直接作用于肝细胞而促进胆汁分泌，增加胆汁排出量，有机械性冲洗胆道的作用，有助于排出胆道中泥沙样结石或术后残留结石。

熊去氧胆酸

熊去氧胆酸（ursodeoxycholic acid）最初由熊胆汁中分离而被命名，是由胆固醇衍生而来的天然亲水性胆汁酸，在人体总胆汁酸中含量较低。口服熊去氧胆酸后，可抑制胆固醇在肠道重吸收和降低胆固醇向胆汁分泌，从而降低胆汁中胆固醇的饱和度，进而使胆固醇性结石逐渐溶解（可能是由于胆固醇的分散和液体晶体的形成）。口服熊去氧胆酸后，还可剂量依赖性地增加总胆汁酸中熊去氧胆酸的含量，使其成为主要的胆汁酸成分，替代易于聚集的、有害的内源性疏水性胆汁酸。此外，本药还具有保护受损的胆管上皮细胞、促进肝细胞分泌胆汁、抑制肝细胞凋亡及免疫调节作用。用于胆囊收缩功能正常且X线能穿透的胆固醇性结石，对直径小于5mm者疗效较好，也用于胆汁淤积性肝病及胆汁反流性胃炎。本药的毒性和副作用较鹅去氧胆酸小，偶有便秘、头痛、头晕、过敏、胰腺炎和心动过速等不良反应。急性胆囊炎和胆管炎、胆总管或胆囊管阻塞、经常性胆绞痛发作、X线不能穿透的胆结石钙化、胆囊功能受损者禁用。

鹅去氧胆酸

鹅去氧胆酸（chenodeoxycholic acid，CDCA）是正常胆汁中的初级胆汁酸成分。主要作用是降低胆汁内胆固醇的饱和度，绝大多数患者服用CDCA后（当CDCA占胆汁中胆盐的70%时），脂类恢复微胶粒状态，胆固醇处于不饱和状态，从而使结石中的胆固醇溶解、脱落。大剂量的CDCA（每天10~15mg/kg）可以抑制胆固醇的合成，并增加胆石症患者胆汁的分泌，但其中的胆盐和磷脂分泌量维持不变。临床主要用于结石直径小于2cm，胆囊功能良好的胆固醇性结石患者，对胆色素性结石和混合性结石也有一定疗效。主要不良反应为腹泻，少见皮肤瘙痒、头晕、恶心、腹胀及短暂的血清谷丙转氨酶升高。胆道完全梗阻、严重肝功能减退者及妊娠妇女禁用。

苗 三 硫

苗三硫（anethol trithione）使胆固醇、胆酸、胆色素等固体成分分泌增加；能增强肝脏谷胱甘肽（GSH）水平，明显增强谷氨酰半胱氨酸合成酶（GCS）、谷胱甘肽还原酶（GSSG-R）和谷胱甘肽硫转移酶（GSH-S-TX）活性，降低谷胱甘肽过氧化酶（GSH-PX）活性，从而增强肝细胞活力，使胆汁分泌增多；可显著增加毒蕈碱受体数量，能促进唾液分泌和促进肠蠕动，有效消除腹胀、便秘、口臭等症状；还能促进尿素的生成和排泄，产生利尿作用。用于胆囊炎、胆石症及消化不良，也用于药源性黏膜干燥症状及急、慢性肝炎的辅助治疗。不良反应有腹胀、腹泻、腹痛、恶心等胃肠道症状，偶有皮疹、药热等过敏反应，还可引起尿液变色。长期服用可致甲状腺功能亢进。胆道完全梗阻及对本药过敏者禁用。甲状腺功能亢进患者慎用。

（二）促进胆汁排出药

促进胆汁排出药能引起胆囊收缩或胆总管括约肌松弛，从而促进胆汁排出。

硫 酸 镁

硫酸镁（magnesium sulfate）的高浓度溶液（33%）经口服或直接注入十二指肠，可刺激十二指肠黏膜，使其分泌胆囊收缩素，反射性地引起胆总管括约肌松弛、胆囊收缩，促进胆囊排空，产生利胆作用。用于阻塞性黄疸、慢性胆囊炎及十二指肠引流检查。

案例24-1　　患者，男，38岁。因"间断上腹痛3年加重3天"就诊。患者3年前无明显诱因出现上腹痛，偶有反酸、嗳气，自认为消化不良，有时自服雷尼替丁胶囊或奥美拉唑肠溶片，但上腹痛仍时有发作，且常于餐后加重。3天前再次腹部胀痛，伴严重反酸、嗳气。

思考：

1. 对该患者有何诊疗建议？
2. 雷尼替丁和奥美拉唑的作用机制是什么？

学习小结

目前抗消化性溃疡药主要包括抗酸药、抑制胃酸分泌药、抗幽门螺杆菌药和胃黏膜保护药四类。抑制胃酸分泌药又分为质子泵抑制剂、H_2受体拮抗剂、促胃液素受体拮抗剂和选择性M受体拮抗剂，其中质子泵和H_2受体为抑制胃酸分泌药物的主要作用靶点，故临床应用最广泛的抑酸药为质子泵抑制剂，其次是H_2受体拮抗剂。抗幽门螺杆菌药有铋剂、质子泵抑制剂、抗菌药三类。胃黏膜保护药有枸橼酸铋钾、胶体果胶铋、硫糖铝和米索前列醇等。

止吐药与胃肠促动药有H_1受体拮抗剂、多巴胺受体拮抗剂、选择性5-HT_3受体拮抗剂和5-HT_4受体激动剂四类。常用的泻药分为渗透性泻药、刺激性泻药和润滑性泻药三类。止泻药有阿片受体激动剂、吸附药与收敛药。利胆药有促进胆汁分泌药和促进胆汁排出药两类。

（沈华杰）

复习参考题

一、选择题

1. 奥美拉唑属于
   A. 胃黏膜保护药
   B. 抗酸药
   C. 促胃液素受体拮抗剂
   D. H_2受体拮抗剂
   E. 胃壁细胞质子泵抑制剂

2. 兼有黏膜保护药和抗幽门螺杆菌作用的是
   A. 雷贝拉唑
   B. 法莫替丁
   C. 胶体果胶铋
   D. 丙谷胺
   E. 哌仑西平

3. 雷尼替丁的抗消化性溃疡作用是由于
   A. 拮抗组胺H_1受体
   B. 拮抗组胺H_2受体
   C. 拮抗组胺H_1、H_2受体
   D. 抑制H^+-K^+-ATP酶
   E. 拮抗M受体

4. 通过激动5-HT_4受体而促进胃肠运动的药物是
   A. 多潘立酮
   B. 西沙必利
   C. 枸橼酸铋钾
   D. 液体石蜡
   E. 胃蛋白酶

5. 患者，男，48岁。强直性脊椎炎，服用吲哚美辛治疗。现出现恶心、腹痛、头晕、黑便，诊断为消化道出血。停用吲哚美辛后，宜给予的最佳药物是
   A. 氢氧化铝
   B. 维生素K
   C. 枸橼酸铋钾
   D. 奥美拉唑
   E. 雷尼替丁

答案：1. E；2. C；3. B；4. B；5. D

二、简答题

1. 简述抗消化性溃疡药的分类、代表药及其药理作用。
2. 简述奥美拉唑抗消化性溃疡的作用机制与临床应用。
3. 简述西沙必利的药理作用及临床应用。

第二十五章 作用于血液及造血系统的药物

<table>
<tr><td colspan="2" align="center">**学习目标**</td></tr>
<tr><td>掌握</td><td>肝素、华法林、维生素K的药理作用、作用机制、临床应用和不良反应。</td></tr>
<tr><td>熟悉</td><td>抗贫血药、溶栓药的药理作用、作用机制和临床应用。</td></tr>
<tr><td>了解</td><td>抗血小板药、造血细胞生长因子、血容量扩充药的作用及临床应用。</td></tr>
</table>

　　血液是由血浆和血细胞组成，具有运输、参与体液调节、维持机体内环境稳定和防御功能。在生理状态下，机体内血液凝固系统、抗凝系统及纤维蛋白溶解系统之间维持动态平衡，使血管内的血液保持正常的流动状态。一旦此平衡遭到破坏，就会出现血液系统疾病。造血系统功能障碍可导致血细胞数量或功能改变，如贫血、粒细胞减少、再生障碍性贫血等。而各种原因引起有效循环血量降低可造成机体各器官血流灌注不足，甚至休克。本章内容包括抗凝血药、抗血小板药、纤维蛋白溶解药和纤维蛋白溶解抑制药、促凝血药、抗贫血药、集落刺激因子及血容量扩充药。

第一节　抗凝血药

　　血液凝固是由一系列凝血因子参与的复杂的蛋白质水解活化过程，包括内源性凝血途径和外源性凝血途径（图25-1）。内源性凝血途径是由血浆内凝血因子Ⅻ与受损血管内皮表面的胶原黏附而被激发；外源性凝血途径是从组织损伤释放凝血因子Ⅲ激活凝血因子Ⅶ开始。内源性或外源性凝血途径通过一系列凝血因子的相继激活，最后使凝血因子Ⅹ激活为Ⅹa，并与凝血因子Ⅴ由Ca^{2+}连接于磷脂表面，形成凝血酶原激活物，使凝血酶原转化为凝血酶，进一步生成难溶的纤维蛋白多聚体而形成血凝块。

　　抗凝血药（anticoagulants）是通过干扰凝血因子，从而阻止血液凝固的药物，主要用于血栓栓塞性疾病的预防与治疗。

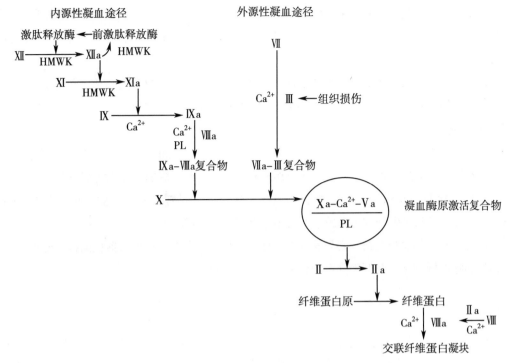

内源性凝血途径 外源性凝血途径

HMWK.高分子量激肽原；a.各凝血因子的活化型；PL.磷脂。

▲ 图25-1 内源性与外源性凝血途径

一、体内、体外抗凝血药

肝　素

肝素（heparin）由Melean在1916年从肝内发现并由此而得名。药用制剂主要是从猪肠黏膜或牛肺中提取，是由硫酸-D-葡萄糖胺和硫酸-L-艾杜葡萄糖醛酸、硫酸-D-葡糖胺和D-葡萄糖醛酸两种双糖单位交替连接而成的黏多糖硫酸酯，分子量3~50kDa，平均分子约12kDa，呈强酸性，带大量负电荷，这与其抗凝作用有关。

【体内过程】肝素是大分子物质，不易通过生物膜，口服不被吸收，常静脉注射给药。主要留存在血液中，很少进入组织，血浆蛋白结合率约80%。主要经肝代谢为低抗凝活性的尿肝素，降解产物或原形经肾脏排泄。抗凝活性半衰期与给药剂量有关，肺栓塞及肝硬化患者半衰期延长。

【药理作用及作用机制】

1. 抗凝作用　在体内、体外均具有强大的抗凝作用，且作用迅速。一次给常用量（12 500U）可维持抗凝作用3~4小时，静脉注射后10分钟内血液凝固时间及活化部分凝血活酶时间（activated partial thromboplastin time, APTT）明显延长，对凝血酶原时间（prothrombin time, PT）影响弱。肝素是通过增强抗凝血酶Ⅲ（antithrombin Ⅲ, AT Ⅲ）的抗凝作用而发挥作用的。AT Ⅲ是血浆含丝氨酸残基蛋白酶抑制剂，可与凝血因子Ⅱa、Ⅸa、Ⅹa、Ⅺa、Ⅻa等通过精氨酸-丝氨酸肽键相结合，形成AT Ⅲ-凝血酶复合物，进而使这些因子灭活，发挥抗凝血作用。肝素与AT Ⅲ结合形成肝素-AT Ⅲ复合物，并引起AT Ⅲ构型改变，暴露出活性部位，从而加速AT Ⅲ对凝血因子Ⅱa、Ⅸa、Ⅹa、Ⅺ、Ⅻa等的灭活，抗凝作用加速。肝素使这一反应加速达千倍以上。

2. 降血脂作用　肝素可使血管内皮细胞释放脂蛋白酯酶，加速水解极低密度脂蛋白和乳糜微粒，同时还提高高密度脂蛋白水平。

3. 抗炎作用　肝素能抑制炎症介质活性及炎症细胞活动，抑制血管内膜和血管平滑肌增生。

4. 抗血小板作用　肝素也可抑制血小板聚集，与肝素抑制凝血酶有关。

【临床应用】

1. 血栓栓塞性疾病　肝素主要用于防治血栓形成和栓塞，如肺栓塞、脑栓塞、深部静脉血栓、心肌梗死和外周静脉术后，可防止血栓形成和扩大。对已形成的血栓无溶解作用。

2. 弥散性血管内凝血（DIC）　如脓毒血症、胎盘早期剥离、恶性肿瘤溶解等所致的DIC，早期应用肝素，可防止因纤维蛋白原和凝血因子耗竭所致的继发性出血。

3. 体外抗凝　如血液透析、心导管检查、体外循环及某些血液标本或器械的抗凝处理。

4. 抗动脉粥样硬化　与肝素降血脂作用及抗炎作用有关。

相关链接　｜　**血栓性疾病**

血栓性疾病包括血栓形成和血栓栓塞，如果血液有形成分在血管某一局部凝固形成血凝块称为血栓形成，形成的血栓脱落并随血流移动堵塞其他部位则称为血栓栓塞。按发生血栓的血管类型可分为动脉血栓、静脉血栓及微血栓。静脉血栓性疾病是血液在深静脉内凝结引起的静脉回流障碍性疾病，包括下肢深静脉血栓形成和肺栓塞；动脉血栓性疾病多见于冠状动脉、脑动脉、肠系膜动脉及下肢动脉等，血栓类型早期多为血小板血栓，随后为纤维蛋白血栓；微血栓常见于弥散性血管内凝血、血栓性血小板减少性紫癜及溶血尿毒症综合征。

临床常见的血栓栓塞性疾病有心肌梗死、脑梗死、脑栓塞、肺栓塞、深静脉血栓及周围血管栓塞等。目前特异的、靶向的抗栓剂尚少，合理应用抗凝血药、抗血小板药、溶栓药防治血栓性疾病具有非常重要的临床意义。

【不良反应及用药注意事项】

1. 自发性出血　为肝素的主要不良反应，表现为皮肤瘀点或瘀斑、血肿、关节积血、咯血、血尿、吐血、便血及颅内出血等，一旦发生自发性出血，立即停用肝素，严重出血者注射鱼精蛋白中和。鱼精蛋白是强碱性蛋白质，可与肝素结合成稳定的复合物而使肝素失活。每1mg鱼精蛋白可中和100U肝素，每次剂量不应超过50mg，静脉缓慢给药。有出血倾向、血液凝固迟缓（如血友病、紫癜、血小板减少）、溃疡病、创伤、产后出血及严重肝功能不全者禁用。

2. 血小板减少症　部分患者首次使用肝素5~10天后会出现肝素诱发的血小板减少症，主要是由肝素引起的一过性血小板聚集作用所致，与免疫反应有关。停药后通常可恢复。

3. 其他　偶有过敏反应如荨麻疹、哮喘、发热等。长期应用可发生脱发、短暂的可逆性秃头症及骨质疏松。对肝素过敏者禁用。

低分子量肝素

低分子量肝素（low molecular weight heparin, LMWH）是普通肝素经化学或酶法降解而得，分子量低于6.5kDa。临床常用的有依诺肝素（enoxaparin）、替地肝素（tedelparin）、弗希肝素（fraxiparin）、洛吉肝素（logiparin）及洛莫肝素（lomoparin）等。与普通肝素相比，低分子量肝素具有以下特点：① 选择性抗凝血因子 Xa 活性，对凝血酶及其他凝血因子影响较小。抗凝血活性较弱，抗血栓作用较强。② 对血小板功能影响小，血小板减少和出血发生率低。③ 生物利用度高。在体内消除速率慢，半衰期是普通肝素的2~4倍，静脉注射活性可维持12小时，皮下注射每日1次即可。主要用于预防骨外科术后深静脉血栓形成和肺栓塞、急性心肌梗死、不稳定型心绞痛和血液透析、体外循环等。不良反应有出血、血小板减少、低醛固酮血症伴高血钾症、过敏反应和暂时性转氨酶升高等不良反应。

二、体内抗凝血药

香 豆 素 类

香豆素类（coumarins）是一类含有4-羟基香豆素基本结构的口服抗凝血药，需口服吸收后参与体内代谢发挥抗凝作用，故又称口服抗凝药。主要包括双香豆素（dicoumarol）、华法林（warfarin）（又称卞丙酮香豆素）、双香豆素乙酯（ethyl biscoumacetate）和醋硝香豆素（acenocoumarol）。

【体内过程】醋硝香豆素和华法林口服吸收迅速而完全，双香豆素吸收慢而不完全，且易受食物的影响。血浆蛋白结合率高达90%~99%，表观分布容积小。华法林和双香豆素在肝脏代谢，而醋硝香豆素大部分以原形经肾脏排泄，半衰期10~60小时。可通过胎盘屏障，胎儿与母体血药浓度接近，故妊娠期禁用。

【药理作用及作用机制】香豆素类药物是维生素K的拮抗剂，可抑制维生素K在肝由环氧化物向氢醌型转化，从而阻止维生素K的反复利用。维生素K是γ-羧化酶的辅酶，参与凝血因子Ⅱ、Ⅶ、Ⅸ、Ⅹ的前体及内源性抗凝血蛋白C和抗凝血蛋白S的氨基末端谷氨酸残基的γ-羧化作用，这些因子羧化后才能被活化。香豆素类药物在肝脏抑制维生素K由环氧型向氢醌型转化，致使上述凝血因子的γ-羧化受阻，使这些因子停留在无凝血活性的前体阶段，从而产生抗凝作用。对已合成的凝血因子Ⅱ、Ⅶ、Ⅸ、Ⅹ无影响，其抗凝作用需待已合成的凝血因子Ⅱ、Ⅶ、Ⅸ、Ⅹ耗竭后才能出现，故作用缓慢，一般需8~12小时后显效，1~3天达到高峰。停用后，也需新形成的凝血因子Ⅱ、Ⅶ、Ⅸ、Ⅹ恢复到正常浓度时抗凝作用才消失，故本药抗凝作用维持时间较长，停药后抗凝作用仍可维持数天。此外，本类药物还具有抑制凝血酶诱导的血小板聚集作用。

【临床应用】口服用于防治血栓栓塞性疾病，如静脉血栓栓塞、外周动脉血栓栓塞、心房颤动伴有附壁血栓、降低肺栓塞的发病率和死亡率等，还可作为心肌梗死的辅助用药，也可用于减少外科大手术后、风湿性心脏病、髋关节固定术、人工置换心脏瓣膜手术后防止静脉血栓的发生。因起效缓慢，对于静脉血栓和肺栓塞，一般采用先用肝素后用香豆素类维持治疗的序贯疗法，开始时可与肝素合用，经1~3天香豆素类发挥作用后再停用肝素。也常与抗血小板药合用增加抗血栓效果。

【不良反应及用药注意事项】应用过量易致自发性出血，严重者可致颅内出血，应严密观察，一旦发生出血，宜用维生素K对抗，必要时可采用输新鲜血浆或全血等方法以补充凝血因子。本类药物有致畸作用，也可引起胎儿或新生儿出血甚至胚胎死亡，因此，孕妇禁用。禁忌证同肝素。

【药物相互作用】水合氯醛、保泰松、甲苯磺丁脲、奎尼丁、阿司匹林等可与香豆素类竞争血浆蛋白，使血浆中游离香豆素类浓度升高，抗凝作用增强；四环素等广谱抗生素抑制肠菌群，减少维生素K的生成，导致香豆素类作用增强；肝药酶诱导剂苯巴比妥、苯妥英钠、利福平等能加速香豆素类的代谢，降低其抗凝作用。

三、体外抗凝血药

枸 橼 酸 钠

枸橼酸钠（sodium citrate）又称柠檬酸钠，仅在体外有抗凝作用。枸橼酸钠的枸橼酸根离子能与血浆中Ca^{2+}结合，形成难解离的可溶性络合物，降低血中Ca^{2+}浓度，抑制凝血过程。用于体外血液的保存和输血，每100ml全血中加入输血用枸橼酸钠注射液10ml，即可使血液不再凝固。大量输入含本药的血液时，应注射适量钙剂，以预防低钙血症。

> **问题与思考**
> 肝素与香豆素类抗凝药作用特点有何异同？

案例25-1　　患者，男，50岁。以"呼吸急促、心悸"入院。入院前锻炼下肢时突发喘息，伴心悸。患者立即停止活动，双手扶于支撑物，后出现一过性晕厥，持续时间不详，发作时伴意识丧失，双膝跪地。患者恢复意识后，稍活动即可出现喘息症状，休息3~5分钟喘息症状可缓解。既往有高血压、糖尿病病史。查体：血压170/96mmHg，心率99次/min，呼吸20次/min，体温正常，心、肺听诊无明显异常。辅助检查：脑钠肽（BNP）正常、D-二聚体升高，心电图示T波异常；血气分析示pH 7.464，pCO_2 35.4mmHg，PO_2 73.5mmHg，HCO_3^- 25.8mmol/L。急行肺动脉CTA检查示双肺动脉栓塞。临床诊断为急性肺动脉栓塞，立刻给予肝素静脉注射及对症支持治疗，并绝对卧床。

思考：

1. 给予该患者肝素治疗的药理学依据是什么？
2. 肝素过量引起的出血应如何抢救？

第二节　抗血小板药

血小板是血液中的有形成分之一，主要功能是促进止血和加速凝血，同时血小板还有维护毛细血管壁完整性的功能。血小板在止血和凝血过程中，具有形成血栓、堵塞创口、释放与凝血有关的各种因子等功能。抗血小板药又称血小板抑制药，即具有抑制血小板黏附、聚集及释放等功能，是阻止血栓形成的药物。根据作用机制可分为抑制血小板代谢药、阻碍ADP介导血小板活化药、凝血酶抑制剂和血小板膜糖蛋白 II b/ III a（GP II b/ III a）受体拮抗剂。

一、抑制血小板代谢药

阿 司 匹 林

阿司匹林（aspirin）小剂量即可抑制血小板中花生四烯酸代谢酶即环氧合酶，产生不可逆性的环氧合酶乙酰化，使酶失去活性，从而减少TXA_2生成，抑制血小板聚集，防止血栓形成，而对血管内皮细胞合成PGI_2的作用弱而可逆。大剂量则抑制血管内皮环氧合酶使PGI_2合成减少，而PGI_2是TXA_2的生理性拮抗剂，其合成减少可促进血栓形成。因此，小剂量阿司匹林（50~100mg/d）具有抑制血小板聚集，阻止血栓形成的作用。用于预防暂时性脑缺血发作、心肌梗死、心房颤动、人工心脏瓣膜、动静脉瘘或其他手术后的血栓形成，也可用于治疗不稳定型心绞痛。

双 嘧 达 莫

双嘧达莫（dipyridamole）又称潘生丁，具有抗血小板和扩血管作用。双嘧达莫抑制血小板聚集，高浓度（50μg/ml）可抑制血小板释放。其抗血小板作用机制可能为：① 抑制血小板摄取腺苷，而腺苷是一种血小板反应抑制剂；② 抑制磷酸二酯酶，使血小板内cAMP增加；③ 抑制血栓素A_2（TXA_2）形成，TXA_2为血小板强力活化剂；④ 增强内源性PGI_2活性，并促进血管内皮细胞PGI_2的生成。双嘧达莫对血管有扩张作用，能使体循环和冠状血管阻力降低，使体循环血压降低和冠状动脉血流增加。主要用于抗血小板聚集，预防血栓栓塞性疾病。单用作用较弱，与阿司匹林合用疗效较好。常见的不良反应有头晕、头痛、呕吐、腹泻、面部潮红、皮疹和瘙痒，罕见心绞痛和肝功能不全。不良反应持续或不能耐受者少见，停药后可消除。

二、阻碍ADP介导血小板活化药

噻 氯 匹 定

噻氯匹定（ticlopidine）为第一代P2Y12受体拮抗剂，能强力抑制ADP诱导的血小板聚集，且防止血栓形成和发展的作用持久。还可降低纤维蛋白原浓度及血液黏滞性，提高全血及红细胞的滤过率。用于预防脑血管、心血管及外周动脉硬化伴发的血栓栓塞性疾病，与阿司匹林联合应用有协同作用，尤其适用于不能耐受阿司匹林、阿司匹林过敏或无效者，也可用于体外循环心外科手术以预防血小板丢失、慢性肾透析以增加透析器的功能。常见的不良反应为粒细胞减少或粒细胞缺乏、血小板减少、胃肠功能紊乱及皮疹。有出血倾向、粒细胞减少或血小板减少、溃疡病、严重肝功能损害及对本药过敏者禁用。

氯 吡 格 雷

氯吡格雷（clopidogrel）为第二代P2Y12受体拮抗剂，在体内氧化成2-氧基氯吡格雷，再经过水解形成活性代谢物发挥作用。其药理作用和噻氯匹定相似，但作用较强。用于预防和治疗因血小板高聚集引起的心、脑及其他动脉循环障碍疾病，如近期发作的脑卒中、心肌梗死和确诊的外周动脉疾病；与阿司匹林联合用于非ST段抬高急性冠脉综合征（不稳定型心绞痛或非Q波心肌梗死）患者。不良反应有消化道出血、中性粒细胞减少、腹痛、食欲减退、胃炎、便秘、皮疹等。对本药过敏、溃疡病及颅内出血患者禁用。肝肾功能不全患者慎用。

替格瑞洛

替格瑞洛（ticagrelor）为新型P2Y12受体拮抗剂。替格瑞洛及其主要代谢产物能可逆性地与血小板P2Y12受体相互作用，阻断信号转导和血小板活化。口服吸收迅速，起效快。替格瑞洛与阿司匹林合用，用于急性冠脉综合征患者或有心肌梗死病史且至少伴有一种动脉粥样硬化血栓形成事件高危因素的患者，降低心血管死亡、心肌梗死和卒中的发生率。

三、凝血酶抑制剂

水 蛭 素

水蛭素（hirudin）是从水蛭唾液中提取并纯化的抗凝成分，是由65~66个氨基酸组成的小分子蛋白质，分子量约为7kDa。水蛭素是迄今为止最强的凝血酶特异性抑制药。临床现用基因重组水蛭素（lepirudin），药理作用与天然水蛭素相同。水蛭素口服不易吸收，需要注射给药，半衰期约为1.7小时，大部分以原形经肾脏排出。与肝素相比，水蛭素用量少，且不易引起出血。其抑制凝血酶的作用不依赖AT Ⅲ，可直接抑制凝血酶活性，阻止纤维蛋白的凝集、血小板的聚集和释放，能高效抗凝血、抗血栓形成及阻止凝血酶催化的凝血因子活化和血小板反应。主要用于预防血栓形成、血管成形术后再狭窄、急性DIC、不稳定型心绞痛、急性心肌梗死后溶栓的辅助治疗，血液透析和体外循环等。主要不良反应是引起出血和血压降低。

四、血小板膜糖蛋白Ⅱb/Ⅲa受体拮抗剂

阿 昔 单 抗

阿昔单抗（abciximab）为重组鼠–人嵌合单克隆抗体，可竞争性、特异性的拮抗纤维蛋白原与GpⅡb/Ⅲa受体结合，明显抑制血小板聚集，对血栓形成、溶栓治疗防止血管再闭塞具有明显疗效。主要用于治疗不稳定型心绞痛、急性心肌梗死等。不良反应主要为出血，需严格把握剂量。

后续开发的非肽类GpⅡb/Ⅲa受体拮抗剂如拉米非班（lamifiban）、替罗非班（tirofiban）和夫雷非班（fradafiban）等，抑制血小板聚集作用强，应用方便。用于急性冠脉综合征和急性缺血性心脏猝死等，包括可用药物控制的患者和需要进行PTCA、血管成形术或动脉粥样硬化血管切除术的患者。可减少急性冠脉综合征和冠状动脉内介入治疗后冠心病事件的发生率，改善患者症状和预后。

第三节　纤维蛋白溶解药与纤维蛋白溶解抑制药

一、纤维蛋白溶解药

纤维蛋白溶解药（brinolytics drugs）是一类能使纤溶酶原转变为纤溶酶，加速纤维蛋白和纤

维蛋白原降解，导致血栓溶解的药物，又称溶栓药（thrombolytics），是治疗血栓栓塞性疾病的有效药物。第一代溶栓药以链激酶和尿激酶为代表，溶栓速度较慢，缺乏特异性，可导致全身纤溶亢进，继发出血；第二代溶栓药包括组织型纤溶酶原激活剂和阿尼普酶等，溶栓作用强于链激酶和尿激酶，对血栓中纤溶酶原具有较高的选择性，半衰期短，亦有一定的出血副作用；第三代溶栓药包括瑞替普酶、替尼普酶、兰替普酶等，溶栓迅速、半衰期长、专一性强、出血风险低。

链 激 酶

链激酶（streptokinase, SK）是从丙组乙型溶血性链球菌培养液中得到的一种蛋白质，分子量为47kDa。现为基因工程技术已制成重组链激酶（recombinant streptokina, rSK）。

【药理作用及作用机制】链激酶对纤溶酶原的激活作用是间接的，即先与内源性纤溶酶原结合成复合物，并促使纤溶酶原转变为纤溶酶，迅速水解血栓中的纤维蛋白而溶解血栓。对新形成的血栓溶栓效果好，对形成已久且已机化的血栓效果较差。

【临床应用】静脉注射用于治疗血栓栓塞性疾病，如急性心肌梗死、急性肺栓塞、中央视网膜动静脉栓塞和急性深部静脉血栓形成等，宜及早使用，血栓形成6小时内应用效果最佳。冠状动脉注射链激酶，可使阻塞的冠状动脉再通。

【不良反应及用药注意事项】主要不良反应是易引起出血，严重出血可注射氨甲苯酸对抗，还可补充纤维蛋白原或全血。注射局部可出现血肿。本药具有抗原性，可引起皮疹、药物热等变态反应。禁止与抗凝药和抗血小板药合用。妊娠6周内、产前2周内和产后3天内应慎用。消化性溃疡、出血性疾病、严重高血压及外科手术后3天内禁用。

尿 激 酶

尿激酶（urokinase, UK）是从人尿中分离而得的一种蛋白水解酶，无抗原性，能直接激活纤溶酶原，使其成为纤溶酶而溶解纤维蛋白，发挥溶解血栓作用，对新形成血栓的效果好。临床应用及不良反应与链激酶相同。

阿 尼 普 酶

阿尼普酶（anistreplase）是将链激酶进行改良的第二代溶栓药，为纤溶酶原和链激酶激活剂复合物的乙酰化物。在体内缓慢脱酰基后发挥作用，故起效缓慢，应在短时间内一次给予全部剂量，不宜静脉滴注给药。半衰期为90~105分钟。该药溶栓作用强，且作用时间较长。主要用于治疗急性心肌梗死、肺栓塞和脑栓塞，使阻塞血管再通率比链激酶高。不良反应小，常见注射部位或胃肠道出血、一过性低血压和过敏反应。

葡 激 酶

葡激酶（staphylokinase, SAK）为金黄色葡萄球菌溶原性噬菌体合成的一种单链蛋白，由136个氨基酸组成，分子量15.5kD，是目前相对分子质量最小的溶栓药，现已能用DNA重组技术制成重组葡激酶（r-SAK）。葡激酶本身不具有酶活性，但与血栓中的纤维蛋白溶酶原有较高的亲和力，能在血栓的部位与纤溶酶原结合形成葡激酶-纤溶酶原激活物，促进纤溶酶原转变为纤溶酶，产生纤维蛋白溶解作用从而溶解血栓。葡激酶对富含血小板的血栓和已收缩的血栓溶栓效果也较好，这是其优于其他溶栓药的重要方面。用于治疗急性心肌梗死和周围动脉血栓等血栓栓塞性疾病。葡激酶是细菌成分，属异体蛋白，有免疫原性，可能引起变态反应。

组织型纤溶酶原激活剂

组织型纤溶酶原激活剂（tissue–type plasminogen activator, t–PA）目前已用DNA重组技术制备，为第二代纤维蛋白溶解药。t–PA可选择性地激活血栓中已与纤维蛋白结合的纤溶酶原并使其转变为纤溶酶，而对循环血液中的纤溶酶原几乎无影响，较少产生应用链激酶时常见的出血并发症，且对人无抗原性。用于治疗急性心肌梗死、脑栓塞和肺栓塞。副作用较小，但剂量过大也可引起出血。

瑞 替 普 酶

瑞替普酶（reteplase, rPA）为第三代溶栓药，通过基因重组技术对天然溶栓药的结构进行改良，可提高其溶栓的选择性，延长半衰期，减少用药剂量和不良反应。瑞替普酶有以下优点：① 溶栓疗效高，见效快，耐受性好；② 生产成本低，给药方法简便不需要按体重调整给药剂量。主要用于治疗急性心肌梗死。常见不良反应有出血、血小板减少症。有出血倾向患者慎用。

二、纤维蛋白溶解抑制药

氨 甲 苯 酸

氨甲苯酸（aminomethylbenzoic acid，AMBA）又称对羧基苄胺。氨甲苯酸的化学结构与赖氨酸相似，竞争性地与纤溶酶原上的赖氨酸结合部位结合，低剂量时能竞争性抑制纤溶酶原与纤维蛋白的结合，阻止纤溶酶原的活化；高浓度则直接抑制纤溶酶的活性，从而抑制纤维蛋白的溶解而产生止血效果。用于纤溶亢进所引起的出血，如含有纤溶酶原激活物的器官（肺、肝、脾、甲状腺、肾上腺等）手术时的异常出血，妇产科和产后出血及肺结核所致咯血或痰中带血、血尿、前列腺肥大出血、上消化道出血等；也用于t–PA或纤溶药物过量引起的出血。对慢性出血效果显著，但对癌症出血、创伤出血及其他非纤维蛋白溶解亢进性出血无效。由于该药主要经肾脏排泄，可抑制尿激酶对尿路中血凝块的作用，因此前列腺和泌尿系统手术时慎用。不良反应少，长期应用未见血栓形成，但用量过大可引起血栓，可能诱发心肌梗死。对有血栓形成倾向或有血栓栓塞病史者慎用。

第四节　促凝血药

促凝血药，又称止血药，是能加速血液凝固或降低毛细血管通透性，使出血停止的药物。

维生素K

维生素K（vitamin K）广泛存在于自然界，是一族具有甲萘醌基本结构的物质。植物中含维生素K_1，肠道细菌产生的是维生素K_2，维生素K_1和维生素K_2为脂溶性物质，需要胆汁协助吸收。人工合成的维生素K_3、维生素K_4为水溶性物质，可直接吸收。

【药理作用及作用机制】

1. 促凝血作用　维生素K为γ–羧化酶的辅酶，在肝脏参与合成凝血因子Ⅱ、Ⅶ、Ⅸ、Ⅹ、抗凝血蛋白C和抗凝血蛋白S等，促使上述凝血因子前体物质中的谷氨酸残基γ羧化，从而使这些凝血因子活化后能与Ca^{2+}结合，再与带有大量负电荷的血小板磷脂结合，使血液凝固过程正常进行。当维生素K缺乏时，这些凝血因子的合成停留于无活性的前体状态，导致凝血酶原时间延长，甚至出血。

2. 其他　维生素K_1或维生素K_3肌内注射有解痉、止痛作用，维生素K_3与吗啡镇痛作用有交叉耐受现象。

【临床应用】用于维生素K缺乏引起的出血，如阻塞性黄疸、胆瘘、慢性腹泻、胃肠广泛手术后、新生儿及早产儿出血及长期应用广谱抗生素引起的继发性维生素K缺乏症，也用于香豆素类和水杨酸类药物过量引起的出血。解痉止痛，可用于胆石症和胆道蛔虫引起的胆绞痛。

【不良反应及用药注意事项】毒性低。维生素K_1静脉注射速度过快可出现颜面潮红、呼吸困难、胸闷、血压剧降等类似过敏反应的症状，应缓慢滴注。较大剂量维生素K_3、维生素K_4可致新生儿和早产儿溶血性贫血、高胆红素血症及黄疸。G6PD缺乏患者可诱发溶血。肝功能不良者慎用。

凝　血　酶

凝血酶（thrombin）是从猪、牛血中提取、精制、冷冻干燥而获得的无菌制剂。凝血酶直接作用于血液中的纤维蛋白原，使其转变为纤维蛋白，发挥止血作用，还能促进上皮细胞有丝分裂，加速创伤愈合。本药适用于结扎止血困难的小血管、毛细血管及实质性脏器出血的局部止血；也用于创面、手术、口腔、妇产科、泌尿道及消化道等部位的渗血；还可用于肝素化患者，缩短穿刺部位出血的时间。外科治疗常与明胶海绵同用。凝血酶必须直接接触创面才能起止血作用，但因其具有抗原性，可产生变态反应，切忌药物入血。

醋酸去氨加压素

醋酸去氨加压素（desmopressin acetate）可使血浆中凝血因子Ⅷ的活性增加，同时释放出组织型纤维蛋白溶酶原激活因子（t–PA）。主要用于轻型或中型凝血因子Ⅷ缺乏症患者和1型血管性血友病患者。不良反应有头痛、恶心、颜面潮红等。

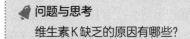

问题与思考
维生素K缺乏的原因有哪些？

第五节　抗贫血药

贫血（anemia）是指单位体积循环血液中红细胞数量或血红蛋白含量低于正常值的一种病理现象。临床表现为面色苍白，伴有头昏、乏力、心悸、气急等症状。常见的贫血类型有缺铁性贫血、巨幼细胞贫血和再生障碍性贫血。

缺铁性贫血是由于铁的摄入不足或损失过多，导致体内供造血用的铁缺乏所致。其特点是红细胞小、染色淡，又称小细胞低色素性贫血，可补充铁剂治疗。巨幼细胞贫血是由于叶酸、维生

素 B_{12} 缺乏或其他原因引起DNA合成障碍所致的一类贫血，其特点是红细胞体积大、染色深，故又称大细胞高色素性贫血。因内因子缺乏而致维生素 B_{12} 吸收不良引起的"恶性贫血"也属此类贫血。对于巨幼细胞贫血应补充叶酸、维生素 B_{12} 治疗。再生障碍性贫血是由于造血功能障碍引起的以全血细胞减少为主要表现的综合征，治疗比较困难，可采取综合治疗。

铁 剂

口服铁剂常用的有硫酸亚铁（ferrous sulfate）、枸橼酸铁铵（ferric ammonium citrate）、富马酸亚铁（ferrous fumarate）；注射铁剂有右旋糖酐铁（iron dextran）、山梨醇铁（iron sorbitex）等。

【体内过程】口服铁剂或食物中的外源性铁以亚铁形式在十二指肠和空肠上段吸收。无机铁以 Fe^{2+} 形式吸收，Fe^{3+} 很难吸收，络合物中铁的吸收率大于无机铁。维生素C、果糖、胃酸等还原剂有助于 Fe^{3+} 还原为 Fe^{2+}，促进铁吸收；食物中高磷、高钙、鞣酸等物质使铁沉淀，妨碍铁吸收。四环素等与铁络合，可相互影响吸收。肉类血红素中的 Fe^{2+} 易吸收，蔬菜中的 Fe^{2+} 吸收较差。铁的吸收与体内铁贮存有关，食物中铁吸收率为10%，成人每天需补充铁1mg，所以食物中铁为10~15mg就能满足需要。

吸收进入体内的铁，或转运至骨髓、肝和脾等造血器官供造血使用，或与去铁蛋白结合，以铁蛋白形式贮存。铁主要由体表或肠黏膜脱落而排出，也可经尿、汗腺和乳汁排泄。

【药理作用及作用机制】铁是机体构成血红蛋白、肌红蛋白和含铁酶等必需的元素，是合成血红素必不可少的物质。进入骨髓的铁，可吸附在有核红细胞膜上并进入细胞内的线粒体，与原卟啉结合，形成血红素。后者再与珠蛋白结合，形成血红蛋白，进而促进红细胞成熟。机体缺铁时，网织红细胞成熟期中血红蛋白合成不足，而幼红细胞的增殖能力未变，因此红细胞数量不少，但红细胞中血红蛋白含量却降低，形成小细胞低色素性贫血。

【临床应用】可用于防治各种原因引起的缺铁性贫血，对慢性失血、营养不良、妊娠和儿童发育期等引起的缺铁性贫血疗效很好，用药后1周血中网织红细胞即可上升，10~14天达高峰，2~4周血红蛋白明显增加，1~3个月恢复正常。为使体内铁贮存恢复正常，在血红蛋白恢复正常后尚需减半量继续用药2~3个月。硫酸亚铁吸收良好，价格低，不良反应少，故临床较常用；枸橼酸铁铵为 Fe^{3+}，必须在体内还原为 Fe^{2+} 后才能吸收，但刺激性小、作用缓和、易溶于水，可制成糖浆剂应用。右旋糖酐铁供注射应用，毒性较大，适用于少数急症、严重贫血及口服不耐受或无效者。

理论与实践　　　　　**需要预防性使用铁剂的疾病**

铁剂的吸收形式为 Fe^{2+}，Fe^{3+} 很难被吸收。胃液里的胃酸可提供酸性环境，有利于 Fe^{3+} 还原成 Fe^{2+}，从而促进铁的吸收。患者的胃被大部分切除以后，胃酸分泌会减少，影响铁的吸收。因此，胃部大部切除后约有50%的患者于手术后1~6年发生缺铁性贫血。胃部大部分切除后的患者需要补充铁剂。

慢性肾炎患者分泌促红细胞生成素减少，使得幼稚红细胞不能正常成熟，患者出现小细胞低色素性贫血的症状，因此，慢性肾炎的患者需要补充硫酸亚铁。此外，WHO建议特定人群包括婴幼儿和儿童、青春期和成年女性、孕妇、产后妇女，应常规补充铁剂作为预防贫血的手段，尤其是在缺铁性贫血高发的地区（根据WHO定义为患病率大于40%）。

【不良反应及用药注意事项】口服铁剂可刺激消化道引起恶心、呕吐、腹痛、腹泻，宜餐后服用。Fe^{2+}与肠腔中H_2S生成FeS，减少了硫化氢对肠壁的刺激作用，可引起便秘、黑便。肌内注射铁剂可引起局部刺激、疼痛和过敏。大剂量服用可致铁中毒，表现为呕吐、腹痛、血性腹泻等，并可引起坏死性胃肠炎，甚至休克、死亡。小儿误服1g可致死亡。急救措施包括用磷酸盐溶液或碳酸盐溶液洗胃、经鼻饲管注入胃内特殊解毒剂去铁胺（deferoxamine）以结合残存的铁。

叶　酸

叶酸（folic acid）是由蝶啶核、对氨苯甲酸及谷氨酸三部分组成的一种B族维生素，存在于肝、肾、酵母和绿叶蔬菜中，不耐热，食物中的叶酸加热后可损失90%以上。人体细胞不能合成叶酸，需从食物中摄取，成人每天摄入200μg、妊娠及哺乳期妇女每天摄入300~400μg叶酸即可满足生理需要。

【体内过程】食物中的叶酸多以聚谷氨酸形式存在，吸收前必须在肠黏膜水解成单谷氨酸叶酸的形式才易于吸收。在十二指肠和空肠上段以主动转运方式吸收，巨幼细胞贫血时吸收加快。叶酸主要在肝中贮存，叶酸及其代谢物主要经肾脏排泄，也可由胆汁和肠道排泄。半衰期为40分钟。

【药理作用及作用机制】叶酸是细胞生长和增殖所必需的物质，在体内经叶酸还原酶和二氢叶酸还原酶作用，生成四氢叶酸。四氢叶酸是一碳单位的传递体，参与氨基酸和核酸的合成，包括嘌呤核苷酸的从头合成，从尿嘧啶脱氧核苷酸（dUMP）合成胸腺嘧啶脱氧核苷酸（dTMP），促进某些氨基酸如同型半胱氨酸与甲硫氨酸、丝氨酸与甘氨酸的相互转化。

当叶酸缺乏时，上述代谢障碍，其中最为明显的是dTMP合成受阻，导致DNA合成障碍，细胞有丝分裂减少，分裂增殖速度下降。由于对RNA和蛋白质合成影响较少，使细胞的DNA/RNA比值降低，出现细胞增大、胞质丰富、细胞核中染色质疏松分散。这些改变在红细胞系最为明显，出现巨幼细胞贫血。对消化道黏膜细胞也有一定影响，出现舌炎、腹泻。

【临床应用】用于治疗各种原因引起的巨幼细胞贫血，尤其适用于营养不良或婴儿期、妊娠期叶酸需要量增加所致的巨幼细胞贫血。治疗时，以叶酸为主，辅以维生素B_{12}，效果良好。对于维生素B_{12}缺乏所致的"恶性贫血"，叶酸只能纠正异常血象，但不能改善神经损害症状，因而应以维生素B_{12}为主，叶酸为辅。因叶酸具有改善血管内皮功能及抗氧化应激作用，所以叶酸也可用于预防心血管疾病。

【不良反应】较少，罕见变态反应，如皮疹、瘙痒、肿胀、头晕及呼吸困难等。长期服用可出现厌食、恶心和腹胀等。

维生素B_{12}

维生素B_{12}（vitamin B_{12}）为含钴复合物，存在于动物内脏、牛奶和蛋黄中。自然界中的维生素B_{12}是微生物合成的，高等动植物不能合成维生素B_{12}，人体也必须从外界摄取。正常人每天摄入 1~2μg、妊娠及哺乳期妇女每日摄入 2~3μg 方可满足机体需要。

【体内过程】口服维生素 B_{12} 必须与胃壁细胞分泌的内因子结合形成复合物，才能免受消化液破坏而进入回肠远端吸收。胃黏膜萎缩所致内因子缺乏可影响维生素 B_{12} 吸收，引起"恶性贫血"。维生素 B_{12} 吸收后有 90% 贮存于肝脏，少量经胆汁、胃液和胰液排入肠内。主要经肾脏排泄，少量由泪液、唾液、乳汁排泄。

【药理作用及作用机制】维生素 B_{12} 为细胞分裂和维持神经组织髓鞘完整所必需。它能够促进红细胞的发育和成熟，使机体造血功能正常，预防恶性贫血；以辅酶的形式促进碳水化合物、脂肪和蛋白质的正常代谢；促进蛋白质的合成，对维持婴幼儿的正常生长发育也有重要作用。维生素 B_{12} 还参与神经髓鞘脂蛋白的合成，是维持神经系统正常功能必需的维生素。体内维生素 B_{12} 主要参与下列两种代谢：① 维生素 B_{12} 自 5-甲基四氢叶酸得到甲基，使同型半胱氨酸甲基化成甲硫氨酸。同时，5-甲基四氢叶酸则变成四氢叶酸，发挥传递一碳单位的作用，促进四氢叶酸循环利用，促进 DNA 和蛋白质合成。因此，维生素 B_{12} 缺乏会引起叶酸缺乏症状。② 甲基丙二酰辅酶 A 变为琥珀酰辅酶 A 而进入三羧酸循环，需有 5'-脱氧腺苷 B_{12} 参与。维生素 B_{12} 缺乏，甲基丙二酰辅酶 A 积聚，干扰脂肪酸的正常合成，使神经髓鞘脂类合成异常，出现感觉异常、运动失调等神经症状。

【临床应用】主要用于恶性贫血及巨幼细胞贫血，也可用于神经系统疾病（如多发性神经炎、神经萎缩等）、肝硬化、白细胞减少症及再生障碍性贫血等的辅助治疗。

【不良反应】维生素 B_{12} 本身无毒，可引起变态反应，甚至过敏性休克，故不宜滥用。

腺 苷 钴 胺

腺苷钴胺（cobamamide）为氰钴型维生素 B_{12} 的同类物，即其 CN 基被腺嘌呤核苷取代成为 5'-脱氧腺苷钴胺，它是体内维生素 B_{12} 的两种活性辅酶形式之一，是细胞生长、增殖和维持神经髓鞘完整性所必需的物质。本药主要用于巨幼细胞贫血、营养不良性贫血、妊娠期贫血、多发性神经炎、神经根炎、三叉神经痛、坐骨神经痛、神经麻痹，也可用于营养性疾病及放射线和药物引起的白细胞减少症的辅助治疗。

> 🔔 **问题与思考**
> 应用铁剂的注意事项有哪些？

第六节　集落刺激因子

集落刺激因子（colony stimulating factor, CSF）是一组能促进骨髓造血细胞（尤其造血干细胞）增殖、分化、成熟的细胞因子，包括粒细胞集落刺激因子、粒细胞-巨噬细胞集落刺激因子、红细胞生成素等。

粒细胞集落刺激因子

粒细胞集落刺激因子（granulocyte colony-stimulating factor, G-CSF）是由 175 个氨基酸组成的糖蛋白，由血管内皮细胞、单核细胞或成纤维细胞合成。现已应用基因重组技术生产，重组人

G-CSF称非格司亭（filgrastim），可采用静脉滴注或皮下注射给药。粒细胞集落刺激因子的主要作用是刺激粒细胞集落形成，促进造血干细胞向中性粒细胞增殖、分化，刺激成熟的粒细胞自骨髓释放，增强中性粒细胞的游走、吞噬、产酶、释放活性氧、杀菌功能；也可使早期多能干细胞进入细胞周期。本药主要用于肿瘤化疗、放疗引起的骨髓抑制；也用于自体骨髓移植及肿瘤化疗后严重中性粒细胞缺乏，可缩短中性粒细胞缺乏时间，减少感染的发病率；可部分或完全逆转艾滋病患者中性粒细胞缺乏；还可用于再生障碍性贫血、先天性和原发性中性粒细胞缺乏症。常见不良反应有肌肉、关节或全身疼痛，恶心、呕吐、腹部不适、食欲差、血清转氨酶升高等。偶见乏力、头部不适、发热、过敏反应等。严重不良反应有脾破裂、急性呼吸窘迫综合征、严重变态反应、镰状细胞危象、肾小球肾炎、白细胞增多症、毛细血管漏综合征和对肿瘤恶性细胞生长的潜在刺激效应。患者耐受良好，可有胃肠道反应、肝损害和骨痛等。对本药过敏及严重肝、肾、心、肺功能障碍者禁用。

粒细胞-巨噬细胞集落刺激因子

粒细胞-巨噬细胞集落刺激因子（granulocyte-macrophage colony-stimulating factor, GM-CSF）可由T淋巴细胞、单核细胞、成纤维细胞、血管内皮细胞合成。药用GM-CSF为基因重组产品，称沙格司亭（sargramostim）。它与IL-3共同作用于多向干细胞和多向祖细胞等细胞分化原始部位，兴奋骨髓的造血功能，刺激粒细胞、单核细胞、T细胞的集落形成和增生，并能促进单核细胞和粒细胞的成熟。对红细胞增生也有间接影响。本药主要用于治疗各种原因引起的粒细胞缺乏症，包括骨髓移植、恶性肿瘤放疗和化疗引起的粒细胞减少症及并发的感染，缩短肿瘤放疗和化疗时中性粒细胞减少时间，使患者易于耐受放疗和化疗；也用于某些骨髓造血不良、再生障碍性贫血或艾滋病有关粒细胞缺乏症。首次静脉滴注时患者可出现潮红、低血压、呼吸急促等，需吸氧及输液处理。不良反应有皮疹、发热、骨痛等。严重的不良反应为心功能不全、支气管痉挛、室上性心动过速、颅内高压、肺水肿和晕厥等。

促红细胞生成素

促红细胞生成素（erythropoietin, EPO）是由肾脏近曲小管管周细胞产生的糖蛋白，肝脏也能少量合成，分子量为34kDa。现临床应用的EPO为基因重组技术合成，称重组人促红细胞生成素，静脉或皮下注射应用。

【药理作用】EPO与红系干细胞表面的EPO受体结合，引起细胞内磷酸化及Ca^{2+}浓度增加，促进红系干细胞增殖、分化和成熟，增加红细胞数量和血红蛋白含量；可促使网织红细胞从骨髓中释放入血；可稳定红细胞膜，提高红细胞膜抗氧化功能；能增强血小板功能，改善凝血功能障碍。

【临床应用】主要用于慢性肾衰竭和晚期肾病所致的贫血，也用于多发性骨髓瘤相关的贫血和骨髓增生异常综合征及骨癌引起的贫血。对结缔组织病（类风湿性关节炎和系统性红斑狼疮）所致的贫血也有效。

【不良反应及用药注意事项】主要是血压升高，可诱发脑血管意外、癫痫发作。可见血尿素氮、尿酸、血肌酐及转氨酶升高，少有发热、恶心、头痛、关节痛、血栓等。偶见皮疹、瘙痒等过敏反应和过敏性休克。

第七节　血容量扩充药

大量失血或失血浆（如大面积烧伤）可引起血容量降低，严重者可导致休克。在全血或血浆来源受限时，用人工合成血容量扩充药迅速扩充血容量是治疗休克的有效措施。血容量扩充药通常为高分子量化合物，能提高血浆胶体渗透压，扩充血容量，维持重要器官的血流灌注。该类药物排泄较慢，作用较持久，无毒和无抗原性。

右　旋　糖　酐

右旋糖酐（dextran）为葡萄糖脱水的聚合物。根据分子量大小可分为高分子、中分子、低分子、小分子右旋糖酐。常用的有中分子右旋糖酐（平均分子量为75 000Da）、低分子右旋糖酐（平均分子量为20 000~40 000Da）和小分子右旋糖酐（平均分子量为10 000Da），分别称右旋糖酐70、右旋糖酐40和右旋糖酐10。

【药理作用】

1. 扩充血容量　右旋糖酐分子量较大，静脉注射后不易渗出血管，可提高血浆胶体渗透压，从而扩充血容量。其作用强度与维持时间与分子量成正比，分子量越小，越易经肾脏排泄。

2. 抗血栓形成和改善微循环　通过稀释血液及覆盖红细胞、血小板和胶原表面，使已经聚集的红细胞和血小板解聚。扩充血容量、降低血液黏度，并抑制凝血因子Ⅱ的激活，因而具有抗血栓和改善微循环的作用。

3. 渗透性利尿作用　低分子和小分子右旋糖酐易自肾脏排泄，但不被肾小管重吸收，渗透性利尿作用强，中分子右旋糖酐几无渗透性利尿作用。

【临床应用】用于大量失血或失血浆（如烧伤）时的低血容量休克，如出血性休克、手术中休克和烧伤性休克，也可用于心肌梗死、心绞痛、脑血栓形成、血管闭塞性脉管炎的防治及中毒性、外伤性休克、休克后期的弥散性血管内凝血的防治，也用于预防休克后急性肾衰竭，改善肾脏的微循环。

【不良反应及用药注意事项】少数患者可有过敏反应，表现为发热、荨麻疹、瘙痒、血压下降、胸闷、呼吸困难，严重者可致过敏性休克，应密切观察，发现症状，立即停药。用药前须进行过敏试验。连续应用可致凝血功能障碍甚至出血，血小板减少、出血性疾病者禁用。严重心功能不全患者禁用。肺水肿、肝肾功能不全和有出血倾向者慎用。

案例25-2　　患者，男，58岁。肝硬化病史10年，近1周来全身出现散在出血点到医院就诊。查体：肝病面容，全身散在分布瘀点、瘀斑，以双下肢为多见，并有牙龈出血；肝肋下1.5 cm，质韧，脾肋下1 cm，质中，肝脾无压痛，腹水（－）。入院后给予保肝药物、维生素K等药物治疗。

　　　　　　　思考：给该患者应用维生素K的药理学依据是什么？

学习小结

抗凝血药主要用于防治血栓栓塞性疾病。肝素体内外均有抗凝作用，通过增强抗凝血酶Ⅲ的功能发挥抗凝作用，过量可用硫酸鱼精蛋白中和；香豆素类仅在体内有抗凝作用，是维生素K拮抗剂，抑制凝血因子Ⅱ、Ⅶ、Ⅸ、Ⅹ的活化产生抗凝作用，过量可用维生素K对抗；枸橼酸钠仅用于体外抗凝。纤维蛋白溶解药链激酶、尿激酶主要用于急性血栓栓塞性疾病，但对陈旧性血栓效果差。纤维蛋白溶解抑制药氨甲苯酸用于纤溶亢进所致的出血。促凝血药维生素K用于维生素K缺乏或凝血酶原过低所致的出血。凝血酶主要用于局部止血。抗贫血药包括铁剂、叶酸和维生素B_{12}。铁剂用于缺铁性贫血，叶酸用于巨幼细胞贫血，维生素B_{12}主要治疗恶性贫血、巨幼细胞贫血。

（唐敏芳）

复习参考题

一、选择题

1. 肝素的抗凝作用机制是
   A. 增强AT Ⅲ的抗凝作用
   B. 拮抗维生素K的作用
   C. 抑制血小板磷酸二酯酶
   D. 络合血中Ca^{2+}
   E. 抑制纤溶酶

2. 华法林过量引起的出血可选用的治疗药物是
   A. 肝素
   B. 维生素K
   C. 尿激酶
   D. 鱼精蛋白
   E. 氨甲苯酸

3. 维生素K属于
   A. 抗凝血药
   B. 促凝血药
   C. 抗贫血药
   D. 纤维蛋白溶解药
   E. 抗血小板药

4. 治疗小细胞低色素性贫血宜选用
   A. 维生素B_{12}
   B. 叶酸
   C. 铁剂
   D. 西咪替丁
   E. 维生素K

5. 氨甲苯酸的作用机制是
   A. 增强AT Ⅲ的抗凝作用
   B. 促进血小板聚集
   C. 促进凝血酶原合成
   D. 抑制二氢叶酸合成酶
   E. 抑制纤溶酶

   答案：1. A；2. B；3. B；4. C；5. E

二、简答题

1. 简述肝素的抗凝机制和临床用途。
2. 简述抗血小板药的分类和作用机制。
3. 简述纤维蛋白溶解药治疗血栓性疾病的机制和主要的临床应用。

第二十六章 子宫收缩药和子宫收缩抑制剂

学习目标	
掌握	缩宫素、麦角新碱的药理作用、临床应用及用药注意事项。
熟悉	硫酸镁和β₂受体激动剂对子宫平滑肌的作用及临床应用。
了解	前列腺素类药对子宫平滑肌的作用及应用。

第一节 子宫收缩药

子宫收缩药是能选择性地兴奋子宫平滑肌，引起子宫节律性收缩或强直性收缩的药物。主要用于催产、引产或用于产后止血和产后子宫复旧不全，有些药物用于人工流产。常用的子宫收缩药主要有垂体后叶激素类、麦角生物碱类和前列腺素类。

一、垂体后叶激素类

缩 宫 素

缩宫素（oxytocin）为多肽类激素子宫收缩药。

【体内过程】口服易被消化酶破坏而失效；滴鼻经鼻黏膜吸收快，作用时效约20分钟；肌内注射吸收良好，3~5分钟起效，作用维持20~30分钟。静脉注射起效快，持续时间短，需要静脉滴注维持疗效。主要经肝、肾代谢，经肾脏排泄。血浆半衰期为1~6分钟。

【药理作用及作用机制】

1. **刺激子宫平滑肌收缩** 通过激动子宫平滑肌的缩宫素受体，使妊娠子宫收缩加强，频率加快。子宫颈扩张对非妊娠子宫则无此作用。作用特点：① 子宫收缩的性质及强度取决于用药剂量，小剂量（2~5U）使子宫节律性收缩，收缩强度和频率增加，子宫颈扩张。其收缩性质类似正常分娩；大剂量（约10U）引起子宫平滑肌张力持续增高，可致子宫强直性收缩，压迫子宫肌层血管，阻断胎盘血流，造成胎儿窒息或子宫破裂。② 对子宫不同部位平滑肌的作用不同，对子宫体和底部平滑肌产生节律性收缩，对子宫颈平滑肌松弛，有利于促进胎儿娩出。③ 作用受

306

子宫生理状态和雌激素及孕激素水平影响，雌激素能提高子宫平滑肌对缩宫素的敏感性，孕激素则降低其敏感性。妊娠早期体内孕激素水平高，子宫对缩宫素不敏感，有利于胎儿正常发育；妊娠后期，体内雌激素水平高，对缩宫素敏感性增高，有利于胎儿娩出，故此时只需小剂量缩宫素即可达到引产、催产的目的。分娩后子宫对缩宫素的敏感性又逐渐降低。

2. 促进排乳　缩宫素能使乳腺腺泡周围的肌上皮细胞收缩，促进排乳，但不增加乳汁的分泌量。

3. 其他作用　大剂量缩宫素能松弛血管平滑肌，有短暂的降压作用；尚有轻度抗利尿作用。

【临床应用】

1. 催产、引产　对于宫缩乏力且无禁忌证的正常分娩，可用小剂量缩宫素催产；对于因各种原因需要提前终止妊娠者，可用小剂量缩宫素进行引产。用法：一次2.5U，用5%葡萄糖注射液500ml稀释后，先以每分钟8~10滴的速度静脉滴注，必须密切观察；以后根据子宫收缩和胎心情况调整滴注速度，最快不超过每分钟40滴。

2. 产后止血　产后出血时，应立即皮下或肌内注射较大剂量缩宫素（5~10U），使子宫产生强直性收缩，压迫子宫肌层内血管而止血。但因其作用短暂，常需加麦角生物碱制剂以维持子宫收缩状态。

3. 催乳　在哺乳前2~3分钟，用滴鼻液滴鼻，每次3滴，或少量喷于一侧或两侧鼻孔内，有助于乳汁排出。

【不良反应及用药注意事项】

1. 不良反应较少，偶有恶心、呕吐、头痛、发热、寒战、皮疹、瘙痒、呼吸困难、心率增快、心律失常、过敏性休克。大剂量应用可引起高血压或水潴留。过量使用可致宫缩过强而引起相关并发症，如子宫破裂、胎儿窘迫等。

2. 用于催产或引产时，必须注意以下两点：① 严格掌握剂量。根据宫缩和胎心情况及时调整静脉滴注速度，避免出现强直性子宫收缩引起胎儿宫内窒息。② 严格掌握禁忌证。有产道异常、胎位不正、头盆不称、前置胎盘、三次妊娠以上的经产妇或剖宫产史者禁用，以防子宫破裂或胎儿窒息。

垂体后叶素

垂体后叶素（pituitrin）是从猪、牛羊等动物的脑神经垂体提取的水溶液成分，内含缩宫素和血管升压素。本药所含血管升压素具有抗利尿和升压作用。由于有升高血压的作用，现产科已少用。加压素能直接收缩毛细血管和内脏小动脉，可降低门静脉和肺循环压力，有利于血管破裂处血栓形成而止血，还能使肾小管和集合管对水的重吸收增加。本药用于产后出血、产后子宫复旧不全、促进宫缩引产（由于升高血压，产科已少用）、肺出血、支气管出血、消化道出血及尿崩症。可引起血压升高、尿量减少、尿急等，严重不良反应为心悸、胸闷、过敏性休克等，一旦发生，应立即停药，并及时处理。

二、麦角生物碱类

麦角（ergot）是寄生在黑麦上的一种麦角菌的干燥菌核，在麦穗上突出如角。麦角中含有多种生物碱，均为麦角酸衍生物，根据其结构可分为：① 氨基麦角生物碱类。以麦角新碱（ergometrine），甲麦角新碱（methylergometrine）为代表。口服易吸收，溶于水，对子宫的兴奋作用强，作用迅速而短暂。② 氨基酸麦角碱类。以麦角胺（ergotamine）、麦角毒（ergotoxine）为代表。口服吸收差，难溶于水，对血管作用显著，作用缓慢而持久。

麦 角 新 碱

麦角新碱（ergometrine）最初是通过黑麦麦角菌制成，现在也可以通过麦角酸制成。

【体内过程】肌内注射吸收快而完全，2~3分钟宫缩开始，作用持续3小时，静脉注射立即见效，作用约45分钟，节律性的收缩可持续达3小时。在肝内代谢，经肾脏排泄。

【药理作用】对子宫平滑肌有高度选择性，可直接作用于子宫平滑肌，作用强而持久。其作用的强弱与子宫的生理状态和用药剂量有关。妊娠子宫较未妊娠子宫敏感，成熟子宫较未成熟子宫敏感，对临产时或分娩后的子宫最为敏感。作用较缩宫素强而持久，可引起子宫强直性收缩，对子宫体和子宫颈的收缩作用无明显差别，因此不用于催产和引产。大剂量时可使子宫强直性收缩，机械性压迫肌层血管而止血。

【临床应用】

1. 子宫出血　对产后、流产后、月经过多等引起的子宫出血均有效，可肌内注射或静脉注射，也可直接注射于子宫肌层或宫颈，使子宫平滑肌产生强直性收缩，机械性压迫肌层内血管而止血。

2. 子宫复旧不全　麦角新碱可促进子宫收缩，加速子宫复原。

【不良反应及用药注意事项】由于用药时间短，不良反应少见。但静脉给药时，可出现头痛、头晕、耳鸣、腹痛、恶心、呕吐、胸痛、心悸、呼吸困难、心率过缓；也有可能突然发生严重高血压，在用氯丙嗪后可以有所改善甚至消失。如使用不当，可能发生麦角中毒，表现为持久腹泻、手足和下肢皮肤苍白发冷、心跳弱、持续呕吐、惊厥。在胎儿娩出前应禁用，以免因子宫强直收缩导致胎儿缺氧或颅内出血；在胎盘未剥离娩出前禁用，以避免胎盘嵌留在宫腔内。妊娠期高血压、冠心病患者应慎用。

三、前列腺素类

前 列 腺 素

前列腺素（prostaglandins，PGs）是广泛存在于体内的不饱和脂肪酸，对心血管、消化、生殖系统等具有广泛的生理和药理作用。本章只讨论其对生殖系统的作用。作为子宫收缩药应用的有地诺前列酮（dinoprostone, PGE_2，前列腺素 E_2）、地诺前列素（dinoprost, $PGF_{2\alpha}$，前列腺素 $F_{2\alpha}$）、硫前列酮（sulprostone）和卡前列素（carboprost，15-甲基前列腺素 F2α，15-Me-PGF2α）。

米索前列醇、卡前列甲酯

【药理作用及作用机制】与缩宫素不同，对妊娠各期的子宫具有明显的兴奋作用。对临产前的子宫最为敏感；对妊娠初期和中期子宫的收缩作用远比缩宫素强。其引起子宫收缩的特性与分娩时的阵缩相似，即在增强子宫平滑肌节律性收缩的同时，能使宫颈松弛。

【临床应用】可用于终止早期或中期妊娠和足月引产，28周前的宫腔内死胎及良性葡萄胎时排除宫腔内异物。

【不良反应及用药注意事项】主要为恶心、呕吐、腹痛、腹泻等胃肠道兴奋症状。过量可引起子宫强直性收缩，应严密观察宫缩情况。青光眼、心脏病、肝肾功能严重不全、哮喘患者禁用。

第二节　子宫收缩抑制剂

子宫收缩抑制剂可抑制子宫平滑肌，使其收缩力减弱，收缩节律减慢，主要用于防治早产，也可治疗痛经。主要有 β_2 肾上腺素受体激动剂、硫酸镁和缩宫素受体拮抗剂。

一、β_2 肾上腺素受体激动剂

沙丁胺醇（salbutamol）、特布他林（terbutaline）、利托君（ritodrine）等可激动子宫平滑肌的 β_2 肾上腺素受体，抑制子宫平滑肌的收缩强度，减慢收缩频率，并缩短子宫收缩时间，从而减弱子宫的活动，延长妊娠期。用于预防20周以后的早产。

二、其他子宫收缩抑制药

硫　酸　镁

硫酸镁（magnesium sulfate）的 Mg^{2+} 能直接抑制子宫平滑肌收缩，使宫缩频率降低，强度减弱，可用于治疗早产。Mg^{2+} 还具有中枢抑制、扩张血管和降压作用，因而可用于妊娠高血压综合征和防治子痫。用药过量可导致电解质紊乱及高镁血症，继发心律失常、精神错乱、肌痉挛、倦怠无力等，甚至引起呼吸抑制、血压急剧下降，心搏骤停。

阿　托　西　班

阿托西班（atosiban）是一种合成的肽类物质，可在受体水平对人催产素产生竞争性抑制作用，降低子宫的收缩频率和张力，也可与加压素受体结合而抑制加压素的作用。在人早产时，使用推荐剂量的阿托西班可抑制子宫收缩，使子宫处于安静状态。用药后子宫很快发生松弛，10分钟内显著抑制子宫收缩，并维持子宫安静状态（每小时 ≤4次收缩，达12小时）。适用于有下列情况的妊娠妇女，以推迟早产：年龄 ≥18岁、妊娠24~33周、胎心率正常；规律性宫缩每30分钟内 ≥4次，每次至少30秒，且宫颈扩张1~3cm（未经产妇0~3cm）和子宫软化度/变薄 ≥50%。母体不良反应一般较轻，常见头痛、头晕、呕吐、潮热、心动过速、低血压、高血糖及注射部位反应，少见发热、失眠、瘙痒和皮疹，罕见子宫出血和子宫张力缺乏。有下列情况者不宜使用阿托西班：妊娠<24周或>33足周，妊娠>30周的胎膜早破，胎儿宫内生长迟缓和胎心异常，产前子宫出血需要立即分娩，子痫和严重的先兆子痫需要立即分娩，胎死宫内，怀疑宫内感染，前置胎盘，胎盘早剥，继续妊娠对母亲和胎儿有害的任何情况，对本药过敏者。

案例26-1 患者，女，28岁。妊娠足月自然分娩，产后因胎盘残留，出现阴道大量出血，医生开了下列处方。

处方：缩宫素10U

用法：10U，肌内注射，立即

麦角新碱0.5mg

用法：口服，一次0.5mg，一日3次

思考：该处方是否合理？为什么？

学习小结

　　按对子宫平滑肌的作用分为子宫收缩药和子宫收缩抑制剂，前者包括缩宫素、麦角生物碱和前列腺素；后者包括β_2肾上腺素受体激动剂、硫酸镁、阿托西班。子宫收缩药由于药物种类不同、用药剂量不同，以及子宫生理状态的不同，可引起子宫节律性或强直性收缩，分别用于催产、引产、产后止血或产后子宫复旧不全。临床应用须严格掌握适应证。子宫收缩抑制剂可抑制子宫平滑肌，使其收缩力减弱，收缩节律减慢，临床主要用于防治早产及痛经。

（李娟）

复习参考题

一、选择题

1. 麦角新碱不宜用于催产和引产的原因是
   A. 作用较弱
   B. 对于宫体和宫颈的兴奋作用无明显差别
   C. 妊娠期子宫对其敏感性降低
   D. 使血压升高
   E. 起效缓慢

2. 下列适用于催产和引产的药物是
   A. 麦角毒
   B. 缩宫素
   C. 益母草
   D. 麦角新碱
   E. 麦角胺

3. 催产时禁用大剂量缩宫素是因为
   A. 子宫底部肌肉节律性收缩
   B. 子宫无收缩
   C. 子宫强直性收缩
   D. 患者血压升高
   E. 患者冠状血管收缩

4. 可用于人工流产的药物是
   A. 缩宫素
   B. 前列腺素
   C. 麦角新碱
   D. 利托君
   E. 垂体后叶素

5. 既可用于防治早产又可治疗妊娠高血压的药物是

A. 硫酸镁   D. 垂体后叶素

B. 麦角新碱   E. 缩宫素

C. 阿托西班   答案：1. B；2. B；3. C；4. B；5. A

二、简答题

1. 简述缩宫素的药理作用、临床应用、不良反应及注意事项。

2. 简述麦角新碱的药理作用、临床应用、不良反应及注意事项。

肾上腺皮质激素类药物

肾上腺皮质激素（adrenocortical hormones）是肾上腺皮质所分泌激素的总称，属甾体类化合物。根据生理作用可将其分为三类：① 盐皮质激素（mineralocorticoids），由肾上腺皮质球状带细胞合成和分泌，包括醛固酮（aldosterone）及去氧皮质酮（desoxycorticosterone），主要影响水、盐代谢，也有较弱的糖代谢作用；② 糖皮质激素（glucocorticoids, GC），由肾上腺皮质束状带细胞分泌，包括氢化可的松（hydrocortisone）和可的松（cortisone）等，主要影响糖、蛋白质和脂肪代谢，对水、盐代谢影响较小；③ 性激素（gonadal hormones），由肾上腺皮质网状带细胞分泌，包括雄激素和少量雌激素（见第二十八章）。

肾上腺皮质激素的分泌主要受下丘脑–腺垂体–肾上腺（hypothalamus pituitary adrenal, HPA）轴的调节。下丘脑分泌的促肾上腺皮质激素释放激素（corticotropin releasing hormone, CRH）可促进腺垂体分泌释放促肾上腺皮质激素（corticotrophin, adrenocorticotrophin, ACTH），ACTH可促进肾上腺皮质激素的分泌（图27-1）。然而，血液中肾上腺皮质激素水平升高可反馈性抑制下丘脑和腺垂体分泌CRH和ACTH，从而使内源性肾上腺皮质激素分泌减少；ACTH水平升高也可反馈性抑制下丘脑分泌CRH，这是一个短反馈过程。此外，一些神

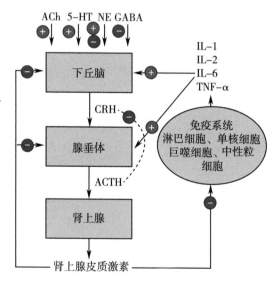

ACh. 乙酰胆碱；5-HT. 5-羟色胺；NE. 去甲肾上腺素；GABA. γ-氨基丁酸；CRH. 促肾上腺皮质激素释放激素；ACTH. 促肾上腺皮质激素；IL. 白介素；TNF. 肿瘤坏死因子。

▲ 图27-1 肾上腺皮质激素的分泌调节示意图

经递质及免疫系统也可参与肾上腺皮质激素分泌的调节（图27-1）。由于垂体分泌ACTH呈昼夜节律性，因而肾上腺皮质激素的分泌也有昼夜节律性：上午8~10时分泌最高，而后逐渐降低，至午夜12时降至最低。此外，机体在寒冷、运动、感染、外伤等应激状态时，HPA轴兴奋，使内源性肾上腺皮质激素的分泌量激增至平时的10倍左右。

第一节　糖皮质激素类药物

糖皮质激素作用广泛而复杂，且随剂量的不同而变化。生理情况下所分泌的糖皮质激素主要调节机体正常的物质代谢，缺乏时可引起代谢失调甚至死亡；应激状态下，机体分泌大量的糖皮质激素，通过允许作用等，使机体能适应内外环境变化；超生理剂量糖皮质激素有抗炎、抗免疫和抗休克等药理作用。

糖皮质激素类药物按作用时间分为短效类（半衰期<12小时）、中效类（半衰期12~36小时）和长效类（半衰期>36小时）。常用糖皮质激素类药物的比较见表27-1。

▼ 表27-1　常用糖皮质激素类药物的比较

药物	活性		等效剂量/mg	作用持续时间/h
	抗炎作用	水、盐代谢		
短效				
氢化可的松（hydrocortisone）	1.0	1.0	20	8~12
可的松（cortisone）	0.8	0.8	25	8~12
中效				
泼尼松（prednisone）	4.0	0.8	5	12~16
泼尼松龙（prednisolone）	4.0	0.8	5	12~16
甲泼尼龙（methylprednisolone）	5.0	0.5	4	12~16
曲安西龙（triamcinolone）	5.0	0	4	12~24
长效				
地塞米松（dexamethasone）	25	0	0.75	20~36
倍他米松（betamethasone）	25	0	0.75	20~36

注：抗炎作用和水、盐代谢影响均以氢化可的松的效应作为标准（1.0）。

【体内过程】

1.吸收　糖皮质激素类药物大多具有相同的生物等效性。可以通过多种途径给药，包括口服、肌内注射、静脉注射或静脉滴注等全身用药，以及吸入、鼻喷、局部注射、点滴和涂抹等局部用药。口服易吸收，吸收速度与药物的脂溶性及其在肠内的浓度成正比。氢化可的松或可的松口服吸收迅速而完全，1~2小时血药浓度达峰值。水溶性制剂可作肌内注射或静脉注射给药，混悬液注射剂吸收较慢，可延长作用时间。关节腔内注射作用可维持约1周。皮肤和黏膜局部用药也可吸收，长时间大面积用药时应予以注意。

2. 分布　吸收后主要分布于肝脏，其次为脑脊液、胸腔积液和腹水，而肾脏和脾脏中较少。氢化可的松吸收后约90%与血浆蛋白结合，其中约80%与皮质类固醇结合球蛋白（corticosteroid-binding globulin，CBG）结合，少量与白蛋白结合，游离型约占10%。人工合成的糖皮质激素类药物亦可与转运蛋白结合，但结合率稍低，约70%。正常人血浆CBG约可结合250μg/L氢化可的松，如血中糖皮质激素浓度过高，CBG饱和，则游离药物浓度升高。CBG在肝中合成，雌激素对其有明显促进作用，因此妊娠期或应用雌激素的患者，血中CBG浓度增高，游离型氢化可的松减少，从而反馈性地引起ACTH释放增加，使游离型激素达到正常水平；肝肾疾病、甲状腺功能亢进患者及老年人血中CBG含量减少，也可使游离型激素增多。

3. 消除　氢化可的松主要在肝脏代谢，大部分与葡萄糖醛酸或硫酸结合后由肾脏排泄，氢化可的松血浆半衰期为1.5~2.5小时，但在2~8小时后仍具有生物活性，一次给药作用可持续8~12小时。与肝药酶诱导剂如苯巴比妥、苯妥英钠等合用可加速皮质激素灭活，需加大糖皮质激素的用量。可的松和泼尼松需在肝内转化为氢化可的松和泼尼松龙才具有生物活性，故严重肝功能不全患者宜用氢化可的松或泼尼松龙。合成的糖皮质激素不易被代谢，半衰期可达3~4小时或更长。大剂量或肝肾功能不全者半衰期延长；甲状腺功能亢进时，肝灭活糖皮质激素加速，使后者半衰期缩短。泼尼松龙因不易被灭活，半衰期可达200分钟。

【药理作用】

1. 对物质代谢的影响

（1）糖代谢：糖皮质激素是调节机体糖代谢的重要激素之一，在维持血糖正常水平和肝脏与肌肉的糖原含量方面有重要作用。对糖代谢的主要作用是促进糖原异生，增加肝糖原和肌糖原的含量；同时抑制外周组织对葡萄糖的利用，减慢葡萄糖分解，使血糖升高。

（2）蛋白质代谢：促进胸腺、肌肉、骨等肝外组织蛋白质分解，使血清中氨基酸含量和尿氮排出增加，造成负氮平衡。大剂量糖皮质激素还能抑制蛋白质合成，久用可致生长减慢、消瘦、皮肤变薄和伤口愈合延迟等。

（3）脂肪代谢：短期使用对脂肪代谢无明显影响。大剂量长期应用可增高血浆胆固醇水平，激活四肢皮下脂酶，促进脂肪分解并重新分布于面部、颈背部、上胸部、腹部及臀部，形成向心性肥胖，呈现"满月脸""水牛背"，并伴有高血压、继发性糖尿病、痤疮、紫纹和骨质疏松等症状，即库欣综合征（Cushing's syndrome）。

（4）水、盐代谢：有较弱的盐皮质激素样作用，即保钠排钾的作用。糖皮质激素还能抑制钙、磷在肠道吸收和在肾小管的重吸收，使尿钙排出增加，血钙降低，大剂量长期应用会引起骨质疏松。

（5）核酸代谢：糖皮质激素通过影响敏感组织中的核酸代谢来实现对物质代谢的影响。研究发现，糖皮质激素可诱导合成某些特殊mRNA，表达一种抑制细胞膜转运功能的蛋白质，从而抑制细胞对葡萄糖、氨基酸等物质的摄取，以致细胞合成代谢受到抑制；同时又能促进肝细胞中其他多种RNA及某些酶蛋白的合成，从而影响物质代谢。

2. 增强抗应激能力 当机体处于应激状态时，肾上腺皮质可分泌大量的糖皮质激素，通过调节机体代谢、提高心血管对儿茶酚胺的敏感性及稳定溶酶体膜等作用，使机体适应内、外环境所产生的强烈刺激，保护机体免受伤害。

3. 抗炎作用 糖皮质激素具有强大的非特异性抗炎作用，对物理、化学、病原体、免疫等各种原因引起的炎症反应均有抑制作用。在炎症早期，能抑制毛细血管扩张，降低毛细血管通透性，减轻渗出、水肿，并抑制白细胞浸润及吞噬反应，减少炎症因子的释放，从而改善红、肿、热、痛等症状；在炎症后期，可抑制毛细血管和成纤维细胞的增生，延缓肉芽组织生成，防止粘连及瘢痕形成，减轻后遗症。但须注意，炎症反应是机体的一种防御性反应，炎症后期的反应更是组织修复的重要过程；糖皮质激素在抑制炎症、减轻症状的同时，也降低机体的防御功能，应用不当可致感染扩散、伤口愈合延迟。糖皮质激素抗炎作用的主要环节如下。

（1）抑制炎症介质的合成与释放：糖皮质激素可诱导脂皮素1（lipocortin 1）的合成，继而抑制磷脂酶A_2，减少花生四烯酸代谢产物前列腺素（PGE_2、PGI_2）和白三烯（LT）等炎症介质的合成。糖皮质激素还可抑制一氧化氮合酶（NOS）和环氧合酶-2（COX-2）等的表达，从而阻断NO、PGE_2等相关介质的产生。还可诱导血管紧张素转化酶生成，促进缓激肽降解。

（2）抑制细胞因子和黏附分子的表达：细胞因子和黏附分子能促进白细胞对血管内皮细胞的黏附，进而使其从血液循环渗出到炎症部位；能激活内皮细胞、中性粒细胞和巨噬细胞；能增加血管通透性、刺激淋巴细胞增殖和分化。糖皮质激素不仅抑制多种炎症因子如IL-1、IL-2、IL-6、IL-8和TNF-α等的产生，而且可在转录水平上直接抑制黏附分子如E-选择素和细胞间黏附分子1（ICAM-1）及某些趋化因子的表达。

（3）诱导炎症细胞凋亡：糖皮质激素通过糖皮质激素受体介导基因转录变化，最终可激活胱天蛋白酶（caspase）和特异性核酸内切酶而诱导炎症细胞凋亡。

（4）其他：提高血管对儿茶酚胺的敏感性，使血管张力增加，通透性降低；抑制白细胞和巨噬细胞的渗出和游走；稳定溶酶体膜，减少蛋白水解酶的释放，减轻组织细胞的损伤性反应。

4. 免疫抑制和抗过敏作用 小剂量糖皮质激素主要抑制细胞免疫，大剂量糖皮质激素还可抑制体液免疫，减少抗体生成。糖皮质激素对免疫过程的多个环节均有抑制作用：① 抑制巨噬细胞对抗原吞噬和处理；② 促使淋巴细胞破坏和解体，也可使淋巴细胞移行至血管外组织，致血中淋巴细胞减少；③ 大剂量可抑制B淋巴细胞转化为浆细胞，使抗体生成减少；④ 干扰淋巴细胞在抗原作用下分裂增殖；⑤ 干扰补体参与免疫反应；⑥ 抑制免疫反应所致的炎症反应。此外，糖皮质激素通过抑制肥大细胞脱颗粒，减少组胺、5-HT、缓激肽等过敏性介质产生，抑制过敏反应导致的病理变化，从而减轻过敏症状。

5. 抗休克作用 大剂量糖皮质激素具有抗休克作用。其抗休克作用机制除了抗炎、抗免疫等作用外，还可能与下列因素有关：① 增强心肌收缩力，使心排出量增多；② 降低血管对某些缩血管物质的敏感性，使痉挛血管舒张，改善微循环；③ 稳定溶酶体膜，减少心肌抑制因子

（myocardial depressant factor, MDF）的形成；④ 提高机体对内毒素的耐受力，但对外毒素无防御作用。

6. 其他作用

（1）允许作用（permissive action）：糖皮质激素对有些组织细胞虽无直接活性，但可为其他激素发挥作用创造有利条件，称为允许作用。例如，糖皮质激素可增强儿茶酚胺的收缩血管作用和胰高血糖素的升高血糖作用等。

（2）退热作用：糖皮质激素有迅速且良好的退热作用，可能与抑制体温中枢对致热原的反应、稳定溶酶体膜、减少内源性致热原的释放等有关。

（3）心血管系统：糖皮质激素通过增加血管壁肾上腺素受体的表达而增强血管对其他活性物质的反应性。少数使用合成糖皮质激素的患者和糖皮质激素分泌过多的库欣综合征患者可出现高血压。

（4）消化系统：能刺激胃酸和胃蛋白酶分泌增加，增进食欲，促进消化；同时，由于其对蛋白质代谢的影响可致胃黏液分泌减少、上皮细胞更换率降低，使胃黏膜自我保护和修复能力下降。因此，长期应用超生理剂量的糖皮质激素可加重或诱发消化性溃疡。

（5）血液与造血系统：能刺激骨髓造血功能，使红细胞和血红蛋白含量增加；大剂量可增加血小板及纤维蛋白原浓度，缩短凝血时间；使中性粒细胞数增多，但抑制其游走、吞噬等功能，减弱其对炎症区域的浸润及吞噬活动；使外周血单核细胞、淋巴细胞、嗜酸性和嗜碱性粒细胞减少；促使淋巴组织萎缩，淋巴细胞减少。

（6）中枢神经系统：通过减少脑内GABA的浓度而提高中枢神经系统兴奋性。引起欣快、激动、失眠等，偶可诱发精神失常和癫痫。大剂量可致小儿惊厥。

（7）骨骼：长期大量应用可引起骨质疏松，机制可能是糖皮质激素抑制成骨细胞的活力，减少骨胶原合成，促进胶原和骨基质分解，使骨形成发生障碍；可能也与促进钙通过肾脏排泄有关。

【作用机制】基因组效应是糖皮质激素抗炎作用的基本机制。糖皮质激素作为脂溶性分子，易于通过细胞膜进入细胞，主要通过与胞质内的糖皮质激素受体（glucocorticoid receptor, GR）结合。GR由约800个氨基酸构成，存在GRα和GRβ两种亚型。GRα活化后产生经典的激素效应，而GRβ不具备与激素结合的能力，作为GRα拮抗体而起作用。未活化的GRα在胞质内与热休克蛋白（heat shock proteins, HSPs）等结合形成一种大的复合体，这种三维结构能够防止GRα对DNA产生作用。但当这种复合体与激素（配基）结合后，结构发生变化，HSPs与GRα分离，随之此复合体易位进入细胞核，与特异性DNA位点即靶基因启动子（promoter）序列的糖皮质激素应答元件（glucocorticoid response element, GRE）或负性糖皮质激素应答元件（negative glucocorticoid response element, nGRE）相结合，启动或抑制基因转录，相应地引起转录增加或减少，改变介质相关蛋白的表达水平，从而产生各种效应。

非基因组效应是糖皮质激素迅速发挥作用的重要机制，如大剂量糖皮质激素的抗过敏作用常在几分钟内产生。糖皮质激素通过以下机制发挥非基因组效应：① 细胞膜类固醇受体。除了类固醇核受体，尚存在细胞膜类固醇受体，而类固醇的快速非基因效应与细胞膜类固醇受体相关。

② 非基因的生化效应。近来证实了激素对细胞能量代谢的直接影响。如甲基泼尼松龙溶解于细胞膜，并影响细胞膜的生化特性，其对线粒体内膜的直接影响将致离子通透性增加，继而导致氧化磷酸化偶联的解离。此外，激素还可以不通过减少细胞内ATP的产生而直接抑制阳离子循环。③ 细胞质受体的受体外成分介导的信号通路。糖皮质激素与GR结合后，GRα与HSP90等成分分离，随之GC-GR复合体易位进入细胞核（产生基因效应），而HSP90等受体外成分则进一步激活某些信号通路（如Src）产生快速效应（图27-2）。

【临床应用】

1. 替代治疗 常用于急性和慢性肾上腺皮质功能不全、肾上腺次全切除术后及脑垂体功能减退等。

2. 严重感染及预防炎症后遗症

（1）严重急性感染：严重感染并伴有明显中毒症状者，如中毒性菌

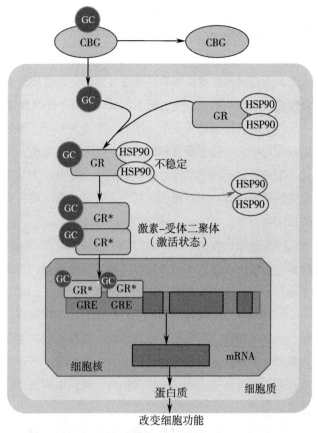

CBG. 皮质类固醇结合球蛋白；GC. 糖皮质激素；GR. 糖皮质激素受体；GRE. 糖皮质激素应答元件；HSP90. 热休克蛋白90；*. 表示激活状态。

▲ 图27-2 糖皮质激素的作用机制示意图

痢、暴发型流行性脑膜炎、中毒性肺炎、重症伤寒、急性粟粒性肺结核、猩红热、败血症等，应用糖皮质激素可提高机体对有害刺激的耐受力，迅速缓解中毒症状，防止心、脑等重要器官的损害，有助于患者度过危险期。但同时也降低机体防御功能，若应用不当可致感染扩散，创面愈合延迟，因此必须同时应用足量、有效的抗菌药。病毒性感染一般不宜应用激素，以避免用药后机体防御功能降低而使病毒感染扩散。但若病毒感染对机体已构成严重威胁，如严重病毒性肝炎、流行性腮腺炎、乙型脑炎等，为了迅速缓解症状，防止并发症，也可考虑应用糖皮质激素。

对于结核病的急性期，特别是渗出为主的结核病，如结核性脑膜炎、心包炎、胸膜炎、腹膜炎，在早期应用抗结核药物的同时辅以短程糖皮质激素，可迅速退热，减轻炎性渗出，使积液消退，减少愈合过程中发生的纤维增生及粘连。但剂量宜小，一般为常规剂量的1/2~2/3。目前认为，在有效抗结核药物的作用下，小剂量糖皮质激素的辅助治疗并不引起结核病灶的恶化。

（2）防止某些炎症后遗症：对于人体重要器官或组织的炎症，如结核性脑膜炎、胸膜炎、心包炎、风湿性心瓣膜炎、损伤性关节炎等，早期应用糖皮质激素可防止组织粘连或瘢痕形成等后遗症。对虹膜炎、角膜炎、视网膜炎和视神经炎等非特异性眼炎，应用糖皮质激素也可迅速消炎

止痛，防止角膜混浊和瘢痕粘连的发生。

3. 自身免疫性疾病和过敏性疾病

（1）自身免疫性疾病：对系统性红斑狼疮、肾病综合征、自身免疫性贫血、风湿病、重症肌无力、硬皮病和皮肌炎等自身免疫性疾病，糖皮质激素可抑制免疫反应并缓解症状。一般采用综合疗法，不宜单用，以免引起不良反应。对于多发性皮肌炎，糖皮质激素为首选药。

（2）器官移植排斥反应：糖皮质激素主要用于预防器官移植早期的强烈排斥反应，常用泼尼松或泼尼松龙，通常器官移植术前1~2天开始服药。若已发生排斥反应，治疗时可采用大剂量氢化可的松静脉滴注，排斥反应控制后再逐步减少剂量至最小维持量，并改为口服。与环孢素A等免疫抑制剂联合应用可提高疗效。大剂量长期应用有明显不良反应，甚至可能影响器官移植受者的长期生存率。

（3）过敏性疾病：对于血清病、过敏性鼻炎、支气管哮喘、荨麻疹、血管神经性水肿、过敏性血小板减少性紫癜和过敏性休克等过敏性疾病，首先考虑应用抗组胺药或肾上腺素受体激动剂等治疗，对病情严重或其他抗过敏药物无效患者，可用糖皮质激素辅助治疗。

4. 休克 在针对休克病因治疗的同时，应用糖皮质激素可帮助患者度过危险期。应及早、短时、大剂量使用。对感染中毒性休克，须在有效抗菌药物治疗的基础上使用，休克控制后及时停用激素；对过敏性休克，糖皮质激素起效缓慢，不作为首选的抢救措施，可与首选药肾上腺素合用；对心源性休克，须结合病因治疗；对低血容量性休克，在补足液体及电解质或血液后疗效不佳者，可合用超大剂量糖皮质激素。

5. 血液病 用于治疗儿童急性淋巴细胞白血病，疗效较好；还可用于再生障碍性贫血、粒细胞减少症、血小板减少症和过敏性紫癜等，但停药后易复发。

6. 局部应用 对湿疹、肛门瘙痒、接触性皮炎、银屑病等皮肤病均有疗效，多采用氢化可的松、泼尼松龙和氟轻松等软膏、霜剂或洗剂局部应用。与普鲁卡因或利多卡因配伍注射到疼痛部位可消炎止痛（封闭疗法）。还可控制虹膜炎、视网膜炎和视神经炎等非特异眼炎的症状，但对眼后部炎症如脉络膜炎、视网膜炎需全身用药或球后给药。

【不良反应】

1. 长期大剂量应用引起的不良反应

（1）类肾上腺皮质功能亢进症：又称类库欣综合征，是过量激素引起物质代谢和水盐代谢紊乱的结果。表现为皮肤变薄、向心性肥胖、满月脸、水牛背、痤疮、多毛、水肿、高血压、高血脂、低血钾、肌无力、糖尿病等，停药后多逐渐自行消失或减轻。必要时可加用抗高血压药和抗糖尿病药，并采用低盐、低糖、高蛋白饮食及补钾等措施。

（2）诱发或加重感染：糖皮质激素可降低机体防御功能，长期应用可诱发感染或使感染灶扩散，尤其机体抵抗力降低的患者更易发生。因此在治疗严重感染性疾病时，必须同时给予有效、足量的抗菌药物。

（3）消化系统并发症：可刺激胃酸或胃蛋白酶的分泌并抑制胃黏液分泌，降低胃肠黏膜对胃酸和胃蛋白酶的抵抗力，诱发或加重消化性溃疡，甚至发生出血和穿孔。少数患者可诱发胰腺炎或脂肪肝，严重者可导致中毒性肝损伤。大剂量使用糖皮质激素时可加用胃黏膜保护剂或抑酸药。

（4）心血管系统并发症：长期应用糖皮质激素，由于水钠潴留和高脂血症，可引起高血压和早发动脉粥样硬化性疾病。此外血栓栓塞性并发症（肺栓塞和深静脉血栓）的形成风险增加。

（5）骨质疏松、肌肉萎缩、伤口愈合延迟等：与糖皮质激素促进蛋白质分解、抑制其合成及增加钙、磷排泄有关。骨质疏松多见于绝经后妇女、老年人和儿童，严重者可发生自发性骨折。应及早采取预防措施，如补充钙盐及维生素D等。

（6）糖尿病：长期超生理剂量应用糖皮质激素可引起糖代谢的紊乱，造成糖耐量受损或糖尿病（类固醇性糖尿病）。这类糖尿病对降糖药物敏感性较差，所以应在控制原发病的基础上，尽量减少糖皮质激素的用量，最好停药。如不能停药，应酌情给予口服降糖药或注射胰岛素治疗。

（7）眼病：长期应用会增加白内障和青光眼的发生风险。罕见眼球突出和中心性浆液性脉络膜视网膜病变等眼科并发症。长期应用中到大剂量糖皮质激素治疗的患者，应定期眼科检查。

（8）其他：超生理剂量长期应用可诱发高脂血症、骨缺血坏死（常发生于股骨头和肱骨头）、儿童生长缓慢及精神失常等。孕妇应用可能有致畸风险。

2. 停药反应

（1）医源性肾上腺皮质功能不全症：长期应用尤其是连日给药的患者，体内糖皮质激素超过正常水平，反馈性抑制腺垂体-肾上腺轴，造成肾上腺皮质分泌功能减退甚至肾上腺皮质萎缩。减量过快或突然停药时，内源性糖皮质激素不能立即分泌补足，可出现肾上腺皮质功能不全症状，表现为精神萎靡、恶心、呕吐、食欲缺乏、肌无力、低血糖、低血压、休克等，严重者可危及生命。因此需缓慢减量，不可骤然停药。在停药数月或更长时间内，如遇应激情况如感染、出血、手术等，应及时给予足量的糖皮质激素。

（2）反跳现象和停药症状：长期用药因减量太快或突然停药所致原病复发或加重的现象，称为反跳现象，可能是患者对激素产生的依赖性或病情尚未完全控制所致。常需加大剂量再行治疗，待症状缓解后再逐渐减量、停药。长期应用糖皮质激素突然停药时也可出现原有疾病没有的症状，如关节痛、肌肉痛、乏力、情绪低落等停药症状。

【药物相互作用】苯巴比妥、苯妥英钠等能诱导CYP酶，加速糖皮质激素代谢，如果合用需加大糖皮质激素剂量。糖皮质激素可抑制肠道对钙的吸收。大剂量水杨酸盐通过刺激下视丘而促使糖皮质激素释放，且由于水杨酸盐置换可与蛋白结合的糖皮质激素竞争血浆蛋白，从而增加血浆中游离的糖皮质激素浓度。

【禁忌证】严重的精神病和癫痫，活动性消化性溃疡，新近胃肠吻合术，骨折，创伤修复期，角膜溃疡，肾上腺皮质功能亢进症，严重高血压，糖尿病，孕妇，抗菌药物不能控制的感染如水痘、麻疹、真菌感染、单纯疱疹角膜炎等。当适应证和禁忌证并存时，应全面分析，权衡利弊，慎重决定。一般而言，对于病情危急的患者，虽有禁忌证存在，仍不得不用，但度过危险期后应尽早减量或停药。

【用法及疗程】糖皮质激素的生物学效价、药物代谢动力学、用药时程和剂量、给药途径和给药时间，以及代谢个体差异均会影响其疗效和不良反应。根据用药时程大致可分为大剂量冲击疗法，短程、中程和长程治疗及替代治疗。

（1）大剂量冲击疗法：用于急性、重症、危重疾病的抢救，如严重中毒性感染、各种休克、严重哮喘持续状态、过敏性喉头水肿、急性移植排斥反应等。疗程一般≤5天，激素使用期间必须配合其他有效治疗措施。

（2）短程治疗：适用于应急性治疗，或感染及变态反应类疾病所致的机体严重器质性损伤，如结核性脑膜炎及胸膜炎、剥脱性皮炎或器官移植急性排斥反应等。需配合其他有效治疗措施，停药时必须逐渐减量以至停药，疗程一般＜1个月。

（3）中程治疗：适用于病程较长且多器官受累性疾病，如风湿热等。治疗剂量起效后减至维持量，逐渐递减直至停药，疗程一般＜3个月。某些特殊疾病如活动性甲状腺眼病，使用激素每周1次冲击治疗，一般维持12周。

（4）长程治疗：适用于预防和治疗器官移植后排斥反应及反复发作的多器官受累的慢性系统性自身免疫性疾病，如系统性红斑狼疮、类风湿性关节炎、血小板减少性紫癜、溶血性贫血、肾病综合征等。根据糖皮质激素分泌的昼夜节律性，维持量有两种给药法：① 每日晨给药法，早晨7~8时一次性给予可的松或氢化可的松等短效糖皮质激素；② 隔日晨给药法，每隔一日早晨7~8时给予泼尼松或泼尼松龙等中效糖皮质激素。逐步减量至最低有效维持剂量，停药前需逐步过渡到隔日疗法。疗程一般＞3个月。每日晨给药法和隔日晨给药法对下丘脑-腺垂体-肾上腺轴抑制较轻，可减少医源性肾上腺皮质功能减退症的发生。

（5）替代治疗：① 长程替代方案，适用于原发性或继发性慢性肾上腺皮质功能减退症；② 应急替代方案，适用于急性肾上腺皮质功能不全及肾上腺危象；③ 抑制替代方案，适用于先天性肾上腺皮质增生症。

> **问题与思考**
> 试述糖皮质激素的药理作用与临床应用之间的联系。

理论与实践　　具有糖皮质激素作用的新型制剂

基于糖皮质激素作用机制的新型制剂研发方向如下。

（1）新型糖皮质激素受体（GR）配体，其抗炎和免疫抑制作用可与代谢副作用分离。

（2）对糖皮质激素进行修饰，改变其理化性质和药动学特征，提高组织局部浓度，如聚乙二醇化提高亲脂性等。

（3）提高糖皮质激素的靶向作用，如将糖皮质激素与抗体结合或与多肽结合，或将糖皮质激素封装处理，如已完成临床 II 期试验的脂质体泼尼松龙。

（4）糖皮质激素与过氧化物酶体增殖物激活受体（PPARs）激动剂的联合治疗，以期协同发挥抗炎作用，并由此减少糖皮质激素的不良反应。

（5）糖皮质激素所诱导的抗炎蛋白，如糖皮质激素诱导亮氨酸拉链蛋白（glucocorticoid-induced leucine zipper, GILZ）是一种抗炎分子，可介导糖皮质激素的免疫调节活性，不良反应较小，可作为炎症性疾病治疗的新型靶向分子药物。

第二节　盐皮质激素

盐皮质激素包括醛固酮（aldosterone）和去氧皮质酮（desoxycortone, desoxycorticosterone），主要调节水和电解质的代谢。其合成和分泌主要受血浆电解质组成和肾素–血管紧张素系统调节，血钠降低或血钾升高时，直接刺激肾上腺皮质球状带细胞合成和分泌醛固酮；低钠还可通过肾素–血管紧张素 II 系统促进合成和分泌醛固酮，以维持机体的电解质平衡。

醛固酮主要促进肾远曲小管和集合管对 Na^+ 和 Cl^- 的重吸收，同时促进 K^+ 和 H^+ 排出，而表现出潴 Na^+ 排 K^+ 作用。去氧皮质酮潴钠作用仅为醛固酮的 1%~3%。主要用于治疗慢性肾上腺皮质功能减退症，以纠正水和电解质紊乱，恢复水和电解质平衡。过量或长期使用易引起水钠潴留、高血压、心力衰竭和低钾血症等。

> **问题与思考**
> 请列举糖皮质激素与盐皮质激素的区别。

第三节　促肾上腺皮质激素及皮质激素抑制药

一、促肾上腺皮质激素

促肾上腺皮质激素（adrenocorticotropic hormone, ACTH）简称"促皮质素"，由腺垂体嗜碱性细胞合成和分泌，是一种由39个氨基酸组成的多肽，其合成受下丘脑促肾上腺皮质激素释放激素（corticotropin releasing hormone, CRH）调节，对维持机体肾上腺正常形态和功能具有重要作用。ACTH主要作用是促进肾上腺皮质细胞的增殖和糖皮质激素的分泌，只有在肾上腺皮质功能完好时方能发挥作用。在生理情况下，下丘脑、腺垂体和肾上腺三者处于动态平衡。

ACTH缺乏，可引起肾上腺皮质萎缩、分泌功能减退。

ACTH口服后易被胃蛋白酶破坏而失活，须注射给药。经肝脏代谢，血浆半衰期约为15分钟。通常在注射ACTH后2小时，肾上腺皮质才开始分泌氢化可的松。主要用于诊断脑垂体–肾上腺皮质功能状态及检测长期使用糖皮质激素停药前后的皮质功能水平，以防止因停药而发生皮质功能不全。

二、皮质激素抑制药

米 托 坦

米托坦（mitotane）又称双氯苯二氯乙烷，为杀虫剂滴滴涕（DDT）同类化合物。可抑制皮质激素合成，并可选择性地使肾上腺皮质束状带及网状带细胞萎缩、坏死，用药后血、尿中氢化可的松及其代谢物明显减少；但该药不影响球状带，故醛固酮分泌不受影响。主要用于不能手术切除的肾上腺皮质癌或皮质癌术后辅助治疗。不良反应有恶心、厌食、腹泻、嗜睡、头痛、眩晕、中枢抑制、运动失调和皮疹等。用量过大可致皮质功能不全。

美替拉酮

美替拉酮（metyrapone）可抑制11β-羟化反应，干扰皮质醇和皮质酮合成，使体内氢化可的松生成减少。主要用于治疗肾上腺皮质肿瘤和产生ACTH的肿瘤所引起的氢化可的松过多症和皮质癌，还可用于腺垂体释放ACTH功能试验，是目前唯一可用于孕妇库欣综合征的肾上腺功能抑制药物。不良反应发生率较米托坦低，常见眩晕、胃肠道反应、高血压、低血钾等。

氨鲁米特

氨鲁米特（aminoglutethimide）主要通过竞争性抑制碳链裂解酶，阻止胆固醇转化为20-α胆固醇，从而阻断类胆固醇生物合成第一步，对所有类固醇激素如氢化可的松、醛固酮及雌激素等的合成均有抑制作用。可诱导肝药酶，加速自身代谢，用药6~23周后半衰期可缩短一半左右。主要用于肾上腺皮质肿瘤、肾上腺增生等所致氢化可的松过多症，还可用于治疗乳腺癌。不良反应有厌食、恶心、呕吐等，约5%患者出现甲状腺功能减退。

案例27-1　患者，女，26岁。以"全身水肿、少尿"入院。体重80kg。实验室检查：尿蛋白8.7g/24h，胆固醇12.6mmol/L，白蛋白8g/L，尿量0.8L/d。诊断为肾病综合征，每日给予泼尼松40mg，病情逐渐好转。用药21天后患者未经医嘱自行减量，第24天自行停药后，病情复发。

思考：

1. 该患者治疗过程中的经验和教训有哪些？

2. 长期服用糖皮质激素应如何减量和停药？

案例27-2　患者，男，65岁。以"突发言语行为紊乱5天"入院。患者曾患支气管哮喘8年，未经系统治疗。入院15天前受凉后出现喘憋、胸闷，私人诊所给予口服地塞米松，用药量不详。经连续治疗10天后患者逐渐出现话多、烦躁、时哭时笑、胡言乱语、不听劝告、夜间不眠、来回走动等现象，家人难以管理，遂送医诊治。查体：意识欠清，言行失常，烦躁不安，定向力欠佳；满月样面容，面部皮肤变薄，面色潮红；躯干部脂肪集中较肢体明显，双下肢水肿。血糖13.21mmol/L，血白细胞计数12.3×10⁹/L。诊断为糖皮质激素所致精神障碍。

思考：

1. 该患者出现精神障碍的可能原因是什么？

2. 该患者出现了糖皮质激素导致的哪些不良反应，解释其机制。

学习小结

糖皮质激素的分泌受促肾上腺皮质激素释放激素-促肾上腺皮质激素-皮质醇调节系统调节，具有昼夜节律。糖皮质激素具有抗炎、免疫抑制和抗过敏、抗休克、退热、中枢兴奋等药理作用；除替代治疗外，还用于严重感染或炎症、自身免疫性疾病和过敏性疾病、休克、血液病和皮肤病等的治疗。糖皮质激素长期大剂量应用可产生类肾上腺皮质功能亢进症、骨质疏松、高血糖等不良反应，多是药物对机体物质代谢的影响所致；此外，还可引起医源性肾上腺皮质功能不全、停药反应等，故临床应用时需缓慢减量和停药。

盐皮质激素主要有醛固酮和去氧皮质酮，主要调节水和电解质的代谢，临床主要用于慢性肾上腺皮质功能减退症。皮质激素抑制药包括米托坦、美替拉酮等。

（班涛）

复习参考题

一、选择题

1. 患者，男，60岁。因患风湿性关节炎，口服泼尼松和非甾体抗炎药（NSAIDs）5个月。近日突发自发性胫骨骨折。可能与骨折有关的药物是
   A. 布洛芬
   B. 阿司匹林
   C. 双氯芬酸
   D. 泼尼松
   E. 吲哚美辛

2. 严重肝功能不良的患者需用糖皮质激素治疗时，不宜选用
   A. 氢化可的松
   B. 泼尼松
   C. 泼尼松龙
   D. 地塞米松
   E. 倍他米松

3. 患者，男，6岁。急性化脓性扁桃体炎，注射青霉素后1分钟，出现呼吸急促，面部发绀，心率130次/min，血压60/40 mmHg。抢救药物是
   A. 可的松＋去甲肾上腺素
   B. 地塞米松＋多巴胺
   C. 曲安西龙＋异丙肾上腺素
   D. 地塞米松＋肾上腺素
   E. 氢化可的松＋山莨菪碱

4. 下列长期应用后可能出现类库欣综合征的药物是
   A. 氢氯噻嗪
   B. 曲安西龙
   C. 酮康唑
   D. 阿司匹林
   E. 异烟肼

5. 下列不属于糖皮质激素禁忌证的是
   A. 活动性消化性溃疡
   B. 麻疹
   C. 接触性皮炎
   D. 角膜溃疡
   E. 肾上腺皮质功能亢进症

答案：1. D；2. B；3. D；4. B；5. C

二、简答题

1. 试述糖皮质激素类药物的药理作用与临床应用。
2. 长期应用糖皮质激素类药物可引起哪些不良反应？
3. 试述糖皮质激素每日晨给药法和隔日晨给药法的理论依据。

性激素类药及避孕药

学习目标	
掌握	雌激素、孕激素和雄激素类药物的临床应用及不良反应；避孕药的分类。
熟悉	雌激素、孕激素和雄激素类药物的生理药理作用；选择性雌激素受体调节药及同化激素的临床应用；常用主要抑制排卵避孕药的药理作用及不良反应。
了解	性激素的分泌及调节；其他类型避孕药的特点。

性激素（sex hormones）为性腺分泌的激素，包括雌激素（estrogen）、孕激素（progestin）和雄激素（androgen），属甾体类激素。

性激素的分泌受下丘脑-腺垂体调节。下丘脑分泌促性腺激素释放激素（gonadotropin releasing hormone, GnRH），促进腺垂体分泌促卵泡素（follicle stimulating hormone, FSH）和黄体生成素（luteinizing hormone, LH）。FSH促进女性卵泡生长、发育及成熟，并使其分泌雌激素；促进男性精子生成。LH促进女性卵巢黄体生成并分泌孕激素；促进男性睾丸间质细胞分泌雄激素。性激素对下丘脑-腺垂体的分泌具有反馈调节作用，以女性激素为例，主要有三种途径（图28-1）：① 长反馈，指性激素对下丘脑和腺垂体的反馈调节。如排卵前，水平较高的雌激素可直接或间接通过下丘脑促进腺垂体分泌LH导致排卵，此为正反馈。在月经周期的黄体期，由于血中雌、孕激素水平均高，可减少GnRH分泌而抑制排卵，此为负反馈。常用甾体避孕药就是根据这一负反馈而设计。② 短反馈，垂体分泌的FSH、LH可通过负反馈抑制下丘脑释放GnRH。③ 超短反馈，为下丘脑分泌的GnRH反作用于下丘脑，实现自身调节。

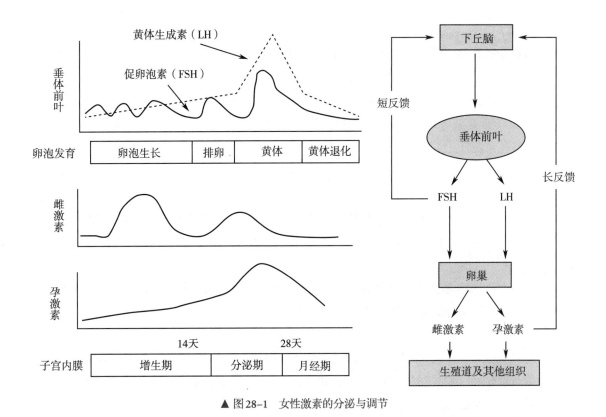

▲ 图28-1 女性激素的分泌与调节

第一节　雌激素类药及选择性雌激素受体调节药

一、雌激素类药

雌激素类药包括：① 天然雌激素，活性较低，易在肝脏被破坏，生物利用度低，需注射给药，如卵巢分泌的雌二醇（estradiol, E_2）及从孕妇尿液中提取的雌二醇代谢产物雌酮（estrone, E_1）和雌三醇（estriol, E_3）等。② 人工合成品，为雌二醇高效衍生物，类固醇样结构，具有可口服、高效、长效的特点，如炔雌醇（ethinylestradiol）、炔雌醚（quinestrol）、戊酸雌二醇（estradiol valerate）及尼尔雌醇（nilestriol）等。近年来，结合雌激素（conjugated estrogens）因方便、长效、不良反应少等特点而被广泛应用，如妊马雌酮（雌酮硫酸盐和孕烯雌酮硫酸盐混合物）。③ 其他合成品，为非甾体类药物，如己烯雌酚（diethylstilbestrol）、乙蔗酚（stilbestrol）。

【体内过程】口服天然雌激素如雌二醇可经消化道吸收，但易在肝脏被破坏，生物利用度低，故需注射给药。人工合成的炔雌醇、炔雌醚或己烯雌酚等在肝内破坏较慢，口服效果好，作用较持久。油溶液制剂或与脂肪酸化合成脂，作肌内注射，可延缓吸收，延长其作用时间。炔雌醚在体内可储存于脂肪组织中，一次口服作用可维持7~10天。雌激素类药在血液中大部分与性激素结合球蛋白特异性结合，也可与白蛋白非特异性地结合，部分药物以葡萄糖醛酸及硫酸结合的形式从肾脏排泄，也有部分从胆道排泄并形成肝肠循环。

【药理作用】

1. **女性生殖系统** 可促进未成年女性性器官发育和成熟,维持女性第二性征。对成熟女性:① 可在孕激素协同作用下,使子宫内膜发生周期性变化(图28-1),形成月经周期;② 提高子宫平滑肌对缩宫素的敏感性;③ 刺激阴道上皮增生,使浅表层细胞发生角化。

2. **排卵** ① 小剂量雌激素可促进排卵;② 较大剂量时可负反馈作用于下丘脑-腺垂体,抑制GnRH释放和FSH、LH分泌,从而抑制排卵。

3. **乳腺** ① 小剂量雌激素可刺激乳腺导管及腺泡的生长发育;② 大剂量时则抑制催乳素对乳腺的刺激作用,减少乳汁分泌。

4. **代谢** ① 有轻度水钠潴留作用,使血压升高;② 增加骨骼钙盐沉积,加速骨骺闭合;③ 预防绝经期女性骨钙丢失;④ 降低低密度脂蛋白,升高高密度脂蛋白;⑤ 降低糖耐量等。

5. **其他** ① 增加凝血因子Ⅱ、Ⅶ、Ⅸ、Ⅹ的活性,促进凝血,在应用较大剂量时可能会发生血栓;② 升高白细胞;③ 抗雄激素作用。

【临床应用】

1. **绝经期综合征** 也称更年期综合征,是因更年期女性卵巢功能衰退,雌激素分泌减少,垂体促性腺激素分泌增多,造成内分泌平衡失调的现象。应用雌激素替代后可抑制垂体促性腺激素的分泌而减轻各种症状。

2. **卵巢功能不全和闭经** 原发性或继发性卵巢功能低下者,应用雌激素替代可促进外生殖器、子宫及第二性征的发育。合用孕激素,可产生人工月经周期。

3. **功能性子宫出血** 可用雌激素促进子宫内膜增生,修复出血创面而止血,也可适当配伍孕激素,以调整月经周期。

4. **乳房胀痛和退乳** 女性停止授乳后,由于乳汁继续分泌可发生乳房胀痛,应用大剂量雌激素能抑制催乳素对乳腺的刺激作用,减少乳汁分泌而退乳消痛。

5. **晚期乳腺癌** 对绝经后晚期乳腺癌不宜手术者,大剂量雌激素可抑制腺垂体分泌促性腺激素,减少雌酮产生而缓解症状。但绝经前患者禁用,因此时雌激素可促进肿瘤生长。

6. **前列腺癌** 大剂量雌激素可抑制垂体促性腺激素分泌,使睾丸萎缩及雄激素分泌减少;同时其具有抗雄激素作用,故能治疗前列腺癌。

7. **痤疮** 青春期痤疮是由于雄激素分泌过多,刺激皮脂腺分泌,堵塞腺管继发感染所致。雌激素可通过减少雄激素分泌及抗雄激素作用,用于治疗痤疮。

8. **避孕** 与孕激素合用可避孕。

9. **其他** ① 与雄激素合用用于老年性骨质疏松症;② 治疗放射线引起的白细胞减少症;③ 小剂量雌激素长期应用可有效预防冠心病和心肌梗死等心血管疾病;④ 局部应用治疗老年性阴道炎及女性阴道干枯病等。

【不良反应及用药注意事项】

1. 常见厌食、恶心、呕吐及头晕等。从小剂量开始逐渐增加剂量可减轻症状。

2. 长期大量应用可引起子宫内膜过度增生及子宫出血，故有子宫出血倾向及子宫内膜炎者慎用。在治疗绝经期妇女更年期综合征时，能增加子宫癌的发生，可使用最低有效剂量及缩短疗程来避免。

3. 引起胆汁淤积性黄疸，故肝功能不良者慎用。长期大量应用可引起水钠潴留，发生高血压、水肿及加重心力衰竭，故高血压、心力衰竭患者慎用。

二、选择性雌激素受体调节药

选择性雌激素受体调节药（selective estrogen receptor modulators, SERMs）是指对雌激素受体具有高亲和力，可产生组织选择性激动或拮抗作用，可模拟雌激素对骨组织、血清脂质和心血管系统产生激动作用，而对乳腺和子宫内膜表现为拮抗作用。常用药物见表28-1。

▼ 表28-1 选择性雌激素受体调节药的分类、代表药、临床应用及主要不良反应

分类	代表药	临床应用	主要不良反应及用药注意事项
第一代	氯米芬（clomifene，克罗米芬）	不孕症、功能性子宫出血、月经不调、晚期乳腺癌、闭经	大剂量连用引起卵巢肥大；卵巢囊肿、妇科肿瘤、肝肾功能不全者禁用
	他莫昔芬（tamoxifen）	绝经前或绝经后乳腺癌、晚期卵巢癌、晚期子宫内膜癌	月经失调、闭经、外阴瘙痒等
第二代	雷洛昔芬（raloxifen）	骨质疏松症	开始治疗的4个月可发生静脉血栓栓塞、血小板计数轻度减少；不宜用于子宫内膜癌者
第三代	阿佐昔芬（arzoxifene）	处于临床Ⅲ期试验阶段	用于防治骨质疏松症和预防乳腺癌

第二节　孕激素类药及抗孕激素类药

一、孕激素类药

孕激素（progestin）主要由卵巢黄体分泌，妊娠3~4个月后，黄体逐渐萎缩而由胎盘分泌，直至分娩。自黄体分离出的黄体酮（progesterone）（又称孕酮）为天然孕激素，含量很低且口服无效，需注射或舌下给药。临床应用为人工合成品及其衍生物，作用较强，在肝脏破坏较慢，可口服给药，是避孕药主要成分。按照化学结构可分为2类：① 17α-羟孕酮类，为黄体酮衍生物，如甲羟孕酮（medroxyprogesterone，安宫黄体酮，普维拉）、甲地孕酮（megestrol）、氯地孕酮（chlormadinone）和羟孕酮己酸酯（17α-hydroxyprogesterone caproate）；② 19-去甲睾丸酮类，为炔孕酮衍生物，如炔诺酮（norethisterone）、双醋炔诺醇（ethynodiol diacetate）和炔诺孕酮（norgestrel，18-甲基炔诺酮、高诺酮）。

【体内过程】黄体酮口服后在胃肠道及肝脏被迅速破坏，故采用注射给药。血浆黄体酮大部分与蛋白结合，游离的仅占3%。其代谢产物主要与葡萄糖醛酸结合，从肾脏排泄。人工合成的

炔诺酮、甲地孕酮等也可以口服，在肝脏破坏较慢。油溶液肌内注射可发挥长效作用。

【药理作用】

1. 女性生殖系统　月经后期时，在雌激素作用的基础上，孕激素使子宫内膜继续增厚、充血、腺体增生并分支，由增殖期转为分泌期，有利于受精卵着床和胚胎发育；抑制子宫收缩，并降低子宫对缩宫素的敏感性；大剂量可抑制腺垂体LH的分泌，抑制卵巢排卵。

2. 乳腺　与雌激素共同促进乳腺腺泡发育，为哺乳做准备。

3. 代谢　竞争性拮抗醛固酮，促进水钠排泄而利尿。

4. 体温　可轻度升高体温，使月经周期的黄体相基础体温较高。

【临床应用】

1. 功能性子宫出血　黄体功能不足时可致子宫内膜不规则成熟与脱落而引起子宫出血。应用孕激素类药可使子宫内膜同步转为分泌期，在行经期有助于子宫内膜全部脱落，可维持正常月经。

2. 痛经和子宫内膜异位症　可抑制子宫痉挛性收缩而止痛，也可使异位的子宫内膜萎缩退化。与雌激素合用可提高疗效。

3. 先兆流产与习惯性流产　由于黄体功能不足所致的先兆流产和习惯性流产，可使用大剂量孕激素保胎，但对习惯性流产，疗效不确切。19-去甲睾酮类由于具有雄激素样作用，可使女性胎儿男性化，故不宜采用。

4. 子宫内膜腺癌、前列腺肥大或前列腺癌　大剂量孕激素可使子宫内膜癌细胞分泌耗竭而退化；也可反馈性抑制腺垂体分泌黄体生成素（又称间质细胞刺激素），从而减少睾酮分泌，使前列腺细胞萎缩退化。

5. 闭经的诊断与治疗　可与雌激素合用。给闭经妇女应用孕激素5~7天后，如果子宫内膜对内源性雌激素有反应，则发生撤退性出血。

【不良反应及用药注意事项】较少，偶见头晕、恶心及乳房胀痛等。黄体酮有时可致胎儿生殖器畸形。大剂量应用19-去甲睾酮类可致肝功能障碍。

二、抗孕激素类药

米 非 司 酮

米非司酮（mifepristone）为孕激素受体拮抗剂。口服有效，与孕酮受体亲和力比黄体酮强5倍，还有抗糖皮质激素作用及弱的抗雄激素作用，无雌激素和盐皮质激素活性。在妊娠早期，通过拮抗子宫孕酮受体，破坏子宫蜕膜，促使胚泡脱落，进而使绒毛膜促性腺激素分泌减少，黄体分泌孕酮减少，提高子宫对前列腺素的敏感性，增强子宫平滑肌收缩力，并软化、扩张宫颈，诱发流产而用于抗早孕。此外，米非司酮可推迟或抑制排卵、阻止受精卵着床或延缓子宫内膜发育，可用作性生活后紧急避孕。常见不良反应有轻度恶心、呕吐、眩晕、乏力、下腹痛、肛门坠胀感和阴道出血等。带宫内节育器妊娠和怀疑宫外孕者禁用。

第三节 雄激素类药及抗雄激素类药

一、雄激素类药

天然雄激素（androgens）主要是睾丸间质细胞分泌的睾酮（testosterone，睾丸素），也可由肾上腺皮质、卵巢和胎盘少量分泌。临床常用睾酮衍生物，如甲睾酮（methyltestosterone）（又称甲基睾丸素）、丙酸睾酮（testosterone propionate）（又称丙酸睾丸素）和苯乙酸睾酮（testosterone phenylacetate）（又称苯乙酸睾丸素）等。一般用其油溶液肌内注射或片剂植于皮下，以延长作用时间。

【体内过程】睾酮口服首过效应强，一般用其油溶液肌内注射或植入皮下。其酯类化合物极性低，溶于油液中注射后，不易进入水性体液，因而吸收缓慢。如丙酸睾酮肌内注射1次，延效2~4天。睾酮做成小片植入皮下吸收极慢，作用时间可长达6周。代谢产物与葡萄糖醛酸结合从肾脏排泄。甲睾酮口服后吸收迅速且完全，又不易被肝脏破坏，故口服效果较好，也可舌下给药。

【药理作用】

1. 生殖系统 促进男性性征和生殖器官发育与成熟，促进精子生成与成熟。大剂量可负反馈抑制腺垂体分泌促性腺激素，对女性可减少雌激素分泌。尚有抗雌激素作用。

2. 同化作用 能明显促进蛋白质合成（同化作用），减少蛋白质分解（异化作用），减少尿氮排泄，使肌肉增长，体重增加。同时伴有水、钠、钙、磷潴留。

3. 提高骨髓造血功能 在骨髓造血功能低下时，大剂量雄激素可促进肾脏分泌促红细胞生成素，也可直接刺激骨髓细胞造血。

4. 增强免疫功能 促进免疫球蛋白合成，增强机体免疫功能和抗感染能力。

5. 其他 具有糖皮质激素样抗炎作用。

【临床应用】

1. 睾丸功能不全 无睾症、类无睾症和男性性功能低下时作替代疗法。

2. 功能性子宫出血 抗雌激素作用使子宫平滑肌及其血管收缩，内膜萎缩而止血，更年期患者适用。对严重出血病例，可注射己烯雌酚、黄体酮和丙酸睾酮三种混合物止血，但停药后易出现撤退性出血。

3. 晚期乳腺癌或乳腺癌转移者 可能与抗雌激素作用有关，也可能通过抑制垂体促性腺激素分泌，减少卵巢分泌雌激素。此外，雄激素尚有抗催乳素刺激乳腺癌的作用。治疗效果与癌细胞中雌激素受体含量有关，受体浓度高者，疗效较好。

4. 再生障碍性贫血及其他贫血 丙酸睾酮或甲睾酮可提高骨髓造血功能。

5. 男性青春期发育迟缓 可促进男性生长、男性第二性征和睾丸、副性腺结构的发育。

【不良反应及用药注意事项】女性患者长期应用可产生痤疮、多毛、声音变粗、闭经、乳腺退化等男性化现象。男性患者可出现性欲亢进，久用可使睾丸萎缩，精子生成减少。可引起胆汁淤积性黄疸，应用中出现黄疸或肝功能障碍时，应立即停药。孕妇及前列腺癌患者禁用。因有水钠潴留作用，有肾炎、肾病综合征、肝功能不良、高血压及心力衰竭者也应慎用。

二、同化激素类药

同化激素（anabolic hormone）即同化作用较好，雄激素样作用较弱的睾酮衍生物，如苯丙酸诺龙（nandrolone phenylpropionate）、司坦唑醇（stanazolol）（又称康力龙）及美雄酮（methandienone）（又称去氢甲基睾丸素）等。本类药物主要用于蛋白质同化或吸收不足，以及蛋白质分解亢进或损失过多的患者，如严重烧伤、营养不良、术后恢复期、老年骨质疏松和肿瘤恶病质等。服用时应同时增加食物中蛋白质成分。常见不良反应同雄激素类药。

三、抗雄激素类药

环 丙 孕 酮

环丙孕酮（cyproterone）为雄激素受体拮抗剂，与二氢睾酮竞争性结合雄激素受体，也具有孕激素样活性，并抑制促性腺激素分泌。临床用于治疗男性性欲异常、妇女多毛症、痤疮、青春期早熟及不能手术的前列腺癌等。不良反应有头痛、贫血、胃肠道反应等；可引起男性不育，停药后恢复；抑制女性排卵，引起不孕；大剂量可影响肝功能，甚至出现黄疸、肝损害。有肝脏疾病、恶性肝肿瘤及消耗性疾病者禁用。妊娠、哺乳期妇女、有血栓栓塞史患者及伴有血管变化的严重糖尿病患者禁用。

非 那 雄 胺

非那雄胺（finasteride）为特异性 II 型 5α- 还原酶抑制剂，对雄激素受体无亲和力。5α- 还原酶在前列腺中使睾酮转化为二氢睾酮而发挥更强的雄激素作用，促使前列腺生长发育和良性增生。本药能有效降低二氢睾酮在血浆和前列腺中的浓度而抑制前列腺增生。临床用于良性前列腺增生者，可使前列腺缩小，改善患者排尿困难的症状。但须注意本药可使血清前列腺癌指标降低，故前列腺增生者治疗前应排除恶性肿瘤。不良反应有性欲降低、男性乳房发育、精液量减少。

第四节 避孕药

避孕药是指阻碍受孕或防止妊娠的一类药物。生殖过程包括精子和卵子的形成与成熟、排出、受精、着床及胚胎发育等多个环节，阻断其中任一环节均可达到避孕和终止妊娠的目的。目前大多为女性避孕药，男性避孕药较少。

一、主要抑制排卵避孕药

本类药物最常用的女性避孕药多为雌激素和孕激素配伍组成的复方。常用的有：① 短效口服避孕药，包括复方炔诺酮片（避孕片 I 号）、复方甲地孕酮片（避孕片 II 号）、复方炔诺孕酮甲片。② 长效口服避孕药，包括复方炔诺孕酮乙片、复方氯地孕酮片、复方次甲氯地孕酮片。③ 长效注射避孕药，包括复方己酸孕酮注射液、复方甲地孕酮注射液。④ 探亲避孕药，包括甲地孕酮片（探亲避孕 1 号片）、炔诺酮片（探亲避孕片）、双炔失碳酯片（53 号避孕片）。⑤ 埋植剂，包括炔诺孕酮。⑥ 多相片剂，包括炔诺酮双相片、炔诺酮三相片、炔诺孕酮三相片。

【药理作用及作用机制】

1. 抑制排卵　外源性雌激素通过负反馈抑制下丘脑释放 GnRH，从而减少 FSH 分泌，使卵泡生长成熟过程受到抑制，同时孕激素又抑制 LH 释放，两者协同作用而抑制排卵。停药后排卵功能可以很快恢复。

2. 其他　① 抑制子宫内膜正常增殖而阻碍受精卵着床；② 影响子宫和输卵管平滑肌的正常活动导致受精卵不能适时到达子宫；③ 增加宫颈黏液黏稠度导致精子不易进入宫腔；④ 抑制黄体内甾体类激素合成等。

【不良反应及用药注意事项】① 类早孕反应，少数妇女在用药早期出现，一般坚持用药 2~3 个月后可减轻或消失；② 子宫不规则出血，常见于用药后最初几个周期，可加服炔雌醇；③ 有 1%~2% 妇女发生闭经，有不正常月经史者较易发生，如连续 2 个月闭经，应停药；④ 少数哺乳期妇女用药可使乳汁减少；⑤ 甾体避孕药中雌激素可诱发血栓性静脉炎、肺栓塞或脑栓塞等；⑥ 轻度损害肝功能可引起痤疮、皮肤色素沉着、血压升高等。充血性心力衰竭或有其他水肿倾向者慎用。急慢性肝病及糖尿病需用胰岛素治疗者不宜用。长期用药出现乳房肿块，应立即停药。宫颈癌、乳腺癌者禁用。

二、抗着床避孕药

抗着床避孕药也称探亲避孕药，可使子宫内膜发生各种功能和形态变化，阻碍受精卵着床。我国多用大剂量炔诺酮（norethindrone）、甲地孕酮（megestrol）或双炔失碳酯片（anorethindrane dipropionate，53 号避孕片）。

三、主要影响子宫和胎盘功能避孕药

本类药物通过收缩子宫或使胎盘组织变性、坏死，导致流产而达到避孕目的，包括抗孕激素类药（详见本章第二节）、3β- 羟甾脱氢酶抑制剂及前列腺素类等。

环 氧 司 坦

环氧司坦（epostane）为 3β- 羟甾脱氢酶抑制剂，能抑制卵巢和胎盘孕酮的合成，降低体内孕酮水平，导致流产。临床与前列腺素合用于抗早孕。个别患者用药后有恶心、呕吐症状。

前列腺素类

前列腺素类为前列腺素衍生物，如米索前列醇（misoprostol）、卡前列甲酯（carboprost methylate）和甲烯前列素（meteneprost）等。本类药物性质稳定、不易被破坏；具有极强的收缩子宫平滑肌和扩张宫颈作用；不需静脉滴注或反复给药，常采用肌内注射或经阴道给药。用于抗早孕、扩宫颈和中期引产等。米索前列醇与米非司酮配伍应用，具有完全流产率高、对母体无明显不良反应、流产后月经周期恢复迅速、对再次妊娠无影响等特点。

四、外用避孕药

多为具有较强杀精作用的药物。如孟苯醇醚（menfegol）药膜放入阴道深部能快速溶解，发挥杀精作用，同时形成黏液，阻碍精子运动。烷苯醇醚（alfenoxynol）可损害精子头部，破坏精子的膜结构，使精子失去穿透卵子的能力。

五、男性避孕药

棉酚（gossypol acetate）是从棉花的根、茎和种子中提取的一种黄色多酚类物质，可破坏睾丸精曲小管的生精上皮，从而使精子数量减少，直至无精子生成。停药后精子生成可逐渐恢复。其不良反应主要有乏力、食欲减退、恶心、呕吐、心悸及肝功能改变等，还可引起低钾血症，并可引起不可逆性的精子生成障碍，这使得棉酚作为常规避孕药的使用受到限制。

案例28-1　　患者，女，52岁。半年多来不规则阴道出血，1小时前突发阴道大出血并发休克紧急入院。入院检查超声显示子宫内膜增厚；子宫内膜活检：子宫内膜癌。入院后经询问病史得知患者为预防更年期骨质疏松，长期自行服用雌激素类药物。

思考：如何正确使用雌激素？

学习小结

雌激素用于绝经期综合征、卵巢功能不全和闭经、功能性子宫出血、乳房胀痛及退乳、晚期乳腺癌、前列腺癌、痤疮、避孕。不良反应有厌食、恶心、呕吐及头晕；长期大量应用可引起子宫内膜过度增生及子宫出血，水肿、肝功能不良者可致胆汁淤积性黄疸。

孕激素用于功能性子宫出血、痛经、子宫内膜异位症、先兆流产、习惯性流产、子宫内膜腺癌、闭经、前列腺肥大和前列腺癌的诊断与治疗。不良反应偶见头晕、恶心及乳房胀痛等。

雄激素用于睾丸功能不全、功能性子宫出血、晚期乳腺癌或乳腺癌转移、再生障碍性贫血及男性青春期发育迟缓。不良反应有长期应用引起女性男性化现象、胆汁淤积性黄疸等。

女性避孕药按作用环节分为：① 主要抑制排卵避孕药；② 抗着床避孕药；③ 主要影响子宫和胎盘功能避孕药；④ 外用避孕药。

（云宇）

复习参考题

一、选择题

1. 哺乳期妇女退乳可选用
   A. 大剂量雌激素
   B. 甲睾酮
   C. 炔诺孕酮
   D. 甲羟孕酮
   E. 小剂量雌激素

2. 抗着床避孕药的主要优点是
   A. 应用不受月经周期的限制，在排卵前期、排卵期或排卵后期服用均可
   B. 不引起不规则子宫出血
   C. 无类早孕反应
   D. 长期使用不会引起闭经、溢乳
   E. 可长期服用

3. 安宫黄体酮的适应证是
   A. 青春期痤疮
   B. 先兆流产
   C. 绝经期综合征
   D. 老年骨质疏松
   E. 再生障碍性贫血

4. 老年性骨质疏松可选用
   A. 黄体酮
   B. 炔诺酮
   C. 己烯雌酚
   D. 甲睾酮
   E. 丙酸睾酮

5. 具有同化作用的激素类药物是
   A. 苯丙酸诺龙
   B. 甲羟孕酮
   C. 他莫昔芬
   D. 雌酮
   E. 炔诺酮

   答案：1. A；2. A；3. B；4. C；5. A

二、简答题

1. 试述雌激素、孕激素和雄激素类药物的临床应用及不良反应。

2. 简述避孕药的分类及主要抑制排卵避孕药的药理作用和不良反应。

第二十九章　甲状腺激素及抗甲状腺药

	学习目标
掌握	抗甲状腺药的分类药理作用、作用机制、临床应用和主要不良反应。
熟悉	甲状腺激素的生理、药理作用和临床应用。
了解	甲状腺激素的合成、贮存、分泌和调节。

第一节　甲状腺激素

甲状腺激素是由甲状腺滤泡上皮细胞合成分泌的激素，包括甲状腺素（thyroxine，T_4）和三碘甲腺原氨酸（triiodothyronine，T_3）。药用甲状腺激素包括由猪、牛、羊等动物的甲状腺制得的甲状腺片（thyroid tablet）和人工合成的左甲状腺素（levothyroxine）（也称甲状腺素）及碘塞罗宁（liothyronine）（也称三碘甲状腺原氨酸）。

【合成、贮存与释放】

1. **碘的摄取**　甲状腺腺泡上皮细胞通过碘泵主动摄取血液中的碘（I^-）。生理情况下，甲状腺内 I^- 浓度为血浆中的 25~50 倍，甲状腺功能亢进时可高达 250 倍，故摄碘率可作为检测甲状腺功能的指标之一。

2. **碘的活化和酪氨酸碘化**　甲状腺滤泡上皮细胞中的 I^- 在过氧化物酶作用下被氧化成活性碘（I^+），I^+ 与甲状腺球蛋白中的酪氨酸残基结合，生成一碘酪氨酸（monoiodotyrosine, MIT）和二碘酪氨酸（diiodotyrosine, DIT）。

3. **偶联**　在过氧化物酶作用下，1分子MIT和1分子DIT偶联生成 T_3，2分子DIT偶联生成 T_4。合成的 T_3 和 T_4 结合在甲状腺球蛋白上，贮存于滤泡腔内胶质中。

4. **释放**　在蛋白水解酶作用下，甲状腺球蛋白肽键水解，释放出 T_3、T_4 进入血液循环。其中 T_4 占分泌总量的90%以上，在外周组织脱碘酶作用下，约36% T_4 转化为 T_3，T_3 的生物活性比 T_4 强约5倍。

【分泌调节】体内甲状腺激素的分泌由下丘脑–垂体–甲状腺轴调节。下丘脑可分泌促甲状腺素释放激素（thyrotropin releasing hormone, TRH）促进垂体前叶分泌促甲状腺素（thyroid stimulating hormone, TSH），TSH促进甲状腺激素的合成与分泌，血液中T_3和T_4的浓度通过负反馈调节TRH和TSH的释放。

【体内过程】左甲状腺素钠口服吸收不完全，吸收率不恒定，血浆蛋白结合率较高，半衰期为6~7天，起效慢但作用时间较长，停药后药效仍可维持数周。主要在肝中代谢，大部分经肾脏排泄；碘塞罗宁口服吸收良好，吸收率约90%，血浆蛋白结合率低，半衰期为1.4天，起效快但维持时间短，一般在3天内达到最大治疗效果，疗效可维持1~3天。

【药理作用】

1. 维持正常生长发育　甲状腺激素是促进机体生长发育所必需的激素，可促进蛋白质合成及神经、骨骼系统的发育。胎儿或婴儿缺碘或先天性甲状腺功能低下时，甲状腺激素合成不足可致呆小病（克汀病），表现为生长发育迟缓、身材矮小、智力低下；幼年或成年人甲状腺激素分泌不足，可引起中枢神经兴奋性降低、神情冷漠、记忆力减退等，严重时可因蛋白质合成障碍而导致组织间液黏蛋白沉积，使水滞留于皮下，出现黏液性水肿。

2. 促进代谢　甲状腺激素能促进物质氧化代谢，增加机体耗氧量，提高基础代谢率，使机体产热增多。甲状腺功能亢进时，基础代谢率可增高35%左右，出现怕热、多汗等症状；甲状腺功能低下时基础代谢率可降低15%左右，出现畏寒、怕冷等症状。

3. 提高交感神经-肾上腺系统的反应性　甲状腺激素可提高机体对儿茶酚胺的敏感性，因而甲状腺功能亢进患者可出现交感神经兴奋的症状，如情绪易激动、失眠、震颤、心率加快和血压升高等。

【作用机制】甲状腺激素的基本作用是诱导新生蛋白质包括特殊酶系的合成，调节蛋白质、碳水化合物、脂肪、水、盐和维生素的代谢，其作用机制是甲状腺激素（主要是T_3）与核内甲状腺激素受体结合并激活受体，激活的受体与DNA上特异的序列即甲状腺激素应答元件相结合，从而调控基因（甲状腺激素的靶基因）的转录与表达，促进新生蛋白质（主要为酶）的合成而发挥生理效应，此外，甲状腺激素诱导细胞膜Na^+-K^+-ATP酶的合成并增强其活力，使能量代谢增强。

【临床应用】

1. 甲状腺功能低下　① 呆小病：尽早诊治，在1岁内适量补充甲状腺激素，发育仍可正常；若治疗过晚，即使躯体发育正常，智力仍然低下。治疗应从小剂量开始，逐渐增加，以症状明显好转时的剂量作为维持量，终身替代治疗。② 黏液性水肿：一般服用甲状腺片，从小剂量开始，逐渐增加剂量，剂量过大可诱发或加重心脏病变；伴垂体功能低下者，应先使用糖皮质激素再使用甲状腺片，以防止发生急性肾上腺皮质功能不全；伴昏迷者应大量静脉注射T_3并加用足量糖皮质激素，清醒后改为口服，若无注射剂可用T_3片剂研碎后加水鼻饲。

2. 单纯性甲状腺肿　因缺碘所致者应补碘。原因不明者可给予适量甲状腺激素，以补充内源性激素不足，抑制TSH过多分泌，使腺体缩小。

3. 其他　① T_3抑制试验：用于单纯性甲状腺肿和甲状腺功能亢进的鉴别诊断，现已很少应用。单纯性甲状腺肿者摄碘率比用药前下降50%以上，而甲状腺功能亢进者摄碘率下降小于

50%；② 甲状腺功能亢进患者，在服用抗甲状腺药治疗的同时加服T_4，可减轻突眼、甲状腺肿大和防止发生甲状腺功能减退；③ 甲状腺癌术后服用较大剂量T_4，可抑制残余甲状腺癌变组织的增殖，减少复发。

【不良反应及用药注意事项】过量可引起心悸、震颤、多汗、体重减轻、失眠等甲状腺功能亢进样症状，重者可有腹泻、呕吐、发热、脉搏快而不规则，甚至心绞痛、心力衰竭、肌肉震颤或痉挛。一旦发生应立即停药，并用β受体拮抗药对抗。停药1周后再从小剂量开始应用。糖尿病、冠心病、快速型心律失常者禁用。

左甲状腺素钠

左甲状腺素钠（levothyroxine sodium）是人工合成的四碘甲状腺原氨酸左旋体，起效慢，作用弱，但维持时间长，半衰期为6~7天。药理作用、临床应用与甲状腺激素相似。适用于甲状腺功能低下（先天性及其他各种原因引起）的长期替代治疗，可用于单纯性甲状腺肿、慢性淋巴细胞性甲状腺炎（桥本甲状腺炎）及甲状腺癌手术后的抑制及替代治疗，也可用于诊断甲状腺功能亢进的抑制试验。

第二节　抗甲状腺药

抗甲状腺药是能干扰甲状腺激素的合成与释放等环节，缓解或消除甲状腺功能亢进症状的药物。常用的有硫脲类、碘和碘化物、放射性碘和β受体拮抗药4类。

一、硫脲类

硫脲类（thioureas）为临床最常用的抗甲状腺药，按化学结构分为两类：① 硫氧嘧啶类，包括甲硫氧嘧啶（methylthiouracil, MTU）和丙硫氧嘧啶（propylthiouracil, PTU）；② 咪唑类，包括甲巯咪唑（thiamazole）（又称他巴唑，tapazole）和卡比马唑（carbimazole）（又称甲亢平），卡比马唑为甲巯咪唑的衍生物，在体内转化成甲巯咪唑后发挥作用。

【体内过程】硫氧嘧啶类口服吸收快，2小时血药浓度达峰值，生物利用度约80%，血浆蛋白结合率约75%，在体内分布较广，以甲状腺中浓集较多。本药可通过胎盘屏障，故妊娠期妇女慎用，也易进入乳汁，哺乳期妇女应慎用或暂停哺乳。约60%在肝内代谢，部分与葡萄糖醛酸结合后经肾脏排泄。半衰期约为2小时。甲巯咪唑半衰期为6~13小时，在甲状腺中的药物浓度可维持16~24小时。

【药理作用及作用机制】

1. 抑制甲状腺激素的合成　通过抑制甲状腺内过氧化物酶，进而抑制碘的活化、酪氨酸的碘化及偶联，使甲状腺激素合成减少，但不影响碘的摄取，也不影响已合成甲状腺激素的释放和作用的发挥，故须待体内已合成的甲状腺激素被消耗到一定程度后才显效。一般用药2~3周甲状腺功能亢进症状开始减轻，基础代谢率恢复正常需1~2个月。

2. 控制血清 T_3 水平　丙硫氧嘧啶能抑制外周组织 T_4 转化为 T_3，迅速降低血清中生物活性较强的 T_3 水平，故可作为治疗重症甲状腺功能亢进、甲状腺危象的首选药。甲巯咪唑该作用相对较弱。

3. 免疫抑制作用　甲状腺功能亢进的发病与机体产生的自身抗体——促甲状腺免疫球蛋白（thyroid stimulating immunoglobulin, TSI）有关，硫脲类能轻度抑制免疫球蛋白的合成，使血液循环中 TSI 水平下降，对甲状腺功能亢进有一定的对因治疗作用。

【临床应用】

1. 甲状腺功能亢进的内科治疗　适用于轻症、不宜手术或放射性碘治疗的甲状腺功能亢进患者，如儿童、青少年、术后复发、中重度患者及年老体弱或兼有心、肝、肾功能不全和出血性疾病的患者。开始治疗时给予大剂量以对甲状腺激素的合成产生最大抑制作用。经 1~3 个月后症状明显减轻，当基础代谢率接近正常时，药量即可递减至维持量，疗程 1~2 年。遇到感染或其他应激时可酌加剂量。

2. 甲状腺功能亢进的手术前准备　甲状腺次全切除术前应先服用硫脲类药物，使甲状腺功能恢复或接近正常，以减少麻醉和术后并发症及甲状腺危象。但用药后 TSH 分泌增多，可致甲状腺组织增生、变脆而充血，不利于手术进行，故须在术前 2 周加服大剂量碘剂，使腺体缩小变硬、充血减轻，以利于手术进行及减少出血。

3. 甲状腺危象的治疗　各种诱因如感染、创伤、手术和精神刺激等可导致甲状腺激素突然大量释放入血，引起高热、虚脱、心力衰竭、肺水肿、水和电解质紊乱等，严重者可致死，称为甲状腺危象。此时尽快使用硫脲类，首选丙硫氧嘧啶，使用硫脲类时，应密切观察潜在不良反应，如粒细胞缺乏、肝功能损害、皮疹等。在使用硫脲类 1 小时后给予无机碘化物，建议使用鲁氏碘液（Lugol's solution）4~8 滴，每 6~8 小时口服 1 次，症状控制后逐渐减量至停药，但已知对无机碘化物过敏的患者禁用。

【不良反应及用药注意事项】

1. 过敏反应　最常见，表现为皮疹、皮肤瘙痒，少数伴有发热，严重者应及时停药，必要时应用抗组胺药治疗。对硫脲类过敏者禁用。

2. 粒细胞缺乏症　为最严重的不良反应，发生率 0.3%~0.6%，常发生在用药后的 2~3 个月内，应定期检查血象，若发生咽痛、发热，应立即停药，并加用升高白细胞的药物治疗，如鲨肝醇、维生素 B_4 或重组人粒细胞/巨噬细胞集落刺激因子等，待白细胞回升后，仍可复用硫脲类药物，或换用其他药物。用药期间应定期检查血象，粒细胞缺乏者禁用。

3. 甲状腺肿大及甲状腺功能减退症　长期用药后血清甲状腺激素水平显著下降，负反馈作用减弱，TSH 分泌增多而引起腺体代偿性增生，腺体增大、充血，重者可出现压迫症状。本药也可诱发甲状腺功能减退，及时发现并停药可恢复。

4. 其他　常见有头痛、头晕、关节痛、淋巴结肿大及胃肠道反应，罕见胆汁淤积性黄疸和中毒性肝炎。严重肝功能损害者禁用。

二、碘和碘化物

碘化物是防治甲状腺疾病最古老的药物，目前常用复方碘溶液（compound iodine solution），又称鲁氏碘液（Lugol's solution），含碘5%和碘化钾10%，也可单用碘化钾（potassium iodide）或碘化钠（sodium iodide）。

【药理作用及作用机制】不同剂量的碘化物可对甲状腺功能产生不同的影响。

1. **促进甲状腺激素合成**　碘是合成甲状腺激素的原料，甲状腺的碘含量占人体总碘量的80%。碘摄入不足可导致甲状腺激素合成减少，引起单纯性甲状腺肿，故食盐中添加适量碘，可以预防缺碘地区人群发生单纯性甲状腺肿。

2. **抗甲状腺作用**　大剂量碘剂对正常人和甲状腺功能亢进患者均可产生抗甲状腺作用。其作用机制：① 大剂量碘剂能抑制谷胱甘肽还原酶对TG中二硫键的还原，从而使TG对蛋白水解酶不敏感，抑制甲状腺激素释放；② 拮抗TSH对甲状腺的刺激作用，使甲状腺激素释放减少，腺体缩小，血管减少；③ 抑制过氧化物酶活性，从而使碘的活化、酪氨酸碘化和偶联过程受抑制，减少甲状腺激素的合成。此作用快而强，用药后1~2天起效，10~15天达最大效应。此时若继续用药，反而使甲状腺细胞摄碘能力下降，细胞内的碘离子（I⁻）浓度降低，失去抑制甲状腺激素合成的效应，因此碘化物不宜单独用于甲状腺功能亢进的内科治疗。

【临床应用】

1. **防治单纯性甲状腺肿和呆小病**　重在预防，孕妇和2岁以下婴幼儿为重点补碘人群。对已发病患者早期治疗效果好，必要时可加用甲状腺片以抑制腺体增生。如甲状腺腺体太大已有压迫症状，应考虑手术治疗。

2. **甲状腺功能亢进术前准备**　在应用硫脲类药物控制甲状腺功能正常的基础上，于术前2周给予大剂量碘（>6mg/d），以使腺体缩小变韧、血管减少，有利于手术并减少出血。

3. **甲状腺危象的治疗**　大剂量碘剂（碘化物加到10%葡萄糖溶液静脉滴注或服用复方碘溶液）抑制甲状腺激素释放，一般24小时即可充分发挥作用，并在2周内逐渐停服，需同时合用硫脲类药物。

【不良反应及用药注意事项】

1. **过敏反应**　用药后立即或几小时内发生，表现为皮疹、药物热、皮炎、血管神经性水肿，严重者可因上呼吸道黏膜水肿及喉头水肿而窒息。一般停药后可消退，增加饮水量可促进碘排泄，必要时给予抗过敏治疗。对碘过敏者禁用。

2. **慢性碘中毒**　咽喉不适、口内金属味、流涎、呼吸道刺激、鼻窦炎和结膜炎等，停药后可消退。

3. **诱发甲状腺功能紊乱**　久用可诱发甲状腺功能亢进。也可诱发甲状腺功能减退和甲状腺肿。碘能进入乳汁和通过胎盘，可引起新生儿和婴儿甲状腺肿或甲状腺功能异常，妊娠期与哺乳期妇女慎用。

三、放射性碘

^{131}I是一种放射性碘（radioactive iodine），半衰期为8天，用药后1个月可消除90%，2个月可消除99%以上。

【药理作用及作用机制】甲状腺具有极强摄取^{131}I的能力。^{131}I被甲状腺摄取后释放出β射线（占99%）和γ射线（占1%）。β射线射程仅约2 mm，其辐射损伤只限于甲状腺内，使滤泡上皮破坏、萎缩，减少甲状腺激素的合成，起到类似于手术切除部分甲状腺的作用，但损伤很少波及周围正常组织。γ射线可在体外测得，用于甲状腺摄碘功能的测定。

【临床应用】适用于不宜手术、手术后复发、硫脲类药物治疗无效或过敏的甲状腺功能亢进患者。作用缓慢，一般用药后1个月见效，3~4个月后甲状腺功能可恢复正常。

【不良反应及用药注意事项】剂量过大易致甲状腺功能低下，故应严格掌握剂量，通常按估计的甲状腺重量和最高摄碘率计算，但个体差异较大，一旦发生可补充甲状腺激素治疗。儿童甲状腺组织处于生长期，对辐射较敏感；卵巢也可浓集^{131}I，可能影响遗传；故20岁以下患者、妊娠或哺乳期妇女及肾功能不佳者不宜使用。甲状腺危象、重症浸润性突眼症禁用。

四、β受体拮抗药

甲状腺功能亢进时机体交感-肾上腺系统过度兴奋，心脏对儿茶酚胺的敏感性增强，产生心率加快、血压升高、出汗、手震颤等交感神经兴奋的症状。β受体拮抗药可通过拮抗β受体改善甲状腺功能亢进患者症状。大剂量普萘洛尔（≥160mg/d）还可抑制外周组织中的T_4脱碘转化为T_3。β受体拮抗药适用于所有有症状的甲状腺功能亢进患者，尤其老年患者、静息心率超过90次/min或合并心血管疾病的甲状腺功能亢进患者，首选无内在拟交感活性的非选择性β受体拮抗药普萘洛尔。也可用于甲状腺手术前准备，不会致腺体增生变脆，2周后即可进行手术，单用作用有限，与硫脲类药物合用疗效显著。

案例29-1 患者，女，45岁。因患有甲状腺功能亢进症，服用甲巯咪唑治疗2个月。2天前因受凉出现咳嗽、咳痰、发热（体温38~39℃），自行服用抗感冒药。1小时前突发寒战、体温39.6℃、脉搏143次/min、大汗淋漓、神志模糊、烦躁不安。查体：双肺呼吸音粗，右肺下部可闻及湿啰音。血常规：白细胞计数$18.8×10^9$/L，中性粒细胞计数$16.9×10^9$/L。诊断：右侧肺炎，甲状腺功能亢进，甲状腺危象。

思考：针对该患者的甲状腺危象可选用哪些药物治疗？并说明选药依据。

学习小结

甲状腺激素包括T_3、T_4，可维持正常生长发育、促进代谢和产热、提高机体交感神经系统的反应性；用于甲状腺功能低下（呆小病、黏液性水肿、单纯性甲状腺肿）的替代治疗。甲状腺功能亢进需要用抗甲状腺药或手术治疗。抗甲状腺的药物如下。

（1）硫脲类（丙硫氧嘧啶、甲巯咪唑）：具有抑制甲状腺激素合成、抑制外周组织T_4转化为T_3及免疫抑制作用。用于轻症、不宜手术或放射性碘治疗的甲状腺功能亢进患者；合用大剂量碘剂用于甲状腺手术前准备；大剂量丙硫氧嘧啶可辅助治疗甲状腺危象。主要不良反应有过敏、粒细胞缺乏症等，用药期间定期检查血象和肝功能。

（2）碘和碘化物（复方碘溶液）：小剂量时促进甲状腺激素合成，防治单纯性甲状腺肿及呆小病；大剂量抑制甲状腺激素释放和合成，用于甲状腺功能亢进术前准备和甲状腺危象。主要不良反应有过敏、慢性碘中毒、甲状腺功能紊乱等。

（3）放射性碘（^{131}I）：其β射线可破坏腺泡上皮，用于不宜手术、手术后复发、硫脲类药物治疗无效或过敏的甲状腺功能亢进患者；γ射线可在体外测得，用于测定甲状腺摄碘功能。

（4）β受体拮抗药（普萘洛尔）：通过拮抗β_1受体改善甲状腺功能亢进患者症状，大剂量普萘洛尔（≥160mg/d）还可抑制外周组织中的T_4脱碘转化为T_3。β受体拮抗药适用于所有有症状的甲状腺功能亢进患者，尤其老年患者、静息心率超过90次/min或合并心血管疾病的甲状腺功能亢进患者，首选无内在拟交感活性的非选择性β受体拮抗药普萘洛尔。该药也可用于甲状腺手术前准备，不会致腺体增生变脆，2周后即可进行手术，单用作用有限，与硫脲类药物合用疗效显著。

（李军）

复习参考题

一、选择题

1. 小剂量碘主要用于
   - A. 呆小病
   - B. 单纯性甲状腺肿
   - C. 黏液性水肿
   - D. 抑制甲状腺激素的释放
   - E. 以上都不是

2. 治疗黏液性水肿的主要药物是
   - A. 甲巯咪唑
   - B. 丙硫氧嘧啶
   - C. 甲状腺激素
   - D. 小剂量碘剂
   - E. 卡比马唑

3. 硫脲类药物抑制甲状腺激素合成的机制是
   - A. 抑制腺苷酸环化酶
   - B. 抑制单胺氧化酶
   - C. 抑制蛋白水解酶
   - D. 抑制过氧化物酶
   - E. 抑制鸟苷酸环化酶

4. 硫脲类药物最严重的不良反应是
   - A. 粒细胞缺乏
   - B. 肾损害
   - C. 再生障碍性贫血
   - D. 血小板减少性紫癜
   - E. 溶血性贫血

5. 患者，女，43岁。患甲状腺功能亢进症3年，经多方治疗病情仍难以控制，需行甲状腺部分切除术。正确的术前准备用药为
   - A. 先给大剂量碘剂，手术前2周再给丙硫氧嘧啶
   - B. 先给丙硫氧嘧啶，手术前2周再给小剂量碘剂
   - C. 先给丙硫氧嘧啶，手术前2周再给大剂量碘剂
   - D. 只给丙硫氧嘧啶
   - E. 只给碘化物

   答案：1. B；2. C；3. D；4. A；5. C

二、简答题

1. 简述抗甲状腺药物分类及其代表药物。
2. 简述硫脲类药物的作用机制、作用特点及临床应用。
3. 请从药理学角度分析甲状腺功能亢进患者术前准备可采用哪些药物？

第三十章　　**降血糖药**

学习目标

掌握	常用降血糖药分类；胰岛素及其类似物和各类其他降血糖药物的药理作用、临床应用及不良反应。
熟悉	胰岛素及其类似物的体内过程及不同制剂作用特点。
了解	新型降血糖药的作用及应用。

　　降血糖药是治疗糖尿病的主要药物。糖尿病（diabetes mellitus，DM）是一组由多病因引起的以慢性高血糖为特征的代谢性疾病。WHO根据病因学证据将糖尿病分为4种类型，即1型糖尿病、2型糖尿病、特殊类型糖尿病和妊娠期糖尿病。常用降血糖药主要包括胰岛素及口服降血糖药。近年来，新型降血糖药如钠–葡萄糖共转运蛋白2抑制药和胰高血糖素样肽受体激动剂也广泛用于2型糖尿病的治疗。

第一节　胰岛素及其类似物

一、胰岛素

　　胰岛素（insulin）是一种分子量为56kDa的酸性蛋白质，由两条多肽链（A、B链）通过两个二硫键以共价键相连组成。药用胰岛素多由猪、牛胰腺提取得到或通过DNA重组技术合成人胰岛素。

　　【体内过程】胰岛素口服易被消化酶破坏，必须注射给药。皮下注射吸收快，主要在肝、肾灭活。半衰期约10分钟，但作用可维持数小时。以10%的原形和90%的代谢产物由肾脏排泄。严重肝肾功能不良者影响其灭活。为延长胰岛素的作用时间，用碱性蛋白质与之结合，使等电点提高到7.3，接近体液pH，再加入微量锌使之稳定，这类制剂经皮下及肌内注射后，在注射部位发生沉淀，缓慢释放和吸收。胰岛素中、长效制剂均为混悬剂，不可静脉注射。

　　【药理作用】胰岛素对机体代谢过程具有广泛的影响。

　　1. 降低血糖　胰岛素可增加葡萄糖的转运，加速葡萄糖的氧化和酵解，促进糖原的合成与贮存，抑制糖原分解和糖异生而降低血糖。

2. 改善胰岛β细胞功能　阻止胰岛β细胞的衰退，并可增加胰岛的面积、密度和胰岛内胰岛素含量，对其分泌无影响；降低胰岛素水平和血浆游离脂肪酸水平，使其对胰腺毒性减轻，从而保护β细胞的功能。

3. 促进蛋白质合成，抑制蛋白质分解　胰岛素可增加氨基酸的转运和蛋白质的合成（包括mRNA的转录及翻译），同时又抑制蛋白质的分解。

4. 促进脂肪合成，抑制脂肪分解　胰岛素能增加脂肪酸的转运，促进脂肪合成并抑制其分解，减少游离脂肪酸和酮体的生成。

5. 促进 K^+ 进入细胞，降低血钾　胰岛素通过激活 Na^+–K^+–ATP 酶而促进 K^+ 内流，降低血钾浓度。

【作用机制】肝脏、肌肉、脂肪等靶细胞膜上存在胰岛素受体。胰岛素受体是由两个 13kDa 的 α 亚单位及两个 90kDa 的 β 亚单位组成的大分子糖蛋白。α 亚单位在胞外，含胰岛素结合部位；β 亚单位为跨膜蛋白，其胞内部分含有酪氨酸蛋白激酶，胰岛素需与靶细胞膜上的胰岛素受体结合才能产生一系列的生物效应。作用机制有以下假说：① 胰岛素可诱导第二信使形成，它们模拟或具有胰岛素样的活性；② 胰岛素与 α 亚单位结合，移入胞内后可激活酪氨酸蛋白激酶，继而催化受体蛋白及胞内其他蛋白的酪氨酸残基磷酸化，因而启动了磷酸化的连锁反应；③ 胰岛素可使葡萄糖转运蛋白和其他蛋白质从胞内重新分布到胞膜，从而加速葡萄糖的转运。

【临床应用】胰岛素是治疗 1 型糖尿病的必需药物，对各型糖尿病均有效。主要用于：① 1 型糖尿病；② 2 型糖尿病经饮食控制或用口服降血糖药未能控制者；③ 糖尿病发生各种急性或严重并发症者，如酮症酸中毒及非酮症高血糖高渗性昏迷；④ 合并重度感染、消耗性疾病、高热、妊娠、创伤及手术的各型糖尿病；⑤ 纠正高血钾，胰岛素与葡萄糖同用可促使 K^+ 内流，降低血钾。

【不良反应】

1. 低血糖症　为胰岛素最常见、最重要的不良反应，多见于应用过量、注射胰岛素类药物后未及时进餐或体力活动过度。早期表现为饥饿感、出汗、心跳加快、焦虑、震颤等症状，严重者引起昏迷、惊厥及休克，甚至脑损伤及死亡。为防止低血糖症的严重后果，患者应了解低血糖症的症状，以便及早发现并及时摄食。严重者应立即静脉注射 50% 葡萄糖溶液。低血糖昏迷必须与酮症酸中毒性昏迷和非酮症性糖尿病昏迷相鉴别。

2. 过敏反应　较多见，一般反应轻微，偶致过敏性休克。提纯胰岛素抗原性强，易引起过敏反应；重组胰岛素抗原性弱，较少引起过敏反应。牛胰岛素过敏反应发生率高，可改用人胰岛素或胰岛素类似物。一旦出现过敏症状，用 H_1 受体拮抗剂进行治疗，重症者可加用糖皮质激素。

3. 胰岛素耐受　是指在没有酮症酸中毒的情况下，每日胰岛素用量高于 200U，历时 48 小时以上，同时无酮症酸中毒、感染及其他内分泌病引起的称为胰岛素耐受。其原因为：① 体内产生了抗胰岛素受体抗体，应用免疫抑制剂可控制症状，并使患者对胰岛素的敏感性恢复正常；② 靶细胞膜上胰岛素受体数目减少；③ 靶细胞膜上葡萄糖转运系统失常。出现慢性耐受时，可换用其他动物胰岛素或改用高纯度胰岛素，并适当调整剂量。

4. 脂肪萎缩 见于注射部位，女性多于男性。经常更换注射部位可预防脂肪萎缩，或应用高纯度胰岛素制剂或胰岛素类似物。

思政案例30-1 我国人工合成结晶牛胰岛素

牛胰岛素是牛胰腺β细胞分泌的一种蛋白质激素。结晶牛胰岛素是牛胰岛素的晶状体。

1955年，英国桑格（Sanger S）测定了牛胰岛素的一级结构。1958年，中国科学院上海生物化学研究所、上海有机化学研究所和北京大学化学系等单位的科学工作者共同协作，从天然胰岛素分子的拆合开始，经过不懈努力，于1965年9月17日实现了人工合成结晶牛胰岛素，实现了人类历史上首次人工合成蛋白质的壮举，引起了世界科学界的极大震动。这是当时人工合成的具有生物活力且分子最大的有机化合物，这使中国成为第一个合成蛋白质的国家。人工合成牛胰岛素的成功，标志着人类在认识生命、揭示生命奥秘的历程中迈出了关键性的一步，开始了用人工合成方法来研究蛋白质结构与功能的新阶段，推动了我国胰岛素分子空间结构和胰岛素作用机制的研究，使我国的胰岛素研究形成了独具特色的体系。

二、胰岛素类似物

胰岛素类似物（insulin similitude）是利用基因工程技术对人胰岛素的氨基酸序列及结构进行局部修饰而成。按作用时效分为速效和长效类，前者主要有赖脯胰岛素、门冬胰岛素和谷赖胰岛素，后者包括地特胰岛素、甘精胰岛素和德谷胰岛素。速效胰岛素类似物起效快，可以比较好地控制餐后血糖，低血糖风险较低，注射时间通常比较灵活，可以遵医嘱在饭前或饭后使用。长效胰岛素类似物起效较慢，作用维持时间较长，比较适合用于胰岛素基础治疗。胰岛素类似物与人胰岛素相比，控制血糖的效能相似，在模拟生理性胰岛素分泌方面优于人胰岛素，血药浓度达峰时间与餐后血糖峰值同步，更好地控制餐后血糖升高，同时可降低糖化血红蛋白（HbA1c）。注射部位的药物吸收较稳定，个体差异小。另外，人胰岛素注射剂量较大时，可在皮下储存，疗效与持续时间难以预计，而胰岛素类似物极少出现此类现象。胰岛素类似物具有低血糖发生率低、不易过敏、不易耐受、注射部位药物吸收较稳定，可更好地控制餐后血糖等优点，是目前更贴近生理治疗的胰岛素类制剂。

胰岛素及其类似物各种制剂特点见表30-1。

> **📢 问题与思考**
> 胰岛素的适应证有哪些？

▼ 表30-1 胰岛素及其类似物各种制剂特点

类型	药名	给药途径	给药时间	作用时间/h		
				开始	高峰	维持
超短效胰岛素类似物	赖脯胰岛素和门冬胰岛素	皮下注射	餐时或餐前、餐后立即注射	0.25	0.5~1	2~4
短效胰岛素	胰岛素	皮下注射	餐前0.5h，3~4次/d	0.5	2~4	6~8
		静脉注射	急救	立即	0.5	2

类型	药名	给药途径	给药时间	作用时间/h		
				开始	高峰	维持
中效胰岛素	低精蛋白锌胰岛素	皮下注射	餐前0.5h，1~2次/d	2~4	6~12	18~26
	珠蛋白锌胰岛素	皮下注射	餐前1h，1~2次/d	2~4	6~10	12~18
长效胰岛素	精蛋白锌胰岛素	皮下注射	餐前1h	3~8	14~24	28~36
长效胰岛素类似物	甘精胰岛素、地特胰岛素	皮下注射	每天任一时间注射一次	1.5~3	无	24

第二节 其他降血糖药

其他降血糖药按作用分为胰岛素促泌剂与非胰岛素促泌剂。前者包括磺酰脲类、格列奈类、DPP-Ⅳ抑制药及GLP-1受体激动剂；非胰岛素促泌剂包括双胍类、噻唑烷二酮类、α-葡萄糖苷酶抑制药、SGLT2i及胰淀粉样多肽类似物。

一、双胍类

双胍类有二甲双胍（metformin）和苯乙双胍（phenformine）。苯乙双胍因易引起乳酸酸中毒，目前已较少应用。

【体内过程】二甲双胍结构稳定，不与血浆蛋白结合，原形经肾脏排泄，清除迅速，血浆半衰期为1.7~4.5小时，12小时内90%被清除。二甲双胍主要以原形经肾脏排泄，肾功能减退时应用此药可在体内蓄积而引起乳酸酸中毒。

【药理作用及作用机制】二甲双胍可降低2型糖尿病患者空腹及餐后血糖，对正常人血糖无影响。其作用机制可能是：① 增加周围组织对胰岛素的敏感性，增加胰岛素介导的葡萄糖利用；② 增加非胰岛素依赖的组织对葡萄糖的利用；③ 抑制肝糖原异生，降低肝脏葡萄糖输出量；④ 减少葡萄糖在肠道的吸收等。

【临床应用】主要用于单纯饮食控制不满意的2型糖尿病患者，尤其是肥胖和伴高胰岛素血症者。

【不良反应及用药注意事项】常见有恶心、呕吐、厌食、腹泻等胃肠道反应；大剂量时可阻断三羧酸循环，导致乳酸性酸中毒；可引起酮尿，肝肾功能障碍者更易发生。肝肾功能不全、糖尿病昏迷、急性发热、低氧血症、糖尿病酮症酸中毒、充血性心力衰竭患者及孕妇忌用。可干扰维生素B_{12}吸收，长期应用应补充维生素B_{12}。

二、磺酰脲类

磺酰脲类药物包括三代。第一代：甲苯磺丁脲（tolbutamid）、氯磺丙脲（chlorpropamide）；

第二代：格列本脲（glibenclamide）、格列吡嗪（glipizide）、格列齐特（gliclazide）；第三代：格列美脲（glimepiride）。

【体内过程】口服吸收迅速而完全，与血浆蛋白结合率很高。主要在肝内氧化成羟基化合物，并迅速经肾脏排泄。甲苯磺丁脲作用最弱、维持时间最短，而氯磺丙脲半衰期最长，且排泄慢，每日只需给药一次。新型磺酰脲类药物作用较强，且作用维持时间较长，每日只需给药1~2次。

【药理作用及作用机制】

1. 降血糖作用 磺酰脲类的降糖作用仅对胰腺功能尚存的患者有效，对胰腺切除和1型糖尿病患者无效。其作用机制为：① 促进胰岛β细胞分泌胰岛素。磺酰脲类与胰岛β细胞膜上的磺酰脲受体结合，阻滞与之相偶联的ATP敏感的钾通道，致使细胞膜去极化，Ca^{2+}内流增加，触发胞吐作用及胰岛素释放。② 抑制肝糖原分解和糖原异生作用，肝生成和输出葡萄糖减少。③ 抑制胰高血糖素的分泌。④ 可能增加外周组织对胰岛素的敏感性和促进糖的利用。这可能与增加靶细胞膜上胰岛素受体的数目和亲和力有关。

2. 抗利尿作用 氯磺丙脲可促进抗利尿激素（ADH）分泌并增强ADH的作用，发挥抗利尿作用。

3. 对凝血功能的影响 第三代磺酰脲类药物可减少血小板数量，降低血小板黏附力，促进纤溶酶原的合成而发挥抗凝血作用。

【临床应用】

1. 糖尿病 用于胰岛功能尚存的且单用饮食控制无效的轻、中度2型糖尿病。

2. 尿崩症 氯磺丙脲能促进抗利尿激素的分泌，可用于治疗尿崩症。

【不良反应及用药注意事项】常见不良反应为胃肠不适、恶心、腹痛、腹泻。大剂量氯磺丙脲还可引起中枢神经系统症状，如精神错乱、嗜睡、眩晕、共济失调，也可引起粒细胞减少、血小板减少、胆汁淤积性黄疸及肝损害，一般在服药后1~2个月内发生。因此需定期检查肝功能和血象。较严重的不良反应为持久性的低血糖症，常因应用过量所致，尤以氯磺丙脲为著。老年人及肝肾功能不良者较易发生，故老年糖尿患者不宜用氯磺丙脲。新型磺酰脲类较少引起低血糖。

【药物相互作用】磺酰脲类血浆蛋白结合率较高，保泰松、水杨酸钠、吲哚美辛、青霉素、双香豆素等可与之竞争血浆蛋白，使其游离血药浓度上升，而引起低血糖。氯丙嗪、糖皮质激素、噻嗪类利尿药、口服避孕药均可降低磺酰脲类药物的降血糖作用。

三、噻唑烷二酮类

噻唑烷二酮类（thiazolidinediones, TZD）是一类具有增敏胰岛素作用的口服降糖药物，包括吡格列酮（pioglitazone）、罗格列酮（rosiglitazone）、曲格列酮（troglitazone）、环格列酮（ciglitazone）等。

【体内过程】口服吸收生物利用度为99%，血药浓度达峰时间约为1小时，血浆消除半衰期为3~4小时，服药后6~12周达到最大效应。主要经肝脏代谢。

【药理作用】

1. 改善血糖控制情况 降低患者空腹血糖、餐后血糖和血浆胰岛素水平。

2. 改善胰岛素抵抗 提高肝脏、肌肉和脂肪组织对胰岛素的敏感性，增强骨骼肌、脂肪组织对葡萄糖的摄取，降低胰岛素的抵抗。

3. 改善脂肪代谢紊乱 降低2型糖尿病患者TG、TC和FAA；升高HDL。

4. 防治2型糖尿病血管并发症 延缓糖尿病发展。

5. 改善胰岛β细胞功能 保护胰岛β细胞。

【作用机制】该类药物能竞争性激活过氧化物酶增殖体受体（peroxisome proliferators-activated receptors, PPARs），调节胰岛素反应性基因的转录，增加外周组织葡萄糖转运体-1及葡萄糖转运体-4等的转录和蛋白合成，增加基础葡萄糖的摄取和转运，从而发挥降血糖作用。主要的作用机制包括：① 降低胰岛素靶组织，如脂肪、肌肉、肝脏等对胰岛素的抵抗；② 改善脂肪代谢紊乱，降低TG，增加TC和HDL-C水平；③ 减少血小板聚集，抗动脉硬化，防治血管并发症，减少心血管病死率；④ 改善胰岛β细胞功能。

【临床应用】主要用于治疗胰岛素抵抗及2型糖尿病（包括通过饮食和运动控制不佳，单用二甲双胍或磺酰脲类药物控制不佳，以及单用胰岛素控制不佳的2型糖尿病）患者。

【不良反应及用药注意事项】该类药物有良好的安全性和耐受性，低血糖发生率低。主要副作用有嗜睡、肌肉和骨骼痛、头痛、消化道症状等。心力衰竭、严重水肿、活动性肝病或氨基转移酶升高超过正常上限2.5倍、严重骨质疏松和有缺血性心脏病、骨折病史的患者禁用。罗格列酮可增加心血管事件风险，用药前应进行风险评估。曲格列酮因有特异性肝毒性，现已不在临床使用。不推荐18岁以下患者、妊娠和哺乳期妇女应用本类药物。

四、α-葡萄糖苷酶抑制药

α-葡萄糖苷酶抑制药是由细菌中提取的一系列具有抑制α-葡萄糖苷酶活性的物质，口服应用可延缓肠道碳水化合物的消化和吸收，降低餐后血糖。常用的有阿卡波糖（acarbose）、伏格列波糖（voglibose）、米格列醇（miglitol）。其中，阿卡波糖应用最广泛。

阿 卡 波 糖

阿卡波糖是由白色放线菌株发酵产生的一种假性四糖，抑制α-葡萄糖苷酶的活性。阿卡波糖通过竞争性抑制小肠壁细胞刷状缘的α-葡萄糖苷酶，降低多糖、寡糖或双糖分解生成葡萄糖，减少并延缓葡萄糖吸收，从而降低餐后高血糖和血浆胰岛素浓度。阿卡波糖对淀粉酶也有抑制作用，用于 2 型糖尿病和降低糖耐量患者的餐后血糖，可单独应用或与其他降糖药合用。推荐患者每天用药2~3次，餐前即刻吞服或与第一口食物一起嚼服。主要不良反应为胃肠道功能紊乱。因糖类在小肠内分解和吸收障碍而在肠道停留时间延长，肠道细菌酵解产气增多，可引起腹胀、腹痛、腹泻、恶心、呕吐等。可引起肝炎、黄疸和转氨酶升高，开始服药时应定期检查肝功能，并避免大剂量应用；低血糖反应少见，与其他降糖药合用易发生，一旦出现低血糖反应，应直接补充葡萄糖，因本药抑制双糖分解，饮用糖水和进食效果差；偶见过敏反应，对本药过敏者禁用。慢性胃肠功能紊乱、炎症性肠病、由于肠胀气可能恶化的疾病（如胃心综合征、严重的疝、肠梗阻或有肠梗阻倾向）、严重肾功能或肝功能损害、糖尿病酮症酸中毒患者及18岁以下、妊娠和哺乳期妇女禁用。

五、格列奈类

瑞格列奈（repaglinide）、那格列奈（nateglinide）和米格列奈（mitiglinide）等格列奈类药物为非磺酰脲类胰岛素促泌剂，通过与胰岛β细胞膜上的磺酰脲受体结合，刺激胰岛素的早时相分泌而降低餐后血糖，也有一定的降低空腹血糖的作用。适用于饮食控制及运动锻炼不能有效控制的2型糖尿病患者。可单独使用，也可与二甲双胍、噻唑烷二酮类药物联合应用。需餐前服药，起效快，血药浓度达峰时间早，为1~2小时，作用持续时间4~6小时。常见不良反应是低血糖和体重增加，但低血糖的风险和程度较磺酰脲类药物轻。

六、其他新型降血糖药

（一）胰高血糖素样肽-1受体激动剂

胰高血糖素样肽-1（GLP-1）是一种肠促胰素，摄食后回肠黏膜上皮L细胞可分泌GLP-1。现已知正常人餐后胰岛素分泌主要是由肠促胰岛素分泌所致，2型糖尿病患者餐后肠促胰岛素分泌降低，血清胰岛素和C肽水平也相对降低。GLP-1可刺激葡萄糖依赖性胰岛素分泌；抑制胰高血糖素分泌，减少肝糖原产生和输出，延缓胃排空速度；增强饱腹感并减少摄食，减轻体重；提高胰岛素敏感性；刺激胰岛β细胞的增殖和分化，抑制胰岛β细胞的凋亡。GLP-1在体内可迅速被二肽基肽酶Ⅳ（DPP-Ⅳ）降解并由肾脏清除，半衰期仅为1~2分钟，这限制了其临床应用。目前常用的是长效GLP-1受体激动剂，利拉鲁肽（liraglutide）、司美格鲁肽（semaglutide）、艾塞那肽（exenatide）。

利 拉 鲁 肽

利拉鲁肽经皮下注射后吸收缓慢，血药浓度达峰时间为8~12小时，半衰期约为13小时。利拉鲁肽是GLP-1类似物，与人GLP-1具有97%的序列同源性，通过激活GLP-1受体发挥作用。作用机制主要是以葡萄糖浓度依赖的模式刺激胰岛素的分泌，降低胰高血糖素的分泌，可降低糖尿病患者治疗期间发生低血糖的风险。利拉鲁肽降血糖的机制还包括可轻微延长胃排空时间，减轻饥饿感和能量摄入，有减肥作用。大量研究表明利拉鲁肽有降低糖尿病心血管不良事件的作用。临床主要适用于采用二甲双胍、磺酰脲类或两种药物联合治疗达不到目标血糖水平的2型糖尿病患者，也可与二甲双胍或磺酰脲类药物联合应用。本药同时也适用于需要长期体重管理的成人，尤其是肥胖性糖尿病患者。常见不良反应是胃肠道反应，如恶心、呕吐、腹泻等，一般为轻到中度。有胰腺炎病史及甲状腺疾病的患者慎用；严重胃肠道疾病和严重肾功能不全（肌酐清除率小于30ml/min）患者禁用；妊娠期、哺乳期不宜使用。

（二）二肽基肽酶Ⅳ抑制药

二肽基肽酶Ⅳ（DPP-Ⅳ）抑制药主要包括西格列汀（sitagliptin）、利格列汀（linagliptin）、阿格列汀（alogliptin）、维格列汀（vildagliptin）等，可高选择性抑制DPP-Ⅳ活性，减少GLP-1的降解，引起葡萄糖依赖性的胰岛素分泌增加，发挥降血糖作用。由于DPP-Ⅳ抑制药发挥作用完全依赖于内源性GLP-1的分泌，故不适用于GLP-1分泌有障碍的患者。本类药物降糖作用强度中等，用于2型糖尿病，可单用或与磺酰脲类、双胍类、噻唑烷二酮类或胰岛素等联合应用。主要不良反应有腹痛、腹泻及恶心、呕吐等消化道反应；鼻咽炎、咽炎、咽痛、泌尿系统感染、肌痛、关节痛、高血压和头晕等；可引起白细胞、尿酸升高等；偶见转氨酶升高、急性胰腺炎和过敏反应。本药禁用于1型糖尿病或糖尿病酮症酸中毒患者。

西 格 列 汀

西格列汀口服给药吸收迅速，血药浓度达峰时间为1~4小时，半衰期约为12小时。西格列汀为高选择性的DPP-Ⅳ抑制剂，可升高内源性GLP-1浓度和活性而降低血糖。可单独应用，或与其他降糖药组成复方药物治疗2型糖尿病，其优点是安全性好，低血糖及体重增加的不良反应发生率低。妊娠和哺乳期妇女不宜使用；因药物相互作用，与阿托伐他汀、洛伐他汀、依那普利等联用时需谨慎；中度以上肾功能不全的患者需调整给药剂量。

（三）钠-葡萄糖协同转运蛋白-2抑制药

钠-葡萄糖协同转运蛋白2（SGLT2）是一种钠依赖性葡萄糖转运体，主要表达在肾脏近曲小管上皮部分，负责大部分（>90%）的过滤葡萄糖的重吸收。钠-葡萄糖协同转运蛋白2抑制药（SGLT2i）可抑制肾脏近曲小管对葡萄糖的重吸收，降低肾糖阈，具有降低患者血糖、降低尿酸、保护心血管及肾脏的功能。这类药物的降糖作用不依赖于胰岛β细胞功能和胰岛素敏感性。常用的SGLT2i有达格列净（dapagliflozin）、恩格列净（empagliflozin）、卡格列净（canagliflozin）和艾托格列净（ertugliflozin）。本类药物常见不良反应为泌尿生殖道感染，罕见的不良反应包括酮症酸中毒，主要发生在1型糖尿病患者，以及急性肾损伤、骨折风险和足趾截肢患者。用药注意事项：① 与抗高血压药合用可能加强降压作用，引发低血压。② 与胰岛素或胰岛素促泌剂联合用药可增加低血糖风险。③ SGLT2i抑制药可造成轻度脱水，可增加血容量不足的风险。应谨慎联合使用其他易引起急性肾损伤的药物，如非甾体抗炎药、血管紧张素转化酶抑制剂/血管紧张素Ⅰ受体拮抗剂、利尿药。

达 格 列 净

达格列净口服给药吸收迅速，生物利用度78%，血药浓度达峰时间为1~2小时，蛋白结合率91%，半衰期为12.9小时。口服后，药物主要在肝脏经尿苷二磷酸葡萄糖醛酸转移酶1A9（UGT1A9）代谢为无活性的代谢物，药物以原形和代谢产物经肾脏及粪便排泄。本药适用于经饮食及运动疗法血糖仍控制不佳的2型糖尿病患者。本药不适用于治疗1型糖尿病或糖尿病酮症酸中毒。

（四）胰淀粉样多肽类似物

胰淀粉样多肽是一种由37个氨基酸残基构成的多肽激素，在餐后由胰腺β细胞释放，具有多种生理功能，如减慢食物（包括葡萄糖）在小肠的吸收速度，抑制胰高血糖素的产生，降低食欲，协助机体调节血糖水平。但是，天然胰淀粉样多肽在溶液中不稳定，易水解，而且具有黏稠性大、易凝集的特点，因而不适合用于治疗。普兰林肽（pramlintide）是经筛选、合成的一种稳定的胰淀粉样多肽类似物，具有与内源性胰淀粉样多肽相同的生物学功能，能延缓葡萄糖吸收、抑制胰高血糖素的分泌、减少肝糖原生成和释放，因而具有降低糖尿病患者体内血糖波动频率和波动幅度的作用。普兰林肽需皮下注射给药，可与胰岛素合用，用于1型和2型糖尿病的辅助治疗。主要用于单用胰岛素，以及联合应用胰岛素和磺酰脲类药物和/或二甲双胍仍无法取得预期疗效的糖尿病患者。常见的不良反应有低血糖、关节痛、咳嗽、头晕、疲劳、头痛及咽炎等。

案例30-1　患者，男，38岁，身高170cm，体重85kg。1年前因高血压就诊。检查发现空腹血糖8mmol/L（正常值是3.9~6.1mmol/L）。随后查餐后2小时血糖为14.8 mmol/L。诊断为2型糖尿病。由于饮食、运动控制效果欠佳，准备予以药物治疗。

思考：对该患者应首先考虑用什么药物降低血糖，并说明依据。

学习小结

　　1型糖尿病常规应用注射胰岛素或其类似物治疗，通过增加葡萄糖的转运、加速葡萄糖的氧化和酵解、促进糖原的合成和贮存、抑制糖原分解和异生降低血糖。

　　其他降糖药主要包括双胍类（如二甲双胍等）、磺酰脲类（如格列美脲和格列本脲等）、噻唑烷二酮类（如吡格列酮和罗格列酮等）、α-葡萄糖苷酶抑制药（如阿卡波糖和伏格列波糖等）、格列奈类（如瑞格列奈和那格列奈等），主要用于2型糖尿病的治疗。新型降糖药包括GLP-1受体激动剂（利拉鲁肽、司美格鲁肽和艾塞那肽）；DDP-Ⅳ抑制药（西格列汀、利格列汀、阿格列汀）；SGLT2抑制药（达格列净、恩格列净、卡格列净和艾托格列净）；胰淀粉样多肽类似物（普兰林肽等）。

（胡爱萍）

复习
参考题

一、选择题

1. 糖尿病酮症酸中毒患者宜选用大剂量胰岛素的原因是
   A. 血中大量游离脂肪酸和酮体的存在妨碍了葡萄糖的摄取和利用
   B. 产生抗胰岛素受体抗体
   C. 靶细胞膜上葡萄糖转运系统失常
   D. 胰岛素受体数量减少
   E. 慢性耐受性

2. 可降低磺酰脲类药物降血糖作用的药物是
   A. 保泰松
   B. 水杨酸钠
   C. 氢氯噻嗪
   D. 吲哚美辛
   E. 双香豆素

3. 磺酰脲类降血糖药用于

A. 糖尿病伴有酮症酸中毒

B. 2型糖尿病

C. 糖尿病昏迷

D. 1型糖尿病

E. 糖尿病合并妊娠

4. 酮症酸中毒患者应选用

A. 胰岛素

B. 二甲双胍

C. 瑞格列奈

D. 葡萄糖

E. 甲苯磺丁脲

5. 单用饮食控制不佳的肥胖糖尿病患者应选用

A. 胰岛素

B. 甲苯磺丁脲

C. 吡格列酮

D. 阿卡波糖

E. 二甲双胍

答案：1. A；2. C；3. B；4. A；5. E

二、简答题

1. 简述胰岛素的适应证及不良反应。

2. 新型降糖药有哪些？请列举各类的代表药物。

3. 什么是胰岛素耐受？如何改善胰岛素耐受？

第三十一章　抗菌药物概论

学习目标

掌握	抗菌药物常用术语；抗菌药物合理应用的基本原则。
熟悉	抗菌药物作用机制；细菌耐药性的概念和分类。
了解	细菌耐药性产生的机制。

化学治疗（chemotherapy）指针对病原体（包括微生物、寄生虫及肿瘤细胞）所致疾病的药物治疗，简称"化疗"。用于化学治疗的药物统称为化学治疗药物，主要包括抗菌药、抗真菌药、抗病毒药、抗寄生虫药及抗肿瘤药。抗菌药（antibacterial drugs）指对细菌有抑制或杀灭作用的化学物质，根据来源分为抗生素和人工合成抗菌药。理想的抗菌药应具备以下特点：对病原体具有高度选择性；对人体无毒或毒性很低；细菌不易对其产生耐药性；具有良好的药动学特征；使用方便。

应用各类抗菌药物治疗疾病过程中，应掌握机体、抗菌药物和病原体三者在防治疾病中的相互关系（图31-1）。

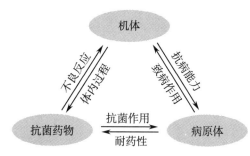

▲ 图31-1　机体、抗菌药物和病原体之间的关系

第一节　抗菌药物的常用术语

1. 抗生素（antibiotics）　指由各种微生物（包括细菌、真菌、放线菌属）产生的，能杀灭或抑制其他微生物的物质。按来源分为天然抗生素和人工半合成抗生素，前者由微生物产生，后者是对前者进行结构修饰获得的半合成产品。

2. 抑菌药（bacteriostatic drugs）　指仅具有抑制细菌生长繁殖作用的抗菌药物，如四环素类、红霉素类和磺胺类等。

3. 杀菌药（bactericidal drugs）　指不仅能抑制细菌生长繁殖还具有杀灭细菌作用的抗菌药物，如青霉素类、头孢菌素类和氨基糖苷类等。

4. **抗菌谱**（antibacterial spectrum） 指抗菌药抑制或杀灭病原微生物的范围。根据抗菌范围可分为窄谱抗菌药和广谱抗菌药，前者指仅对某细菌或某属细菌有抗菌作用的药物，如异烟肼仅对结核分枝杆菌有效；后者对多种病原微生物有抑制或杀灭作用，如四环素类、氯霉素、氟喹诺酮类、广谱青霉素类和头孢菌素类等。抗菌药物的抗菌谱是临床选药的基础。

5. **抗菌活性**（antimicrobial activity） 指药物抑制或杀灭病原菌的能力。体外抗菌活性常用最低抑菌浓度（minimal inhibitory concentration, MIC）和最低杀菌浓度（minimal bactericidal concentration, MBC）表示。MIC指细菌在体外培养18~24小时后，能够抑制培养基内细菌生长的最低药物浓度。MBC指能够杀灭培养基内细菌或使细菌数减少99.9%的最低药物浓度。有些药物的MIC和MBC很接近，如氨基糖苷类抗生素；有些药物的MBC远大于MIC，如四环素类抗生素。

6. **抗生素后效应**（post antibiotic effect, PAE） 指抗菌药物与细菌短暂接触后，细菌受到非致死性损伤，当药物清除后，细菌生长繁殖仍然受到持续抑制的效应，是抗菌药物药效学的一个重要指标。PAE的产生可能与靶部位的抗菌药物未解离而持续发挥作用，或是在抗菌药物作用下细菌的生化代谢缓慢恢复有关。各种抗菌药物的PAE长短不同，同一种抗菌药物对不同细菌的PAE也有差异。

7. **首次接触效应**（first expose effect） 指抗菌药物在初次接触细菌时有强大的抗菌效应，再度接触或连续接触时效应不再明显，需要间隔相当时间（数小时）以后，才会再起作用。如氨基糖苷类抗生素具有明显的首次接触效应。

8. **化疗指数**（chemotherapeutic index, CI） 是指化疗药物的半数致死量与半数有效量的比值（LD_{50}/ED_{50}）。CI是评价化疗药物安全性的重要指标。通常情况下，CI越大，表明药物的毒性越小，安全性越高。但需注意，CI大的药物也并非绝对安全，如青霉素的化疗指数很高，对机体几乎无毒性，但可能引发过敏性休克甚至死亡。

相关链接 | **抗菌药物的药物代谢动力学/药物效应动力学参数及合理应用**

根据抗菌药物的药物代谢动力学/药物效应动力学（PK/PD）特点，大致可将其分为时间依赖性（短PAE）、时间依赖性（长PAE）和浓度依赖性三类，该分类为抗菌药物给药方案优化设计提供了重要的理论依据（表31-1）。

▼ 表31-1 依据药物代谢动力学/药物效应动力学（PK/PD）参数的抗菌药物分类

类别	特点	PK/PD参数	推荐给药方案
时间依赖性（短PAE）	抗菌效应取决于药物浓度维持在MIC以上的持续时间	%T>MIC	日剂量分多次给药和/或延长滴注时间
时间依赖性（长PAE）		AUC/MIC	日剂量分2次给药
浓度依赖性	抗菌效应取决于C_{max}	C_{max}/MIC或AUC/MIC	日剂量单次给药

注：① %T>MIC即血药浓度大于最低抑菌浓度（MIC）的持续时间占给药间隔时间的百分比，通常超过40%才能达到良好的抗菌活性。
② AUC/MIC一般以0~24小时的曲线下面积（AUC）与MIC的比值表示。
③ C_{max}/MIC即血药峰浓度（C_{max}）与MIC的比值。

第二节 抗菌药物的作用机制

抗菌药物主要通过干扰细菌的生化代谢过程，影响其结构和功能，从而达到抑制或杀灭细菌的目的。抗菌药物的作用机制包括抑制细菌细胞壁的合成、增加细胞膜的通透性、抑制蛋白质合成、影响核酸代谢和干扰叶酸代谢等（图31-2）。

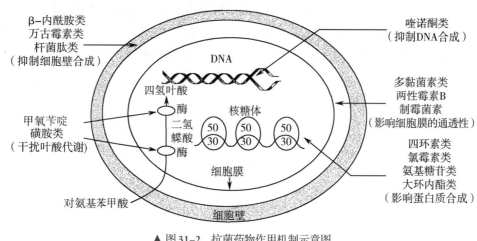

▲ 图31-2 抗菌药物作用机制示意图

一、抑制细菌细胞壁的合成

细菌细胞壁位于细胞膜之外，是维持细菌细胞外形完整的坚韧结构。细菌细胞壁主要由肽聚糖构成，革兰氏阳性菌细胞壁厚，肽聚糖含量占细胞壁干重的50%~80%，菌体内含有多种氨基酸、核苷酸、蛋白质、维生素、糖、无机离子和其他代谢物，故菌体内渗透压高。革兰氏阴性菌的细胞壁薄，肽聚糖含量仅占1%~10%，类脂质的含量占60%以上，且胞质内没有大量的营养物质和代谢物，故菌体内渗透压低。革兰氏阴性菌肽聚糖层外侧有磷脂、脂多糖和一些特异蛋白组成的外膜，外膜是革兰氏阴性菌的保护屏障，可阻止青霉素等抗生素、去污剂、胰蛋白酶和溶菌酶等进入菌体。

青霉素类、头孢菌素类、磷霉素、万古霉素和杆菌肽等可抑制细胞壁合成的不同阶段，导致细菌细胞壁缺损，丧失屏障作用，最终使细菌细胞肿胀、变形、破裂而死亡。哺乳动物细胞无细胞壁，故上述药物对人体细胞几乎没有毒性。

二、增加细胞膜的通透性

细菌细胞膜是由类脂质双分子层和嵌于其中的蛋白质组成的半透膜，具有渗透屏障和运输物质等功能。多肽类抗生素如多黏菌素E，含有多个阳离子极性基团和一个脂肪酸直链肽，其阳离子可与细胞膜中的磷脂结合，使膜功能受损；抗真菌药制霉菌素能选择性地与真菌细胞膜中的麦角固醇结合，使膜的通透性增加，菌体内的重要成分（如蛋白质、氨基酸、核苷酸等）渗漏出膜外，导致菌体死亡。

三、抑制蛋白质合成

细菌蛋白质的合成包括起始、肽链延伸及合成终止三个连续的阶段，在胞质内通过核糖体循环完成。抗菌药物通过抑制蛋白质合成的不同阶段而产生抗菌作用，如氨基糖苷类、大环内酯类、四环素类及氯霉素类等。细菌的核糖体为70S，由50S和30S亚基组成，而哺乳动物细胞的核糖体为80S，由60S和40S亚基组成，因此抗菌药物在常用剂量时可选择性影响细菌蛋白质合成而不影响人体蛋白质合成。

四、影响核酸代谢

抗菌药物影响细菌核酸代谢可分为抑制DNA复制及抑制RNA合成两个方面。如喹诺酮类抗菌药可抑制细菌DNA复制过程中的拓扑异构酶Ⅱ（topoisomerase Ⅱ，DNA回旋酶）和拓扑异构酶Ⅳ（topoisomerase Ⅳ），干扰细菌DNA复制而发挥抗菌作用。利福平特异性地抑制细菌DNA依赖的RNA多聚酶，阻碍mRNA的合成而杀灭细菌。

五、干扰叶酸代谢

细菌不能直接利用环境中的叶酸，而是以对氨基苯甲酸、蝶啶等为原料合成生长繁殖所必需的叶酸。磺胺类和甲氧苄啶可分别抑制叶酸合成过程中的二氢蝶酸合酶和二氢叶酸还原酶，干扰细菌的叶酸代谢，导致细菌体内核苷酸的合成受阻，抑制细菌生长繁殖。

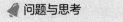 问题与思考
抗菌药物的作用机制主要有哪些？

第三节　细菌耐药性

细菌耐药性（bacterial resistance）是指在常规治疗剂量下细菌对药物的敏感性下降甚至消失，导致药物疗效降低或无效，分为固有耐药性（intrinsic resistance）和获得性耐药性（acquired resistance）。固有耐药性又称天然耐药性，其由细菌染色体基因决定，可代代相传，与抗菌药物的使用无关，如肠道革兰氏阴性杆菌对青霉素天然耐药，链球菌对氨基糖苷类抗生素天然耐药。获得性耐药性是由于细菌与抗菌药物接触后，通过改变自身代谢途径而产生的耐药性，大多数由质

粒介导产生。获得性耐药性可因细菌不再接触抗菌药物而消失，也可由质粒将耐药基因转移给染色体而代代相传，成为固有耐药性。病原体对某种抗菌药物耐药后，对另一种同类抗菌药物也具有耐药性，称为交叉耐药性（cross resistance）。病原体对一种药物耐药的同时，对其他两种以上结构和机制不同的药物也产生耐药性的现象称为多重耐药性（multi-drug resistance, MDR）。细菌耐药性产生的机制主要有以下几种。

一、产生灭活酶

细菌产生灭活抗菌药物的酶，使抗菌药物在作用于细菌之前即被酶灭活而失去抗菌作用，是细菌耐药性产生的最重要机制之一（表31-2）。灭活酶基因存在于染色体或质粒上，包括水解酶和合成酶，前者如β-内酰胺酶，可水解β-内酰胺类抗生素的β-内酰胺环，导致该类抗生素结构破坏而丧失抗菌作用；另一种是合成酶（又称为钝化酶），如乙酰化酶，可将乙酰基连接到氨基糖苷类抗生素的氨基或羟基上，使氨基糖苷类抗生素因结构改变而失去抗菌活性。

▼ 表31-2　主要抗菌药物的灭活酶

抗菌药物	灭活酶
β-内酰胺类	β-内酰胺酶
氨基糖苷类	乙酰化酶、腺苷化酶、磷酸化酶
大环内酯类	酯酶、乙酰化酶、磷酸化酶
林可霉素类	核苷转移酶
氯霉素	乙酰转移酶

二、改变药物作用靶位

细菌可通过改变抗菌药物作用靶位而产生耐药性，主要有以下方式。① 靶蛋白结构改变：细菌靶蛋白的结构发生突变，使抗菌药物的亲和力降低，导致抗菌活性降低。如细菌核糖体30S亚基P10蛋白结构改变，可对氨基糖苷类耐药。② 靶蛋白数量增加：抗菌药物存在时仍有足够的靶蛋白维持细菌正常的功能和形态，导致细菌继续生长繁殖而耐药，如肠球菌可通过增加青霉素结合蛋白的产量而对β-内酰胺类耐药。③ 产生新的靶蛋白：细菌与抗菌药物接触之后产生一种新的、原来敏感菌没有的耐药靶蛋白，使抗菌药物不能与之结合而产生高度耐药。如耐甲氧西林金黄色葡萄球菌（methicillin-resistant *Staphylococcus aureus*, MRSA）产生一种特殊的青霉素结合蛋白-2α（PBP$_{2\alpha}$），保持了其他PBPs的功能但与β-内酰胺类抗生素亲和力极低。④ 产生保护药物靶点的蛋白质：新近发现耐氟喹诺酮类药物的革兰氏阴性菌可表达Qnr蛋白，Qnr蛋白通过阻挡氟喹诺酮类与拓扑异构酶Ⅱ或Ⅳ结合而对抗菌药产生耐药。

三、改变细菌外膜通透性

细菌接触抗菌药物后，还可通过改变通道蛋白的性质和数量来降低细菌外膜通透性而产生获得性耐药。正常情况下，细菌外膜的通道蛋白OmpF和OmpC组成非特异性跨膜通道，允许抗生素等药物分子进入菌体，当细菌多次接触某些抗菌药物后，可引起OmpF通道蛋白丢失，而致抗菌药物进入菌体减少。铜绿假单胞菌还存在特异的OprD蛋白通道，此通道允许亚胺培南进入菌体，而当该蛋白通道丢失时，细菌即对亚胺培南产生特异性耐药。

四、增强主动外排系统

主动外排系统是存在于细菌细胞膜上的一组蛋白质，可将药物非选择性地泵出细胞外，使细胞内的药物浓度低于MIC，达不到杀死细菌的效果，从而表现出耐药性。主动外排系统由三种蛋白组成，即转运体（transporter）、附加蛋白（accessory protein）和外膜蛋白（outer membrane protein），三者缺一不可，又称三联外排系统（tripartite efflux system）（图31-3）。

与多重耐药有关的外排泵主要分为五种：① ABC家族（ATP-binding cassette family）；② MFS家族（major facilitator superfamily）；③ RND家族（resistance-nodulation-cell division super family）；④ SMR家族（small multidrug resistanse family）；

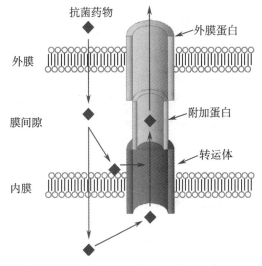

▲ 图31-3 细菌对抗菌药物的主动外排作用示意图

⑤ MATE家族（multidrug and toxin extrusion family）（图31-4）。ABC家族外排泵由ATP水解供能，其余4种由电化学质子梯度作为动力将药物排出菌体。革兰氏阳性菌的外排泵主要来源于MFS家族，革兰氏阴性菌的外排泵主要来源于RND家族，如肺炎克雷伯菌的AcrAB和OqxAB外排泵。

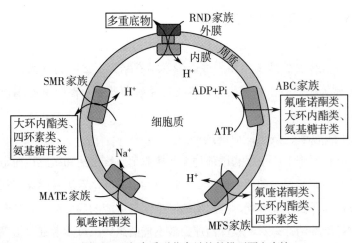

▲ 图31-4 与多重耐药有关的外排泵蛋白家族

五、其他

细菌通过改变自身代谢途径而产生耐药性,如对磺胺类药物耐药的细菌可产生较多的对氨基苯甲酸或自行摄取外源性叶酸。β-内酰胺酶可与青霉素类、头孢菌素等牢固结合使其停留在胞质外间隙,不能进入靶位而耐药。

相关链接 | **超级细菌**

超级细菌(superbug)不是特指某一种细菌,而是泛指对多种抗菌药物具有耐药性的细菌。由于大部分抗菌药物对其不起作用,超级细菌对人类健康造成极大的危害,超级细菌感染是未来公共卫生的重大挑战。目前引起特别关注的超级细菌主要有耐甲氧西林金黄色葡萄球菌(MRSA)、多重耐药性肺炎链球菌(MDRSP)、耐万古霉素肠球菌(VRE)、多重耐药性结核杆菌(MDR-TB)、多重耐药性鲍曼不动杆菌(MRAB)及最新发现的携带有NDM-1基因的大肠埃希菌和肺炎克雷伯菌等。

问题与思考

细菌耐药性产生的机制主要有哪些?

第四节 抗菌药物的合理应用

为加强抗菌药物合理使用,国家要求医疗机构按照《抗菌药物临床应用指导原则》《抗菌药物临床应用管理办法》等要求,建立抗菌药物临床应用管理体系,严格落实抗菌药物临床应用分级管理制度,合理使用抗菌药物。

一、抗菌药物治疗性应用的基本原则

(一)明确用药指征

根据患者的症状、体征、实验室检查或影像学检查结果,诊断为细菌、真菌、结核分枝杆菌、支原体、衣原体等病原微生物感染者,方可应用抗菌药物。诊断不能成立者、病毒性感染者,则无须应用抗菌药物。

(二)尽早确定病原菌,按照适应证选药

选择抗菌药物品种原则上应根据病原菌种类及病原菌对抗菌药物敏感性而定。一旦诊断为细菌感染,应尽早进行病原学检测和药敏试验,有针对性地选药。若患者感染症状较重,可根据患者的发病情况、发病场所、原发病灶、基础疾病等推断最可能的病原菌,并结合当地细菌耐药状况先给予抗菌药物经验性治疗,对经验性治疗疗效不佳的患者,可参考细菌培养及药敏试验结果调整给药方案。如年轻人患大叶性肺炎多为肺炎球菌引起,应选用青霉素;成人患化脓性脑膜炎多为脑膜炎奈瑟菌引起,可选用头孢曲松或头孢噻肟。

（三）综合患者病情、病原菌种类及抗菌药物特点制订治疗方案

根据患者的生理、病理情况，病原菌种类、感染部位和感染严重程度，以及抗菌药物抗菌谱、药效学和药动学特点等制订合理的抗菌治疗方案。

1. 药物的选择 根据病原菌种类及药敏试验结果尽可能选择针对性强、窄谱、安全、价格适当的抗菌药物。抗菌药物要有效控制感染，必须在感染部位达到有效的抗菌浓度才能有效控制感染。应尽量选用在感染部位能到达有效浓度的抗菌药物，如选用克林霉素治疗金黄色葡萄球菌感染引起的骨髓炎。此外，还应考虑患者的生理状态（年龄、妊娠、哺乳、遗传等）、病理情况（肝肾疾病等）、免疫功能等。

2. 剂量和疗程 一般按各种抗菌药物的治疗剂量范围给药。治疗重症感染和抗菌药物不易达到的部位感染时，剂量宜较大，常为治疗剂量范围的高限；多数药物在尿液中的浓度远高于血药浓度，因此治疗单纯下尿路感染时，可应用较小剂量，即治疗剂量范围的低限；对于小儿、老年人、肝肾功能不良的患者等特殊人群应根据患者个体情况调整剂量。应根据药动学和药效学相结合的原则制订给药次数，青霉素类、头孢菌素类、红霉素、克林霉素等时间依赖性抗菌药，应一日多次给药；氟喹诺酮类和氨基糖苷类等浓度依赖性抗菌药可一日一次给药。抗菌药物疗程因感染不同而异，一般宜用至体温正常、症状消退后72~96小时；有局部病灶者需用药至感染灶控制或完全消散；感染性心内膜炎、化脓性脑膜炎等严重感染及结核病等需较长的疗程方能彻底治愈。

3. 给药途径 对于轻、中度感染的大多数患者，应予口服治疗，选取口服吸收良好的抗菌药物品种，不必采用静脉或肌内注射给药。治疗初始接受静脉给药的患者在病情好转并能口服时，应及早转为口服给药。抗菌药物应尽量避免局部应用。

4. 联合用药 单一药物可有效治疗的感染不需联合用药，仅在联合用药指征明确时方可联合使用抗菌药物。

二、抗菌药物预防性应用的基本原则

抗菌药物可用于预防一种或两种特定病原菌在一段时间内引起的感染，但不能用于预防多种细菌入侵引起的感染。无指征的、长期预防用药可诱使细菌耐药性的产生和蔓延。

非手术患者预防应用抗菌药物的原则：① 用于尚无细菌感染征象但暴露于致病菌感染的高危人群；② 预防用药适应证和抗菌药物选择应基于循证医学证据；③ 应针对1种或2种最可能的细菌感染进行预防用药；④ 应限于针对某一段特定时间内可能发生的感染；⑤ 应积极纠正导致感染风险增加的原发疾病或基础状况；⑥ 对于病毒性疾病、休克、中毒、心力衰竭、肿瘤、应用肾上腺皮质激素等患者不宜预防用药。

围手术期预防用药的目的主要是预防手术部位感染，但不包括与手术无直接关系的、术后可能发生的其他部位感染。应根据手术切口类别、创伤程度、持续时间，可能的污染细菌种类，感染发生机会和后果严重程度，抗菌药物预防效果的循证医学证据、对细菌耐药性的影响和经济学评估等因素，综合评估决定是否预防用抗菌药物。清洁手术通常不需要预防用抗菌药物，清洁-污染手术或污染手术需预防用药。应尽量选择单一抗菌药物预防用药，避免不必要的联合使用；

不应随意选用广谱抗菌药作为围手术期预防用药。鉴于国内大肠埃希菌对氟喹诺酮类药物耐药率高，应严格控制氟喹诺酮类药物作为外科围手术期预防用药。

三、抗菌药物的联合应用

科学合理的联合应用抗菌药物可提高疗效、减少不良反应、延缓或减少细菌耐药性的产生。

（一）联合用药的指征

1. 病因未明的严重感染　病因尚未查明的严重感染，包括免疫缺陷者的严重感染，在采集标本进行细菌培养和药敏试验后，应立即根据临床诊断推测最可能的致病菌，使用强效的广谱杀菌药进行经验性联合疗法，其后再根据细菌学诊断结果并结合临床疗效调整用药。

2. 单一抗菌药物不能有效控制的混合感染　严重创伤后并发的感染、胃肠穿孔引起的腹膜炎及胸膜炎常为需氧菌和厌氧菌混合感染，应联合应用对需氧菌和对厌氧菌有效的药物进行治疗。

3. 单一抗菌药物不能有效控制的严重细菌感染　合理的联合用药可产生协同作用，增强疗效，减少药物的不良反应。如联用青霉素和链霉素或庆大霉素治疗肠球菌或草绿色链球菌引起的亚急性细菌性心内膜炎可提高疗效。

4. 长期用药易产生耐药的细菌感染　如结核病，单独应用一种抗结核药，结核分枝杆菌都易产生耐药性，联合用药可有效延缓耐药性产生。因而常联合应用3种甚至4种抗结核药治疗结核病。

5. 联合用药可减少药物毒性反应　由于药物协同抗菌作用，联合用药时可将毒性大的抗菌药物剂量减少，从而减少其毒性反应。如两性霉素B与氟胞嘧啶联合治疗隐球菌性脑膜炎时，前者的剂量可适当减少。

（二）联合用药的可能效果

抗菌药物根据作用性质分为四类：Ⅰ类为繁殖期杀菌药，如β-内酰胺类；Ⅱ类为静止期杀菌药，如氨基糖苷类和多黏菌素类；Ⅲ类为速效抑菌药，如四环素类、大环内酯类和氯霉素等；Ⅳ类为慢效抑菌药，如磺胺类等。Ⅰ类与Ⅱ类联用可产生协同作用，Ⅰ类与Ⅲ类联用可产生拮抗作用，Ⅰ类与Ⅳ类联用产生相加作用或无关。联合用药的结果多来自体外观察，与临床实际不尽相同，仅供参考。应注意随着药物种类增多，不良反应也随之增加，尤其对体质较弱的患者。

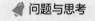

> 🔔 **问题与思考**
> 抗菌药物联合用药的指征有哪些？

案例31-1　患者，男，49岁。以"高热、咳嗽3天"就诊。3天前自觉畏寒，体温39.8℃。近2天持续高热，右侧胸痛，深呼吸时加剧，咳嗽渐剧，咯铁锈色痰。查体：体温39.5℃，呼吸40次/min，右胸呼吸运动减弱，右下胸部浊音，可闻及支气管呼吸音。实验室检查：白细胞计数11×10^9/L，中性粒细胞百分比80%，淋巴细胞百分比20%。X线胸片示右肺下有一处大片较密阴影。

入院诊断：右肺大叶性肺炎。

入院后给予0.9%氯化钠注射液100ml+注射用头孢西丁钠1g/次，每6~8小时1次，静脉滴注。行痰培养和药敏试验。

思考:

1. 案例中哪些信息体现了抗菌药物合理应用的原则?

2. 案例中的痰培养和药敏试验有何意义?

学习小结

抗菌药物的常用术语包括抗生素、抑菌药、杀菌药、抗菌谱、抗菌活性、抗生素后效应、首次接触效应和化疗指数。

抗菌作用的机制主要包括抑制细胞壁的合成、增加细胞膜的通透性、抑制蛋白质合成、影响核酸代谢和干扰叶酸代谢等。

细菌耐药性是指细菌对抗菌药物敏感性下降甚至消失的现象,是细菌在自身生存过程中的一种特殊表现形式,可分为固有耐药性和获得性耐药性。细菌的多重耐药性已成为现代社会公共卫生问题的焦点。细菌耐药性产生的机制有:① 产生灭活酶;② 改变药物作用靶位;③ 改变细菌外膜通透性;④ 增强主动外排系统等。

抗菌药物治疗性应用的基本原则包括:明确用药指征;尽早确定病原菌,按照适应证选药;综合患者病情、病原菌种类及抗菌药物特点制订治疗方案。

抗菌药物根据作用性质分为四类:Ⅰ类为繁殖期杀菌药;Ⅱ类为静止期杀菌药;Ⅲ类为速效抑菌药;Ⅳ类为慢效抑菌药。Ⅰ类与Ⅱ类联用可产生协同作用,Ⅰ类与Ⅲ类联用可产生拮抗作用,Ⅰ类与Ⅳ类联用产生相加作用或无关。

科学合理的联合应用抗菌药物可提高疗效、减少不良反应、延缓或减少细菌耐药性的产生。无指征的、长期预防用药可诱使细菌耐药性的产生和蔓延。

(邓雅婷)

复习参考题

一、选择题

1. 评价一种抗菌药物的安全性,主要采用的指标是
   A. 抗菌谱
   B. 抗菌活性
   C. MBC
   D. MIC
   E. 化疗指数

2. 耐药性是指
   A. 连续用药,机体对药物产生不敏感现象
   B. 反复用药,患者对药物产生精神依赖性
   C. 连续用药,细菌对药物的敏感性降低甚至消失

D. 反复用药，患者对药物产生生理依赖性

E. 长期用药，细菌对药物缺乏选择性

3. 繁殖期杀菌药与静止期杀菌药合用的效果是

A. 作用协同

B. 作用无关

C. 产生拮抗

D. 作用相减

E. 以上都不对

4. 关于抗生素后效应（PAE）说法不正确的是

A. 指抗生素与细菌短暂接触，在抗生素浓度下降、低于MIC甚至消失后，细菌生长繁殖仍然受到抑制的现象

B. 抗生素均有抗生素后效应

C. 同一种抗菌药物对不同细菌的抗生素后效应相同

D. 抗生素后效应可以用小时来表示

E. 如果抗菌药物有抗生素后效应，应适当延长给药间隔

5. 患者，女，20岁。被诊断为肺结核，应用异烟肼+利福平+吡嗪酰胺联合治疗。主要目的是

A. 扩大抗菌谱

B. 防止耐药性产生

C. 减少不良反应

D. 增强抗菌活性

E. 以上均不对

答案：1. E；2. C；3. A；4. B；5. B

二、简答题

1. 简述抗菌药物治疗性应用的基本原则。

2. 试述如何使用抗菌药物才能延缓和减少耐药性的产生。

3. 试述抗菌药物联合应用的指征。

第三十二章　β-内酰胺类抗生素

学习目标

掌握	青霉素的抗菌谱、临床应用及不良反应；头孢菌素的药理作用、临床应用及不良反应。
熟悉	半合成青霉素的分类，各类的作用特点与临床应用。
了解	细菌对β-内酰胺类抗生素耐药的机制；其他β-内酰胺类抗生素的特点与应用；β-内酰胺酶抑制药的特点。

第一节　概述

　　β-内酰胺类抗生素（β-lactam antibiotics）是指化学结构中含有β-内酰胺环的一类抗生素，包括青霉素类、头孢菌素类和其他β-内酰胺类。本类抗生素具有抗菌活性强、疗效高、毒性低、适应证广、品种多等优点，是目前临床应用最广泛的一类抗生素。

　　【作用机制】青霉素结合蛋白（penicillin-binding protein, PBP）存在于细菌细胞膜上，具有转肽酶、转糖基酶和羧肽酶活性，参与细胞壁肽聚糖的合成。β-内酰胺类抗生素作用于PBP并抑制其活性，从而阻碍细菌细胞壁肽聚糖合成，使菌体失去渗透屏障而膨胀破裂，同时激活细菌的自溶酶而溶解细菌。

　　β-内酰胺类抗生素对处于繁殖期大量合成细胞壁的细菌作用强，而对已合成细胞壁静止期的细菌无影响，故为繁殖期杀菌剂。哺乳动物和真菌无细胞壁，因此对人体毒性很小，对真菌无作用。

　　【耐药机制】细菌对β-内酰胺类抗生素的耐药机制有多种。① 产生β-内酰胺酶：如青霉素酶、头孢菌素酶、广谱酶、超广谱酶、金属酶等，使β-内酰胺类抗生素结构中的β-内酰胺环水解裂开而失去活性。某些细菌产生的β-内酰胺酶，能与β-内酰胺类抗生素迅速而牢固结合，使药物滞留于细胞膜外间隙中，不能进入靶位（PBP）产生抗菌作用，这种非水解的耐药机制又称为"陷阱机制"或"牵制机制"。② 改变PBP：细菌可以改变PBP结构、增加PBP合成或产生新的PBP，使β-内酰胺类抗生素与PBP结合减少而失去抗菌作用。如MRSA的多重耐药性就与PBP合成增多及产生新的PBP$_{2a}$有关。③ 降低菌膜通透性：β-内酰胺类抗生素属于亲水性化合物，需要透过革兰氏阴性菌外膜上的通道孔蛋白（porin）才能进入菌体内发挥抗菌作用。革兰氏阴性菌

363

的外膜对某些β-内酰胺类抗生素不易透过，产生非特异性低水平耐药。某些敏感的革兰氏阴性菌与抗生素接触后，突变菌株的跨膜孔蛋白表达减少或缺失，使外膜通透性降低，抗生素不能或很少进入细菌体而产生耐药。④ 缺乏自溶酶：某些细菌（如金黄色葡萄球菌）的自溶酶缺乏是β-内酰胺类抗生素杀菌作用减弱或仅有抑菌作用的原因之一。

第二节　青霉素类抗生素

青霉素类（penicillins）是一类重要的β-内酰胺类抗生素，由发酵液提取或半合成制造而得。青霉素类的基本结构由母核6-氨基青霉烷酸（6-aminopenicillanic acid, 6-APA）和侧链（CO-R）组成（图32-1）。母核由β-内酰胺环和噻唑环骈合而成，为抗菌活性必需部分；侧链主要与抗菌谱、耐酶、耐酸等药理特性有关。

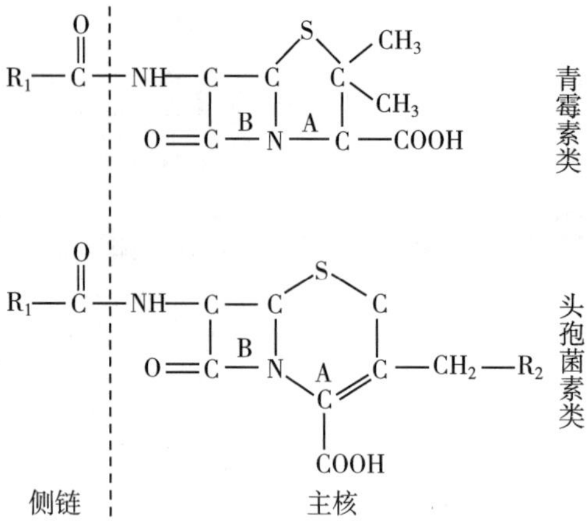

▲ 图32-1　青霉素类和头孢菌素类的基本化学结构

一、天然青霉素

青　霉　素

青霉素（penicillin）又称苄青霉素（benzylpenicillin）、青霉素G（penicillin G），是由青霉菌等的培养液分离而得，其性质为有机酸，可与金属离子或有机碱结合成盐，常用其钠盐、钾盐、普鲁卡因盐和苄星盐。青霉素钾或钠盐为白色结晶粉末，性质稳定，室温下可保存数年；遇酸、碱或氧化剂等即迅速失效；极易溶于水，其水溶液极不稳定，在室温下可快速降解并生成具有抗原性的产物，故必须新鲜配制使用。普鲁卡因青霉素（procaine benzylpenicillin）为白色微晶粉末，遇酸、碱或氧化剂等即迅速失效。苄星青霉素（benzathine benzylpenicillin）为白色结晶粉末。青霉素游离酸的pK_a为2.8。

【体内过程】青霉素口服易被胃酸和消化酶破坏；肌内注射吸收迅速而完全，约30分钟血药浓度达峰值。血浆蛋白结合率为45%~65%。主要分布于细胞外液，胸、腹腔和关节腔液中浓度为血药浓度的50%。不易渗入眼、骨组织和脓腔中，易透入炎症组织。可通过胎盘进入羊水和胎儿体内。难以通过血脑屏障，但脑膜炎时脑脊液中浓度可达血药浓度的5%~30%。乳汁中浓度为血药浓度的5%~20%。约19%在肝脏代谢。主要经肾小管分泌排泄，仅10%经肾小球滤过，在新生儿则主要经肾小球滤过排泄。血浆半衰期约30分钟，在肾功能减退者、老年人和新生儿半衰期可延长。

青霉素的长效制剂有普鲁卡因青霉素和苄星青霉素，仅供肌内注射用，吸收缓慢，血药浓度较低，作用时间较长，故给药间隔时间较长，用于轻症感染或预防感染。

【药理作用】青霉素抗菌活性强，在细菌繁殖期低浓度抑菌，较高浓度杀菌。抗菌谱包括革兰氏阳性菌、革兰氏阴性球菌、螺旋体、放线菌及少数革兰氏阴性杆菌。

青霉素对革兰氏阳性球菌如溶血性链球菌等链球菌属、肺炎球菌、不产青霉素酶的葡萄球菌抗菌作用强，对肠球菌作用中等；对革兰氏阳性杆菌如白喉棒状杆菌、炭疽杆菌、梭状芽孢杆菌属、李斯特菌抗菌活性强；革兰氏阴性球菌（如淋球菌、脑膜炎球菌）、牛型放线菌、钩端螺旋体和梅毒螺旋体对其敏感；青霉素对少数革兰氏阴性杆菌如念珠状链杆菌、产黑色素拟杆菌亦有良好抗菌作用；对流感嗜血杆菌和百日咳鲍特菌有一定的抗菌活性；对其他革兰氏阴性需氧或兼性厌氧菌及脆弱拟杆菌作用差。金黄色葡萄球菌、肺炎球菌、淋球菌等对青霉素易产生耐药性。

【临床应用】青霉素杀菌力强、毒性低、价格低廉、使用方便，适用于治疗敏感细菌所致的各种感染，如脓肿、菌血症、肺炎和心内膜炎等。以下感染宜首选青霉素：① 溶血性链球菌感染，如咽炎、扁桃体炎、猩红热、丹毒、蜂窝织炎和产褥热等；② 肺炎球菌感染，如肺炎、中耳炎、脑膜炎和菌血症等；③ 不产青霉素酶葡萄球菌感染；④ 炭疽；⑤ 白喉和破伤风、气性坏疽等梭状芽孢杆菌感染（治疗白喉、破伤风应与相应的抗毒素联用）；⑥ 梅毒、钩端螺旋体病和回归热；⑦ 与氨基糖苷类抗生素联合用于治疗草绿色链球菌感染的心内膜炎。

青霉素亦可用于治疗流行性脑脊髓膜炎、放线菌病、淋病、樊尚咽峡炎、莱姆病、鼠咬热、李斯特菌感染及除脆弱拟杆菌以外的多种厌氧菌感染。风湿性心脏病或先天性心脏病患者进行口腔、胃肠道或泌尿生殖道手术前，可用青霉素预防感染性心内膜炎。

普鲁卡因青霉素仅用于青霉素高度敏感病原体所致的轻、中度感染。苄星青霉素主要用于预防风湿热复发，也可用于控制链球菌感染的流行。

【不良反应及用药注意事项】青霉素的毒性很低，除了钾盐大剂量静脉注射易引起高钾血症和肌内注射引起疼痛外，最常见的为过敏反应。

1. 过敏反应 青霉素过敏反应较常见，发生率高于其他各种药物，任何剂量的青霉素都可能引起过敏反应。青霉素的分解产物青霉噻唑酸和青霉烯酸可成为致敏原。过敏反应表现为皮疹、哮喘发作、白细胞减少、间质性肾炎、血清病型反应等，其中以过敏性休克最为严重，发生率为（4~15）/‰，病死率约1/‰。过敏性休克多发生在注射后数分钟内，临床表现为呼吸困难、循环衰竭和中枢抑制，可在短时间内死亡。主要防治措施包括：① 用药前详细询问患者的用药史和过敏史，对青霉素类过敏者禁用，对普鲁卡因过敏者禁用普鲁卡因青霉素，有过敏性疾病患者慎用；② 首次应用、停用72小时以上及更换批号者均须做皮试，皮试结果阳性者禁用；③ 注射液现配现用，避免在饥饿时注射，注射后观察30分钟；④ 准备好抢救药品（如肾上腺素等）和设备；⑤ 一旦发生过敏性休克，立即就地抢救，首先停用青霉素类药物，立即肌内注射肾上腺素0.5~1mg，必要时重复给药，严重者应稀释后缓慢静脉注射或滴注，必要时加用糖皮质激素和抗组胺药，同时维持呼吸、循环功能。

2. 毒性反应 大剂量青霉素静脉或鞘内注射时，可因脑脊液中浓度过高导致抽搐、肌肉阵挛、昏迷及严重精神症状等（青霉素脑病）。多见于婴儿、老年人和肾功能不全患者。青霉素不宜鞘内给药。

3. 赫氏反应 应用青霉素治疗梅毒、钩端螺旋体病等疾病时，可因大量病原体被杀灭后释放的物质使症状加剧，出现全身不适、寒战、发热、咽痛、肌痛和心率加快等，称为赫氏反应。

4. 二重感染　可引起耐青霉素金黄色葡萄球菌、革兰氏阴性杆菌或念珠菌等二重感染。

5. 高钾血症与高钠血症　大剂量青霉素钾静脉注射可引起高钾血症，大剂量应用青霉素钠可引起高钠血症甚至导致心力衰竭。

【药物相互作用】丙磺舒、阿司匹林、吲哚美辛、保泰松及磺胺类药物可抑制青霉素从肾小管分泌，延长其消除半衰期；氯霉素、红霉素、四环素类、磺胺类药物可干扰青霉素的抗菌活性，故青霉素不宜与这些药物合用；青霉素可增强华法林的抗凝作用；青霉素类与氨基糖苷类抗生素混合可导致两者抗菌活性降低，因此不宜置于同一容器内给药。

思政案例32-1　　　　　　　　　　　　**青霉素的发现**

青霉素是人类历史上发现的第一种抗生素，由英国微生物学家亚历山大·弗莱明首先发现。

1928年，弗莱明度假结束回到实验室发现，一个原本生长着葡萄球菌的培养皿里出现了青色的霉菌，而在霉菌周围的葡萄球菌神奇地被溶解了。他敏锐地意识到这种霉菌分泌了某种物质杀灭或抑制了葡萄球菌，他将其命名为青霉素。由于当时的技术条件限制，弗莱明无法将青霉素分离提纯。直到十几年后，英国病理学家弗洛里和生物化学家钱恩等经过艰苦的努力，终于成功提取出了青霉素，并通过动物实验和临床试验证实了青霉素对葡萄球菌、链球菌和白喉杆菌等多种细菌感染的疗效。

青霉素的发现和成功应用，拯救了无数人的生命，它为使用抗生素治疗感染性疾病开启了新思路。1945年，弗莱明、弗洛里和钱恩因"发现青霉素及其临床效用"共同荣获了诺贝尔生理学或医学奖。

青霉素V

青霉素V（penicillin V）又称苯甲氧青霉素（phenoxymethylpenicillin），为临床广泛应用的口服青霉素，常用其钾盐。抗菌谱与青霉素相同，抗菌活性不及青霉素，主要特点是耐酸、口服吸收好，但不耐青霉素酶。用于青霉素敏感菌株所致的轻、中度感染，包括链球菌所致的扁桃体炎、咽喉炎、猩红热和丹毒等，肺炎球菌所致的支气管炎、肺炎、中耳炎、鼻窦炎及敏感葡萄球菌所致的皮肤软组织感染等；也可用于螺旋体感染和作为风湿热复发和感染性心内膜炎的预防用药。过敏反应少见，偶见伪膜性肠炎、嗜酸性粒细胞增多、白细胞和血小板减少等。对青霉素类过敏者禁用。

二、半合成青霉素

虽然天然青霉素抗菌活性强，但存在抗菌谱窄、不耐胃酸或不耐青霉素酶等缺点，通过改变天然青霉素的侧链可获得具有耐酸、耐酶、广谱或抗铜绿假单胞菌等特点的一系列半合成青霉素，但半合成青霉素与天然青霉素之间有交叉过敏反应，对青霉素类过敏者禁用。

（一）耐酶青霉素

本类药物为半合成异噁唑类青霉素，通过侧链改变形成空间位阻，有效保护了β-内酰胺环不易被青霉素酶水解。特点是耐青霉素酶、耐酸、口服可吸收。常用的有苯唑西林（oxacillin）（又称新青霉素Ⅱ）、氯唑西林（cloxacillin）、双氯西林（dicloxacillin）、氟氯西林（flucloxacillin）等。

本类药物的抗菌谱及对耐药金黄色葡萄球菌的作用相似，对甲型链球菌和肺炎球菌作用较强，但不及青霉素；对耐药金黄色葡萄球菌的活性以双氯西林和氟氯西林较强。用于治疗产青霉素酶葡萄球菌感染，也可用于化脓性链球菌或肺炎球菌与耐青霉素葡萄球菌所致的混合感染；氟氯西林也可用于预防术后葡萄球菌感染。对MRSA感染无效。不良反应主要为过敏反应和胃肠道反应，大剂量使用可引起神经系统反应，如抽搐、痉挛、头痛、意识模糊等；偶见粒细胞减少、间质性肾炎及血清转氨酶升高等。

（二）广谱青霉素

本类药物抗菌谱广，对革兰氏阳性菌和革兰氏阴性菌均有杀灭作用，耐酸，口服有效，但不耐酶，对耐药金黄色葡萄球菌和铜绿假单胞菌无效。

氨 苄 西 林

氨苄西林（ampicillin）又称氨苄青霉素，对溶血性链球菌、肺炎球菌和不产青霉素酶葡萄球菌作用较强，与青霉素相仿或稍弱于青霉素；对草绿色链球菌作用良好；对肠球菌属和李斯特菌属的作用优于青霉素。对白喉棒状杆菌、炭疽杆菌、放线菌属、流感嗜血杆菌、百日咳鲍特菌、奈瑟菌属及除脆弱拟杆菌外的厌氧菌均有抗菌活性，对部分奇异变形杆菌、大肠埃希菌、沙门菌属和志贺菌属细菌敏感。适用于敏感菌所致的呼吸道、胃肠道、尿路和软组织感染、心内膜炎、脑膜炎及败血症等。不良反应与青霉素相似，以过敏性皮疹最常见，少见抗生素相关肠炎和血清转氨酶升高，偶有白细胞和血小板减少。

阿 莫 西 林

阿莫西林（amoxicillin）又称羟氨苄青霉素，抗菌谱和抗菌活性与氨苄西林相似，且与氨苄西林有完全交叉耐药，但对肺炎球菌、变形杆菌、肠球菌、沙门菌属、幽门螺杆菌作用更强。用于敏感菌所致的各种感染，如呼吸道、泌尿生殖道、皮肤软组织感染及伤寒和副伤寒等，与其他药物联用根除幽门螺杆菌。不良反应与青霉素类似，以胃肠功能紊乱和皮疹为主，偶有血小板减少、嗜酸性粒细胞增多、血清转氨酶升高及二重感染。

（三）抗铜绿假单胞菌广谱青霉素

本类药物具有广谱抗菌活性，对革兰氏阳性菌和革兰氏阴性菌均有杀灭作用，特别是对铜绿假单胞菌的作用强大；不耐酸，口服无效，需静脉给药；不耐酶，对产青霉素酶的葡萄球菌等无作用。常用的有羧苄西林、磺苄西林、替卡西林、哌拉西林、美洛西林、阿洛西林等。

羧 苄 西 林

羧苄西林（carbenicillin）又称羧苄青霉素，对铜绿假单胞菌、肠杆菌属、流感嗜血杆菌、奈瑟菌属、溶血性链球菌、肺炎球菌、不产酶的葡萄球菌及脆弱拟杆菌、梭状芽孢杆菌等多数厌氧菌均有杀灭作用。主要用于系统性铜绿假单胞菌感染，如败血症、尿路感染、呼吸道感染、腹腔和盆腔感染及皮肤软组织感染等，也可用于敏感的肠杆菌属所致的系统性感染。单用时细菌易产生耐药性，常与庆大霉素、阿米卡星等联合应用，但不宜混合注射。不良反应主要为过敏反应和胃肠道反应，大剂量可引起神经系统反应、高钠血症和低钾血症，偶见念珠菌二重感染和出血等。

<h2 align="center">磺苄西林</h2>

磺苄西林（sulbenicillin）又称磺苄青霉素，抗菌谱与羧苄西林相似，抗菌活性较强。在胆汁中的浓度为血药浓度的3倍，尿中浓度较高。主要用于敏感的铜绿假单胞菌、某些变形杆菌属和其他革兰氏阴性菌所致的肺炎、尿路感染、复杂性皮肤软组织感染及败血症等。对敏感菌所致的腹腔和盆腔感染需与抗厌氧菌药物联合应用。主要有过敏反应和胃肠道反应，也可见白细胞减少及血清转氨酶短暂升高。

（四）抗革兰氏阴性杆菌青霉素

本类为窄谱抗生素，对革兰氏阴性杆菌抗菌作用强，但对铜绿假单胞菌无作用，对革兰氏阳性菌作用弱。对革兰氏阴性菌产生的β–内酰胺酶稳定。作用靶位为PBP$_2$，与作用于其他PBP的药物合用具有协同抗菌作用。

<h2 align="center">美西林</h2>

美西林（mecillinam）又称甲亚胺青霉素、氮脒青霉素，对肠道革兰氏阴性杆菌包括大肠埃希菌、克雷伯菌、肠杆菌属、柠檬酸杆菌、志贺菌、沙门菌和部分沙雷菌等有良好抗菌活性。口服不吸收，需静脉或肌内注射给药，体内分布广泛，在肾和肺组织中浓度较高，胆汁中的浓度略高于血液。主要用于大肠埃希菌（包括耐氨苄西林菌株）及其他敏感肠杆菌科细菌所致的尿路感染，治疗败血症、脑膜炎、肺炎、心内膜炎等严重感染时常与其他β–内酰胺类合用。皮疹、药物热等过敏反应多见，偶见过敏性休克及胃肠道反应，长期用药可致二重感染。

<h2 align="center">匹美西林</h2>

匹美西林（pivmecillinam）又称氮脒青霉素双酯、匹呋甲亚胺青霉素，为美西林的酯化物，抗菌谱同美西林。特点是口服吸收好，食物可促进其吸收，宜餐后服用。在体内被酯酶迅速水解为美西林而发挥抗菌作用。临床应用与美西林相同，用于泌尿道及呼吸道感染，还可用于治疗伤寒。偶有胃肠反应和过敏性皮疹等不良反应。

<h2 align="center">替莫西林</h2>

替莫西林（temocillin）又称羧噻吩甲氧青霉素，对革兰氏阴性菌有高度抗菌活性，对某些第三代头孢菌素耐药的革兰氏阴性菌敏感，对肠球菌、溶血性链球菌等抗菌活性较高，但对铜绿假单胞菌活性差。对β–内酰胺酶高度稳定。口服无效，需静脉或肌内注射给药。用于敏感菌所致的败血症和呼吸道、腹腔、胆道、尿路及软组织等感染。

第三节 头孢菌素类抗生素

头孢菌素类（cephalosporins）是由冠头孢菌培养液中分离的头孢菌素C，经水解得到母核7-氨基头孢烷酸（7-aminocephalosporanic acid，7-ACA）连接上不同侧链而制成的一系列半合成抗生素（图32-1）。本类抗生素的活性基团也是β–内酰胺环，抗菌作用机制同青霉素，属繁殖期杀菌药，与青霉素类有部分交叉耐药现象。其特点是抗菌谱广、杀菌力强、对β-内酰胺酶稳定性较高、过敏反应发生率较青霉素类低，是一类高效、低毒、临床广泛应用的重要抗生素。

【分类与药物】根据抗菌作用特点不同，将头孢菌素分为五代。

第一代头孢菌素：供口服用的有头孢氨苄（cefalexin）、头孢羟氨苄（cefadroxil）等；供注射用的有头孢唑啉（cefazolin）、头孢噻吩（cefalotin）、头孢西酮（cefazedone）等，供注射和口服用的有头孢拉定（cefradine）。

第二代头孢菌素：供口服用的有头孢克洛（cefaclor）、头孢呋辛酯（cefuroxime axetil）等；供注射用的有头孢呋辛（cefuroxime）、头孢孟多（cefamandole）、头孢替安（cefotiam）、头孢尼西（cefonicid）。

第三代头孢菌素：供口服用的有头孢克肟（cefixime）、头孢地尼（cefdinir）、头孢泊肟酯（cefpodoxime proxetil）等；供注射用的主要有头孢曲松（ceftriaxone）、头孢哌酮（cefoperazone）、头孢他啶（ceftazidime）、头孢噻肟（cefotaxime）、头孢唑肟（ceftizoxime）等。

第四代头孢菌素：包括头孢吡肟（cefepime）、头孢匹罗（cefpirome）、头孢噻利（cefoselis）、头孢唑喃（cefuzonam）等，供注射用。

第五代头孢菌素：主要有头孢吡普（ceftobiprole）、头孢洛林（ceftaroline），供注射用。

【体内过程】供口服用的头孢菌素类均耐酸，口服吸收良好，其他均需肌内注射或静脉给药。体内分布广泛，可通过胎盘，在许多组织和体液及炎症渗出液中达到有效浓度。第一代中的头孢唑林和头孢拉定在胆汁中浓度甚高；第二代中的头孢呋辛在骨骼、关节滑液和水状体液中可达到有效浓度，且脑膜炎时有足量药物进入脑脊液；第三代和第四代头孢菌素组穿透力强，广泛分布于多种组织和体液，多数供注射用的药物可在炎性脑脊液中达到有效浓度；第五代中的头孢吡普静脉注射后能迅速分布到组织，在肾组织浓度最高，其次是牙髓、肝脏、皮肤和肺，头孢洛林在肺组织中浓度高。大多数头孢菌素主要经肾脏排泄，尿中浓度较高，凡能影响青霉素类排泄的药物均可影响头孢菌素类的排泄。第三代中的头孢哌酮和头孢曲松主要经肝胆系统排泄。多数头孢菌素半衰期较短（0.5~2.0小时），但头孢曲松的半衰期可达8小时。

【药理作用与临床应用】

第一代头孢菌素抗菌谱较窄，对革兰氏阳性菌的作用强于第二、三代，对革兰氏阴性菌作用较弱，对厌氧菌和铜绿假单胞菌无作用；对青霉素酶稳定，但对革兰氏阴性菌产生的β-内酰胺酶稳定性差。主要用于治疗敏感菌所致的上呼吸道和皮肤软组织等感染。

第二代头孢菌素抗菌谱比第一代广，对革兰氏阳性菌的作用比第一代稍弱，对革兰氏阴性菌的作用强于第一代，对厌氧菌有一定的作用，对铜绿假单胞菌无作用；对多数β-内酰胺酶较稳定。用于敏感菌所致的肺炎、菌血症、胆道感染及尿路感染等。

第三代头孢菌素抗菌谱扩大，对革兰氏阳性菌的作用不及第一、二代，对革兰氏阴性菌的作用明显强于第一、二代，对肠杆菌科、铜绿假单胞菌和厌氧菌的作用较强；对革兰氏阴性菌产生的β-内酰胺酶高度稳定。用于治疗敏感菌所致的各种感染，如呼吸道、泌尿生殖道、消化道、骨骼和关节、腹腔和盆腔、皮肤软组织感染及脑膜炎、败血症等，能有效控制严重的铜绿假单胞菌感染（头孢他啶和头孢哌酮）。

第四代头孢菌素抗菌谱更广，对革兰氏阳性菌和革兰氏阴性菌均有高效抗菌作用，对铜绿假单胞菌的作用与头孢他啶相仿，对大多数厌氧菌有抗菌活性；对β-内酰胺酶高度稳定。用于治疗敏感菌或未知病原菌所致的各种严重感染。

第五代头孢菌素对革兰氏阳性菌的作用强于前四代，对MRSA、MRSE、VRSA、PRSP有效，对部分厌氧菌作用强，对革兰氏阴性菌的作用与第四代相似，但对铜绿假单胞菌敏感性低；对大部分β-内酰胺酶有高度稳定性，但可被超广谱β-内酰胺酶和金属β-内酰胺酶水解。用于治疗复杂性皮肤和皮肤结构感染、社区获得性肺炎（community-acquired pneumonia, CAP）和医院获得性肺炎（hospital-acquired pneumonia, HAP）等。

【不良反应及用药注意事项】头孢菌素毒性低，不良反应较少。常见的是过敏反应，多为皮疹、药物热、嗜酸性粒细胞增多等，过敏性休克罕见，但与青霉素类有交叉过敏现象，青霉素类过敏者有5%~10%对头孢菌素类过敏。也可引起胃肠道反应，如恶心、呕吐、腹痛、腹泻等。第一代头孢菌素部分品种大剂量应用可损害近曲小管细胞而出现肾毒性，第二代头孢菌素肾毒性次之，第三代至第五代基本无肾毒性。大剂量头孢菌素可引起中枢神经系统反应（头孢菌素脑病）、肠道菌群失调、维生素B族和维生素K缺乏、抗生素相关性腹泻或伪膜性肠炎。偶见白细胞和血小板减少、肝功能异常。头孢菌素与乙醇合用可出现双硫仑样反应，故应用期间及停药后1周内应忌酒和含酒精饮料。

第四节　其他β-内酰胺类抗生素

其他β-内酰胺类也称为非典型β-内酰胺类，包括碳青霉烯类、青霉烯类、头霉素类、氧头孢烯类和单环β-内酰胺类等。

一、碳青霉烯类

碳青霉烯类（carbapenems）是β-内酰胺类中抗菌谱最广的一类，抗菌活性强，对铜绿假单胞菌外膜穿透性大，对大多数β-内酰胺酶稳定，与第三代头孢菌素无交叉耐药性。

亚 胺 培 南

亚胺培南（imipenem）为硫霉素的脒基衍生物，对β-内酰胺酶具有高度稳定性，对革兰氏阳性、革兰氏阴性需氧菌和厌氧菌均具有抗菌活性，但对屎肠球菌、嗜麦芽假单胞菌和MRSA不敏感。口服不吸收，在体内易受肾脱氢肽酶分解失活，需与脱氢肽酶抑制剂西司他丁（cilastatin）等量配伍制成复方制剂（亚胺培南西司他丁），供静脉滴注使用。用于敏感菌所致的腹腔、下呼吸道、泌尿生殖系统、骨关节和皮肤软组织等感染及心内膜炎、败血症等，特别适用于敏感的需氧菌/厌氧菌所致的混合感染及病原菌未确定前的早期治疗，但不适用于脑膜炎的治疗。不良反应大多轻微而短暂，常见的为恶心、呕吐、药疹和静脉炎，少见白细胞和血小板减少等，大剂量可致肌阵挛、幻觉、癫痫发作等中枢神经反应及肾损害等。

本类药物还有美罗培南（meropenem）、比阿培南（biapenem）、厄他培南（ertapenem）和帕尼培南（panipenem），抗菌谱和抗菌活性与亚胺培南相似，但对肾脱氢肽酶稳定，不需与脱氢肽酶抑制剂合用。帕尼培南与倍他米隆（betamipron）1∶1组成复方制剂供静脉滴注用，倍他米隆可抑制帕尼培南在肾皮质的蓄积而减轻其肾毒性。

二、青霉烯类

青霉烯类（penems）目前临床应用的仅有口服制剂法罗培南（faropenem）。该药对各种PBP具有高亲和力，对各种细菌产生的β-内酰胺酶稳定。对需氧和厌氧革兰氏阳性菌、革兰氏阴性菌均有抗菌活性，尤其对需氧革兰氏阳性菌中的葡萄球菌、链球菌、肺炎球菌、肠球菌，需氧革兰氏阴性菌中的柠檬酸杆菌、肠杆菌、百日咳杆菌及厌氧菌中的消化性链球菌、拟杆菌等杀菌效力较强，对铜绿假单胞菌无效。适用于敏感菌所致的泌尿生殖系统、呼吸系统、皮肤软组织等感染。主要不良反应为腹泻、腹痛、皮疹等。

三、头霉素类

头霉素类（cephamycins）是由链霉菌产生的头霉素C（cephamycin C，甲氧头孢菌素C）经半合成得到的一类新型抗生素。常用的有头孢西丁（cefoxitin）、头孢美唑（cefmetazole）和头孢米诺（cefminox）等。头霉素类的母核与头孢菌素相似，主要特征是在7-ACA母环上有7-甲氧基，使其对β-内酰胺酶的稳定性较头孢菌素更高。抗菌谱和抗菌活性与第二代头孢菌素相似，习惯列入第二代头孢菌素。对需氧和厌氧革兰氏阳性菌、革兰氏阴性菌均有较强活性，对多种β-内酰胺酶稳定。用于敏感菌引起的呼吸道、泌尿生殖道、腹腔、盆腔、骨关节和皮肤软组织等感染及败血症。不良反应有皮疹、静脉炎、腹泻、肾损害、嗜酸性粒细胞增多和白细胞减少等。用药期间及停药1周内应忌酒或酒精饮料，以免引起双硫仑样反应。

四、氧头孢烯类

氧头孢烯类（oxacephems）的结构特点主要是7-ACA上的S被O取代，常用的有拉氧头孢（latamoxef）和氟氧头孢（flomoxef）。抗菌谱和抗菌活性与第三代头孢菌素相似，对革兰氏阴性菌和厌氧菌有良好抗菌作用，对β-内酰胺酶极为稳定，习惯列为第三代头孢菌素。用于敏感菌所致的各种感染，如败血症、脑膜炎及呼吸系统、消化系统、泌尿生殖系统、腹腔或盆腔、皮肤软组织及骨关节等部位的感染。不良反应主要为过敏反应，偶见过敏性休克，也可引起肾损害、血小板减少、嗜酸性粒细胞增多、胃肠道反应、伪膜性肠炎和出血倾向等。用药期间及停药1周内应禁止饮酒以免引起双硫仑反应。

五、单环β-内酰胺类

单环β-内酰胺类（monobactams）的代表药为氨曲南（aztreonam），抗菌谱窄，对大多数需氧革兰氏阴性菌有强大的杀菌活性，包括肠杆菌科细菌、流感杆菌、铜绿假单胞菌及淋球菌、脑膜炎球菌等。抗铜绿假单胞菌活性优于头孢哌酮和头孢噻肟，略弱于头孢他啶。对革兰氏阳性需氧菌和厌氧菌无活性。对革兰氏阴性菌产生的β-内酰胺酶高度稳定，与青霉素之间无交叉过敏反应。用于治疗敏感需氧革兰氏阴性菌所致的各种感染。不良反应少而轻，主要有皮疹、恶心、呕吐、腹泻、血清转氨酶升高等。

第五节　β-内酰胺酶抑制药及其复方制剂

β-内酰胺酶抑制药（β-lactamase inhibitors）是针对细菌对β-内酰胺类抗生素产生耐药机制而研发的一类药物。本类药物本身没有或只有较弱的抗菌活性，单独使用无效，但可作为自杀性底物与β-内酰胺酶不可逆性结合并抑制该酶活性，使β-内酰胺类抗生素免受该酶破坏而增强抗菌活性，因此需要与相应的β-内酰胺类抗生素联合应用或制成复方制剂使用。

克 拉 维 酸

克拉维酸（clavulanic acid）又称棒酸，为氧青霉烷类β-内酰胺酶抑制药，仅有微弱的抗菌活性，但具有强力而广谱的抑制β-内酰胺酶的作用，能增强青霉素类及头孢菌素类对许多产β-内酰胺酶菌株的抗菌活性。常与阿莫西林或替卡西林组成复方制剂。

舒 巴 坦

舒巴坦（sulbactam）又称青霉烷砜，为半合成β-内酰胺酶抑制药，对金黄色葡萄球菌和多数革兰氏阴性菌产生的β-内酰胺酶具有强大的不可逆性抑制作用，抗菌活性略强于克拉维酸，但需要与青霉素类或头孢菌素类联合应用或组成复方制剂使用，如氨苄西林舒巴坦、头孢哌酮舒巴坦等。

他 唑 巴 坦

他唑巴坦（tazobactam）又称三唑巴坦，为舒巴坦衍生物。抗菌活性微弱，但抑酶谱广，抑酶活性强于克拉维酸和舒巴坦，常与哌拉西林、头孢哌酮、头孢曲松、头孢他啶等组成复方制剂供临床使用。

案例 32-1　　患者，女，28岁。因"产后10日出现乳房胀痛伴发热2天"入院。入院后出现全身不适、头胀痛、体温38.6℃。查体：右侧乳房外上象限红肿、皮温高，可触及约5cm×3cm的肿块，压痛明显。医嘱：青霉素皮试；注射用青霉素钠800万U加入0.9%氯化钠注射液250ml静脉滴注，每日2次。责任护士接到医嘱后即开始给患者做皮试。皮试5分钟后皮丘增大、局部发红、瘙痒，随即患者感觉心慌、胸闷、头晕，继而出现面色发白、呼吸急促。主治医师闻讯赶到，诊断为青霉素过敏反应、过敏性休克。

思考：如何防治青霉素过敏性休克？

学习小结

β-内酰胺类抗生素包括青霉素类、头孢菌素类和其他β-内酰胺类。抗菌机制是抑制细菌细胞壁的合成。

青霉素类包括天然青霉素（青霉素、青霉素V）和半合成青霉素（包括耐酶青霉素、广谱青霉素、抗铜绿假单胞菌广谱青霉素和抗革兰氏阴性杆菌青霉素）。青霉素的抗菌谱包括革兰氏阳性菌、革兰氏阴性球菌、螺旋体、放线菌及少数革兰氏阴性杆菌，是治疗多种敏感菌感染的首选药。不良反应有过敏反应、毒性反应、赫氏反应、二重感染、高钾血症与高钠血症等。临床应用时应注意防治过敏性休克。

头孢菌素类抗菌谱广、杀菌力强，对β-内酰胺酶稳定性较高，根据抗菌作用特点分为五代。其他β-内酰胺类包括碳青霉烯类、青霉烯类、头霉素类、氧头孢烯类及单环β-内酰胺类。β-内酰胺酶抑制药对细菌产生的β-内酰胺酶具有强大的抑制作用，与相应的β-内酰胺类抗生素联合应用或制成复方制剂可增强抗菌活性。

（王垣芳）

复习参考题

一、选择题

1. 青霉素在体内消除的主要方式是
   A. 肝脏代谢
   B. 胆汁排泄
   C. 被血浆酶破坏
   D. 肾小球滤过
   E. 肾小管分泌

2. 具有一定肾毒性的头孢菌素是
   A. 头孢唑林
   B. 头孢西丁
   C. 头孢曲松
   D. 头孢他啶
   E. 头孢吡肟

3. 治疗梅毒、钩端螺旋体病宜首选
   A. 红霉素
   B. 四环素
   C. 氯霉素
   D. 青霉素

   E. 链霉素

4. 青霉素类的共同特点是
   A. 耐酸、口服可吸收
   B. 耐β-内酰胺酶
   C. 抗菌谱广
   D. 主要用于革兰氏阳性菌感染
   E. 可能引起过敏性休克，并有交叉过敏反应

5. 青霉素类抗生素中，可用于治疗铜绿假单胞菌感染的是
   A. 阿莫西林
   B. 氨苄西林
   C. 羧苄西林
   D. 苯唑西林
   E. 美西林

   答案：1. E；2. A；3. D；4. E；5. C

二、简答题

1. 试述青霉素的抗菌谱及主要临床应用。

2. 简述半合成青霉素的分类及特点。

3. 比较各代头孢菌素类抗生素的特点。

第三十三章　　**大环内酯类、林可霉素类及多肽类抗生素**

学习目标	
掌握	大环内酯类抗生素的抗菌特点、临床应用和不良反应。
熟悉	林可霉素类和多肽类抗生素的抗菌特点、临床应用及不良反应。
了解	多黏菌素类和杆菌肽抗生素的抗菌特点及临床应用。

第一节　大环内酯类抗生素

　　大环内酯类抗生素是一类含有14~16元大环内酯结构的抗生素，20世纪50年代发现了第一代药物——红霉素，曾广泛用于临床，后因其生物利用度低、抗菌谱窄、不良反应多、易耐药等问题，20世纪80年代以来陆续开发了第二代半合成大环内酯类抗生素，代表药物有罗红霉素、克拉霉素和阿奇霉素等，这些药具有不易被胃酸破坏、血药浓度高、半衰期长等优点，主要用于呼吸道感染。第三代大环内酯类抗生素的代表药有泰利霉素和喹红霉素，具有抗菌谱广、抗菌活性强和耐药性低等特点。

一、药物分类、作用机制及耐药机制

（一）药物分类

　　大环内酯类抗生素按化学结构分为三类。① 14元大环内酯类：红霉素（erythromycin）、罗红霉素（roxithromycin）、地红霉素（dirithromycin）、竹桃霉素（oleandomycin）、克拉霉素（clarithromycin）、泰利霉素（telithromycin）和喹红霉素（cethromycin）等；② 15元大环内酯类：阿奇霉素（azithromycin）；③ 16元大环内酯类：麦迪霉素（midecamycin）、交沙霉素（josamycin）、螺旋霉素（spiramycin）、罗他霉素（rokitamycin）、吉他霉素（kitasamycin）、乙酰吉他霉素（acetylkitasamycin）等。

（二）作用机制

　　大环内酯类抗生素主要是抑制细菌蛋白质合成。其机制为不可逆地与细菌核糖体的50S亚基

结合，14元大环内酯类阻止肽酰基–tRNA移位，而16元大环内酯类抑制肽酰基的转移反应，从而阻碍细菌的蛋白质合成产生抑菌作用。

（三）耐药机制

细菌对大环内酯类抗生素会产生不完全交叉耐药性，耐药的机制是：① 细菌产生了灭活酶使大环内酯类失活，包括酯酶、磷酸化酶、甲基化酶、葡萄糖苷酶、乙酰转移酶和核苷转移酶等；② 靶位结构改变，使本类抗生素不能与其结合，导致抗菌失败；③ 细菌对大环内酯类抗生素的摄入减少和外排增多，阻止药物在菌体内发挥抑菌作用。

二、常用大环内酯类抗生素

红 霉 素

红霉素（erythromycin）是从链霉菌的培养液中提取所得的14元大环内酯类抗生素，不耐酸，在碱性条件下抗菌作用增强。红霉素是第一个用于临床的大环内酯类抗生素，曾广泛用于治疗多种感染。近年来由于胃肠道反应和耐药性，已逐渐被第二代半合成大环内酯类抗生素取代。常用的红霉素制剂有红霉素肠溶片、琥乙红霉素（erythromycin ethylsuccinate）、依托红霉素（erythromycin estolate）、乳糖酸红霉素（erythromycin lactobionate）等。

【体内过程】红霉素口服易被胃酸破坏，故常制成肠溶片或酯化物。在体内分布广泛，可分布到除脑脊液以外的各种体液和组织中，在扁桃体、乳汁、胸腔积液、前列腺中均可达到有效浓度。主要在肝代谢，从胆汁排泄，故在胆汁中浓度高，可形成肝肠循环。少量经肾脏排泄，半衰期约为2小时。

【药理作用】红霉素为快速抑菌药，对革兰氏阳性菌有强大抗菌作用；对部分革兰氏阴性菌如脑膜炎奈瑟菌、淋病奈瑟菌、流感嗜血杆菌、百日咳鲍特菌、军团菌等高度敏感；对螺旋体、肺炎支原体、立克次体、衣原体也有抑制作用。对青霉素产生耐药性的菌株，对红霉素敏感。

【临床应用】红霉素是治疗弯曲杆菌引起的败血症或肠炎、支原体肺炎、沙眼衣原体所致婴儿肺炎、军团菌病、白喉带菌者的首选药。红霉素的抗菌效力不及青霉素，常用于耐青霉素的金黄色葡萄球菌感染和对青霉素过敏者。

【不良反应及用药注意事项】口服尤其是空腹服用可出现胃肠道反应，如恶心、呕吐、腹痛等。大剂量应用易引起黄疸和肝损害，停药后数日可恢复。少数患者可有过敏性皮疹、药物热、伪膜性肠炎、耳鸣、暂时性耳聋等。静脉注射或静脉滴注乳糖酸红霉素可引起血栓性静脉炎；局部刺激性大，不宜肌内注射。

【药物相互作用】红霉素与林可霉素、克林霉素和氯霉素在细菌核糖体50S亚基上的结合点相同或相近，合用时可能发生拮抗作用；红霉素与四环素合用会加重肝损害，所以不宜合用；红霉素如用氯化钠注射液或其他盐类溶液溶解时，可产生乳白色沉淀或混浊，为避免沉淀，应先用注射用水或5%葡萄糖溶液溶解后再用氯化钠注射液稀释。

罗 红 霉 素

罗红霉素（roxithromycin）为14元半合成大环内酯类抗生素，对胃酸稳定，口服吸收好，在体内分布广泛，半衰期长达12~15小时。本药对革兰氏阳性菌和厌氧菌的作用与红霉素相似，对肺炎支原体、衣原体有较强作用，但对流感嗜血杆菌的作用较红霉素弱。主要用于敏感菌所致的呼吸道、耳鼻喉、生殖器和皮肤软组织感染，也可用于治疗支原体肺炎、沙眼衣原体感染及军团菌病等。胃肠道反应比红霉素少，偶见皮疹、皮肤瘙痒、头痛、头晕等。

克 拉 霉 素

克拉霉素（clarithromycin）又称甲红霉素，为14元半合成大环内酯类抗生素，对胃酸极稳定，口服吸收迅速完全，但首过效应明显，生物利用度仅有55%，在肺、扁桃体及皮肤等组织中浓度较高，以原形及代谢产物经肾脏排泄，半衰期约为4小时。对革兰氏阳性菌、流感嗜血杆菌、军团菌和肺炎支原体的作用位居大环内酯类之首，对沙眼衣原体、幽门螺杆菌、厌氧菌的作用较红霉素强。主要用于呼吸道、泌尿生殖系统、皮肤软组织感染及消化道幽门螺杆菌感染。不良反应发生率低，主要是胃肠道反应，偶见皮疹、皮肤瘙痒等症状。

阿 奇 霉 素

阿奇霉素（azithromycin）是临床应用的唯一15元半合成大环内酯类抗生素。口服生物利用度为37%，分布范围广，组织中药物浓度高，大部分以原形自胆汁排泄，小部分经肾脏排泄。消除半衰期为68小时，为大环内酯类中最长者，每日仅需给药一次，属长效大环内酯类抗生素。作用特点是对革兰氏阴性菌的抗菌作用强于红霉素。主要用于敏感菌所致的呼吸道感染、皮肤和软组织感染、泌尿生殖系统感染及性传播疾病。不良反应少，主要是胃肠道反应，偶见肝功能异常、皮疹等。

理论与实践　　阿奇霉素与头孢菌素类联合应用治疗社区获得性肺炎

从理论上分析，大环内酯类抗生素作为快速抑菌药，使处于繁殖期细菌的数量减少，影响繁殖期杀菌剂β-内酰胺类的杀菌作用，因此联合应用时临床疗效不佳。但是，阿奇霉素与头孢菌素类联合可用于社区获得性肺炎（CAP）的经验性治疗。两药联合可以覆盖CAP最常见的病原体，包括肺炎链球菌、流感嗜血杆菌、革兰氏阴性需氧杆菌、金黄色葡萄球菌、肺炎支原体、肺炎衣原体等，且阿奇霉素在肺组织内浓度远高于血药浓度。《中国成人社区获得性肺炎诊断和治疗指南（2016年版）》推荐，对于需要住院的CAP患者、对于需要入住ICU的无基础病青壮年重症CAP患者和有基础疾病或老年（≥65岁）患者，经验性治疗可选择β-内酰胺类联合大环内酯类抗生素。

第二节　林可霉素类抗生素

林可霉素和克林霉素

林可霉素（lincomycin）又称洁霉素。克林霉素（clindamycin）又称氯洁霉素，是林可霉素分子中第7位羟基被氯原子取代而成。两药具有相同的抗菌谱和抗菌机制，但克林霉素较林可霉抗菌作用强、口服吸收好且毒性小，临床较为常用。

【体内过程】克林霉素口服吸收快而完全。生物利用度约为90%，而林可霉素口服吸收差，生物利用度仅为20%~30%，且受食物影响明显。两药分布广泛，能渗入各种组织及体液，在胆汁、乳汁中浓度较高，骨组织可达到更高浓度，可通过胎盘屏障但不易通过血-脑脊液屏障。在肝脏氧化代谢成无活性的产物经胆汁和肠道排泄，仅约10%的原形药物经肾脏排泄。

【药理作用及作用机制】抗菌谱较红霉素窄，对革兰氏阳性菌具有较强的抑制作用，对链球菌、金黄色葡萄球菌和大多数厌氧菌有高效，但对革兰氏阴性菌大多无效。抗菌机制与大环内酯类抗生素相同，主要是与核糖体50S亚基结合，阻止肽链延伸，从而抑制细菌蛋白质的合成。林可霉素类与大环内酯类抗生素结合位点接近，合用时产生拮抗作用。林可霉素与克林霉素存在完全交叉耐药性，且与大环内酯类抗生素存在部分交叉耐药性。

【临床应用】用于金黄色葡萄球菌引起的急、慢性骨髓炎及关节感染，克林霉素可作为首选药，也可用于厌氧菌引起的口腔、腹腔和妇科感染，需氧革兰氏阳性菌引起的呼吸道感染、皮肤软组织感染、胆道感染、心内膜炎及败血症等。

【不良反应及用药注意事项】以胃肠道反应常见，表现为恶心、呕吐、胃部不适和腹泻。长期口服引起菌群失调而发生伪膜性肠炎，严重时可致死，如出现严重的水样便或血便应及时停药，除对症治疗外，需口服万古霉素或甲硝唑。也可引起过敏反应、静脉炎、血清转氨酶升高及神经肌肉阻滞作用。克林霉素不良反应发生率比林可霉素低。

【药物相互作用】由于大环内酯类和氯霉素作用靶点相同，因此不宜同时使用，以免产生拮抗作用。与吸入性麻醉药或肌松药同时使用，可导致神经肌肉接头阻滞作用增强，在术中或术后合用也应注意。与阿片类镇痛药合用，可加重阿片类镇痛药的中枢呼吸抑制作用，必须对患者进行密切观察或监护。

第三节　多肽类抗生素

万古霉素和去甲万古霉素

万古霉素（vancomycin）和去甲万古霉素（norvancomycin）的化学结构相似，故抗菌谱、临床应用、不良反应基本相同，去甲万古霉素作用略强于万古霉素。

【体内过程】口服不吸收，肌内注射可引起剧烈疼痛甚至组织坏死，故只能静脉滴注给药。血浆蛋白结合率低，约55%，分布范围广，可进入各器官、组织和体液，但不易通过血-脑脊液屏障及血-眼屏障，炎症时进入增多，可达有效水平。药物在体内代谢少，主要以原形经肾脏排泄，半衰期约为6小时，肾功能损害者血浆半衰期明显延长。

【药理作用及作用机制】对革兰氏阳性菌产生强大杀菌作用，对耐甲氧西林金黄色葡萄球菌（MRSA）和耐甲氧西林表皮葡萄球菌（MRSE）的作用尤为显著。本药为繁殖期杀菌药，抗菌机制是与细胞壁前体肽聚糖结合，阻碍细胞壁合成，对胞质中RNA合成也具抑制作用。细菌对万古霉素类不易产生耐药性，但近年来耐万古霉素的肠球菌和凝固酶阴性的葡萄球菌感染率有增高趋势，应引起重视。耐药性的产生主要是通过诱导细菌产生一种能修饰肽聚糖的酶，使药物不能与前体肽聚糖结合。

【临床应用】仅用于严重的革兰氏阳性菌感染，特别是MRSA、MRSE和耐青霉素肠球菌所致的感染，如败血症、肺炎、心内膜炎、骨髓炎、结肠炎等；也可用于对β-内酰胺类抗生素过敏的患者；对其他抗生素尤其是克林霉素引起的伪膜性肠炎有较好疗效。

【不良反应及用药注意事项】

1. 耳毒性　常规剂量很少发生耳毒性，肾功能不全患者或服药剂量过大可导致耳鸣、听力损害，甚至耳聋，通常是在血药浓度超过$60\mu g/ml$时出现，如及早停药可恢复正常，少数患者停药后仍有致聋危险。如同时应用氨基糖苷类抗生素、呋塞米或依他尼酸可致耳毒性加重。

2. 肾毒性　为万古霉素较常见的不良反应，主要损伤肾小管，轻者可有蛋白尿、管型尿，重者出现血尿、少尿、氮质血症甚至肾衰竭。肾毒性发生率约为14.3%，需根据血药浓度和肾功能适当调整服药剂量，避免与氨基糖苷类等其他肾毒性的药物合用。

3. 变态反应　可出现斑块状皮疹、寒战、药物热和过敏性休克。快速静脉滴注万古霉素可出现极度皮肤潮红、红斑、荨麻疹、心动过速和低血压等特征性症状，称为"红人综合征（red man syndrome）"。可能与万古霉素引起的组胺释放有关。去甲万古霉素和替考拉宁很少出现。应用抗组胺药和糖皮质激素治疗有效。对本类药物过敏者禁用。

4. 其他　口服时可引起恶心、呕吐和眩晕，静脉注射时偶发注射部位血栓性静脉炎和疼痛。

🔔 问题与思考
万古霉素与氨基糖苷类抗生素联合应用是否合理？为什么？

替 考 拉 宁

替考拉宁（teicoplanin）口服不吸收，肌内注射的生物利用度为94%。体内分布广泛，在皮肤、骨组织、肾、支气管、肺和肾上腺中浓度较高。本药不能透过红细胞、脑脊液和脂肪。主要用于治疗对青霉素、头孢菌素或其他类抗生素耐药的葡萄球菌感染，以及对青霉素、头孢菌素类抗生素过敏的严重葡萄球菌感染。不良反应主要有肾毒性和耳毒性，用药时应监测肾功能，肾功能不全者应减量并慎用。有头晕、消化道反应和过敏反应等，与万古霉素有交叉过敏反应，万古霉素过敏者慎用。

多黏菌素B、多黏菌素E

多黏菌素B（polymyxin B）、多黏菌素E（polymyxin E）是从多黏杆菌培养液中提取的多肽抗生素。

【体内过程】口服难以吸收，肌内注射后2~3小时达血药浓度峰值。本药穿透力差，在胸腔、腹腔、关节腔及脑脊液中浓度低。主要经肾脏排泄，半衰期约为6小时。

【药理作用及作用机制】对革兰氏阴性杆菌作用强，特别是对铜绿假单胞菌作用显著，对革兰氏阴性球菌、革兰氏阳性菌和真菌无效。抗菌机制是与细菌细胞膜的磷脂结合，破坏细胞膜通透性，导致菌体内一些重要成分如氨基酸、核苷酸等外漏而死亡。但细菌对多黏菌素类不易产生耐药性。

【临床应用】主要用于耐药的铜绿假单胞菌及革兰氏阴性杆菌引起的尿路感染、败血症、脑膜炎等，需注射给药。口服用于肠炎和肠道术前准备，局部用于敏感菌引起的眼、耳、皮肤、黏膜及烧伤创面感染。

【不良反应及用药注意事项】对肾及神经系统毒性较大。肾损害表现为蛋白尿、血尿、管型尿等；神经系统的损害表现为面部、舌、手和足等部位的感觉异常，以及意识混乱、昏迷、共济失调等。还可发生瘙痒、皮疹、药物热等变态反应，偶见白细胞减少和肝毒性等。

杆　菌　肽

杆菌肽（bacitracin）是由枯草杆菌培养液中提取的多肽抗生素，口服不吸收，常用注射给药，主要经肾脏排泄。本药对革兰氏阳性菌有强大的抗菌作用，对耐β-内酰胺酶的细菌也有作用。对革兰氏阴性菌、螺旋体、放线菌有一定的作用。抗菌机制主要是抑制细胞壁合成。不易产生耐药性，与其他抗生素也无交叉耐药性。由于本药对肾损害严重，一般仅局部用于皮肤、口腔、咽喉及眼等浅部革兰氏阳性菌感染。

案例33-1　　　患者，男，9岁。因"发热、剧烈咳嗽伴呕吐"入院。入院前曾在社区门诊给予青霉素等治疗3天，病情无好转。查体：体温38.5℃，呼吸55次/min，脉搏150次/min，双肺末闻及明显干湿啰音。实验室检查：血常规正常，肺炎支原体IgM抗体（＋）。诊断为支原体肺炎。给予阿奇霉素静脉滴注3天，咳嗽减轻，后改口服给药数天，痊愈。

思考：

1. 支原体肺炎首选哪类药物治疗？

2. 与红霉素比较，阿奇霉素有哪些特点？

学习小结

大环内酯类抗生素对革兰氏阳性、革兰氏阴性球菌和杆菌、立克次体、衣原体等均有抑制作用，是治疗弯曲杆菌引起的败血症或肠炎、支原体肺炎、沙眼衣原体所致婴儿肺炎、军团菌病、白喉带菌者的首选药物。其抗菌机制为与细菌核糖体的50S亚基结合，阻止肽链的延长，从而阻碍细菌蛋白质的合成。红霉素的不良反应主要为胃肠道反应，大剂量应用易引起黄疸和肝损害。第二代药物罗红霉素、克拉霉素、阿奇霉素与红霉素相比具有抗菌谱广、半衰期长、对酸稳定、不良反应少的特点。林可霉素类抗生素是治疗金黄色葡萄球菌引起的急、慢性骨髓炎及关节感染的首选药。万古霉素有强大的杀菌作用，主要用于MRSA、MRSE和耐青霉素肠球菌所致的严重感染，不易耐药，有耳、肾毒性。多黏菌素主要用于耐药的铜绿假单胞菌及革兰氏阴性杆菌感染。

（唐敏芳）

一、选择题

1. 红霉素浓度高的组织是
   A. 骨髓
   B. 肺
   C. 胆汁
   D. 肾脏
   E. 前列腺

2. 支原体肺炎首选的药物是
   A. 阿奇霉素
   B. 异烟肼
   C. 呋喃唑酮
   D. 对氨水杨酸
   E. 青霉素

3. 治疗金黄色葡萄球菌引起的骨髓炎可首选
   A. 红霉素
   B. 链霉素
   C. 克林霉素
   D. 头孢唑林
   E. 庆大霉素

4. 伪膜性肠炎的治疗可选用
   A. 麦迪霉素
   B. 万古霉素
   C. 杆菌肽
   D. 林可霉素
   E. 红霉素

5. 对多黏菌素类描述错误的是
   A. 对多数革兰氏阳性、革兰氏阴性杆菌均有强大的杀菌作用
   B. 口服用于肠道术前准备
   C. 局部用于敏感菌所致的眼、耳、皮肤等感染
   D. 毒性较大
   E. 对铜绿假单胞菌高度敏感

   答案：1. C；2. A；3. C；4. B；5. A

二、简答题

1. 简述大环内酯类抗生素的抗菌作用机制。
2. 试述红霉素的抗菌谱及临床应用。
3. 试述林可霉素和万古霉素抗生素抗菌作用特点。

第三十四章　氨基糖苷类抗生素

学习目标	
掌握	氨基糖苷类抗生素的体内过程、抗菌机制、抗菌作用、临床应用及不良反应。
熟悉	链霉素、庆大霉素、妥布霉素、阿米卡星、依替米星等的抗菌特点及临床应用。
了解	氨基糖苷类抗生素的耐药机制。

　　氨基糖苷类（aminoglycosides）抗生素是一类由氨基环醇与氨基糖分子以苷键相结合的碱性抗生素。按来源分可为天然氨基糖苷类和半合成氨基糖苷类，前者是由链霉菌和小单孢菌产生，如链霉素、卡那霉素、新霉素、妥布霉素、庆大霉素、小诺米星、阿司米星等；后者包括阿米卡星、奈替米星、依替米星等。

第一节　氨基糖苷类抗生素的共性

　　本类药物因化学结构相似，故在理化性质、体内过程、抗菌谱、抗菌机制、不良反应等方面有许多共性。

　　【理化性质】本类药物均为弱碱性，常用其硫酸盐。除链霉素水溶液性质不稳定外，其他药物水溶液性质均稳定。

　　【体内过程】本类药物极性大，口服难以吸收，肌内注射吸收迅速而完全，血药浓度达峰时间为30~90分钟。为避免血药浓度过高引起不良反应，一般不主张静脉注射给药。除链霉素外，其他氨基糖苷类的血浆蛋白结合率均较低，主要分布于细胞外液，在肾皮层和内耳淋巴液有高浓度聚积，且在内耳外淋巴液中浓度下降很慢，因而其肾毒性和耳毒性明显。该类药物在体内不被代谢，主要以原形经肾小球滤过，除奈替米星外，均不在肾小管重吸收，可迅速排泄到尿液中，故尿液中药物浓度极高，可达血药峰浓度的25~100倍，有利于尿路感染的治疗。半衰期为2~3小时。

　　【药理作用】抗菌谱较广，对多种需氧革兰氏阴性杆菌如大肠埃希菌、克雷伯菌属、肠杆菌属、变形杆菌属、志贺菌属等有强大的杀菌作用；对MRSA和MRSE有较好的抗菌活性；对枸橼

381

酸菌属、沙雷菌属、沙门菌属、产碱杆菌属、分枝杆菌属、不动杆菌属及嗜血杆菌属具有一定的抗菌作用；链霉素、卡那霉素对结核分枝杆菌敏感；对革兰氏阴性球菌如脑膜炎奈瑟菌、淋病奈瑟菌作用较差；对肠球菌和厌氧菌不敏感。

【作用机制】主要通过抑制细菌蛋白质合成而发挥抗菌作用，其作用环节如下。

1. 抑制细菌蛋白质合成 ① 起始阶段：药物与细菌核糖体 30S 亚基结合，抑制 30S 始动复合物形成，也可抑制 70S 始动复合物形成，从而抑制蛋白质合成；② 肽链延伸阶段：药物能与 30S 亚基上的靶蛋白结合，造成 A 位歪曲，错译 mRNA 上的密码，导致合成无功能的蛋白质；③ 终止阶段：阻碍终止因子进入 A 位，使已合成的肽链不能释放，并阻止 70S 亚基解离，同时造成菌体内核糖体耗竭，细菌蛋白质合成受阻。

2. 干扰细菌细胞膜正常通透性 本类药物能吸附于细菌体表面，竞争性置换细胞膜中连接脂多糖分子的 Ca^{2+} 和 Mg^{2+}，在细胞外膜形成裂缝，使膜通透性增加，内容物外漏而死亡。

【耐药性】细菌对氨基糖苷类药物产生耐药性的机制如下。

1. 产生钝化酶 细菌可产生修饰氨基糖苷类药物的钝化酶（如乙酰化酶、磷酸化酶和腺苷化酶），可将乙酰基、腺苷、磷酸连接到氨基糖苷类的氨基或羟基上，使药物不能与核糖体结合而失效。多种氨基糖苷类药物可被同一种酶钝化，也可以是一种氨基糖苷类药物被多种酶钝化，故本类药物之间存在部分或完全交叉耐药。

2. 细菌细胞膜通透性改变 细菌可改变外膜通道蛋白结构，使对氨基糖苷类药物的通透性降低，使得菌体内药物浓度下降而耐药。

3. 靶位修饰 由于细菌核糖体 30S 亚基上 S_{12} 蛋白质的一个氨基酸被替代，使靶蛋白与氨基糖苷类抗生素亲和力降低。

【临床应用】主要用于需氧革兰氏阴性杆菌所致的全身感染，如呼吸道、泌尿道、皮肤软组织、胃肠道、烧伤、创伤、骨与关节感染等。利用本类药物口服不吸收的特点用于治疗消化道感染、肝性脑病及肠道术前准备等。外用制剂用于治疗局部感染。链霉素、阿米卡星和卡那霉素可用于结核病治疗药物。

【不良反应及用药注意事项】

1. 耳毒性 因本类药物在内耳淋巴液中浓度较高，可损害内耳柯蒂器内外毛细胞的能量产生和利用，导致前庭神经和耳蜗听神经功能障碍。前庭功能损害表现为眩晕、恶心、呕吐、眼球震颤和平衡失调，其发生率依次为新霉素＞卡那霉素＞链霉素＞阿米卡星＞庆大霉素＞妥布霉素＞奈替米星＞依替米星等。耳蜗听神经损害表现为耳鸣、听力减退甚至耳聋，其发生率依次为新霉素＞卡那霉素＞阿米卡星＞庆大霉素＞妥布霉素＞奈替米星＞链霉素＞依替米星等。该毒性还会影响胎儿。用药期间应经常询问患者是否有眩晕、耳鸣等先兆症状，并进行听力检查，避免与增加耳毒性的药物如万古霉素、强效利尿药、顺铂、甘露醇等合用；具有抗眩晕作用的药物能掩盖其耳毒性；具有镇静作用的药物可抑制患者的反应性，合用时也应慎重。小儿和老年人更应谨慎用药，以免因表述不清或生理性耳聋致使耳毒性症状的发现被延误。

2. 肾毒性 本类药物可损害肾小管上皮细胞，引起蛋白尿、管型尿、血尿等，严重者可出现无尿、氮质血症和肾衰竭。其发生率依次为新霉素＞卡那霉素＞庆大霉素＞妥布霉素＞阿米卡星＞奈替米星＞链霉素＞依替米星。应用时应定期检查肾功能，避免合用其他有肾毒性的药物如两性霉素B、顺铂、第一代头孢菌素类、万古霉素等，肾功能减退患者慎用或调整给药方案。

3. 神经肌肉阻滞　大剂量腹膜内、胸膜内给药或静脉滴注速度过快，可阻滞神经肌肉的传导，产生肌肉麻痹作用，表现为四肢无力、呼吸困难甚至呼吸停止，一旦发生可用新斯的明和钙剂抢救。临床用药时避免合用肌肉松弛药和全麻药等。

4. 过敏反应　可见皮疹、发热、口周发麻、血管神经性水肿等过敏反应，也可引起严重的过敏性休克。链霉素过敏性休克的发生率虽较青霉素低，但死亡率高，应引起警惕，防治措施同青霉素。

> **相关链接**　｜　氨基糖苷类抗生素耳毒性的个体差异和易感性常表现家族遗传性。通常药物性致聋基因携带者（即携带线粒体A1555G或C1494T基因突变）即使用常规的剂量或极小剂量的氨基糖苷类抗生素也可发生耳毒性反应。为减少氨基糖苷类抗生素的负面影响，可通过进行致聋基因筛查，预防和减少药物导致听力残疾的发生。如果筛查为致聋基因携带者，应避免接触氨基糖苷类抗生素，并使用替代药物进行治疗，以降低耳毒性的风险。

第二节　常用氨基糖苷类抗生素

链　霉　素

链霉素（streptomycin）是1944年从链霉菌培养液中获得的第一个氨基糖苷类抗生素，也是最早用于治疗结核病的药物。该药在同类药物中对铜绿假单胞菌和其他革兰氏阴性杆菌抗菌活性相对较低，对兔热病和鼠疫有特效，常为首选；与四环素类合用为目前治疗鼠疫最有效的方法；与青霉素合用治疗草绿色链球菌、肠球菌引起的心内膜炎。最常见的毒性反应为耳毒性，严重者可致永久性耳聋，其次为神经肌肉阻滞，也可引起过敏反应，肾毒性较少见。

庆　大　霉　素

庆大霉素（gentamicin）对需氧革兰氏阴性杆菌作用较强，是治疗各种需氧革兰氏阴性杆菌感染的主要药物，尤其对沙雷菌属作用最强，在氨基糖苷类中最为常用。与青霉素类抗生素合用，可协同治疗严重的肺炎球菌、铜绿假单胞菌、肠球菌、葡萄球菌或草绿色链球菌感染；局部用于治疗皮肤、黏膜感染和眼、耳、鼻部感染；口服可治疗肠炎、菌痢、伤寒及手术前肠道消毒。不良反应主要有耳毒性、肾毒性和神经肌肉阻滞，偶见过敏反应。

卡　那　霉　素

卡那霉素（kanamycin）对多数需氧革兰氏阴性菌和结核分枝杆菌作用较强，但因毒性较大，目前主要与其他抗结核药联合应用治疗耐药性结核病，也可口服用于肝性脑病或肠道手术前准备。

阿 米 卡 星

阿米卡星（amikacin）又称丁胺卡那霉素，是抗菌谱最广的氨基糖苷类抗生素，突出优点是对许多细菌产生钝化酶稳定，故对一些常见的氨基糖苷类耐药菌株（包括铜绿假单胞菌）所致的感染仍然有效，主要用于治疗对其他氨基糖苷类耐药菌株所致的感染，也用于金黄色葡萄球菌所致的各种感染、结核病及其他一些非典型分枝杆菌感染。本药耳毒性比庆大霉素大，肾毒性较庆大霉素小。

妥 布 霉 素

妥布霉素（tobramycin）抗菌谱与庆大霉素相似，特点是对肺炎克雷伯菌属、肠杆菌属、变形杆菌、铜绿假单胞菌作用比庆大霉素强2~5倍，且对耐庆大霉素菌株仍然敏感。主要用于铜绿假单胞菌和各种革兰氏阴性杆菌的严重感染如菌血症、心内膜炎、骨髓炎和肺炎等。不良反应较庆大霉素轻。

奈 替 米 星

奈替米星（netilmicin）抗菌谱与庆大霉素相似，特点是对多种钝化酶稳定，对MRSA及对常用氨基糖苷类耐药菌仍有较好的抗菌活性。用于敏感菌所致的严重感染，是治疗各种革兰氏阴性杆菌感染的主要药物，但不用于初发的、其他口服抗菌药能有效控制的尿路感染。耳毒性和肾毒性发生率较低。

依 替 米 星

依替米星（etimicin）是一种新的半合成氨基糖苷类药物，其特点为抗菌谱广、抗菌活性强、毒性低。对大部分革兰氏阴性菌和革兰氏阳性菌有良好的抗菌活性，尤其对大肠埃希菌、肺炎克雷伯菌、沙雷菌属、沙门菌属、流感嗜血杆菌属等抗菌活性较高，对耐药菌也有效。毒性在氨基糖苷类药物中最低。耳毒性和肾毒性多发生于肾功能不全及用药过量患者。

案例34-1 　患者，女，56岁。诊断为心力衰竭、肾功能不全、少尿合并尿路感染。医生给予硫酸庆大霉素注射液和呋塞米治疗后，患者出现恶心、呕吐、耳鸣、双耳听力减退等症状。
　　　　　　　思考：该患者出现听力减退的原因是什么？应如何预防？

> 🔔 **问题与思考**
> 氨基糖苷类抗生素不宜与哪些药物合用？为什么？

学习小结

　　氨基糖苷类抗生素因化学结构相似而具有许多共性：口服难以吸收；抗菌机制主要为抑制细菌蛋白质合成；抗菌谱相似，对各种需氧革兰氏阴性杆菌有强大杀菌作用，主要用于需氧革兰氏阴性杆菌所致的全身感染，口服用于肠道感染，外用制剂用于治疗局部感染；主要有耳毒性、肾毒性、神经肌肉阻滞和过敏反应。链霉素为鼠疫和兔热病的首选药；庆大霉素、妥布霉素主要用于铜绿假单胞菌感染及其他需氧革兰氏阴性杆菌感染；阿米卡星、奈替米星对多种钝化酶稳定，对其他氨基糖苷类抗生素耐药的细菌仍有较好的抗菌活性；依替米星抗菌谱广、抗菌活性强、毒性低，耳毒性和肾毒性发生率最低。

（王玉琨）

复习参考题

一、选择题

1. 对氨基糖苷类抗生素不敏感的是
   - A. 需氧革兰氏阴性杆菌
   - B. 厌氧革兰氏阳性杆菌
   - C. MRSA
   - D. MRSE
   - E. 铜绿假单胞菌

2. 治疗兔热病和鼠疫首选
   - A. 链霉素
   - B. 卡那霉素
   - C. 庆大霉素
   - D. 妥布霉素
   - E. 依替米星

3. 治疗沙雷菌属引起的感染首选
   - A. 链霉素
   - B. 卡那霉素
   - C. 阿米卡星
   - D. 庆大霉素
   - E. 依替米星

4. 对庆大霉素耐药的铜绿假单胞菌感染可选用
   - A. 链霉素
   - B. 卡那霉素
   - C. 阿米卡星
   - D. 妥布霉素
   - E. 依替米星

5. 下列氨基糖苷类药物毒性最低的是
   - A. 链霉素
   - B. 卡那霉素
   - C. 阿米卡星
   - D. 妥布霉素
   - E. 依替米星

　　答案：1. B；2. A；3. D；4. D；5. E

二、简答题

1. 简述氨基糖苷类抗生素的共性。
2. 氨基糖苷类抗生素有哪些不良反应及注意事项？
3. 简述链霉素、庆大霉素、妥布霉素、阿米卡星、依替米星的主要特点。

四环素类及氯霉素类抗生素

学习目标	
掌握	四环素类抗生素和氯霉素的药理作用、临床应用和不良反应。
熟悉	四环素类抗生素和氯霉素的用药注意。
了解	细菌对四环素类抗生素耐药的机制。

第一节 四环素类抗生素

四环素类抗生素（tetracyclines）化学结构的基本骨架为菲烷，在碱性溶液中易被破坏，在酸性溶液中较稳定。由链霉菌发酵分离获得天然四环素，包括四环素、金霉素、土霉素、地美环素等，也称第一代四环素类抗生素；半合成品有多西环素、美他环素、米诺环素，为第二代四环素类抗生素；通过对米诺环素的结构改造得到更广谱的替加环素和奥马环素，为第三代四环素类抗生素。

一、四环素类抗生素的共性

【体内过程】四环素类抗生素口服吸收率受食物影响，宜空腹口服；抗酸药可使四环素类抗生素吸收减少、活性降低，不宜与抗酸药同服。铁、钙、镁、铝等多价阳离子能与四环素类抗生素结合形成不溶性络合物而影响吸收，应避免与含多价阳离子的药物或食物同服，如需联合应用，应间隔2~3小时以上。四环素类抗生素在体内分布广泛，可沉积于生长发育期的牙齿和骨骼组织，影响牙齿和骨骼发育。能进入胎儿血循环和乳汁，但不易通过血脑屏障。主要经肾脏和胆汁排泄。

【药理作用】四环素类抗生素为广谱抑菌药，高浓度时具有杀菌作用。对需氧革兰氏阳性菌和革兰氏阴性菌、放线菌、螺旋体、支原体、衣原体、立克次体均有抑制作用。抗菌活性强弱依次为米诺环素 > 多西环素 > 美他环素 > 金霉素 > 四环素 > 土霉素。

抗菌机制为抑制细菌蛋白质合成。四环素类抗生素能特异性地与细菌核糖体30S亚基A位结合，阻止氨基酰-tRNA进入该位，从而抑制肽链的延长和细菌蛋白质的合成。

【耐药性】四环素类抗生素间存在交叉耐药性。细菌对四环素类抗生素耐药的机制主要有：

① 产生核糖体保护蛋白，阻碍药物与核糖体结合；② 外排泵蛋白的表达，使菌体内的药物被排出；③ 产生灭活酶，使药物失活。

【临床应用】由于多年来四环素类抗生素的广泛应用，临床常见病原菌包括葡萄球菌等革兰氏阳性菌及肠杆菌属等革兰氏阴性菌对四环素类抗生素耐药现象严重，且此内药物之间存在交叉耐药，因此仅在病原菌对本类药物敏感时方可应用。当前，四环素类主要用于立克次氏体、衣原体、支原体、回归热螺旋体等非细菌性感染、布鲁菌病，以及敏感菌所致的呼吸道、胆道、尿路和皮肤软组织等部位的感染。

【不良反应及用药注意事项】

1. 消化道反应　四环素类抗生素口服可直接刺激胃肠道，引起恶心、呕吐、腹痛、腹泻等，严重者可引起食管炎或食管溃疡。服药时应足量饮水，且服药后不宜马上卧床。

2. 肝肾毒性　大剂量应用可引起肝损害，肝脂肪变性较多见，妊娠期妇女及原有肾功能损害者易发生。原有肾功能不全者可能出现氮质血症加重、高尿酸血症和酸中毒。肝肾功能不全者禁用或慎用。

3. 影响牙齿和骨骼发育　在牙齿发育期间（妊娠中后期、婴儿和8岁以下儿童）应用四环素类抗生素，药物可沉积于牙齿和骨骼的钙质区，导致牙齿黄染、牙釉质发育不良和骨骼生长抑制。因此，妊娠期妇女、哺乳期妇女和8岁以下小儿禁用。

4. 过敏反应　主要为皮疹、药物热、光敏性皮炎，偶有过敏性休克和哮喘发生。用药期间避免日晒，一旦出现红斑应立即停药。罕见红斑狼疮样皮损，一旦出现应立即停药并适当处理。本类药物间有交叉过敏反应，对四环素类抗生素过敏者禁用。

5. 二重感染　长期应用四环素类抗生素可发生耐药菌和真菌等引起的消化道、呼吸道和尿路感染，严重者可致败血症。多见于老幼、体弱和抵抗力低的患者。

6. 其他　长期应用可使体内正常菌群减少，导致维生素缺乏、真菌繁殖，出现咽炎、口角炎、舌炎等；偶有溶血性贫血、血小板和粒细胞减少、良性颅内压升高等；静脉给药浓度过高可引起血栓性静脉炎。

二、常用四环素类抗生素

四　环　素

四环素（tetracycline）为四环素类抗生素的代表，口服吸收不完全，食物和多价金属离子（如钙、镁、铁等）可降低其吸收率。体内分布广泛，在肝、肾、肺、前列腺等器官和尿中可达治疗浓度。可沉积于新形成的牙齿和骨骼组织，影响牙齿和骨骼生长发育。不易通过血脑屏障，可通过胎盘和进入乳汁。主要自肾小球滤过排泄，少量随胆汁分泌至肠道后排出体外。

四环素抗菌谱广，除了常见的革兰氏阳性菌、革兰氏阴性菌及厌氧菌，多数立克次体属、支原体属、衣原体属、非典型分枝杆菌属、螺旋体及放线菌属、炭疽杆菌、李斯特菌、梭状芽孢杆菌、奴卡菌属等也对本药敏感。对淋球菌属具一定抗菌活性，但耐青霉素的淋球菌对四环素也耐药。对弧菌、鼠疫杆菌、布鲁菌属、弯曲杆菌、耶尔森菌等革兰氏阴性菌抗菌作用良好，对铜绿假单胞菌无抗菌活性，多数肠杆菌科细菌对四环素耐药。四环素对革兰氏阳性菌的作用优于革兰氏阴性菌，但肠球菌属对其耐药；对部分厌氧菌有一定的抗菌作用，但远不如甲硝唑、克林霉素和氯霉素，因此临床上并不选用。

四环素作为首选或选用药物用于立克次体感染、支原体感染、衣原体感染及回归热、布鲁菌病、霍乱、兔热病、鼠疫、软下疳。治疗布鲁菌病和鼠疫时需与氨基糖苷类抗生素联合应用。也可用于对青霉素类抗生素过敏的破伤风、气性坏疽、雅司病、梅毒、淋病和钩端螺旋体病及放线菌属、李斯特菌感染。目前常见致病菌对四环素类抗生素耐药现象严重，仅在病原菌对四环素敏感时方可使用，不宜用于葡萄球菌或溶血性链球菌感染。

多 西 环 素

多西环素（doxycycline）又称强力霉素，具有速效、强效、长效的特点。口服吸收快而完全，受食物影响较小。脂溶性较高，组织穿透力较强，在体内广泛分布于组织和体液。在淋巴液、腹水、肠组织、眼和前列腺组织中浓度较高，为血药浓度的60%~70%。在胆汁中浓度可达同期血药浓度的10~20倍。血浆蛋白结合率80%~93%。部分在肝脏灭活，主要自肾小球滤过排泄。血浆半衰期12~22小时，肾功能减退者血浆半衰期延长不明显。肾功能损害者应用该药时，药物自消化道排泄量增加，成为主要排泄途径，因此可安全用于肾功能损害的患者。抗菌谱同四环素，抗菌活性为四环素的2~10倍。适应证与四环素相似（作为选用药物之一），也可用于中、重度痤疮的辅助治疗。不良反应同四环素类抗生素，以胃肠道反应为多见。

米 诺 环 素

米诺环素（minocycline）又称二甲胺四环素，口服吸收迅速，食物对其吸收无明显影响。脂溶性较高，易渗入许多组织和体液，如甲状腺、肺、脑和前列腺等。在胆汁和尿中的浓度为血药浓度的10~30倍，在唾液和泪液中浓度高于其他四环素类抗生素。在体内代谢较多，尿中原形药物远低于其他四环素类抗生素。排泄缓慢，大部分由肾和胆汁排泄。血消除半衰期为11~22小时。

抗菌谱与四环素相近，但具有高效和长效性。对包括耐四环素的金黄色葡萄球菌、链球菌等革兰氏阳性菌和革兰氏阴性菌中的淋球菌作用很强；对革兰氏阴性杆菌作用较弱；对沙眼衣原体和解脲支原体有较好的抑制作用。适用于葡萄球菌、链球菌、肺炎球菌、淋球菌、痢疾杆菌、大肠埃希菌、克雷伯菌、变形杆菌、铜绿假单胞菌、梅毒螺旋体及衣原体等对本药敏感的病原体引起的泌尿生殖道、呼吸道和消化道感染、浅表或深部组织化脓性感染，以及腹膜炎、败血症和菌血症等。具有四环素类抗生素的不良反应，还可引起前庭功能紊乱，出现头晕、眩晕、眼震颤、视物模糊、面色苍白、出冷汗、心慌、恶心、呕吐及平衡失调等，用药期间应避免高空作业、驾驶等机械操作；较易引起光敏性皮炎，用药期间避免日晒。因具有前庭毒性，不宜用于颅内感染。

替 加 环 素

替加环素（tigecycline）为米诺环素的衍生物，是首个上市的甘氨酰环素类抗生素，也是迄今为止抗菌谱最广、日推荐应用剂量最小的抗生素。需静脉给药，组织分布广泛，在胆囊、肺、结肠中浓度较高，而滑液和骨骼中浓度较低。仅少量在体内代谢（低于10%），原形药及其代谢产物主要随胆汁排泄，少量经肾脏排泄。消除半衰期为42.4小时。

替加环素具有超广谱的抗菌活性，对绝大多数常见致病菌均表现出很好的抑菌活性，其抗菌谱涵盖几乎所有革兰氏阴性菌（铜绿假单胞菌除外）、革兰氏阳性菌（包括对甲氧西林耐药的金黄色葡萄球菌和万古霉素耐药的肠球菌）、厌氧菌及部分分枝杆菌。作用机制与四环素类抗生素相似，但其亲和力比后者强。替加环素能对抗细菌核糖体保护和外排泵耐药机制，尚未发现与其他类抗生素有交叉耐药现象。用于敏感菌所致的复杂性腹腔内感染、复杂性皮肤和皮肤软组织感染及18岁以上CAP患者，且仅在已知和怀疑不宜使用其他抗菌药物时方可应用。不适用于治疗糖尿病足感染。该药临床耐受性好，常见不良反应为恶心、呕吐和腹泻。因其结构与四环素类抗生素相似，可能存在相似的不良反应。临床试验显示替加环素可增加成年患者的全因死亡率，但对儿童患者的疗效与安全性未评价，因此18岁以下患者不推荐使用。

奥 马 环 素

奥马环素（omadacycline）为氨甲基环素类抗菌药，是在米诺环素结构的C_9位引入氨甲基得到的半合成化合物，该修饰使奥马环素克服了细菌核糖体保护和外排泵耐药机制、扩大了抗菌谱、改善了药动学特性。可口服或静脉给药。口服生物利用度为34.5%，1~4小时血药浓度达峰值。需禁食至少4小时后用水送服，服用后2小时内不宜进食或饮料（水除外），4小时内不宜食用乳制品或服用抗酸药及多种维生素。体内分布广泛，易渗入肺组织（肺泡细胞中浓度为血药浓度的25.8倍）。不在肝脏代谢，主要通过粪便排泄（81.1%），部分经肾脏排泄（14.4%）。血浆半衰期为17~18小时。肝或肾功能受损者不影响奥马环素的消除，无须调整剂量。

奥马环素对临床常见革兰氏阳性菌、革兰氏阴性菌、厌氧菌、非典型病原体（衣原体、支原体、脲原体属）及快速生长分枝杆菌均有良好的抗菌活性，且与其他类抗生素无交叉耐药性。为了减少耐药菌产生和保持奥马环素的抗菌疗效，仅用于治疗或预防经证实或高度怀疑由敏感微生物所致的感染，包括细菌性CAP（肺炎链球菌、金黄色葡萄球菌、流感嗜血杆菌、副流感嗜血杆菌、肺炎克雷伯菌、嗜肺军团菌、肺炎支原体和肺炎衣原体所致）、急性细菌性皮肤和皮肤结构感染（金黄色葡萄球菌、路邓葡萄球菌、化脓链球菌、咽峡炎链球菌群、粪肠球菌、阴沟肠杆菌和肺炎克雷伯菌所致）。具有四环素类抗生素的不良反应，以恶心、呕吐、注射部位反应和ALT升高最常见；也可引起血压升高、头痛、失眠等。18岁以下患者不推荐使用。

第二节　氯霉素类抗生素

氯 霉 素

氯霉素（chloramphenicol）最初是从链丝菌培养液中获取，因结构简单故可以人工合成。1950年发现氯霉素可诱发致命性的再生障碍性贫血，这使其临床应用受到极大限制。

【体内过程】口服吸收快而完全，1~3小时血药浓度达峰值，有效血药浓度维持6~8小时，消除半衰期为1.5~4小时。广泛分布于全身组织和体液，可通过血脑屏障，脑脊液中浓度较高，脑膜炎时脑脊液中浓度为血药浓度的45%~89%。90%在肝与葡萄糖醛酸结合而失活，尿中原形仅5%~10%，但已达到有效抗菌浓度。

【药理作用】氯霉素具有广谱抗菌活性，对需氧革兰氏阴性菌和革兰氏阳性菌、厌氧菌、立克次体、螺旋体和衣原体均有作用。对流感杆菌、肺炎球菌和脑膜炎奈瑟菌有杀菌作用。对金黄色葡萄球菌、化脓性链球菌、草绿色链球菌、乙型溶血性链球菌、大肠埃希菌、肺炎克雷伯菌、奇异变形杆菌、伤寒沙门菌、副伤寒沙门菌、志贺菌属、脆弱拟杆菌等厌氧菌仅具有抑菌作用。铜绿假单胞菌、不动杆菌属、肠杆菌属、黏质沙雷菌、吲哚阳性变形杆菌属、甲氧西林耐药葡萄球菌和肠球菌属通常对氯霉素耐药。

氯霉素能与细菌核糖体50S亚基上的肽酰转移酶特异性结合，阻止P位肽链的末端羧基与A位氨酰tRNA的氨基发生反应，从而阻止肽链延伸，抑制细菌蛋白质合成。细菌通过基因突变或产生乙酰转移酶使氯霉素灭活而耐药。

【临床应用】由于氯霉素对造血系统的严重毒性，通常不作为首选药物使用，必须严格掌握适应证。

1. **伤寒和其他沙门菌属感染**　氯霉素为敏感菌株所致伤寒、副伤寒的选用药物，一般不用于沙门菌属感染所致的胃肠炎，但病情严重或有并发败血症倾向者仍可选用。

2. **细菌性脑膜炎和脑脓肿**　氯霉素可作为下列脑膜炎的选用药物：耐氨苄西林的B型流感嗜血杆菌脑膜炎、对青霉素过敏患者的肺炎链球菌或脑膜炎球菌脑膜炎、敏感的革兰氏阴性杆菌脑膜炎；也可用于细菌性脑脓肿，尤其耳源性脑脓肿（常为需氧菌和厌氧菌混合感染）。

3. **立克次体感染**　用于治疗Q热、落基山斑点热、地方性斑疹伤寒等。

4. **其他**　用于严重厌氧菌感染、无其他低毒抗菌药可替代的敏感菌所致的各种严重感染。局部用药治疗敏感菌所致的眼部感染和耳部感染等。

【不良反应及用药注意事项】

1. **造血系统毒性**　为氯霉素最严重的不良反应，有两种类型：① 与剂量有关的可逆性血细胞减少，表现为贫血、白细胞和血小板减少，常见于血药浓度超过25mg/L的患者；② 与剂量无关的不可逆性再生障碍性贫血，可有数周至数月的潜伏期，不易早期发现，临床表现有血小板减少引起的出血倾向（如瘀点、瘀斑和鼻衄等）及由粒细胞减少所致的感染征象（如高热、咽痛等）。因此，用药期间应定期检查周围血象，长程治疗者尚须查网织红细胞计数，必要时进行骨髓检查，以便及时发现与剂量有关的可逆性骨髓抑制，但全血象检查不能预测通常在治疗完成后发生的再生障碍性贫血。避免与其他骨髓抑制药联合应用。肝肾功能减退者避免使用氯霉素，如必须使用应减量并监测血药浓度，使其峰浓度、谷浓度分别控制在25mg/L以下和5mg/L以下。

2. **灰婴综合征**　新生儿肝葡萄糖醛酸转移酶缺乏，肾排泄功能不完善，对氯霉素清除能力差，大剂量应用氯霉素（按体重一日超过25mg/kg）可引起中毒，表现为腹胀、呕吐、循环衰竭、呼吸困难、体温不升、进行性苍白和发绀，称为灰婴综合征。类似表现亦可见于成人或较大儿童大剂量（按体重一日约100mg/kg）应用时。早产儿、新生儿不宜应用，确有必须应用指征时应在监测血药浓度的条件下使用。孕妇和哺乳期妇女禁用，哺乳期妇女必须应用时应暂停哺乳。

3. 其他　长期应用可诱发出血倾向、周围神经炎、视神经炎及二重感染；也可见腹泻、恶心、呕吐等消化道反应；少见皮疹、日光性皮炎等过敏反应；G6PD缺乏者，可诱发溶血性贫血。氯霉素是肝药酶抑制剂，能使乙内酰脲类抗癫痫药、磺酰脲类降血糖药的作用或毒性增强，合用时须调整剂量。

甲 砜 霉 素

甲砜霉素（thiamphenicol）口服吸收迅速而完全，2小时血药浓度达峰值，广泛分布于组织及体液，胆汁中浓度为血药浓度的几十倍，在体内不代谢，大部分以原形经肾脏排泄。抗菌谱和抗菌机制与氯霉素相似，与氯霉素存在完全交叉耐药。由于甲砜霉素在肝内不与葡萄糖醛酸结合，因此抗菌活性较高。该药还具较强的免疫抑制作用。用于敏感菌如流感嗜血杆菌、大肠埃希菌、沙门菌属等所致的呼吸道、尿路、肠道等感染。对造血系统毒性主要为可逆性血细胞减少，发生再生障碍性贫血者罕见；尚未发现引起灰婴综合征者；可见头痛、嗜睡、周围神经炎等神经系统反应及腹痛、恶心、呕吐等消化道反应，停药后症状消失；偶见皮疹等过敏反应。

案例35-1　患者，男，7岁。因"咳嗽、发热、头痛"3天而就诊。查体：体温39℃，血压90/60mmHg，呼吸25次/min，脉搏96次/min。CT显示右下肺薄片状阴影。实验室检查支原体IgM阳性。

思考：对该患者宜选用哪些抗菌药物？

学习小结

四环素类属广谱抑菌药，对需氧革兰氏阳性菌和革兰氏阴性菌、放线菌、立克次体、支原体、衣原体、螺旋体均有抑制作用。抗菌机制是抑制细菌蛋白质的合成。主要用于立克次体、支原体、衣原体和回归热螺旋体等非细菌性感染、布鲁菌病，以及敏感菌引起的呼吸道、胆道、尿路和皮肤软组织等部位的感染。不良反应有消化道反应、肝肾毒性、影响牙齿和骨骼发育、过敏反应和二重感染等。孕妇、哺乳期妇女和8岁以下儿童禁用。

氯霉素为广谱抗生素，抗菌谱包括需氧性革兰氏阴性菌和革兰氏阳性菌、厌氧菌、衣原体、螺旋体和立克次体。抗菌机制是抑制细菌蛋白质合成。因对造血系统毒性大，临床应用受到限制。主要作为伤寒、副伤寒、脑膜炎和脑脓肿及立克次体感染的选用药物，也用于严重厌氧菌感染和无其他低毒抗菌药可替代的敏感菌所致的各种严重感染。用药期间须定期检查血象，早产儿和新生儿不宜使用，如必须使用则应在监测血药浓度前提下进行。孕妇和哺乳期妇女禁用。

（王垣芳）

一、选择题

1. 四环素作为首选或选用药物用于治疗
   A. 立克次体感染
   B. 支原体感染
   C. 衣原体感染
   D. 回归热
   E. 以上都有

2. 四环素类药物不良反应不包括
   A. 空腹口服易发生胃肠道反应
   B. 长期大量应用可引起严重肝损害
   C. 长期应用可引起二重感染
   D. 抑制骨髓造血功能
   E. 可引起牙齿黄染

3. 氯霉素最严重的不良反应是
   A. 肝毒性
   B. 肾毒性
   C. 造血系统毒性
   D. 二重感染
   E. 周围神经炎

4. 氯霉素在临床应用受限的主要原因是
   A. 抗菌活性弱
   B. 抗菌谱窄
   C. 细菌易耐药
   D. 血药浓度低
   E. 严重的造血系统毒性

5. 新生儿不宜使用的药物是
   A. 青霉素
   B. 红霉素
   C. 氯霉素
   D. 阿奇霉素
   E. 头孢曲松

   答案：1. E；2. D；3. C；4. E；5. C

二、简答题

1. 四环素类抗生素的抗菌谱、临床应用和主要不良反应有哪些?

2. 氯霉素的抗菌谱、临床应用和主要不良反应有哪些?

第三十六章　人工合成抗菌药

	学习目标
掌握	氟喹诺酮类抗菌药的共性；磺胺类抗菌药的共性。
熟悉	常用氟喹诺酮类、磺胺类抗菌药的特点；磺胺类抗菌药与甲氧苄啶联合应用的依据。
了解	其他人工合成抗菌药的特点。

第一节　喹诺酮类抗菌药

喹诺酮类（quinolones）抗菌药是含有 4-喹酮母核的人工合成抗菌药，通常根据研发时间和抗菌谱将该类药物分为四代。第一代为 1962 年上市的萘啶酸，其抗菌谱窄、抗菌活性低，国内已不再使用。第二代代表药为吡哌酸，抗菌谱较第一代有所扩大，对部分革兰氏阴性菌有效，血药浓度低而尿中浓度高，故仅限于治疗泌尿系统和肠道感染，现较少应用。第三代为 20 世纪 70 年代末至 90 年代中期上市的氟喹诺酮类（fluoroquinolones，FQs）药，常用的有诺氟沙星、环丙沙星、左氧氟沙星、帕珠沙星、培氟沙星、依诺沙星等。与第二代相比，第三代不仅血药浓度大为提高，在体内分布更广，半衰期更长，而且抗菌谱扩大到革兰氏阳性球菌、军团菌、分枝杆菌等，抗菌活性也明显增强。第四代为 20 世纪 90 年代后期上市的氟喹诺酮类药，如莫西沙星、加替沙星、吉米沙星，与前三代相比，无论是抗菌作用还是药动学性能均显著改善。目前，第三代和第四代氟喹诺酮类药物被广泛用于临床。由于本类药物化学结构相似，因而具有许多共性。

一、氟喹诺酮类抗菌药的共性

【体内过程】

1. 吸收 除诺氟沙星、环丙沙星外，其他药物口服吸收良好，口服生物利用度可达 80%~100%，服药后 1~2 小时血药浓度达峰值。食物一般不影响药物吸收，但可与富含 Fe^{2+}、Ca^{2+}、Mg^{2+} 等离子的药物发生络合，降低吸收率。

2. 分布 氟喹诺酮类在体内广泛分布于组织和体液，与血浆蛋白结合率低，少数药物超过 40%（莫西沙星和加雷沙星可高达 54% 和 80%）。

3. 代谢与排泄 多数药物经肝、肾两条途径消除；培氟沙星主要经肝脏代谢并通过胆汁排泄；氧氟沙星、左氧氟沙星等少数药物主要以原形经肾脏排泄。

【药理作用】氟喹诺酮类为繁殖期杀菌药，杀菌浓度相当于MIC的2~4倍，对大多数革兰氏阴性菌和革兰氏阳性菌具有良好的抗菌作用。第四代药物如莫西沙星、加替沙星等，对厌氧菌、分枝杆菌、军团菌、支原体及衣原体的作用更强。喹诺酮类为浓度依赖性抗菌药，且具有较长的抗生素后效应。

【作用机制】

1. 抑制DNA回旋酶 DNA回旋酶（DNA gyrase）是喹诺酮类药抗革兰氏阴性菌的重要靶点。目前研究得较为清楚的是大肠埃希菌，其DNA回旋酶是由两个GyrA和两个GyrB亚基组成的四聚体蛋白酶。细菌在合成DNA过程中，GyrA亚基可将正超螺旋部位的一条单链（后链）切开；GyrB亚基则介导ATP水解提供能量，使DNA的前链后移；然后GyrA亚基再将切口重新封住，最终使正超螺旋结构变为负超螺旋结构（图36-1）。喹诺酮类抗菌药通过作用于GyrA亚基，形成药物-DNA-酶复合物，干扰DNA超螺旋结构的解旋和封口，阻碍DNA的复制而产生杀菌作用。

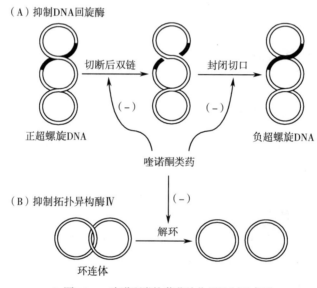

▲ 图36-1 喹诺酮类抗菌药的作用机制示意图

2. 抑制拓扑异构酶Ⅳ 拓扑异构酶Ⅳ是喹诺酮类抗菌药抗革兰氏阳性菌的重要靶点。该酶是含有ParC和ParE两个亚单位的四聚体，具有解除DNA结节、解环连体和松弛超螺旋的功能，在DNA复制后期姐妹染色体的分离过程中起重要作用（图36-1）。喹诺酮类药物通过抑制拓扑异构酶Ⅳ，干扰DNA复制而发挥杀菌作用。

此外，喹诺酮类药物可能还存在其他抗菌机制，如诱导细菌DNA错误复制、诱导细菌产生新的肽聚糖水解酶和自溶酶、高浓度时抑制细菌RNA和蛋白质合成等。

【耐药性】细菌对喹诺酮类抗菌药的天然耐药率极低，但近年来获得性耐药发展很快，本类药物之间有交叉耐药性。常见耐药菌株有金黄色葡萄球菌、肠球菌、肺炎链球菌、大肠埃希菌及铜绿假单胞菌等。耐药机制主要包括：① DNA回旋酶基因突变导致 *GyrA* 亚基Ser83位点或 *PacC* 亚基Ser80位点的氨基酸改变，降低了与药物的亲和力；② 细菌外膜膜孔蛋白OmpF合成减少，菌体内药物蓄积量减少；③ 外排泵将药物泵出菌体外，导致菌体内药物浓度降低。近年研究发现，质粒介导的耐药机制可部分解释细菌对此类药物耐药率迅速上升的原因。

【临床应用】

1. **泌尿生殖系统感染**　可用于肠杆菌科细菌和铜绿假单胞菌等所致的尿路感染，也可用于细菌性前列腺炎、非淋菌性尿道炎及宫颈炎，但诺氟沙星仅限用于单纯性下尿路感染。应注意，目前国内尿路感染的主要病原菌为大肠埃希菌，其对喹诺酮类抗菌药的耐药率已达50%以上，应尽量参考药敏试验结果选用。本类药物已不再推荐用于淋球菌感染。

2. **肠道感染**　用于成人志贺菌、非伤寒沙门菌属、副溶血弧菌等所致的肠道感染。第三代喹诺酮类药物作为沙门菌感染经验性治疗的首选药物。

3. **呼吸道感染**　环丙沙星、左氧氟沙星等主要适用于肺炎克雷伯菌、肠杆菌属、假单胞菌属等革兰氏阴性杆菌所致的下呼吸道感染。左氧氟沙星、莫西沙星等可用于肺炎链球菌和甲型溶血性链球菌所致的急性咽炎和扁桃体炎、中耳炎和鼻窦炎等，也可用于肺炎链球菌、支原体、衣原体等所致CAP。

4. **其他**　氟喹诺酮类对脑膜炎奈瑟菌有强大的杀灭作用，且在鼻咽分泌物中浓度高，可用于鼻咽部带菌者。除诺氟沙星外，其他氟喹诺酮类抗菌药均可用于敏感菌所致的骨组织感染和皮肤软组织感染等。

理论与实践

呼吸喹诺酮类

左氧氟沙星、莫西沙星和吉米沙星等氟喹诺酮类抗菌药，对多数呼吸道病原菌有良好的杀菌活性，且易进入肺组织和呼吸道分泌物，因此广泛用于治疗敏感菌所致的呼吸道感染，如社区获得性肺炎（CAP）、医院获得性肺炎（HAP）、慢性阻塞性肺疾病急性加重（AECOPD）及慢性支气管炎急性发作（AECB）等，因而被称为呼吸喹诺酮类抗菌药。

【不良反应及用药注意事项】本类药物不良反应较多。

1. **胃肠道反应**　较常见，如恶心、呕吐、腹痛和腹泻等。

2. **中枢神经系统反应**　轻者出现头痛、头晕、疲劳和失眠等，重者可出现精神异常、惊厥等。发生机制与药物抑制GABA与其受体结合有关。因此，不宜用于有癫痫或其他中枢神经系统基础疾病的患者。

3. **光敏反应**　可出现红斑、皮疹、瘙痒等，严重者出现皮肤糜烂。发生机制为药物吸收紫外线能量后可产生活性氧，从而激活皮肤成纤维细胞中的蛋白激酶C和酪氨酸激酶，引起皮肤炎症。因此，用药期间应避免阳光或紫外线直接或间接照射，喹诺酮过敏者禁用。

4. **影响软骨发育**　动物实验表明，可损伤幼龄动物负重关节的软骨；临床研究显示，儿童用药可致关节疼痛、肿胀。18岁以下小儿和青少年患者不宜常规应用。

5. 心脏毒性 罕见但后果严重，如QT间期延长、尖端扭转型室性心动过速和心室颤动等，与药物阻滞心肌细胞钾通道有关。

6. 其他 肌腱炎和肌腱断裂、周围神经病变等。肌腱炎和肌腱断裂可以涉及跟腱、手、肩等部位，可能发生在开始使用本类药物后数小时或数天，或结束治疗后几个月，老年人和运动员慎用。周围神经病变症状包括疼痛、烧灼感、麻刺感等，一旦出现应立即停药。孕妇禁用，用于哺乳期妇女时需停止哺乳。

【药物相互作用】抗酸药、含金属离子的药物可降低氟喹诺酮类抗菌药的吸收率，应避免同服。不宜与Ⅰa类及Ⅲ类抗心律失常药和延长QT间期的药如西沙必利、红霉素、三环类抗抑郁药合用。合用糖皮质激素可增加肌腱炎和肌腱断裂的风险。

二、常用氟喹诺酮类抗菌药

诺氟沙星

诺氟沙星（norfloxacin）又称氟哌酸，为第一个用于临床的氟喹诺酮类抗菌药，口服生物利用度为35%~45%，半衰期为3.5~5小时。对革兰氏阴性菌如大肠埃希菌、志贺菌、肠杆菌科和沙门菌作用强，用于敏感菌所致的胃肠道、泌尿道感染，也可外用治疗皮肤和眼部感染。

环丙沙星

环丙沙星（ciprofloxacin）又称环丙氟哌酸，口服生物利用度为70%，半衰期为3~5小时。对铜绿假单胞菌、流感嗜血杆菌、大肠埃希菌等体外抗菌活性高于多数氟喹诺酮类药物，对耐氨基糖苷类抗生素和三代头孢菌素的菌株有效。用于敏感菌所致的各种感染，应避免日照条件下保存和应用，以防止发生光敏反应。因可诱发跟腱炎和跟腱断裂，老年人和运动员慎用。

氧氟沙星

氧氟沙星（ofloxacin）又称氟嗪酸，口服生物利用度约为95%，半衰期为5~7小时，胆汁中的药物浓度为血药浓度的7倍。抗菌作用与环丙沙星相似，对结核分枝杆菌、沙眼衣原体和部分厌氧菌也有效。但疗效和安全性不如左氧氟沙星。

左氧氟沙星

左氧氟沙星（levofloxacin）为消旋氧氟沙星的左旋体，口服生物利用度约100%，在细胞内可达有效浓度。约85%以原形经肾脏排泄，半衰期为5~7小时。抗革兰氏阴性杆菌作用与环丙沙星相似或略差；抗革兰氏阳性球菌、衣原体和支原体的作用明显优于环丙沙星。用于敏感菌所致的各种急慢性感染、难治性感染。与同类药物相比，不良反应少且轻。

莫西沙星

莫西沙星（moxifloxacin）口服生物利用度约为90%，半衰期为12~15小时。对多数革兰氏阳性菌、厌氧菌、结核分枝杆菌、支原体和衣原体的作用强于多数氟喹诺酮类抗菌药，对革兰氏阴性菌作用同诺氟沙星。用于敏感菌所致的慢性支气管炎急性发作、CAP、急性鼻窦炎、泌尿生殖系统和皮肤软组织感染。不良反应多为一过性轻度呕吐和腹泻，偶有严重不良反应，如过敏性休克、横纹肌溶解、QT间期延长和尖端扭转型心律失常。当莫西沙星用量为800mg时，QT间期延长的发生率显著升高，故临床使用该药的上限是400mg，禁止增大剂量。此外，莫西沙星经肝脏代谢，对有肝脏病史者影响较大，有急性重型肝炎及肝衰竭的报道。

加 替 沙 星

加替沙星（gatifloxacin）口服生物利用度为90%~96%，对大多数革兰氏阴性菌的作用强于莫西沙星，对大多数革兰氏阳性菌、厌氧菌、结核分枝杆菌、支原体和衣原体作用与莫西沙星相似，临床应用同莫西沙星。该药几乎没有光敏反应，但可引起血糖异常和心脏毒性，应避免与延长QT间期的药物合用，需严密监测和调整降血糖药物用量。

> **问题与思考**
> 为什么喹诺酮类抗菌药不宜用于18岁以下的患者？

第二节　磺胺类抗菌药

磺胺类药物（sulfonamides）是以对氨基苯磺酰胺为基本化学结构的人工合成抗菌药，曾广泛应用于临床。由于抗菌药物的不良反应及耐药性日趋严重，目前临床应用较少。磺胺类抗菌药分为三类：肠道易吸收类，如磺胺嘧啶、磺胺甲噁唑；肠道难吸收类，如柳氮磺胺吡啶；外用类，如磺胺米隆、磺胺嘧啶银和磺胺醋酰。肠道易吸收类按半衰期的长短分为三类：① 短效类（＜10小时），如磺胺异噁唑和磺胺二甲嘧啶；② 中效类（10~24小时），如磺胺嘧啶和磺胺甲噁唑；③ 长效类（＞24小时），如磺胺多辛。

一、磺胺类抗菌药的共性

【体内过程】肠道易吸收磺胺类抗菌药血浆蛋白结合率为20%~90%，磺胺嘧啶血浆蛋白结合率低，易通过血脑屏障进入脑脊液，脑膜有炎症时在脑脊液中的浓度可达血药浓度的50%~80%。可通过胎盘进入胎儿血循环。主要在肝脏代谢为无活性的乙酰化物，也可与葡萄糖醛酸结合，原形和代谢产物主要经肾脏排泄。磺胺类抗菌药及其乙酰化代谢产物在碱性尿液中溶解度高，在酸性尿液中易结晶析出。

【药理作用】属于广谱抑菌药，对大多数革兰氏阳性菌和革兰氏阴性菌均有良好的抗菌活性，以肺炎链球菌、脑膜炎奈瑟菌、鼠疫耶尔森菌、流感嗜血杆菌等最为敏感，对沙眼衣原体、疟原虫、放线菌、卡氏肺孢子虫和弓形虫滋养体等也有效。但对病毒、支原体、立克次体及螺旋体无效。

【作用机制】细菌不能直接利用周围环境中的叶酸，需要利用自身的对氨基苯甲酸（para-amino benzoic acid, PABA）和蝶啶为原料合成二氢蝶酸，并进一步与谷氨酸生成二氢叶酸，后者在二氢叶酸还原酶的作用下生成四氢叶酸（图36-2）。磺胺类抗菌药化学结构和PABA相似，竞争性与二氢蝶酸合酶结合，干扰二氢叶酸合成，从而发挥抗菌作用。脓液或坏死组织中含有大量PABA，普鲁卡因在体内可水解产生PABA，它们均可减弱磺胺类抗菌药的作用。

【耐药性】细菌对磺胺类抗菌药的耐药现象较普遍，且本类药物间有交叉耐药。主要通过基因突变或质粒介导，使细菌合成大量的PABA；或产生低亲和力的二氢蝶酸合酶；或改变代谢途径，直接利用外源性叶酸，或对磺胺类抗菌药的通透性降低等。

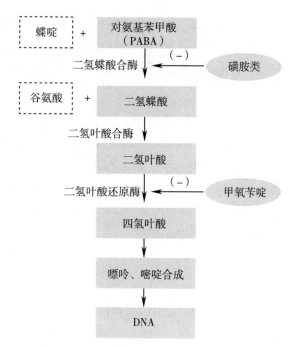

▲ 图36-2　磺胺类抗菌药和甲氧苄啶的作用机制示意图

【不良反应及用药注意事项】① 泌尿系统损害：表现为结晶尿、管型尿、血尿、尿痛等，适当增加饮水量和碱化尿液可预防结晶尿。② 过敏反应：常见皮疹、血管神经性水肿，有磺胺类抗菌药过敏病史患者禁用。③ 血液系统反应：长期使用可能抑制骨髓造血功能，导致粒细胞减少、血小板减少甚至再生障碍性贫血，发生率低但可致死；对于G6PD缺乏的患者，本类药物易引起溶血性贫血。④ 高胆红素血症和新生儿核黄疸：磺胺类抗菌药可与胆红素竞争血浆蛋白结合位点，使血中游离胆红素增多，新生儿肝功能发育不完善，较易发生高胆红素血症和黄疸，偶发核黄疸，故新生儿、婴儿、孕妇和哺乳期妇女不宜应用。⑤ 神经系统反应，可引起头痛、头晕，用药期间应避免高空作业和驾驶。⑥ 其他，如恶心、呕吐、腹泻等可致肝损害甚至急性重型肝炎，肝功能受损者避免使用。

【药物相互作用】与磺酰脲类降血糖药、香豆素类抗凝药合用可相互竞争血浆蛋白，使游离药物血药浓度升高，严重时出现低血糖、出血倾向。

二、常用磺胺类药物

磺 胺 嘧 啶

磺胺嘧啶（sulfadiazine, SD）属于中效磺胺类抗菌药，口服易吸收，血浆蛋白结合率约为45%，易通过血脑屏障，脑脊液中浓度可达血药浓度的80%，对防治流行性脑脊髓膜炎有较好疗效；用于治疗诺卡菌属引起的肺部、脑部感染；与乙胺嘧啶合用治疗弓形虫病。使用时应增加饮水量，必要时同服等量碳酸氢钠碱化尿液。与甲氧苄啶合用产生协同抗菌作用。

磺胺甲噁唑

磺胺甲噁唑（sulfamethoxazole, SMZ）属于中效磺胺类抗菌药，半衰期为10~12小时，脑脊液中浓度低于SD，但仍可用于流行性脑脊髓膜炎的预防。常与甲氧苄啶联合治疗敏感菌所致的泌尿系统、呼吸道和肠道感染。

柳氮磺胺吡啶

柳氮磺胺吡啶（sulfasalazine, SASP）口服生物利用度为10%~20%。本身无活性，被肠道细菌分解为磺胺吡啶和5-氨基水杨酸，前者有较弱的抗菌作用，后者有抗炎和免疫抑制作用。SASP是国内外指南中治疗风湿性关节炎的有效药物，可与甲氨蝶呤、来氟米特及羟氯喹联合应用；SASP也是治疗溃疡性结肠炎的一线药物，还可用于强直性脊柱炎、银屑病性关节炎等。长期用药不良反应较多，包括恶心、呕吐、厌食、头痛、皮疹、溶血性贫血、粒细胞减少及肝肾损坏等，且可影响精子活力而致可逆性不育症。

磺 胺 米 隆

磺胺米隆（sulfamylone, SML）抗菌谱广，对多种革兰氏阳性菌和革兰氏阴性菌均有效。抗菌活性不受脓液和坏死组织中PABA的影响，用于烧伤或大面积创伤后的铜绿假单胞菌感染。

磺 胺 嘧 啶 银

磺胺嘧啶银（sulfadiazine silver, SD-Ag）兼有磺胺嘧啶和硝酸银的作用，抗铜绿假单胞菌作用强大，主要用于预防和治疗烧伤或大面积创伤后创面感染。

磺 胺 醋 酰

磺胺醋酰（sulfacetamide, SA）的钠盐溶液不具有刺激性，穿透力强。适用于沙眼、角膜炎和结膜炎等眼科感染性疾病。

> **问题与思考**
> 应用磺胺类抗菌药时为何需要多饮水？

第三节　其他合成抗菌药

其他合成类抗菌药物主要包括：① 噁唑烷酮类，如利奈唑胺；② 甲氧苄啶类，如甲氧苄啶；③ 硝基呋喃类，如呋喃妥因、呋喃唑酮；④ 硝基咪唑类，如甲硝唑、替硝唑和奥硝唑等。

利 奈 唑 胺

利奈唑胺（linezolid）是2006年在我国上市的第一个噁唑烷酮类药物，为"特殊使用级"类抗菌药。

【体内过程】可静脉和口服给药。口服吸收快而完全，一般进食对其吸收无影响，吸收率约为100%。血药浓度达峰时间1~2小时，高脂饮食可使达峰时间延迟，峰浓度降低（约17%）。体内分布广泛，血浆蛋白结合率约为31%，在骨、肺、脑脊液分布较多。约35%的原形药物、50%的无活性代谢产物经肾脏排泄，另有约10%的代谢产物经肠道排泄。

【药理作用及作用机制】对革兰氏阳性球菌具有良好的抗菌活性，包括耐万古霉素肠球菌、金黄色葡萄球菌、无乳链球菌、肺炎链球菌、化脓性链球菌等。作用机制为与细菌50S亚基上核糖体RNA的23S位点结合，从而阻止70S起始复合物的形成，进而抑制细菌蛋白质的合成。利奈唑胺作用部位和方式独特，只作用于翻译系统的起始阶段，不影响肽基转移酶活性，因此与其他抑制蛋白合成的抗菌药无交叉耐药，在体外也不易诱导细菌耐药性的产生。

【临床应用】主要用于甲氧西林耐药葡萄球菌属、肠球菌属等多重耐药革兰氏阳性菌感染，包括VRE感染、由MRSA或对青霉素不敏感的肺炎链球菌引起的HAP、由MRSA和甲型溶血性链球菌或B组链球菌所致的皮肤及软组织感染，包括未并发骨髓炎的糖尿病足部感染等。

【不良反应及用药注意事项】胃肠道反应较为常见，还可引起骨髓抑制、周围神经病和视神经病（有的进展至失明）、乳酸性酸中毒、血象异常等，多见于用药时间过长（超过28天）的患者。利奈唑胺与5-羟色胺类药物包括三环类抗抑郁药、5-羟色胺再摄取抑制剂等合用时，可引起5-羟色胺综合征。利奈唑胺具有单胺氧化酶抑制剂作用，使用期间应避免食用含有大量酪氨酸的食品。

甲 氧 苄 啶

甲氧苄啶（trimethoprim, TMP）常与SMZ合用或制成复方制剂。

【体内过程】药动学特性与SMZ相似，口服吸收迅速、完全，血浆蛋白结合率约为40%，体内分布广泛，可通过血脑屏障。脑膜炎时，脑脊液中药物浓度可接近血药浓度。也可通过胎盘屏障进入胎儿体内，胎儿循环中血药浓度与母体相近。主要经肾脏排泄，半衰期约为11小时。

【药理作用与临床应用】甲氧苄啶为细菌二氢叶酸还原酶抑制剂，抗菌谱与SMZ相似，但其抗菌活性比SMZ强数十倍；单独应用易引起细菌耐药。与磺胺甲噁唑、磺胺嘧啶分别组成复方磺胺甲噁唑和复方磺胺嘧啶，可双重阻断细菌四氢叶酸合成，抗菌谱扩大，抗菌活性增强，甚至出现杀菌作用，并延缓耐药性的产生。用于治疗敏感菌所致的泌尿道、上呼吸道、肠道感染。复方磺胺甲噁唑还是治疗肺孢子菌肺炎的首选药。甲氧苄啶与长效磺胺类抗菌药合用可以防治耐药性恶性疟疾。

【不良反应及用药注意事项】恶心、呕吐、腹泻等胃肠道反应较轻；因干扰对叶酸代谢，长期应用可引起叶酸缺乏症，如血小板及粒细胞减少、巨幼细胞贫血等，及时停药多可恢复，也可补充甲酰四氢叶酸；少数患者出现过敏反应，如瘙痒、皮疹，严重者出现渗出性多形性红斑；偶见无菌性脑膜炎，表现为头痛、颈项强直、恶心等。严重肝肾疾病和血液病患者（如白细胞减少、血小板减少、紫癜症等）、新生儿、早产儿及对本药过敏者禁用。

硝基呋喃类

硝基呋喃类药（nitrofurans）是以5-硝基呋喃为母核的人工合成抗菌药，主要包括呋喃妥因、呋喃唑酮和呋喃西林。

呋喃妥因（nitrofurantoin）又称呋喃坦啶，口服吸收迅速，血中药物易被破坏，不适用于全身感染，约40%的药物以原形经肾脏排泄，尿中可达到有效抗菌浓度。呋喃妥因抗菌谱广，对多数革兰氏阳性菌和革兰氏阴性菌有效；作用机制尚不清楚，可能与损伤细菌DNA有关。可用于大肠埃希菌、腐生葡萄球菌、肠球菌属及克雷伯菌属等敏感菌株所致的急性单纯性膀胱炎，亦可用于预防尿路感染。尿液pH为5.5时抗菌作用最佳。不良反应包括胃肠道反应、过敏反应、周围神经炎等。长疗程（6个月以上）治疗患者偶可发生弥漫性间质性肺炎或肺纤维化，应严密观察以便及早发现并停药。肾功能减退、妊娠晚期、新生儿及对呋喃类药物过敏患者禁用。

呋喃唑酮（furazolidone）又称痢特灵，口服不易吸收，主要用于难以根除的幽门螺杆菌感染。不良反应与呋喃妥因相似。具有双硫仑样反应，故服药期间及停药5天内应禁止饮酒及含酒精饮料。葡萄糖-6-磷酸脱氢酶（G6PD）缺乏、对本类药物过敏者、孕妇和哺乳期妇女禁用。

呋喃西林（nitrofurazone）仅用作消毒防腐药，局部用于轻度化脓性皮肤病。

硝基咪唑类

硝基咪唑类（nitroimidazoles）是一类具有5-硝基咪唑环的人工合成抗菌药，常用的有甲硝唑、替硝唑和奥硝唑。该类药物分子中的硝基在细胞内的无氧环境中被还原为具有细胞毒作用的氨基，抑制病原体DNA合成，因此具有较强的抗厌氧菌作用。

甲硝唑（metronidazole）又称灭滴灵，口服吸收良好，体内分布广泛。对大多数厌氧菌具有强大的抗菌作用，对脆弱拟杆菌尤其敏感，但对需氧菌或兼性厌氧菌无效。还具有抗寄生虫作用，如滴虫、阿米巴原虫、蓝氏贾第鞭毛虫等。临床主要用于治疗厌氧菌引起的各种感染，如口腔、腹腔、女性生殖道、下呼吸道、骨和关节感染；对幽门螺杆菌所致的消化性溃疡及艰难梭菌所致的伪膜性肠炎亦有疗效。不良反应一般较轻，长期大剂量应用有致畸和致癌作用。具有双硫仑样反应，故用药期间和停药1周内禁止饮酒。本药的抗寄生虫作用详见第三十九章。

> 🔔 **问题与思考**
> 甲氧苄啶与磺胺嘧啶配伍的药理学依据是什么？

案例36-1　患者，女，56岁。因"尿频、尿急伴发热5天"入院。既往1型糖尿病病史20余年，一直使用胰岛素治疗，有头孢菌素过敏史。入院查体：体温37.5℃，脉搏96次/min，呼吸20次/min，血压132/68mmHg；神志清楚，一般情况可。无其他合并用药。尿液分析：外观混浊、白细胞+++，细菌1683个/μl。临床诊断：复杂性尿路感染。

思考：初始治疗该患者应选用哪些抗菌药物？

案例36-2　患者，男68岁。因"吹空调后发热伴胸痛1周"入院。有2型糖尿病病史5年，慢性肾病4期。入院查体：体温39.5℃，脉搏105次/min，呼吸20次/min，血压106/68mmHg；神志清楚。实验室检查：白细胞计数22.7×10^9/L，中性粒细胞百分比89.5%。导管血及静脉血培养提示金黄色葡萄球菌生长。胸部CT示双肺实变影和磨玻璃影，以双肺外带上中肺分布为主，从肺尖向下病灶逐渐减少，呈"披肩征"，强烈提示MASA肺炎可能。

入院诊断：金黄色葡萄球菌肺炎。

思考：若患者为MASA感染，该患者经验性治疗可以考虑给予哪些抗菌药物？

学习小结

氟喹诺酮类主要通过抑制DNA回旋酶、拓扑异构酶Ⅳ，干扰DNA复制而发挥抗菌作用。该类药物具有口服吸收好、体内分布广泛；抗菌谱广、抗菌作用强等特点，已成为临床治疗细菌感染的重要药物。临床广泛用于敏感菌所致的呼吸道、泌尿道和肠道感染等，代表药有左氧氟沙星、莫西沙星等。

磺胺类药物通过抑制二氢蝶酸合酶，阻碍细菌四氢叶酸合成而发挥作用，抗菌谱广，不良反应及耐药性严重，应用已日趋减少。

利奈唑胺主要用于治疗甲氧西林耐药葡萄球菌属、肠球菌属等多重耐药革兰氏阳性菌等所致的感染。

甲氧苄啶的作用机制为抑制二氢叶酸还原酶，常与磺胺甲噁唑、磺胺嘧啶等组成复方制剂治疗敏感菌所致的泌尿道、上呼吸道和肠道感染等。

硝基呋喃类药物主要包括呋喃妥因、呋喃唑酮和呋喃西林，其中呋喃西林仅用作消毒防腐药。

硝基咪唑类药物主要包括甲硝唑、替硝唑和奥硝唑，主要用于厌氧菌引起的各种感染。

（邓雅婷）

复习参考题

一、选择题

1. 氟喹诺酮类抗菌药抗革兰氏阴性菌的作用机制是抑制
   - A. 细菌 RNA 合成酶
   - B. 细菌拓扑异构酶 IV
   - C. 细菌二氢叶酸还原酶
   - D. 细菌 DNA 回旋酶
   - E. 细菌二氢叶酸合酶

2. 治疗眼部感染的磺胺类药物是
   - A. 磺胺嘧啶
   - B. 磺胺异噁唑
   - C. 磺胺醋酰钠
   - D. 磺胺米隆
   - E. 磺胺甲噁唑

3. 甲氧苄啶的抗菌作用机制是
   - A. 破坏细菌细胞壁
   - B. 抑制二氢叶酸合酶
   - C. 增强机体抵抗力
   - D. 改变细菌细胞膜通透性
   - E. 抑制二氢叶酸还原酶

4. 下列不属于氟喹诺酮类抗菌药特点的是
   - A. 大多数口服吸收良好
   - B. 口服吸收受多价阳离子影响
   - C. 对大多数革兰氏阳性菌和革兰氏阴性菌均具有良好的抗菌活性
   - D. 可进入骨、关节等组织
   - E. 血浆蛋白结合率高

5. 呋喃唑酮的主要临床用途是
   - A. 难以根除的幽门螺杆菌感染
   - B. 呼吸道感染
   - C. 伤寒和副伤寒
   - D. 霍乱
   - E. 尿路感染

   答案 1. D；2. C；3. E；4. E；5. A

二、简答题

1. 简述氟喹诺酮类抗菌药的药理学共性。
2. 试述磺胺类抗菌药的分类及各类药物的临床应用。
3. 简述硝基咪唑类抗菌药的代表药物及其临床应用。

第三十七章　抗真菌药和抗病毒药

学习目标

掌握	抗病毒药和抗真菌药分类；两性霉素B、氟康唑、伊曲康唑、利巴韦林、齐多夫定、奥司他韦和阿昔洛韦的药理作用、作用机制、临床应用和主要不良反应。
熟悉	氟胞嘧啶、胸腺素 α_1、丙烯胺类、干扰素、扎那米韦、阿比朵尔和金刚烷胺的药理作用特点。
了解	咪唑类、制霉菌素和抗乙型肝炎病毒药等的药理作用特点。

第一节　抗真菌药

真菌感染一般可分为表浅部真菌感染和深部真菌感染两类。表浅部真菌感染常由癣菌引起，主要侵犯皮肤、指/趾甲、毛发和黏膜等体表部位，发病率虽高，但危害性较小。深部真菌感染常由白假丝酵母菌和隐球菌等侵犯内脏器官及深部组织造成，发病率低，但病死率高。近年来，伴随癌症放疗、化疗增加，器官移植时免疫抑制剂的应用及广谱抗菌药物的使用，艾滋病的传播，深部真菌感染的发生率增高。

抗真菌药（antifungal drugs）是指具有抑制真菌生长、繁殖或杀灭真菌的药物。根据化学结构可分为5类：① 抗生素类，如两性霉素B；② 嘧啶类，如氟胞嘧啶；③ 唑类，如酮康唑；④ 丙烯胺类，如特比萘芬；⑤ 其他类，如阿莫罗芬、卡泊芬净。作用机制包括：① 影响真菌细胞膜，如两性霉素B、酮康唑、特比萘芬和阿莫罗芬；② 影响真菌细胞壁，如卡泊芬净；③ 抑制DNA和RNA多聚酶，如氟胞嘧啶等。

一、抗生素类

两性霉素B

两性霉素B（amphotericin B）为多烯类抗生素，从链丝菌培养液中提取的多烯类抗真菌抗生素。

【体内过程】口服和肌内注射均难吸收，且局部刺激性较大，需缓慢静脉滴注给药。血浆蛋白结合率90%以上，在肝脏、脾脏药物浓度高，肺脏和肾脏次之。不易通过血脑屏障，脑脊液中浓度仅为血药浓度的 2%~3%，真菌性脑膜炎时须鞘内注射。主要在肝脏中代谢，代谢物和 5% 原形药经肾脏排泄，碱化尿液时药物排出增多，半衰期约 24 小时。

【药理作用及作用机制】本药为广谱抗真菌药，对大部分真菌均有作用。对本药敏感的真菌有念珠菌、新型隐球菌、组织胞浆菌属、皮炎芽生菌、球孢子菌属、孢子丝菌属等。部分曲菌对本药耐药，皮肤和毛发癣菌则大多呈现耐药。

【作用机制】① 两性霉素 B 与真菌细胞膜上的重要成分麦角固醇结合，在细胞膜上形成许多亲水性的微孔，导致细胞膜通透性增加，细胞内的重要物质（如 K^+、核苷酸和氨基酸等）外漏，使真菌死亡；② 由于本药损伤真菌细胞膜，使其他药物（如氟胞嘧啶和唑类抗真菌药）更易进入真菌细胞内，因而与其他抗真菌药联合用药可出现协同作用；③ 通过氧化损伤发挥抗真菌作用。细菌细胞膜上无类固醇，故该药对细菌无效。

【临床应用】本药是目前治疗深部真菌感染的首选药，静脉滴注用于治疗真菌性肺炎、心内膜炎和尿路感染等；鞘内注射用于真菌性脑膜炎；口服仅用于肠道真菌感染；局部可用于治疗指甲、皮肤、黏膜、眼部和妇科等真菌感染。

【不良反应及用药注意事项】不良反应较多且较重，限制了本药的应用。① 急性毒性反应：初次注射可出现静脉炎、呕吐、寒战和体温升高等；静脉注射过快可引起惊厥、心律失常；鞘内注射可导致惊厥或蛛网膜炎。② 肾脏损伤：与剂量有关，可逆，发生率约 80%。可表现为氮质血症、管型尿、血尿、肾小管酸中毒、K^+ 和 Mg^{2+} 排出增多等。氮质血症的发生与肾脏血液灌注减少和药物损伤肾小管有关。尿液碱化可促进本药排出，有利于预防或缓解肾小管酸中毒。现研制出两性霉素 B 脂质体，由于脂质体制剂多分布于肺、肝和脾脏的网状内皮系统，在肾脏的分布相应减少，可减轻肾脏毒性。③ 贫血：可能与肾小管损伤，促红细胞生成素减少及药物损伤红细胞膜有关。④ 肝功能异常：较少见。应用本药时应定时检查血常规、血钾、肝肾功能和心电图变化，权衡用药利弊。

【药物相互作用】① 与其他具有肾毒性的药物（如氨基糖苷类、抗肿瘤药物、多黏菌素类、万古霉素、卷曲霉素等）联合用药，可增强肾脏的毒性；② 与肾上腺皮质激素或排钾利尿药联合用药，可增加低钾血症发生率；③ 本药引起的低钾血症可增强强心苷类药物的毒性，加强神经肌肉阻滞药的作用。

制 霉 菌 素

制霉菌素（nystatin）作用机制与两性霉素 B 基本相同，但其毒性更大。口服、皮肤、黏膜给药不易吸收，常局部用于皮肤、口腔、膀胱和阴道真菌感染，也间断口服用于防治肿瘤化疗、长期使用广谱抗生素、免疫缺陷患者的真菌感染。局部用药刺激性较小，大剂量口服可致消化道反应。

二、嘧啶类

氟 胞 嘧 啶

氟胞嘧啶（flucytosine）在真菌细胞内代谢为活性产物后起效。

【体内过程】本药口服吸收迅速完全，血药浓度达峰时间 1~2 小时，生物利用度 80% 以上。

血浆蛋白结合率低，体内分布广泛，易通过血脑屏障。80%~90%药物以原形经肾脏排泄，半衰期3~6小时，肾功能不全时延长。本药可经血液透析排出体外。

【药理作用】为抑菌剂，高浓度有杀菌作用。抗菌谱较两性霉素B窄，仅对念珠菌属、隐球菌属和球拟酵母菌具有较高抗菌活性；对部分曲霉菌属、着色真菌有一定抗菌活性。真菌对本药（尤其单用时）易产生耐药性，与两性霉素B、唑类抗真菌药联合应用可产生协同作用。

【作用机制】通过真菌细胞的胞嘧啶渗透酶进入胞内，在胞嘧啶脱氨酶作用下去氨基，转化为活性产物——5-氟尿嘧啶。由于5-氟尿嘧啶化学结构与尿嘧啶相似，替代尿嘧啶参与真菌的核酸代谢，从而干扰真菌细胞DNA和RNA的合成。

真菌对本药（尤其单用时）易产生耐药性，与两性霉素B、唑类抗真菌药联合使用可产生协同作用。人体细胞缺乏将本药转化为5-氟尿嘧啶的酶，故氟胞嘧啶不影响人体细胞代谢。

【临床应用】主要用于治疗念珠菌、隐球菌和其他敏感真菌引起的感染，如尿路感染、肺部感染、心内膜炎、败血症等。疗效不如两性霉素B，但两性霉素B可促使氟胞嘧啶进入细胞内而增强疗效。

【不良反应及用药注意事项】① 胃肠道反应：表现为恶心、呕吐、腹痛、腹泻等；② 皮疹；③ 骨髓抑制：表现为贫血、白细胞和血小板减少等；④ 肝损伤：使血清转氨酶升高；⑤ 肾脏损伤：老年和肾功能减退患者需减量使用；⑥ 致畸作用：孕妇及哺乳期妇女不宜使用。口服过量氟胞嘧啶时应予以催吐、洗胃、补充液体以加速自肾脏排泄，必要时行血液透析去除体内药物。

三、唑类

唑类（azoles）抗真菌药按化学结构分两类：① 咪唑类（imidazoles）有克霉唑、咪康唑、益康唑、酮康唑、布康唑和硫康唑等，主要为局部用药；② 三唑类（triazoles）有氟康唑和伊曲康唑，对固醇合成的影响较小，可作全身用药。

【药理作用及作用机制】咪唑类和三唑类均为广谱抗真菌药，对念珠菌属、着色真菌属、球孢子菌属、组织胞浆菌属、孢子丝菌属、隐球菌属等均具有较高抗菌活性；对曲霉菌属也有一定抗菌活性；对毛霉菌无效。

咪唑类和三唑类抗真菌机制相似：① 能选择性抑制真菌细胞膜上固醇-14α-去甲基酶（一种CYP酶），使细胞膜麦角固醇合成受阻，从而导致膜通透性增加，胞内重要物质外渗，引起真菌死亡；② 由于固醇-14α-去甲基酶受抑制，导致14α-甲基固醇在真菌细胞内蓄积，从而损伤真菌ATP酶和电子转运有关的酶，抑制真菌生长。

作用机制与重要不良反应间的关系：本类药物均不同程度地抑制人的CYP酶，从而影响肾上腺皮质激素和性腺激素的生物合成，并导致肝脏毒性。但三唑类对真菌细胞CYP酶的选择性比咪唑类更高，对人CYP酶亲和力低，因而对固醇合成影响小，呈现毒性低、疗效好的特点。

（一）咪唑类

酮 康 唑

酮康唑（ketoconazole）是第一个（1981年）供口服用的唑类抗真菌药，具有广谱抗真菌作用。但本药有严重的肝脏毒性，同时抑制人的固醇生物合成，导致男性乳房发育、女性月经紊乱，因此酮康唑不再口服用于真菌感染治疗，目前仅局部用于敏感真菌引起的皮肤、毛发、指/趾甲和阴道感染。

克 霉 唑

克霉唑（clotrimazole）为广谱抗真菌药，口服吸收差，连续给药不良反应多且严重。完整皮肤对本药的吸收率小于0.5%，阴道吸收率为3%~10%。目前仅局部用于治疗浅表真菌和皮肤黏膜真菌感染。

咪 康 唑

咪康唑（miconazole）具有广谱抗真菌作用，口服吸收差，静脉注射不良反应多见，但药物外用时易进入皮肤角质层，而吸收率小于1%。目前主要应用其霜剂或洗剂，局部用药治疗皮肤癣菌或念珠菌所致的皮肤黏膜感染。

（二）三唑类

氟 康 唑

氟康唑（fluconazole）1990年上市，应用广泛。

【体内过程】口服吸收完全，生物利用度可达80%以上，且不受食物和胃液酸度的影响。血浆蛋白结合率为11%，体内分布广泛，在唾液、皮肤、甲板和阴道组织均可达到杀菌浓度，脑脊液中药物浓度可达血药浓度的50%~90%。本药90%以上以原形经肾脏排泄，半衰期为25~30小时，肾功能不良时半衰期明显延长。本药在肝脏代谢极少，是唑类药物中对人CYP酶抑制作用最小的药物。

【药理作用】抗真菌谱广，包括念珠菌属、隐球菌属和球孢子菌属等。抗菌活性强，比酮康唑高5~20倍。

【临床应用】主要用于全身性或局部念珠菌、隐球菌等感染，也用于预防放化疗或艾滋病患者的真菌感染。可作为敏感真菌所致脑膜炎的首选药物。

【不良反应】对人CYP酶抑制作用小，是唑类中毒副作用最小、治疗指数最大的药物，耐受性也好。常见的不良反应有轻度消化道反应、头痛、头晕、肝功能异常等。

【药物相互作用】① 药物相互作用少，对固醇类避孕药的代谢无影响；② 但仍可显著增高华法林、氨茶碱、齐多夫定、环孢素、磺酰脲类药物、苯妥英钠等的血药浓度；③ 利福平可促进氟康唑的消除。

伊 曲 康 唑

伊曲康唑（itraconazole）抗真菌作用强、抗真菌谱广、用药耐受性好、对人CYP酶抑制作用小。

【体内过程】本药脂溶性高，口服吸收较好。血浆蛋白结合率大于90%，药物分布广泛，大多数组织中的药物浓度是血药浓度的2~3倍以上，在皮肤、脂肪组织和指甲中药物浓度比血药浓度高10倍以上，脑脊液中药物浓度低。在肝脏代谢，羟化代谢产物仍具有活性，约35%的无活性代谢物和低于1%的原形药物经肾脏排泄。单次给药后半衰期30~40小时，多次给药4天后才能达到稳态血药浓度，因而临床采用负荷剂量用药。

【药理作用】本药抗真菌作用强，抗真菌谱广，敏感菌有皮肤癣菌（小孢子菌、毛癣菌、絮状表皮癣菌）、酵母菌（念珠菌、新型隐球菌、糠秕马拉色菌）、曲霉菌、分枝孢子菌、组织胞浆菌、某些镰刀菌、巴西副球孢子菌、皮炎芽生菌等。

【临床应用】① 治疗暗色孢科真菌、孢子丝菌、芽生菌和组织胞浆菌所致轻中度感染的首选药。② 广泛用于浅部真菌感染，如手足癣、甲癣、股癣、花斑癣、体癣、真菌性结膜炎和口腔、阴道念珠菌感染等；深部真菌感染，如系统性念珠菌病、隐球菌性脑膜炎、曲霉菌病、球孢子菌病和副球孢子菌病等。③ 由于脑脊液和尿液药物浓度低，不作为尿路和脑膜炎真菌感染用药。

【不良反应及用药注意事项】多数患者用药耐受性好。由于本药对人CYP酶抑制作用小，故不良反应少，常见有恶心、呕吐、厌食等消化道症状，少数出现药疹、头痛、头晕等。独特的不良反应为可逆性视觉障碍（光幻觉、间歇性色弱、出现光点及波形等）。动物实验表明本药有致畸作用，孕妇禁用。

【药物相互作用】① 与降低胃酸的药物联合应用，可使本药血药浓度降低；② 可显著增高环孢素的血药浓度，可能与抑制CYP酶有关；③ 利福平、苯妥英钠、苯巴比妥可降低伊曲康唑的血药浓度；④ 与特非那定或阿司咪唑联合应用，可引起严重的心律失常，甚至危及生命。

四、丙烯胺类

特 比 萘 芬

特比萘芬（terbinafine）局部或口服用药，可治愈大部分敏感真菌感染。

【体内过程】口服吸收良好，血药浓度达峰时间约2小时，生物利用度70%以上。本药分布广泛，在皮肤、甲板和毛囊等组织可长时间维持较高浓度，连续用药可使皮肤药物浓度比血药浓度高75%。在肝脏代谢，代谢物经肾脏排泄，半衰期约为16小时。

【药理作用及作用机制】本药抗真菌活性强，体外抗皮肤真菌活性为酮康唑的20~30倍，是伊曲康唑的10倍；具有广谱抗真菌作用，对皮肤真菌、曲霉菌、皮炎芽生菌、荚膜组织胞浆菌有杀菌作用，对白念珠菌有抑制作用。

特比萘芬能选择性地抑制角鲨烯环氧化酶，使真菌细胞膜形成过程中角鲨烯环氧化反应受阻，干扰真菌细胞膜麦角固醇的早期生物合成，导致麦角固醇的缺乏和角鲨烯在细胞内的积聚，从而抑制或杀灭真菌。

【临床应用】外用或口服可治愈大部分敏感真菌感染。对皮肤癣菌引起的手癣、甲癣、足癣、体癣疗效较好，优于酮康唑和伊曲康唑。指甲真菌病用本药12周，治愈率可达90%以上。

【不良反应及用药注意事项】本药对CYP酶无明显影响。不良反应发生率低（5%~10%）且轻微。主要有胃肠道反应，偶见皮肤过敏和肝损伤。肝病患者禁止服用，对本药过敏者禁用。

【药物相互作用】利福平降低本药的血药浓度，西咪替丁则增高其血药浓度。

萘 替 芬

萘替芬（naftifine）为本类中首先用于临床者，仅供外用，口服无效。本药抗真菌活性强，对小孢子菌属、絮状表皮癣菌和须发癣菌的抗菌活性稍高于酮康唑或伊曲康唑，对假丝酵母菌属和其他酵母菌体外活性较差。局部用于敏感真菌所致的皮肤真菌病感染，如手足癣、甲癣、头癣、体股癣、花斑癣、浅表念珠菌病等。不良反应少，主要为局部刺激症状。对本药过敏者禁用。

五、其他

阿 莫 罗 芬

阿莫罗芬（amorolfine）为吗啉类抗真菌药。

【药理作用及作用机制】为广谱高效抗真菌药，敏感菌包括白念珠菌及其他念珠菌种。对皮肤癣菌、霉菌、暗色孢科菌作用较强，对毛霉菌、曲霉菌、镰孢菌作用较弱。阿莫罗芬能抑制固醇14位还原酶和7、8位异构酶，使次麦角固醇转化成麦角固醇受阻，造成次麦角固醇蓄积，麦角固醇减少，导致细胞膜结构和功能受损，从而发挥杀灭真菌的作用。

【临床应用】只限于局部用药治疗甲癣和真菌性皮肤感染。

【不良反应及用药注意事项】局部外用时本药的全身吸收很少，连续用药1年以上，血药浓度仍然低于检测水平。故本药不良反应只表现为局部用药的刺激症状，发生率约1%，常无须停药即可消失。罕见荨麻疹发生。

卡 泊 芬 净

卡泊芬净（caspofungin）为棘白菌素类抗真菌药，由 Glarea Lozoyensis 的发酵产物合成得到的脂肽化合物。

【体内过程】单次静脉注射后，血浆蛋白结合率约97%。血浆浓度下降呈多相性，主要经肝脏水解和N-乙酰化作用被缓慢代谢，少量以原形经肾脏排泄，半衰期9~10小时。对CYP酶无影响。

【药理作用及作用机制】对曲霉菌属和假丝酵母菌属真菌有较强的抗菌活性。卡泊芬净为β-（1,3）葡聚糖合成酶抑制剂，能特异性抑制真菌细胞壁成分β-（1,3）葡聚糖的合成，从而破坏真菌结构，引发真菌细胞破裂、内容物渗漏而死亡。

【临床应用】① 敏感菌引起的真菌感染；② 对其他药物不敏感或耐受的侵袭性曲霉菌感染、食管念珠菌病、侵袭性念珠菌血症、深部念珠菌感染（胸膜炎、腹膜炎和腹腔内感染）及中性粒细胞减少伴发热的可疑真菌感染。

【不良反应及用药注意事项】主要有发热、静脉炎、恶心、呕吐、腹泻、皮疹，部分出现面部水肿和气喘。与环孢素联用，可引起丙氨酸转氨酶和天冬氨酸转氨酶一过性增高，因而一般情况下两药不宜联合使用。对本药中任何成分过敏的患者禁用。

> **问题与思考**
> 两性霉素B与其他抗真菌药物合用产生协同作用的机制是什么？

第二节 抗病毒药

病毒为非细胞生物，仅含有一种核酸（DNA或RNA），缺乏完整的酶系统，无独立的代谢活性，因而必须在活的宿主细胞中以复制的方式才可增殖。病毒复制包括以下环节：① 吸附，需要病毒表面特异性的吸附蛋白与宿主细胞表面受体相互作用，该环节是决定病毒感染成功的关键；② 侵入，病毒可通过注射式侵入、细胞内吞、膜融合等方式进入宿主细胞；③ 脱壳，病毒感染性核酸从衣壳内释放出来；④ 生物合成，病毒借助宿主细胞提供的场所、原料、能量或酶合成核酸和蛋白质；⑤ 装配，在宿主细胞核内或细胞质内，将合成的核酸和蛋白质组装成核衣壳；⑥ 释放，从被感染的细胞释放出病毒颗粒，宿主细胞膜破坏，宿主细胞死亡。

抗病毒药（antiviral drugs）指用于防治病毒感染的药物，可通过阻止病毒复制的某个或多个环节而发挥抗病毒作用。根据药物的抗病毒范围分为广谱抗病毒药、抗人类免疫缺陷病毒（HIV）药、抗流感病毒药、抗疱疹病毒药、抗乙型肝炎病毒药。

一、广谱抗病毒药

利 巴 韦 林

利巴韦林（ribavirin）是一种人工合成的鸟苷类衍生物。

【体内过程】口服吸收迅速，血药浓度达峰时间60~90分钟，生物利用度40%~45%，脂类食物促进其吸收。可蓄积于红细胞，不易通过血脑屏障。主要经肝脏代谢、肾脏排泄，少量经粪便排出。半衰期27~36小时。

【药理作用及作用机制】广谱抗病毒药。体外对多种DNA和RNA病毒有抑制作用，如甲型流感病毒、乙型流感病毒、副流感病毒、麻疹病毒、呼吸道合胞病毒、乙型脑炎病毒、副黏病毒、流行性出血热病毒、甲型肝炎病毒和HIV等。

【作用机制】不全清楚。本药进入被病毒感染的细胞后迅速磷酸化，其产物作为病毒合成酶的竞争性抑制剂，抑制肌苷单磷酸脱氢酶、流感病毒RNA多聚酶和mRNA鸟苷转移酶，从而引起细胞内鸟苷三磷酸的减少，损害病毒RNA和蛋白质合成，使病毒的复制与传播受抑制。对呼吸道合胞病毒也可能具有免疫作用及中和抗体作用。

【临床应用】① 幼儿呼吸道合胞病毒肺炎；② 甲型、乙型流感和副流感病毒感染；③ 流行性出血热；④ 单纯疱疹；⑤ 麻疹、腮腺炎、水痘、带状疱疹等。

【不良反应及用药注意事项】血清胆红素升高和胃肠道反应多见，最主要的毒性为大剂量或长期用药引起的溶血性贫血，也可导致心功能和肝功能异常。有致畸作用，孕妇禁用。

干 扰 素

干扰素（interferon, IFN）是机体细胞在病毒或其他病原体感染后，产生的一类具有抗病毒作用的糖蛋白，包括Ⅰ型（IFN-α、IFN-β、IFN-ω）和Ⅱ型（IFN-γ），具有抗病毒、抗肿瘤和免疫调节作用。目前主要使用基因工程制得的IFN。本药口服无效，需注射给药。本药为广谱抗病毒药，主要通过激活宿主细胞的某些酶降解病毒的mRNA，抑制蛋白质合成，对病毒复制的全过程具有抑制作用，也可通过调节免疫发挥抗病毒作用。用于治疗多种病毒感染性疾病，如慢性病毒性肝炎、流感及其他上呼吸道感染、流行性腮腺炎、病毒性心肌炎、乙型肝炎、慢性活动性肝炎、疱疹性角膜炎、带状疱疹、尖锐湿疣和生殖器疱疹等。IFN-α是国际公认的治疗慢性病毒性肝炎较好的药物。不良反应主要为流感样综合征，如一过性发热、寒战、头痛、恶心、呕吐、乏力等，也可引起皮疹、肝功能障碍、暂时性骨髓抑制，停药后消退。

胸腺素 α_1

胸腺素 α_1（thymosin α_1）为免疫活性肽，单次皮下注射血药浓度达峰时间约为1.5小时，半衰期约为2小时。本药可诱导T细胞分化成熟，增加抗原或丝裂原激活后T细胞分泌的IFN-α、IFN-γ和IL-2等淋巴因子水平，同时可增加T细胞表面淋巴因子受体数目。临床用于治疗慢性肝炎、艾滋病和其他病毒性感染。

奈玛特韦/利托那韦

奈玛特韦/利托那韦。奈玛特韦（nirmatrelvir）抑制新型冠状病毒主蛋白酶，从而阻止病毒复制。利托那韦（ritonavir）对新型冠状病毒主蛋白酶无影响，主要是抑制CYP3A酶介导的奈玛特韦代谢，从而升高奈玛特韦血药浓度，发挥协同作用。用于治疗成人伴有进展为重症高风险因素的轻、中度新型冠状病毒感染患者。肝脏疾病或肝功能异常者慎用，禁用于对该药活性成分或辅料有显著过敏反应的患者。

阿 兹 夫 定

阿兹夫定（azvudine）为我国自主研发的口服抗病毒药，具有双靶点抑制核苷类辅助蛋白和逆转录酶作用。可与核苷逆转录酶抑制剂及非核苷逆转录酶抑制剂联用，用于治疗高病毒载量的成年 HIV-1 感染；也用于成人普通型新冠病毒感染。妊娠期和哺乳期妇女及中、重度肝肾功能损伤患者慎用。

莫 诺 拉 韦

莫诺拉韦（molnupiravir）可抑制RNA聚合酶，在新合成的RNA分子中引入错误的核苷酸，发挥抑制或清除新型冠状病毒的作用。适用人群为发病5天以内的轻、中度新型冠状病毒感染且伴有进展为重症高风险因素的成年患者。妊娠期和哺乳期妇女慎用，禁用于对本药过敏的患者。

二、抗人类免疫缺陷病毒药

艾滋病为获得性免疫缺陷综合征（acquired immune deficiency syndrome, AIDS）的简称，病原体为人类免疫缺陷病毒（HIV）。本病1981年在美国首先报道，1983年和1985年相继分类出艾滋病致病病毒HIV-1和HIV-2。HIV的宿主细胞为人体免疫系统CD$_4^+$淋巴细胞，一旦HIV进入CD$_4^+$细胞，病毒RNA即被用作模板，在逆转录酶（RNA依赖性聚合酶）催化下产生互补双螺旋DNA，病毒DNA进入CD$_4^+$细胞核，在HIV整合酶催化下掺入宿主基因组，最终表达为一种多聚蛋白非功能多肽，再经HIV蛋白酶裂解成小分子功能蛋白。抗HIV药主要通过抑制逆转录酶或HIV蛋白酶发挥作用。按照作用机制，常将抗HIV药分为核苷逆转录酶抑制剂（nucleoside reverse transcriptase inhibitors, NRTIs）、非核苷逆转录酶抑制剂（non-nucleoside reverse transcriptase inhibitors, NNRTIs）、蛋白酶抑制剂（protease inhibitors, PIs）和融合抑制剂（fusion inhibitors）。

（一）核苷逆转录酶抑制剂（NRTIs）

本类药物用于HIV阳性患者，包括嘧啶衍生物和嘌呤衍生物。

齐 多 夫 定

齐多夫定（zidovudine）为脱氧胸苷衍生物，是美国FDA批准上市的第一个抗HIV药。

【体内过程】口服迅速吸收，血药浓度达峰时间1小时，生物利用度52%~75%。血浆蛋白结合率34%~38%，分布于全身各组织，脑脊液可达血药浓度的60%。主要经肝脏代谢形成葡萄糖醛酸结合物，代谢物和20%原形药经肾脏排泄，半衰期1小时。

【药理作用及作用机制】本药对HIV-1和HIV-2均有抑制作用，在活化细胞内的抗HIV作用强于静止细胞。本药在HIV感染的宿主细胞内，在胸苷激酶和胸苷酸激酶的作用下转化为有活性的三磷酸齐多夫定，以假底物形式竞争性抑制HIV逆转录酶，起到抑制逆转录酶的作用，并掺入到正在合成的DNA中，抑制DNA链的增长，阻碍病毒的复制和增殖。对人体细胞DNA聚合酶的影响小。

【临床应用】① 治疗HIV感染的首选药物，有并发症时应与对症治疗药物联合应用，可降低HIV感染患者的发病率，延缓疾病进程，延长患者存活期；② 预防孕妇将HIV传染给胎儿；③ 治疗HIV诱发的痴呆和血栓性血小板减少症。

【不良反应及用药注意事项】有骨髓抑制作用：主要表现为巨幼细胞贫血和粒细胞减少，用药期间应定期检查血常规；还可出现头痛、恶心、呕吐、肌痛，剂量过大可引起焦虑、精神错乱和震颤，肝功能不全者易引起毒性反应。宿主细胞的线粒体DNA聚合酶对本药十分敏感，这可能是产生不良反应的原因之一。

【药物相互作用】常与拉米夫定或去羟肌苷联合应用以增强疗效。因与司坦夫定有拮抗作用，两药不宜联用。

去 羟 肌 苷

去羟肌苷（didanosine）为脱氧腺苷衍生物，生物利用度30%~40%，食物影响吸收。血浆蛋白结合率低于5%，脑脊液浓度为血清的20%。主要经肾脏排泄，细胞内代谢物双去氧三磷腺苷的半衰期可达12~14小时。为严重HIV感染的首选药物，尤其适用于齐多夫定不能耐受或治疗无效的患者。与齐多夫定或其他药物联合应用效果更好。

扎 西 他 滨

扎西他滨（zalcitabine）为脱氧胞苷衍生物，口服生物利用度大于80%，食物、抗酸药物可减少其吸收。血浆蛋白结合率低，脑脊液中浓度为血清的15%~20%。经肾脏排泄，半衰期2小时，细胞内活性代谢物的半衰期10小时。对单核细胞和静止细胞内的HIV敏感，疗效不及齐多夫定。常用于齐多夫定治疗无效的艾滋病患者，或与齐多夫定联合使用。主要不良反应为剂量依赖性的外周神经炎，停药后可恢复。

司 坦 夫 定

司坦夫定（stavudine）为脱氧胸苷衍生物，口服生物利用度与扎西他滨相似，用于不能耐受齐多夫定或齐多夫定治疗无效的艾滋病患者。因齐多夫定能减少本药的磷酸化，故不能与其联合用药，而与去羟胸苷或拉米夫定联合用药可产生协同作用。主要不良反应为外周神经炎，与扎西他滨和去羟肌苷联合应用时不良反应明显增加。

（二）非核苷逆转录酶抑制剂（NNRTIs）

本类药物包括奈韦拉平（nevirapine）、地拉韦定（delavirdine）、依法韦伦（efavirenz）。

【体内过程】NNRTIs均可口服给药，生物利用度高，在体内经CYP3A酶代谢形成羟基化代谢产物，经肾脏排泄。

【药理作用及作用机制】可特异性抑制HIV-1的复制。作用机制特点：① NNRTIs可直接结合到逆转录酶，破坏催化点，从而抑制逆转录酶，不需在细胞内磷酸化为活性形式；② 逆转录酶与NNRTIs结合有不同的位点；③ 也可抑制DNA依赖性DNA聚合酶活性。

【临床应用】与NRTIs和蛋白酶抑制剂（PIs）联合用药治疗HIV感染。不单独使用，因单独使用时，HIV可迅速对本药产生耐药性。

【不良反应及用药注意事项】常见皮疹，轻者可继续服药，严重者出现中毒性表皮溶解症，应立即停药。也可出现肝功能异常，应定期检测肝功能变化。

（三）蛋白酶抑制剂（PIs）

本类药物包括利托那韦（ritonavir）、奈非那韦（nelfinavir）、沙奎那韦（saquinavir）、茚地那韦（indinavir）和安普那韦（amprenavir）。这些药物生物利用度低。

【药理作用及作用机制】作用于HIV复制的晚期，对HIV复制有很强的抑制作用，但对人细胞蛋白酶的亲和力和作用很弱。本药能选择性抑制HIV蛋白酶，阻止前体蛋白裂解成小分子功能蛋白，导致不成熟或无感染能力的HIV产生，从而有效对抗HIV感染。

【临床应用】与核苷类逆转录酶抑制剂联合应用有协同作用，是联合治疗HIV感染的主要选用药物，即鸡尾酒疗法用药。单用效果不明显，且易耐药，但较NRTIs慢。

【不良反应】常见胃肠道反应和转氨酶升高，也可出现结晶尿引发的泌尿系统症状、肾结石病等。尚可诱发糖尿病或加重糖尿病症状。

（四）融合抑制剂

恩 夫 韦 地

恩夫韦地（enfuvirtide）为第一个融合抑制剂。皮下注射生物利用度84%，血药浓度达峰时间4~8小时。血浆蛋白结合率92%。肝脏代谢，半衰期约3.8小时。与其他作用于细胞内部的抗HIV药物不同，本药与病毒包膜糖蛋白结合，阻止病毒与T细胞等接触融合所必需的构象变化，干扰HIV-1进入T细胞，从而抑制HIV-1的复制。主要用于治疗6岁以上儿童和成人的艾滋病，常与逆转录酶抑制药合用。应用本药可引起恶心、腹泻、肌痛、血糖升高、焦虑、失眠、周围神经病、嗜酸粒细胞增多、血小板和中性粒细胞减少等不良反应。6岁以下儿童用药的安全性未肯定，肝肾功能不良者慎用。

三、抗流感病毒药

流感病毒可引起流行性感冒（流感），引发心肌炎、支气管炎、肺炎等多种并发症。流感病毒颗粒由外膜和核衣壳组成，外膜的外表面有糖蛋白突起，为流感病毒抗原结构的主要成分，一种为血凝素（hemagglutinin, HA），病毒可借助HA吸附到宿主细胞膜上而侵入细胞。HA抗原可激发机体产生特异性的HA抗体，具有预防流感的作用，因而HA在流感疫苗中不可或缺。另一种为神经氨酸酶（neuramidinase, NA），能促使被感染的宿主细胞释放出复制的病毒颗粒，因而NA在流感病毒继续扩散和繁殖过程中不可缺少。同时NA也是一种重要的流感病毒抗原，但不同毒株和亚型的流感病毒NA结构和抗原性不同。核衣壳由RNA、核蛋白及聚合酶组成。根据核蛋白的抗原性，流感病毒分为甲、乙、丙三型，都具有感染性，其中甲型流行规模最大，乙型次之，丙型极少引起流行。抗流感病毒药指用来防治流感的药物。NA抑制剂主要有奥司他韦和扎那米韦，血凝素抑制剂为阿比朵尔。由于流感病毒对金刚烷胺类药物耐药增多，NA抑制剂目前为抗流感病毒的一线药物。

奥 司 他 韦

奥司他韦（oseltamivir）口服迅速吸收，经肝脏和肠壁酯酶迅速转化为活性代谢产物（奥司他韦羧酸盐），75%进入体循环，在气管、支气管、肺泡、鼻黏膜、中耳均可达到有效血药浓度。经肾脏排泄，半衰期6~10小时。奥司他韦为选择性流感病毒NA抑制药，发挥抑制流感病毒复制和播散的作用。本药是目前防治甲型和乙型流感的一线药物，发病48小时内使用奥司他韦对流感患者均有明显疗效。常见的不良反应为恶心和呕吐，多在第一次服药时发生，呈一过性；其他还有失眠、头痛和支气管炎等。由于奥司他韦可能会抑制活疫苗病毒的复制，除非特殊需要，在使用减毒活流感疫苗14天内不宜服用，在服用奥司他韦后48小时内也不应使用减毒活流感疫苗。对本药过敏者禁用。

扎 那 米 韦

扎那米韦（zanamivir）口服无效，一般采用鼻内给药或吸入用药。能选择性抑制流感病毒神经氨酸酶，干扰病毒释放，从而阻止病毒扩散。用于防治甲型和乙型流感，用药宜早。不良反应有恶心、呕吐和支气管痉挛，可加重哮喘或COPD的病情。本药可增强中枢神经兴奋药的作用，严重者可引起惊厥和心律失常。

阿 比 朵 尔

阿比朵尔（arbidol）为一种血凝素抑制剂，通过抑制流感病毒脂膜和宿主细胞的融合，从而阻止病毒的复制，同时具有诱导内源性IFN产生的作用，是一种防治甲型、乙型流感及其他急性呼吸道病毒感染的高效药物。

金 刚 烷 胺

金刚烷胺（amantadine）口服吸收完全，血药浓度达峰时间3~4小时，易透过生物膜，脑脊液中浓度为血浆浓度的60%。在体内不被代谢，约90%以原形自肾脏排泄，半衰期12~17小时。可作用于具有离子通道功能的包膜M_2蛋白，从而抑制病毒脱壳和释放，并通过影响血凝素干扰病毒组装。仅对甲型流感病毒具有抑制作用。主要用于甲型流感的预防和治疗，对乙型流感无效。感染早期用药能减轻症状，缩短病程。常见与剂量相关的胃肠道和神经系统不良反应，包括厌食、恶心、呕吐、腹泻、语言不清、头痛、兴奋、失眠、共济失调等，严重者出现神经错乱、癫痫样症状，甚至昏迷。孕妇、哺乳期妇女、癫痫病及精神病患者禁用。

四、抗疱疹病毒药

疱疹病毒为DNA病毒，根据理化性质又分为α、β、γ三个亚群。α疱疹病毒包括单纯疱疹病毒1型（herpes simplex virus 1, HSV-1）、HSV-2和水痘-带状疱疹病毒（varicella-zoster virus, VZV）。HSV-1可引起口唇疱疹、口腔溃疡及疱疹性角膜炎；HSV-2可引起外生殖器及腰部以下皮肤疱疹、宫颈癌；VZV可引起两种不同的病症：儿童初次感染引起水痘，潜伏在体内的病毒在患者成年或老年时则引起带状疱疹。β疱疹病毒如巨细胞病毒，生长周期长，感染细胞形成巨细胞。巨细胞病毒还可经胎盘侵袭胎儿，导致新生儿病毒血症、畸胎等。γ疱疹病毒如EB病毒，宿主细胞是淋巴细胞，可导致淋巴增生，引起传染性单核细胞增多症、鼻咽癌等。

阿 昔 洛 韦

阿昔洛韦（acyclovir）为人工合成的嘌呤核苷类抗病毒药。

【体内过程】口服吸收不良，生物利用度15%~30%，血药浓度达峰时间1.7小时。血浆蛋白结合率15%，易通过跨膜转运分布于全身各组织，包括脑和皮肤。部分经肝脏代谢，主要以原形经肾脏排泄。半衰期约为3小时。局部用药可在用药部位达到较高浓度。

【药理作用及作用机制】对疱疹病毒的选择性高，具有广谱的抗疱疹病毒活性，对单纯疱疹、带状疱疹病毒均有很强的作用。本药在疱疹病毒感染的细胞内转化为三磷酸无环鸟苷，抑制病毒DNA聚合酶，阻止病毒复制。

【临床应用】① 局部用药治疗单纯疱疹性角膜炎、皮肤黏膜疱疹病毒感染、生殖器疱疹和带状疱疹；② 静脉注射或口服给药治疗单纯疱疹病毒所致的各种感染，为首选药物；③ 治疗带状疱疹、EB病毒感染、艾滋病并发水痘患者。

【不良反应及用药注意事项】不良反应较少，耐受性良好。局部用药可引起轻度刺激症状，静脉滴注药液外渗时可引起局部炎症或静脉炎，还可出现头痛、皮疹、厌食和恶心等。肝肾功能不全、脑水肿或哺乳期妇女慎用，孕妇禁用。

伐 昔 洛 韦

伐昔洛韦（valaciclovir）为阿昔洛韦的前体药，口服后在体内水解为阿昔洛韦，优点是生物利用度比阿昔洛韦明显提高（约5倍）。

喷 昔 洛 韦

喷昔洛韦（penciclovir）为阿昔洛韦的代谢产物，能缓解疱疹症状、减轻疼痛、缩短病毒感染期，适用于严重带状疱疹患者。

更 昔 洛 韦

更昔洛韦（ganciclovir）为阿昔洛韦同系药，作用与阿昔洛韦相似，特点是对巨细胞病毒抑制作用比阿昔洛韦高百倍。临床仅用于治疗巨细胞病毒感染性肺炎、肠炎或视网膜炎等。

碘 苷

碘苷（idoxuridine）为人工合成的脱氧尿嘧啶核苷类抗病毒药。

【药理作用及作用机制】对于单纯疱疹病毒及牛痘病毒等DNA病毒均有抑制作用，但对流感病毒、副流感病毒、埃可病毒等RNA型病毒无效。本药在体内磷酸化后，竞争性抑制胸腺嘧啶核苷酸合成酶，阻碍病毒的DNA合成，并以假性底物取代胸腺嘧啶核苷酸进入病毒DNA，导致翻译错误，干扰病毒复制。

【临床应用】仅局部用于治疗眼部或皮肤疱疹病毒和牛痘病毒感染，对急性上皮型疱疹性角膜炎疗效显著。

【不良反应及用药注意事项】全身用药可致严重的毒性反应，包括骨髓抑制、肝脏毒性及致畸和致突变作用等。因而仅可局部用药。皮肤局部应用不宜超过4天，以免引起接触性皮炎。孕妇禁用。

曲 氟 尿 苷

曲氟尿苷（trifluridine）在细胞内磷酸化成有活性的三磷酸曲氟尿苷，掺入病毒DNA分子后，抑制病毒增殖。曲氟尿苷主要抑制单纯疱疹病毒1型和2型，牛痘病毒和一些腺病毒。广泛用于治疗疱疹性角膜炎和上皮角膜炎，对其他药物无效者，应用本药仍可有效。用药时可引起浅表眼部刺激，甚至出血。

五、抗乙型肝炎病毒药

随着医学科技的发展，抗乙型肝炎病毒（hepatitis B virus, HBV）治疗取得了重大进展，特别是核苷类抗HBV新药，如拉米夫定（抑制HBV的DNA聚合酶，且能提高机体的免疫功能）、阿德福韦酯（快速有效降低乙型肝炎患者血清中病毒的DNA水平）、恩替卡韦和替米夫定、蛋白质类药物（如IFN、IL-18、胸腺素α_1等产品）和乙肝疫苗的相继上市，为乙型肝炎治疗奠定了基础。

拉 米 夫 定

拉米夫定（lamivudine）为第一个被批准治疗慢性乙型肝炎的口服药。

【体内过程】口服生物利用度80%~85%，可通过血脑屏障，主要以原形经肾脏排泄，半衰期约7小时。其活性代谢物在HIV-1感染的细胞内半衰期为11~16小时。

【药理作用及作用机制】本药在病毒感染的细胞内转化为有活性的三磷酸代谢物，从而抑制HBV的DNA聚合酶，对HIV逆转录酶也有抑制作用。其抑制HBV复制的作用持续于抗HBV感染的整个治疗过程，可降低血液和肝脏内HBV水平，显著减轻肝脏炎症、坏死或纤维化病变，改善肝功能，且能提高机体的免疫功能。对HIV也具有抗病毒活性。

【临床应用】主要用于伴有ALT升高和病毒活动复制、肝功能代偿的成年慢性乙型肝炎患者。由于拉米夫定的主要作用是抑制乙型肝炎病毒DNA聚合酶，并不能清除肝细胞内的乙型肝炎病毒DNA，一旦停药，病毒可再度复制，因而需长期服药以维持疗效。但长期用药可产生耐药性，耐药株仍对阿德福韦酯敏感。

【不良反应】不良反应有头痛和胃肠道反应，一般较轻且可自行缓解。还可引起锥体外系反应、过敏反应和血小板减少等。

替 比 夫 定

替比夫定（telbivudine）是人工合成的胸腺嘧啶脱氧核苷类抗HBV药物。作用机制为在细胞内经代谢生成活性形式替米夫定5'-腺苷，从而抑制HBV的DNA聚合酶。本药抗病毒作用比拉米夫定强，与恩替卡韦相当，临床应用同拉米夫定，优点是病毒耐药率显著低于拉米夫定，且安全性好，为妊娠期B类药物。常见不良反应为头痛、乏力、恶心、腹痛、腹泻等，长期应用可引起肌病，停药后好转，严重者发生横纹肌溶解症。

阿德福韦酯

阿德福韦酯（adefovir dipivoxil）生物利用度59%，血药浓度达峰时间1.5小时，血浆蛋白结合率4%，主要以原形经肾脏排泄，半衰期7.5小时。本药是一种单磷酸腺苷的无环核苷类似物，在细胞内代谢为有活性的阿德福韦二磷酸盐，从而抑制HBV的DNA聚合酶。临床应用同拉米夫定，优点是可快速降低患者血清中病毒的DNA水平，病毒耐药性少见，对拉米夫定耐药的乙型肝炎患者仍有效。常见不良反应有恶心、腹胀、腹痛、腹泻、乏力、头痛、咽痛等，长期使用也可引起肾脏损害。

恩 替 卡 韦

恩替卡韦（entecavir）是鸟嘌呤核苷类似物，能有效抑制HBV的DNA复制，用于治疗成人伴有病毒复制活跃、血清转氨酶持续增高的慢性乙型肝炎感染，疗效优于拉米夫定，且耐药发生率低。

> 🔔 **问题与思考**
> 抗逆转录病毒药物主要有哪些？

案例37-1　患者，男，65岁。食管癌术后7天出现高热、咳嗽伴大量黄痰，诊断为真菌性肺炎。应用伊曲康唑治疗5天后体温仍时有升高。

思考：对该患者可合用哪种抗真菌药？用药注意有哪些？

案例37-2　患者，男，20岁。突感头痛、乏力、全身肌肉酸痛，伴轻度干咳、鼻塞、流涕，测体温39.4℃，就诊后被诊断为流行性感冒。服用奥司他韦治疗后次日症状改善，体温下降。连续服药3天痊愈。

思考：奥司他韦抗流感作用机制是什么？应用奥司他韦有哪些注意事项？

案例37-3　患者，女，32岁。淋雨后出现右侧胸背部疼痛，伴肋间红疹，诊断为带状疱疹。应用伐昔洛韦、阿司匹林口服，维生素B$_{12}$肌内注射，10天后痊愈。

思考：该患者所用药物中哪种药物的应用属于对因治疗？该药的作用机制是什么？

学习小结

抗真菌药可通过影响真菌细胞膜、细胞壁、抑制DNA和RNA聚合酶发挥抗真菌作用，两性霉素B是治疗深部真菌感染的首选药，三唑类对固醇合成影响较小，可作全身抗真菌用药。抗病毒药是通过阻止病毒复制的一个或多个环节而发挥抗病毒作用，包括广谱抗病毒药、抗HIV药、抗流感病毒药、抗疱疹病毒药和抗乙型肝炎病毒药。

（赵晓民）

复习参考题

一、选择题

1. 唑类抗真菌药的作用机制是
   - A. 抑制核酸合成
   - B. 抑制细胞中麦角固醇生物合成，增加膜通透性
   - C. 抑制蛋白质合成
   - D. 抑制二氢叶酸合成酶
   - E. 抑制二氢叶酸还原酶

2. 对RNA病毒几乎无作用，仅对DNA病毒有影响的药物是
   - A. 碘苷
   - B. 阿糖腺苷
   - C. 阿昔洛韦
   - D. 恩夫韦地
   - E. 利巴韦林

3. 治疗流感的一线药物是
   - A. 齐多夫定
   - B. 阿昔洛韦
   - C. 阿糖腺苷
   - D. 碘苷
   - E. 奥司他韦

4. 治疗深部真菌感染的首选药物是
   - A. 氟康唑
   - B. 制霉菌素
   - C. 阿莫罗芬
   - D. 两性霉素B
   - E. 咪康唑

5. 敏感真菌脑膜炎的首选药物是
   - A. 伊曲康唑
   - B. 两性霉素B
   - C. 氟康唑
   - D. 酮康唑
   - E. 克霉唑

   答案：1. B；2. A；3. E；4. D；5. C

二、简答题

1. 简述咪唑类和三唑类药物抗真菌作用机制和不良反应之间的关系。

2. 简述抗病毒药物的分类及主要作用机制。

第三十八章 抗结核药及抗麻风药

	学习目标
掌握	一线抗结核药的药理作用、作用机制、临床应用和主要不良反应；抗结核药的应用原则。
熟悉	二线抗结核药的作用特点、临床应用和主要不良反应。
了解	新一代抗结核药和抗麻风药的作用特点。

第一节 抗结核药

结核病是由结核分枝杆菌引起的一种慢性传染病。该病通常累及肺部，但几乎任何器官都可能受累。我国的结核病患者数量居世界第二位，由于多药耐药菌的出现及艾滋病的流行，结核病的防治工作非常严峻。结核病按病变部位可分为肺结核和肺外结核，其中肺结核在临床分为五种类型：① 原发性肺结核；② 血行播散性肺结核；③ 继发性肺结核；④ 气管、支气管结核；⑤ 结核性胸膜炎。

抗结核药（antituberculous drugs）指用于防治结核病的药物。根据药物疗效高低、不良反应多少、患者耐受情况等，可将抗结核药分为一线和二线：一线抗结核药包括异烟肼、利福平、乙胺丁醇（对乙胺丁醇不适用的患者可选用链霉素）、吡嗪酰胺、利福布汀、利福喷丁、帕司烟肼，其余归为二线抗结核药，如左氧氟沙星、莫西沙星、阿米卡星、卷曲霉素、环丝氨酸、丙硫异烟胺、乙硫异烟胺、特立齐酮、对氨基水杨酸、氯法齐明、利奈唑胺、贝达喹啉、普瑞马尼等。一线抗结核药疗效高、不良反应较少、患者较易耐受，是目前国家结核病标准化疗方案的主要药物，用于非耐药结核病的初治和复治；二线抗结核药毒性相对较大、疗效较差，主要用于耐药性结核病的治疗。

异 烟 肼

异烟肼（isoniazid）具有口服方便、穿透力强、抗结核分枝杆菌特异性强、疗效高、毒性小、价格低廉等多方面的优点。

【体内过程】① 口服易吸收，生物利用度可达90%，口服1~2小时血药浓度达峰值；② 分布广泛，吸收后迅速分布于全身各组织器官，在胸腹腔液、关节腔、肾脏、脑脊液中均有较高药物浓度，脑膜炎时脑脊液中异烟肼浓度与血浆接近；③ 可作用于细胞内的结核分枝杆菌；④ 能进入结核纤维化或干酪样病灶内，杀灭该部位的结核分枝杆菌。异烟肼主要在肝脏经乙酰化失活，代谢物经肾脏排泄。异烟肼被乙酰化的速度存在种族和遗传的差异，慢乙酰化者半衰期为2~5小时，快乙酰化者半衰期为0.5~1.6小时，肝肾功能不全者可能延长。临床应注意根据代谢型调整给药方案。

【药理作用及机制】异烟肼选择性作用于结核分枝杆菌，具有强大的抗结核分枝杆菌作用。抗结核分枝杆菌强度与结核分枝杆菌所接触的药物浓度呈正相关，最小抑菌浓度为0.025~0.05μg/ml，大于10μg/ml具有杀菌作用；对细胞内、外的结核分枝杆菌均有效；增殖期结核分枝杆菌较静止期对异烟肼敏感。

抗菌机制较复杂，可能与抑制分枝菌酸的合成有关。分枝菌酸是分枝杆菌细胞壁的主要组分，异烟肼通过抑制分枝菌酸，使结核分枝杆菌细胞壁的脂质减少，削弱细胞壁的屏障保护作用，导致菌体死亡。由于分枝菌酸为分枝杆菌的专有成分，因此异烟肼仅对结核分枝杆菌有抗菌活性，对其他微生物几乎无作用。

【临床应用】为目前治疗各型结核病的首选药，常与其他抗结核药联合应用。单用易产生耐药性，仅作预防或治疗轻症结核病应用。

【不良反应及用药注意事项】

1. 神经系统毒性　多见于慢乙酰化者，并与剂量有明显关系。可引起周围神经炎，表现为手脚麻木、肌肉震颤和步态不稳等，也可引起中枢神经系统症状，表现为眩晕、失眠等。这种神经毒性易出现于儿童、营养不良及嗜酒者。癫痫、精神病、嗜酒者及孕妇慎用。异烟肼神经系统毒性与影响维生素 B_6 功能有关。维生素 B_6 在体内参与神经递质的合成，由于异烟肼的化学结构与维生素 B_6 相似，能竞争性抑制维生素 B_6 的生物作用，并促进维生素 B_6 的排泄，从而产生神经毒性。异烟肼过量中毒可用等剂量的维生素 B_6 对抗。

2. 肝毒性　在35岁以上及快代谢型多见，出现转氨酶升高、黄疸甚至多发性肝小叶坏死等。毒性反应表现为食欲不佳、异常乏力或软弱、恶心或呕吐（肝毒性的前驱症状）及深色尿、眼或皮肤黄染（肝毒性）。用药期间应定期检查肝功能。肝功能不良者慎用。

3. 其他　可出现发热、皮疹、血细胞减少、口干、维生素 B_6 缺乏症等。

【药物相互作用】异烟肼有肝药酶抑制作用，可降低香豆素类抗凝血药、苯妥英钠、丙戊酸钠、卡马西平、茶碱等药的代谢；利福平和乙醇可加重异烟肼的肝毒性；含铝抗酸药可降低异烟肼的吸收。

利 福 平

利福平（rifampicin）为广谱抗生素。

【体内过程】口服吸收良好，生物利用度90%以上，血药浓度达峰时间为2~4小时，但个体差异大。进食可使血药浓度达峰时间后延，峰浓度降低。血浆蛋白结合率为80%~90%，体内分布广泛，大部分组织和体液（包括脑脊液、唾液等）均能达到有效的抗菌浓度，也可通过胎盘屏障，进入胎儿，能进入细胞内、结核空洞内和痰液中，杀灭其中的结核分枝杆菌和敏感细菌。本药在肝内去乙酰化生成具有抗菌活性的代谢物25-去乙酰利福平,进一步水解后形成无活性的代谢物经肾脏排泄。药物吸收后,经胆汁快速排泄,并进入肝肠循环,可延长抗菌作用时间。约60%经粪便与肾脏排泄。半衰期为1.5~5小时。本药有肝药酶诱导作用,连续应用可促进自身代谢,半衰期缩短。

【药理作用及作用机制】利福平抗菌谱广,对宿主细胞内、外的结核分枝杆菌和其他分枝杆菌(包括麻风杆菌)均有明显的杀菌作用;对需氧革兰氏阳性菌包括产酶金黄色葡萄球菌、MRSA、肺炎球菌、其他链球菌属、肠球菌、李斯特菌、炭疽杆菌、产气荚膜杆菌、白喉杆菌等有强大的抗菌作用;对需氧革兰氏阴性菌如脑膜炎球菌、流感嗜血杆菌、淋球菌、军团菌也有良好的抗菌活性;对沙眼衣原体和某些病毒也有作用。利福平与DNA依赖性RNA聚合酶β亚单位结合,抑制细菌RNA的合成,阻止该酶与DNA连接,从而阻断RNA转录过程,使细菌DNA和蛋白质合成停止。

【临床应用】① 治疗各型结核病,利福平是治疗结核病的主要药物之一,单用易产生耐药性,常与其他抗结核药联合应用以增强疗效,防止或延缓耐药性的产生;② 与其他药物联合用于麻风病及非结核分枝杆菌感染;③ 治疗耐药金黄色葡萄球菌及其他敏感菌的感染。

【不良反应及用药注意事项】① 常见恶心、呕吐等胃肠道反应;② 少数患者可出现药物热、皮疹等过敏反应;③ 肝脏损害,出现肝功能异常和黄疸等。慢性肝病、酒精中毒或联合异烟肼使用时较易出现肝损伤,用药期间应定期检查肝功能;④ 致畸作用;⑤ 红染现象:患者的尿液、粪便、泪液、痰液等均可染成橘红色,应预先告知患者。严重肝功能不全、胆道阻塞、对本药过敏及妊娠3个月以内的孕妇禁用。

【药物相互作用】① 对氨基水杨酸可减慢利福平的吸收,故二者宜间隔8~12小时服用;② 利福平具有肝药酶诱导作用,能加速糖皮质激素、口服避孕药、口服降糖药、口服抗凝血药、地高辛、普萘洛尔、酮康唑、HIV蛋白酶抑制剂、非核苷类逆转录酶抑制药等药物代谢,联合用药时应调整剂量。

链 霉 素

链霉素(streptomycin)为氨基糖苷类抗生素,也是第一个被发现并应用到临床的抗结核药物。低浓度抑菌,高浓度杀菌。但本药不易跨膜转运,主要对细胞外结核分枝杆菌有效。由于不易进入结核纤维化、干酪样化及厚壁空洞等病灶内,因而对这些病灶中的结核分枝杆菌作用弱。不易通过血脑屏障,对结核性脑膜炎疗效差。单用本药时结核分枝杆菌易产生耐药性,且长期应用引起耳毒性,使得本药在结核病治疗中的地位逐渐下降。本药主要与其他抗结核药联合应用治疗早期或重症结核病,如播散性结核、结核性脑膜炎等。

乙 胺 丁 醇

乙胺丁醇(ethambutol)为人工合成抗结核药。口服吸收良好,生物利用度约80%,血药浓度达峰时间2~4小时。约75%的药物以原形经肾脏排泄,半衰期为3~4小时,肾功能减退者可延长至8小时。作用机制尚未完全阐明。该药可渗入分枝杆菌体内干扰RNA合成,从而抑制细菌的繁殖。该药仅对生长繁殖期的分枝杆菌有效,对其他微生物几乎无作用。常与其他抗结核药联合应用治疗各型结核病,尤适用于对异烟肼和链霉素治疗效果不佳的结核病患者。单用可产生耐药性，较缓慢，但与其他抗结核药之间无交叉耐药现象，对异烟肼和链霉素耐药者仍然有效。较严重的毒性反应为视神经病变，包括视神经炎、球后神经炎，可表现为视力下降、色盲、暗点、视觉缺陷等。患者一旦出现视觉异常，须立即向医生报告。停药数周至数月后视力可恢复。另有少数患者可出现皮疹、发热等过敏反应。

吡 嗪 酰 胺

吡嗪酰胺（pyrazinamide）口服易吸收，血药浓度达峰时间1~2小时，体内分布广泛，主要经肾脏排泄，半衰期为9~10小时，肝肾损伤的患者半衰期可能延长。本药仅对分枝杆菌有效，在pH 5~5.5时其抗菌作用强，尤其对在酸性环境中缓慢生长的吞噬细胞内的结核菌，与异烟肼和利福平联合用药有显著的协同作用。抗菌机制可能与吡嗪酸有关，吡嗪酰胺渗透入吞噬细胞后并进入结核杆菌菌体内，在酰胺酶的作用下脱去酰胺基转化为吡嗪酸而发挥作用。吡嗪酰胺与烟酰胺的化学结构相似，通过取代烟酰胺而干扰脱氢酶，阻止脱氢作用，阻碍结核杆菌对氧的利用，从而影响细菌的正常代谢，使其死亡。常在三联或四联用药时加用，是短期联合治疗方案中不可或缺的药物。单用本药时结核分枝杆菌可迅速产生耐药性，但与其他抗结核药无交叉耐药现象。大剂量应用可引起肝损伤，肝功能异常者慎用或禁用。还可抑制尿酸的排泄，诱发痛风，严重痛风者禁用。

对氨基水杨酸

对氨基水杨酸（para-aminosalicylic acid, PAS）为对氨基苯甲酸的同类物，通过对叶酸合成的竞争性抑制作用而抑制结核分枝杆菌的生长繁殖。单独应用时结核杆菌对本药能迅速产生耐药性，所以必须与其他抗结核药联合应用，以增强疗效和延缓耐药性的产生。本药对不典型分枝杆菌无效。本药毒性低，不良反应发生率10%~30%，多见胃肠道反应。由于本药的乙酰化代谢物溶解度低，在尿液中浓度较高，少数患者可在肾脏析出结晶而损伤肾组织，加服碳酸氢钠可减轻。对氨基水杨酸还可干扰甲状腺摄碘，致使腺体肿大，停药后可恢复正常。

丙硫异烟胺

丙硫异烟胺（protionamide）仅对分枝杆菌有效，用于经一线抗结核药治疗无效者。口服易吸收，血药浓度达峰时间1~3小时，生物利用度约80%，广泛分布于全身组织体液中，可通过胎盘屏障，半衰期约3小时，主要在肝内代谢，经肾脏排泄。本药为异烟酸的衍生物，抗菌机制尚未完全明确，可能对肽类合成具有抑制作用，抑制结核杆菌分枝菌酸的合成。低浓度时仅有抑菌作用，高浓度具有杀菌作用。主要不良反应为中枢神经系统毒性，表现为精神抑郁；较少见的为视神经炎、关节疼痛、甲状腺功能减退、胃肠道反应等。

利福喷丁和利福定

利福喷丁（rifapentine）和利福定（rifandin）为利福平类似物，这两个药物的抗菌谱、抗菌机制等均与利福平相同，与利福平有高度交叉耐药，但抗结核分枝杆菌的作用为利福平的2~10倍。利福喷丁口服吸收缓慢，血浆蛋白结合率高，吸收后在体内分布广泛，在肝组织中分布最多，不易通过血脑屏障，有肝-肠循环，主要经胆汁随粪便排出，常与其他抗结核药联合用于初治与复治结核病，不宜用于结核性脑膜炎，适合医务人员直接观察下的短程化疗，也可用于非结核性分枝杆菌感染的治疗，该药不良反应比利福平轻微，少数患者可出现白细胞、血小板减少，转氨酶升高，可出现皮疹、头晕、失眠等症状，胃肠道反应较少，黄疸患者和孕妇禁用，在使用时应注意与其他药物之间的相互作用。利福布汀具有高亲脂性，吸收后在体内分布广，易进入组织、细胞内，生物利用度高，用于与其他抗结核药联合治疗结核分枝杆菌所致的各型结核病，也可用于非结核分枝杆菌感染的治疗，用药过程中应增加对肝、肾及心脏功能的监测次数，主要不良反应有皮疹、胃肠道反应、嗜中性粒细胞减少症等。

左氧氟沙星和莫西沙星

左氧氟沙星（levofloxacin）和莫西沙星（moxifloxacin）等氟喹诺酮类药物对结核分枝杆菌有一定的杀菌作用，可与其他抗结核药联合用于耐多药或利福平耐药结核病的长程治疗。

注：抗结核药的应用原则

抗结核治疗应遵循"早期、适量、联合、规律、全程"的原则。

1. 早期用药 在结核病早期应用抗结核药疗效较好。原因如下：① 结核病早期多为浸润性病灶，局部血流量较丰富，药物容易进入病灶内发挥作用，而晚期则常有纤维化、干酪样化及厚壁空洞等结核病灶形成，药物不易渗入病灶发挥抗菌作用；② 在结核病早期，结核分枝杆菌大多处于繁殖期，对抗结核药物敏感性高；③ 在结核病早期，患者自身的抵抗力较好，有助于药物发挥较好的疗效。

2. 适量用药 由于剂量低，达不到疗效且易产生耐药性；剂量高，易发生毒性反应。因而应适量用药，治疗个体化。

3. 联合用药 抗结核药联合应用可增强疗效、降低药物毒性反应、缩短疗程、防止或延缓细菌耐药性的产生。联合用药的方式为采用两种以上的抗结核药进行二联、三联甚至四联等。常以异烟肼为基础，联合使用其他的抗结核药。

4. 规律用药 指按照所选的给药方案要求规律用药，不漏服、不擅自停药，以避免或延缓耐药菌株的产生。

5. 全疗程用药 指按照所选的给药方案，保证完成规定的治疗期，这是提高治愈率、减少复发的重要措施。

案例38-1　患者，女，35岁。因"低热、咳嗽3周"入院。诊断为肺结核。前2个月给予异烟肼、利福平、吡嗪酰胺、乙胺丁醇，后4个月用异烟肼、利福平。

思考：

1. 四药联合用药的药理学依据是什么？

2. 抗结核药的应用原则有哪些？

第二节　抗麻风药

麻风病是由麻风杆菌引起的慢性传染病，临床表现为麻木性皮肤损害、神经粗大，严重者甚至出现肢端残废。抗麻风药（antileprotic drugs）主要有氨苯砜、利福平、氯法齐明等。至今人们尚无法在体外条件下培养麻风杆菌。

氨 苯 砜

氨苯砜（dapsone）为砜类抗菌药。

【体内过程】口服吸收快而完全，生物利用度93%，血药浓度达峰时间2~8小时。吸收后广泛分布于全身组织和体液，以肝、肾、肌肉、皮肤等组织中药物浓度较高，药物浓度在有病变的皮肤中远高于正常皮肤。本药主要在肝脏经乙酰化酶代谢，有肝肠循环。主要以代谢物形式经肾脏排泄。半衰期为20~30小时。

【药理作用及作用机制】氨苯砜对麻风杆菌繁殖期有较强的抑菌作用，大剂量时有杀菌作用，作用机制与磺胺类药物相似，作用于细菌的二氢叶酸合成酶，干扰叶酸的合成。其抗菌作用可被氨基苯甲酸所拮抗。此外，尚具有免疫抑制作用，可能与抑制疱疹样皮炎的作用有关。

【临床应用】与其他抗麻风药联合用于由麻风分枝杆菌引起的各种类型麻风病和疱疹样皮炎的治疗，也用于脓疱性皮肤病、类天疱疮、坏死性脓皮病、复发性多软骨炎、环形肉芽肿、系统性红斑狼疮的某些皮肤病变、放线菌性足分枝菌病、聚会性痤疮、银屑病、带状疱疹的治疗。本药与甲氧苄啶联合应用治疗卡氏肺孢子虫感染，与乙胺嘧啶联合用于预防氯喹耐药性疟疾。

【不良反应及用药注意事项】常引起溶血和发绀，偶尔可出现溶血性贫血，也可引起胃肠道反应、头痛、药物热、药疹等。用药剂量过大可致肝损伤和剥脱性皮炎。治疗早期或增量过快可出现麻风病症状加重反应，即"氨苯砜综合征"，表现为发热、周身不适、剥脱性皮炎、肝坏死和贫血等，一旦发现应立即停药，改用其他抗麻风药如沙利度胺或糖皮质激素类药物治疗；严重贫血、葡萄糖-6-磷酸脱氢酶（G6PD）缺乏、肝肾功能不良、对本药过敏及精神病患者禁用。妊娠期妇女禁用。

砜类药物还有苯丙砜（solasulfone）、醋氨苯砜（acedapsone），但两者须在体内转化为氨苯砜或乙酰氨苯砜才具有抗麻风病作用。

利 福 平

利福平（rifampicin）对麻风杆菌包括对氨苯砜耐药的菌株有快速杀灭作用，用药数日至数周，可使菌体碎裂呈粒变现象，但仍须坚持长期治疗，单独使用易致耐药性，一般和氨苯砜联合应用。常作为治疗麻风病联合疗法中的必要组成药物。

沙 利 度 胺

沙利度胺（thalidomide）又称反应停，为抗麻风反应的首选药。口服易吸收，血药浓度达峰时间2小时，血浆蛋白结合率低，半衰期约为5小时。作用机制可能与其免疫抑制、免疫调节有关，具有稳定溶酶体膜，抑制中性粒细胞趋化性，非特异性抗炎作用等。用于各型麻风反应如发热、淋巴结肿大、结节红斑、关节肿痛等，也用于治疗结节性痒疹、白塞综合征、盘状红斑狼疮、泛发扁平苔藓、坏疽性脓皮病等皮肤病。常见的不良反应有胃肠道不适，头晕、倦怠，偶见药疹，严重的不良反应为致畸作用，引起短肢的海豹儿；也可引起多发性神经炎，一旦出现应即停药并给予对症治疗。孕妇禁用。

氯 法 齐 明

氯法齐明（clofazimine）对麻风杆菌有抑制作用，其作用机制为干扰麻风杆菌的核酸代谢，抑制菌体蛋白合成。起效较氨苯砜缓慢，还能抑制麻风结节红斑反应。常联合用药治疗麻风病，或用于抗麻风反应。可蓄积于皮肤和角膜，使这些部位显现红色或棕色，并使尿液、痰液和汗液红染。少数患者也可发生光敏反应。还可通过胎盘、进入乳汁，使新生儿和哺乳儿皮肤染色。

思政案例38-1　　　　　　　　　**我国在全球麻风病防治工作中的贡献**

麻风病在我国流行已有2000多年历史，曾给人们的身心健康带来严重危害，是全球关注的公共卫生和社会问题之一。20世纪40年代之前，由于缺乏有效的治疗药物，麻风病被视为不治之症。中华人民共和国成立后，在党中央的领导下，各级政府和广大专业人员始终坚持各项防治策略和措施，包括建立麻风病防控机构、加强宣传教育、提供免费治疗等，经过几代人70多年的不懈努力，我国取得了消除麻风病危害的伟大成就。按照世界卫生组织的要求，以人口为基数，麻风病患病率在万分之一以下时，就达到了"基本消灭"的水平，2020年底，全国登记的麻风病现症病例数减少到1893例，患病率从20世纪60年代的22.9/10万下降至2020年的0.135/10万。同时，我国也在积极推进麻风病的国际合作，为全球麻风病防治事业贡献智慧和力量。

相关链接　|　　　　　　　　**麻风病的免疫疗法**

20世纪50年代开展麻风病免疫治疗的临床实验。由于有相当一部分瘤型麻风病患者对麻风杆菌有特异性免疫缺陷，使得药物治疗瘤型麻风病效果不够理想，容易复发。因此，通过免疫治疗提高机体抵抗力杀灭残留活菌对麻风病的治疗来说具有特殊的意义，如正在研究的活卡介苗（BCG）加热灭活麻风杆菌的特异免疫治疗可与联合化疗同时进行，其他如转移因子、左旋咪唑等可作为辅助治疗。

学习小结

抗结核药单用易产生耐药性。异烟肼通过抑制分枝菌酸，使结核分枝杆菌细胞壁的脂质减少，削弱细胞壁的屏障保护作用，导致菌体死亡，是目前治疗各型结核病的首选药，常与其他抗结核药联用，神经系统毒性、肝毒性、过敏反应较常见。利福平可抑制DNA依赖性RNA聚合酶，抑制细菌RNA的合成，用于治疗各型结核病，也用于麻风病、非结核分枝杆菌感染的治疗，胃肠道反应常见。抗结核治疗应遵循"早期、适量、联合、规律、全程"的原则。氨苯砜是治疗麻风病的首选药，通过抑制细菌的二氢蝶酸合酶，干扰四氢叶酸的合成，抑制细菌生长。

（王玉琨）

复习参考题

一、选择题

1. 各型结核病的首选药物是
   - A. 链霉素
   - B. 异烟肼
   - C. 利福平
   - D. 对氨基水杨酸钠
   - E. 乙胺丁醇

2. 利福平的抗菌机制是
   - A. 抑制细菌蛋白质合成
   - B. 抑制细菌分枝菌酸的合成
   - C. 抑制细菌DNA依赖性RNA聚合酶
   - D. 抑制细菌叶酸合成
   - E. 抑制细菌DNA螺旋酶

3. 下列不属于一线抗结核药的是
   - A. 链霉素
   - B. 利福平
   - C. 异烟肼
   - D. 乙胺丁醇
   - E. 对氨基水杨酸

4. 关于麻风病描述不正确的是
   - A. 是麻风杆菌引起的慢性传染病
   - B. 氨苯砜作为治疗的首选药物
   - C. 可人工培养麻风杆菌
   - D. 沙利度胺可作为抗麻风反应的首选药
   - E. 治疗需长期用药

5. 麻风病一般侵犯机体组织是
   - A. 皮肤和周围神经
   - B. 皮肤和中枢神经
   - C. 皮肤和骨骼
   - D. 骨骼和周围神经
   - E. 骨骼和中枢神经

   答案：1. B；2. C；3 E；4. C；5. A

二、简答题

1. 简述一线抗结核药的抗结核作用机制。
2. 简述异烟肼和利福平的临床应用及不良反应。

第三十九章　抗寄生虫药

学习目标	
掌握	常用抗疟药、抗阿米巴药的药理作用、临床应用及不良反应。
熟悉	抗蠕虫药的作用特点与临床应用。
了解	抗丝虫药和抗血吸虫药的作用特点与应用。

第一节　抗疟药

抗疟药（antimalarial drugs）是指用于防治疟疾的药物。早在公元前1世纪，《神农本草经》中已有中药常山治疗疟疾的记载；17世纪欧洲开始应用金鸡纳树皮治疗疟疾；1820年从该树皮中提取出奎宁广泛应用于治疗疟疾；20世纪又相继合成了伯胺喹、氯喹和乙胺嘧啶等治疗疟疾的药物。经过我国科技工作者的不懈努力，研制了新型抗疟药青蒿素及其衍生物蒿甲醚、青蒿琥酯、双氢青蒿素，是世界抗疟药史上的又一个重要里程碑。

一、概述

疟原虫的生活史可分为雌性按蚊体内的有性生殖阶段和人体内的无性生殖阶段，后者又可进一步分为原发性红细胞外期、继发性红细胞外期、红细胞内期和配子体等阶段。

（一）按蚊体内有性生殖阶段

按蚊在吸入感染疟疾患者的血液时，红雌、雄配子体随血液进入按蚊体内，结合成合子，进一步发育成子孢子，移行至唾液腺内，成为疟疾传播和流行的新感染根源。

（二）人体内的无性生殖阶段

1. 原发性红细胞外期（原发性红外期）　受感染的雌性按蚊叮咬人时，子孢子随唾液进入人体，随血流侵入肝细胞开始其红细胞前期发育和裂体繁殖，5~15天肝细胞破裂后释放出裂殖子并进入红细胞，为疟疾的潜伏期，此时无症状。对此期有杀灭作用的药物，如乙胺嘧啶，具有病因性预防作用。

2. 继发性红细胞外期（继发性红外期）　间日疟原虫和卵形疟原虫有一部分子孢子侵入肝脏后则在相当长的时间内处于休眠状态（称休眠子），可再被激活后完成裂体增殖，进入红细胞内，

426

引起疟疾复发。作用于继发性红细胞外期的药物如伯胺喹，对间日疟有根治作用。恶性疟和三日疟原虫无继发性红细胞外期，故无复发。

3. 红细胞内期（红内期） 原发性红细胞外期的裂殖子在肝细胞内裂体增殖，破坏肝细胞后随血流进入红细胞，经滋养体发育为裂殖体从而破坏红细胞，并释放裂殖子和代谢产物。裂殖子可再次侵入红细胞并如此反复，刺激机体产生寒战、高热、出汗等症状。对此期疟原虫有杀灭作用的药物如氯喹、奎宁、青蒿素等有控制症状发作和症状抑制性预防作用。

4. 配子体 疟原虫在红细胞内经多次裂体增殖周期后，部分发展成雌、雄配子体。它们不产生症状，但当蚊虫吸入带配子体患者的血液时，就成为疟疾流行、传播的根源。因此，杀灭配子体的药物如伯胺喹可控制疟疾的传播。

二、抗疟药的分类

1. 控制症状的药物 主要有氯喹、奎宁、甲氟喹、青蒿素及其衍生物、咯萘啶、苯芴醇。

2. 控制远期复发和传播的药物 代表药物为伯氨喹。

3. 病因性预防的药物 主要有乙胺嘧啶、磺胺嘧啶。

三、常用的抗疟药

（一）控制症状的药物

氯　喹

氯喹（chloroquine）是人工合成的4-氨基喹啉类衍生物。

【体内过程】口服吸收快而完全，血药浓度达峰时间为1~2小时，血浆蛋白结合率为55%，血浆半衰期为2.5~10天。全身各处均有分布，疟原虫入侵的红细胞内药物浓度比正常红细胞高25倍，对杀灭红内期裂殖体有利。氯喹可通过血脑屏障，脑脊液中的浓度为血浆浓度的10~30倍。主要在肝内代谢，代谢产物去乙基氯喹仍有抗疟作用，少部分以原形经肾脏排泄。在体内消除较缓慢，故作用持久。

【药理作用及作用机制】氯喹能杀灭各种疟原虫红细胞内期的裂殖体，迅速控制疟疾症状的发作，可根治恶性疟。本药特点是起效快、疗效高，通常患者服药24~48小时内症状消退，48~72小时后血中疟原虫消失。因代谢和排泄缓慢，作用持久，故可延迟良性疟症状的复发。由于对红细胞外期无效，不宜用作病因预防和良性疟的根治。此外，氯喹还具有抗阿米巴作用，大剂量可抑制免疫反应。

氯喹抗疟作用机制复杂。① 抑制疟原虫的繁殖：氯喹与核蛋白有较强的结合力，可插入DNA的双螺旋股之间，与DNA形成复合物，从而阻止DNA的复制和RNA转录；还能抑制磷酸掺入疟原虫的DNA与RNA，并引起核糖核酸裂解；因大量氯喹积聚于受感染的红细胞内，使血红蛋白酶受损，导致疟原虫不能消化所摄取的血红蛋白，从而使疟原虫所必需的氨基酸缺乏。② 溶解疟原虫：红细胞内期裂殖体破坏红细胞后产生疟色素，其主要成分为高铁原卟啉IX与氯喹结合后，可破坏疟原虫细胞膜，使疟原虫溶解、破裂。

【临床应用】

1. 治疗疟疾急性发作和疟疾症状抑制性预防 氯喹能迅速杀灭红内期裂殖体，具有高效、速效的特点，因而是控制各型疟疾症状的首选药，也用于预防性抑制疟疾症状发作和恶性疟的根治。

2. 治疗肝阿米巴病 氯喹在肝脏中的浓度较高，可杀灭肝内阿米巴滋养体，用于治疗阿米巴肝炎或肝脓肿。

3. 自身免疫性疾病 大剂量能够抑制免疫反应，可用于治疗类风湿性关节炎、系统性红斑狼疮等免疫性疾病，也可用于光敏性疾病，如日晒红斑症。

【不良反应及用药注意事项】用于治疗疟疾时，有轻度头晕、头痛、胃肠不适、视觉障碍、荨麻疹等，停药后可自行消失。长期大剂量使用可引起不可逆性视网膜病、耳毒性、心血管反应、白细胞减少及肝肾功能的损害。剂量过大可发生致死性心律失常。少数患者用药后出现药物性精神病。本药可以导致胎儿耳聋、脑积水、四肢缺陷，故孕妇禁用。

奎 宁

奎宁（quinine）是奎尼丁的左旋体，从金鸡纳树皮中提取出的一种生物碱。对各种疟原虫红细胞内期裂殖体均有杀灭作用，可有效控制临床症状。其作用机制与氯喹相似，能与疟原虫的DNA结合后形成复合物，抑制DNA的转录和RNA的转录，从而抑制蛋白质的合成。多用于耐氯喹及耐多药的恶性疟尤其是脑型恶性疟。奎宁对红细胞外期无影响，不能根治良性疟，对恶性疟的配子体无直接作用。剂量过大时常出现恶心、呕吐、头晕、耳鸣、视听力减退等金鸡纳反应，但停药后可恢复；还可引起血压骤降、发热、心律失常和严重的中枢神经紊乱如谵妄、昏迷等；少数恶性疟患者对奎宁有高敏性，小剂量即可发生急性溶血，引起高热、寒战、血红蛋白尿（黑尿热）和肾衰竭，可致死；偶见皮疹、瘙痒、哮喘等。肌内注射有刺激性，严重者引起组织坏死。此外，对妊娠子宫有轻微的兴奋作用，故孕妇忌用，月经期慎用。奎宁与抗凝药合用后，可增强抗凝作用；与肌肉松弛药如琥珀胆碱合用会引起呼吸抑制；与奎尼丁合用可增加金鸡纳反应；与维生素K合用可增加奎宁的吸收；与硝苯地平合用可增加游离的奎宁浓度。

甲 氟 喹

甲氟喹（mefloquine）是人工合成的4-喹啉-甲醇衍生物，是安全、高效、杀灭耐药恶性疟原虫的药物。口服吸收良好，血药浓度达峰时间约为17小时，血浆蛋白结合率达98%，可广泛分布于全身各部位，在红细胞内浓度高。半衰期较长，约为30天，存在肝肠循环，主要由粪便排泄。甲氟喹能有效杀灭红细胞内期裂殖体，特别是对成熟滋养体和裂殖体有强效杀灭作用。对红细胞外期疟原虫和配子体无效。本药抗疟机制尚未完全明了，许多方面与氯喹相似，可与疟原虫游离的血红素形成复合物，损伤其细胞膜和干扰疟原虫成分。在某些地区尤其是东南亚已发现对甲氟喹产生耐药性的恶性疟原虫株，但其对氯喹耐多药恶性疟株感染仍有一定疗效。主要用于耐氯喹或多药耐药的恶性疟。常见的不良反应有恶心、呕吐、腹痛、腹泻、眩晕、焦虑、失眠等，呈剂量相关性。与乙胺嘧啶合用可增强疗效，延缓耐药性的发生。

青 蒿 素

青蒿素（artemisinin）是从黄花蒿和大头黄花蒿中提取的一种倍半萜内酯过氧化物。口服吸收迅速完全，1小时后血药峰浓度达峰值，存在首过效应，在全身各组织中广泛分布，胆汁中浓度较高。脂溶性物质，可通过血脑屏障进入脑组织。体内代谢快，代谢产物主要从肾脏及肠道排泄。由于代谢和排泄均快速，有效血药浓度维持时间短，不利于彻底杀灭疟原虫，故复发率较高。青蒿素对红细胞内期繁殖体具有杀灭作用，对红细胞外期疟原虫无效。青蒿素通过产生自由基，可严重破坏恶性疟原虫红内期的生物膜，或与原虫蛋白结合，导致原虫死亡。主要用于间日疟和恶性疟的症状控制及耐氯喹虫株的治疗，也可用以治疗凶险型恶性疟，如脑型、黄疸型等。一般无明显不良反应。少数病例出现食欲减退、恶心、呕吐、腹泻等胃肠道反应及四肢麻木感和心动过速。与磺胺多辛和乙胺嘧啶合用，可延缓耐药性的发生；与伯氨喹合用可降低复发率。

双氢青蒿素

双氢青蒿素（dihydroartemisinin）为青蒿素的衍生物，对疟原虫红内期有强大且快速的杀灭作用，能迅速控制临床发作及症状，用于治疗各类疟疾，尤其适用于抗氯喹和哌喹的恶性疟和凶险型疟疾的救治。主要干扰疟原虫的表膜-线粒体功能。双氢青蒿素对抗氯喹和哌喹的恶性疟同样具有疗效，毒性较低。在动物生殖毒性方面的研究证明，在小鼠妊娠感应期给药，可增强吸收胎的发生，但未见致畸作用。

蒿 甲 醚

蒿甲醚（artemether）是青蒿素的脂溶性衍生物，有α和β两种亚型。临床所用的为两者的混合物但以β型为主，溶解度比青蒿素大、稳定，可制成澄明的油剂进行肌内注射。杀灭红细胞内期裂殖体的作用是青蒿素的10~20倍，可用于治疗耐氯喹恶性疟及凶险型疟。与青蒿素相比，蒿甲醚的不良反应较轻。

青 蒿 琥 酯

青蒿琥酯（artesunate）是青蒿素的衍生物，可口服和注射应用，体内分布广泛，以肝、肠、肾较高，主要在体内代谢转化，仅有少量经肾脏和肠道排泄。该药起效较快，能迅速控制疟疾发作，适用于脑型疟疾及各种危重疟疾的救治。

（二）控制远期复发和传播的药物

伯 氨 喹

伯氨喹（primaquine）是人工合成的8-氨基喹啉类衍生物。

【体内过程】口服吸收快而完全，血药浓度达峰时间为1~2小时，广泛分布于组织中，其中以肝脏浓度较高，大部分在肝脏代谢成无活性产物，仅1%以原形经肾脏排泄，伯氨喹有效血药浓度维持时间短，需每天给药。

【药理作用及作用机制】伯氨喹对红细胞外期及各型疟原虫的配子体均有较强的杀灭作用，可阻止疟疾传播。对红细胞内期无效，不能控制疟疾临床症状的发生。伯氨喹抗疟作用机制尚未明了，可能是可损伤线粒体及代谢产物6-羟衍生物促进氧自由基生成或阻碍疟原虫电子传递而发挥作用。

【临床应用】主要用于根治间日疟和控制疟疾传播，为控制复发和阻止疟疾传播的首选药，常与氯喹或乙胺嘧啶合用。

【不良反应及用药注意事项】本药毒性较大，可引起头晕、恶心、呕吐、腹痛，偶见白细胞减少和粒细胞缺乏，停药后症状消失。红细胞内缺乏葡萄糖–6–磷酸脱氢酶（G6PD）的患者易发生特异质反应，引起急性溶血性贫血，应立即停药并同时给予地塞米松或泼尼松、静脉滴注5%葡萄糖氯化钠注射液、碱化尿液可缓解症状，严重者应输血。如发生高铁血红蛋白症，可静脉注射亚甲蓝1~2mg/kg。系统性红斑狼疮、类风湿性关节炎、G6PD缺乏及孕妇禁用，肝、肾、血液系统疾病及糖尿病患者慎用。

（三）病因性预防的药物

乙 胺 嘧 啶

乙胺嘧啶（pyrimethamine）是人工合成的非喹啉类抗疟药，常作为病因性预防的首选药。

【体内过程】口服吸收慢但较为完全，血药浓度达峰时间为4~6小时，主要分布于肾、肺、肝、脾及红细胞、白细胞内，可通过胎盘屏障，代谢物经肾脏排泄，也可由乳腺分泌排出。半衰期为80~95小时。

【药理作用及作用机制】本药对恶性疟及间日疟原虫红细胞外期有效，常用作病因性预防药。对疟原虫配子体无明显作用，但含药血液进入蚊体内可影响配子体的发育，故可阻断传播。该药可抑制疟原虫的二氢叶酸还原酶，使二氢叶酸不能还原成四氢叶酸，因而干扰疟原虫的叶酸正常代谢。

【临床应用】主要用于预防疟疾和休止期抗复发治疗，与其他抗疟药及磺胺类药物合用可提高疗效。也可用于治疗弓形虫病。

【不良反应及用药注意事项】口服治疗剂量时毒性较低。长期大剂量服用出现叶酸缺乏，引起恶心、呕吐，严重者引起巨幼细胞贫血或白细胞减少。偶可发生皮疹。本药味带香甜易被儿童当作糖果大量服用，引起急性中毒，轻者出现恶心、呕吐、胃部烧灼感；重者出现眩晕、抽搐、发绀、惊厥甚至死亡。急性中毒时应立即洗胃、催吐、大量饮用10%糖水，给予葡萄糖溶液和利尿药，痉挛、抽搐时应对症处理。

【药物相互作用】与磺胺类或砜类合用，可有双重阻断作用，增强疗效，并减少抗药性的产生。

第二节　抗阿米巴药及抗滴虫药

一、抗阿米巴药

阿米巴病（amebiasis）是由溶组织阿米巴原虫感染引起的传染性疾病。溶组织阿米巴有滋养体和包囊两个不同生活时期，包囊为感染期。包囊被吞食后，不受胃酸破坏，到达小肠后由于碱性消化液的作用及虫体的活动，在肠腔内脱囊而出并迅速分裂成小滋养体，定居盲肠和结肠近端，逐渐转变为新的包囊，此时并无症状，称为包囊携带者。包囊可随粪便排到外界，成为阿米巴病的传染源。滋养体是溶组织阿米巴的侵袭型，可侵入肠黏膜，破坏肠壁引起阿米巴痢疾，也可随血流进入其他组织或器官，引起肠外阿米巴病，如阿米巴肝脓肿。随坏死组织脱落进入肠腔的滋养体，可随粪便排出体外，在体外可很快死亡，即使进入消化道也很快被消化液破坏，因此无感染能力。

甲　硝　唑

甲硝唑（metronidazole）又称灭滴灵，为硝基咪唑衍生物。

【体内过程】口服吸收良好，生物利用度超过80%。广泛分布于各组织和体液，包括唾液、精液、乳汁及阴道分泌物。可通过血脑屏障。主要在肝脏代谢，代谢产物及少量原形药物经肾脏排泄。半衰期为8~10小时。

【药理作用及作用机制】

1. 抗阿米巴　甲硝唑对肠壁及肠外组织的阿米巴大滋养体有强大的杀灭作用，但对肠腔内小滋养体和包囊无效。甲硝唑能抑制阿米巴原虫氧化还原反应，使原虫氮链发生断裂，从而发挥抗阿米巴作用。

2. 抗滴虫　甲硝唑对阴道毛滴虫具有强大的杀灭作用，而对阴道正常菌群无影响。

3. 抗厌氧菌　甲硝唑对革兰氏阳性和革兰氏阴性厌氧菌有良好的抗菌作用，包括拟杆菌属如脆弱拟杆菌、梭形杆菌属、梭状芽孢杆菌属如破伤风杆菌、部分真杆菌、消化球菌和消化链球菌等，对需氧菌或兼性厌氧菌无效。本药的结构中含有硝基，在无氧环境中还原成活性代谢产物而显示抗厌氧菌作用。

4. 抗贾第鞭毛虫　甲硝唑对贾第鞭毛虫、结肠小袋纤毛虫和麦地那龙线虫也有一定的杀灭作用。

【临床应用】

1. 治疗阿米巴病　甲硝唑对急性阿米巴痢疾和肠外阿米巴病疗效显著，是治疗阿米巴病的首选药物，但无根治作用。

2. 防治厌氧菌感染　用于预防和治疗厌氧菌引起的各种感染，如呼吸道、消化道、腹腔及盆腔感染，皮肤软组织、骨和骨关节等感染及脆弱拟杆菌引起的心内膜炎、败血症及脑膜炎等，还广泛用于预防和治疗口腔厌氧菌感染。

3. 治疗滴虫病　治疗阴道毛滴虫感染的首选药，对男、女滴虫感染均有良好的疗效。

4. 治疗贾第鞭毛虫病　甲硝唑是治疗贾第鞭毛虫病的最有效药物，治愈率达90%。也用于结肠小袋纤毛虫和麦地那龙线虫感染。

【不良反应及用药注意事项】以消化道反应最为常见，包括恶心、呕吐、食欲不振、腹部绞痛，一般不影响治疗；神经系统症状有头痛、眩晕，偶有感觉异常、肢体麻木、共济失调、多发性神经炎等，大剂量可致抽搐；少数病例发生荨麻疹、瘙痒、膀胱炎、排尿困难、口中金属味及白细胞减少等，停药后自行缓解。器质性中枢神经系统疾病及血液病患者、孕妇及哺乳期妇女禁用。甲硝唑可干扰乙醛代谢，服药期间及停药后至少3天内应禁饮酒。

替 硝 唑

替硝唑（tinidazole）是甲硝唑的衍生物，口服吸收完全，血浆半衰期为12~14小时，对阿米巴痢疾和肠外阿米巴病的疗效与甲硝唑相当，但毒性较低。此外也用于治疗阴道滴虫病和厌氧菌感染。

二 氯 尼 特

二氯尼特（diloxanide）是二氯乙酰胺基的衍生物。口服易吸收，口服后主要靠其未吸收部分杀灭阿米巴原虫的囊前期，对于无症状或仅有轻微症状的排包囊者有良好疗效，是目前最有效的杀包囊药。对于急性阿米巴痢疾，单用二氯尼特疗效不佳，在甲硝唑控制症状后再用二氯尼特肃清肠腔内的小滋养体，可有效地预防复发。对肠外阿米巴病无效。在体外可直接杀灭阿米巴原虫，其作用机制不完全清楚。不良反应较轻，偶有恶心、呕吐、腹泻及荨麻疹等。本药是目前最有效的杀包囊药。

依 米 丁

依米丁（emetine）为喹啉类生物碱，其衍生物去氢依米丁（dehydroemetine）的作用与依米丁相似，但毒性较低。本药具有很强的局部刺激性，多采用深部皮下注射或肌内注射，主要分布在肝脏，主要经肾脏缓慢排泄，连续给药易发生积蓄中毒。可直接杀灭组织内的阿米巴滋养体，但对肠腔中滋养体无效。通过抑制肽链延长，使寄生虫蛋白质合成受阻而杀灭滋养体。可较好地控制肠外阿米巴病及急性阿米巴痢疾的症状，但根治作用差，仅用于甲硝唑治疗无效或禁用甲硝唑的患者，且必须予以严密监护。由于排泄缓慢，易蓄积中毒，不宜长期连续使用。用药后期常出现的不良反应有恶心、呕吐、腹痛、腹泻、肌无力等；偶见周围神经炎；也可引起心脏损害，表现为血压下降、心前区疼痛、心律失常和心力衰竭等。如有心电图变化，应立即停药，否则易致急性心肌炎而引起死亡。严重心脏病、重度贫血、肝肾功能明显减退、即将手术、老弱患者及孕妇、婴幼儿均禁用。

巴 龙 霉 素

巴龙霉素（paromomycin）是氨基糖苷类抗生素，口服后不易吸收，在肠腔中浓度较高，可直接杀灭阿米巴滋养体，对肠外阿米巴病无效，用于阿米巴肠炎或阿米巴痢疾的治疗。口服应用不良反应轻微。

二、抗滴虫药

滴虫引起的疾病总称为毛滴虫病，是由阴道毛滴虫、人毛滴虫及口腔毛滴虫等人体寄生虫引发的一系列疾病，其中以阴道毛滴虫感染最为多见。阴道毛滴虫感染后引起滴虫性阴道炎，男性感染阴道滴毛虫后多寄居于泌尿道，可通过性接触传染。目前治疗滴虫病的药物主要有甲硝唑、替硝唑等。近年来有些患者应用甲硝唑无效，多与耐药性有关。对单次剂量无效者，可将甲硝唑疗程延长到5~7天，或换用替硝唑治疗，也可考虑改用乙酰砷胺及曲古霉素等。

乙 酰 砷 胺

乙酰砷胺（acetarsol）是五价砷剂，毒性较大，可直接杀灭滴虫。有轻度局部刺激作用，可使阴道分泌物增多或引起皮疹。

曲 古 霉 素

曲古霉素（trichomycin）对阴道滴虫、肠道滴虫、阿米巴滋养体等有抑制作用，抗真菌作用更强，但对细菌无效。口服吸收较少，不良反应较轻，阴道给药可引起轻度烧灼感等局部刺激反应，少数患者有白带增多现象。阴道滴虫可通过性接触直接传播，也可通过公共浴池等间接传播，故患病后应夫妻双方同时治疗并注意个人卫生与经期卫生。

第三节　抗血吸虫药

血吸虫病主要由日本血吸虫、曼氏血吸虫和埃及血吸虫引起，是一种严重危害人类健康的寄生虫病。我国是日本血吸虫病流行区，流行于长江流域和长江以南的省、自治区、直辖市。抗血吸虫药是血吸虫病的重要治疗手段。

吡 喹 酮

吡喹酮（praziquantel）是人工合成的吡嗪异喹啉衍生物，是广谱抗吸虫和绦虫药物，尤其对血吸虫具有很强的杀灭作用。

【体内过程】口服后吸收迅速，80%以上可在肠道被吸收，血药浓度达峰时间2小时左右。药物主要分布于肝脏，其次为肾脏、胰腺、肾上腺、骨髓、脑垂体和颌下腺等。经肝脏羟化而失活，以代谢物形式经肾脏排泄。

【药理作用及作用机制】吡喹酮对血吸虫、绦虫、囊虫、华支睾吸虫、肺吸虫、姜片虫均有效。对虫体产生两种作用：① 虫体肌肉发生强直性收缩而产生痉挛性麻痹。虫体肌肉收缩可能与增加虫体细胞膜的通透性，使细胞内 Ca^{2+} 丧失有关。② 虫体皮层损害与宿主免疫功能参与。本药对虫体皮层有迅速而明显的损伤作用，引起合胞体外皮肿胀，出现空泡，形成大疱，突出体表，最终表皮糜烂溃破，分泌体消失，环肌与纵肌亦迅速先后溶解，影响虫体吸收与排泄功能，更重要的是其体表抗原暴露，从而易遭受宿主的免疫攻击，大量嗜酸粒细胞附着皮损处并侵入，促使虫体死亡。此外，本药还能引起继发性变化，使虫体表膜去极化，皮层碱性磷酸酶活性明显降低，致使葡萄糖的摄取受抑制，内源性糖原耗竭。本药还可抑制虫体核酸与蛋白质的合成。

【临床应用】

1. 防治血吸虫病　本药是防治各种血吸虫病的首选药。

2. 治疗绦虫病、囊虫病。

3. 治疗其他吸虫病　华支睾吸虫病、肺吸虫病、姜片虫病的首选药。

【不良反应及用药注意事项】吡喹酮的不良反应轻微，常见的为头晕、头痛、乏力、肌肉震颤，以及食欲减退、恶心、腹胀等反应。少数患者可出现心电图改变，引起T波降低，心律失常等。服药期间禁止驾车和高空作业。孕妇禁用。

第四节　抗丝虫药

丝虫病是由丝状线虫引起的一种流行性寄生虫病，由丝虫寄生于人体淋巴系统所引起。寄生于人体的丝虫现知有8种，我国流行的有班氏丝虫和马来丝虫两种。丝虫的生长繁殖可分为两个阶段：幼虫在蚊体内发育和成虫在人体内发育。丝虫虽对人体危害极大，但目前在我国已基本绝迹。治疗丝虫病的药物主要有乙胺嗪、伊维菌素和呋喃嘧酮。

乙　胺　嗪

乙胺嗪（diethylcarbamazine）又称海群生，是目前治疗丝虫病的首选药物。

【体内过程】口服后吸收迅速，血药浓度达峰时间为2~3小时，半衰期为8小时，广泛分布于人体各组织和体液，但脂肪组织较低。在体内代谢迅速，服药48小时后多以原形和代谢产物经肾脏排泄。

【药理作用及作用机制】可杀灭班氏丝虫和马来丝虫的微丝蚴，对马来丝虫的作用优于班氏丝虫，对微丝蚴的作用强于成虫。作用机制可能是由于药物分子中的哌嗪部分可使微丝蚴的肌组织发生超极化，虫体活动能力丧失，不能停留在宿主周围血液中，随血液流入肝后被单核-巨噬细胞所吞噬、杀灭。此外乙胺嗪也可破坏微丝蚴的表面膜结构，使其易受到宿主防御功能的破坏，产生杀灭丝虫的作用。

【临床应用】适用于班氏丝虫、马来丝虫和罗阿丝虫感染。

【不良反应及用药注意事项】毒性较低，常见的不良反应有食欲缺乏、恶心、呕吐、头痛、头晕、乏力等。治疗过程中大量微丝蚴和成虫死亡释放出大量异性蛋白质可引起表现为皮疹、瘙痒、血管神经性水肿、喉头水肿、支气管痉挛、淋巴结肿大、畏寒、发热等的过敏反应。

伊　维　菌　素

伊维菌素（ivermectin）为阿维菌素的衍生物，属口服半合成的广谱抗寄生虫药。对各个生命周期的大部分丝虫有作用；对盘尾丝虫的微丝蚴有效，但对成虫无效；对仅位于肠道的粪圆线虫也有效。对微丝蚴的作用比乙胺嗪缓慢而持久。其作用机制为促进虫体神经突触前的GABA的释放，与突触后的GABA受体结合后使GABA效应增强，从而影响虫体神经细胞间的信息传递，使虫体麻痹。治疗丝虫病时，微丝蚴死亡后释放出异种蛋白，常引起过敏反应，出现瘙痒、皮疹、发热、头晕、头痛、关节痛、淋巴结肿痛等，24小时内大多可消失。

呋　喃　嘧　酮

呋喃嘧酮（furapyrimidone）为硝基呋喃类化合物，对班氏丝虫和马来丝虫的微丝蚴和成虫均有杀灭作用，对成虫的作用优于微丝蚴。口服吸收迅速，吸收后分布于全身各组织，代谢物可经肾脏排泄。不良反应与乙胺嗪相似，主要是由药物杀灭的微丝蚴和成虫所引起的过敏反应或淋巴系统反应。以发热和呕吐为常见症状，大剂量有肝脏毒性，可使患者谷丙转氨酶水平轻微上升。偶见皮疹、心悸、胸闷及心电图T波变化。有致突变作用和胚胎毒性，孕妇和育龄期妇女不宜服用。有严重心、肾、肝病和胃溃疡患者禁用。

第五节　抗蠕虫药

人类肠道的寄生蠕虫可分为绦虫和线虫，线虫包括蛔虫、钩虫、蛲虫、鞭虫和姜片虫等，我国以线虫感染最为普遍。

甲　苯　达　唑

甲苯达唑（mebendazole）为苯并咪唑类衍生物。

【药理作用及作用机制】对蛔虫、钩虫、蛲虫、鞭虫、绦虫及粪类圆线虫等肠道寄生虫感染都有显著疗效。该药可与蠕虫细胞内的微管结合抑制微管装配，抑制微管对葡萄糖的摄取和利用，导致糖原耗竭而引起虫体死亡；同时也可抑制虫体的线粒体延胡索酸还原酶，减少葡萄糖转运，并使氧化磷酸化脱偶联，ATP生成减少，最终导致虫体死亡。甲苯达唑尚有抑制虫卵发育的作用。

【临床应用】主要用于蛔虫、蛲虫、钩虫、鞭虫、绦虫等寄生虫感染患者。

【不良反应及用药注意事项】本药口服吸收少，无明显不良反应。少数患者可出现短暂的腹痛、腹泻、头晕等症状。大剂量时偶有过敏反应、脱发、粒细胞减少等。动物实验发现对妊娠大鼠有致畸作用和胚胎毒作用。孕妇和2岁以下小儿和对本药过敏者禁用。

阿　苯　达　唑

阿苯达唑（albendazole）为甲苯达唑的同类物，为高效低毒的广谱驱虫药。口服后吸收迅速，血药浓度达峰时间为2.5~3小时，血药浓度比甲苯达唑高100倍。原形在肝脏内迅速转化为亚砜和砜类，其中亚砜驱虫作用较强。原药及其代谢产物主要经肾脏排泄，在体内无积蓄作用。半衰期约为8小时。作用与甲苯咪唑相似，对多种肠线虫如蛔虫、蛲虫、钩虫等均有驱虫作用，对棘球蚴病、囊尾蚴病、旋毛虫病、华支睾吸虫病及并殖吸虫病等肠道外寄生病也有较好疗效。机制也与甲苯咪唑相似，主要是抑制蠕虫对葡萄糖的吸收，导致虫体糖原耗竭。用于驱钩虫、蛔虫、蛲虫、鞭虫、绦虫及粪圆线虫等，也可用于治疗囊虫病和旋毛虫病。不良反应较轻，常见的有头痛、头晕、恶心、嗜睡、乏力、口干、腹痛、腹泻等症状，不需处理可自行消失。有致畸和胚胎毒作用，孕妇及2岁以下小儿禁用。

左　旋　咪　唑

左旋咪唑（levomisole，LMS）对多种线虫有明显作用，尤其是对蛔虫的作用较强。可抑制虫体琥珀酸脱氢酶的活性，阻止延胡索酸还原为琥珀酸，使ATP生成减少，对虫体的能量供应减少，导致虫体肌肉麻痹，使虫体排出体外。主要用于蛔虫、钩虫及蛔虫和钩虫混合感染。此外，该药还可提高人的免疫功能，试用于类风湿性关节炎、系统性红斑狼疮及肿瘤的辅助治疗。本药偶可导致头晕、恶心、呕吐、腹痛、乏力、失眠和皮疹等，也可引起可逆性的血小板减少、粒细胞缺乏及光敏反应。肝肾功能不全者及孕妇禁用。

哌　嗪

哌嗪（piperazine）为常用的驱蛔虫和蛲虫药，临床常用的为枸橼酸盐。通过阻断虫体神经 – 肌肉接头处的胆碱受体，使神经冲动的传递受阻，蛔虫体肌麻痹，随粪便排出体外。对哺乳类动物骨骼肌的作用极为微弱。本药不良反应较少，过量时可引起恶心、呕吐、震颤、共济失调、眩晕、乏力、健忘等。孕妇禁用。

案例39-1　某患者居住于血吸虫病重疫区，10年前曾先后2次感染急性血吸虫病治疗。近2个月无诱因出现发热，体温39~40℃，发热前感畏寒，偶有寒战。查体：体温38.5℃，肝右锁骨中线肋下2.0cm，剑下4.0cm，质中，光滑，边整，有触痛及叩击痛；脾左锁骨中线肋下8.0cm，质中，光滑，有切迹。肝脏CT：慢性血吸虫肝病改变并脾巨大。肝穿刺活检：肝细胞广泛变性水肿，见淋巴细胞片灶浸润，部分肉芽组织增生，可见血吸虫虫卵。

思考：对该患者的诊断及依据是什么，临床应选择何种药物？

学习小结

抗疟药主要包括：① 用于控制症状的药物如氯喹；② 用于控制复发与传播的药物如伯氨喹；③ 用于控制病因性预防的药物如乙胺嘧啶。常用抗阿米巴药为甲硝唑，甲硝唑不仅可抗阿米巴而且对厌氧菌感染、滴虫性阴道炎等均有较好疗效。吡喹酮为常用的广谱抗血吸虫药和驱绦虫药，乙胺嗪为临床治疗丝虫病的首选药。

（彭求贤）

复习参考题

一、选择题

1. 下列药物对各类疟疾都有效的是
   - A. 青蒿素
   - B. 双氢青蒿素
   - C. 甲氟喹
   - D. 蒿甲醚
   - E. 氯喹

2. 控制疟疾症状的首选药物是
   - A. 奎宁

B. 氯喹

C. 甲氟喹

D. 青蒿素

E. 蒿甲醚

3. 下列可与蠕虫细胞内的微管结合抑制微管装配，抑制微管对葡萄糖的摄取和利用，导致糖原耗竭而引起虫体死亡的是

A. 氯喹

B. 甲硝唑

C. 甲苯达唑

D. 左旋咪唑

E. 吡喹酮

4. 下列药物治疗急性阿米巴痢疾和肠外阿米巴病疗效显著的是

A. 氯喹

B. 甲硝唑

C. 甲氟喹

D. 吡喹酮

E. 蒿甲醚

5. 常用的驱蛔虫和蛲虫药是

A. 乙胺嘧啶

B. 甲硝唑

C. 甲苯达唑

D. 奎宁

E. 哌嗪

答案：1. B；2. B；3. C；4. B；5. C

二、简答题

1. 简述氯喹的药理作用与临床应用。

2. 简述甲硝唑的药理作用与临床应用。

第四十章　抗肿瘤药

学习目标	
掌握	抗肿瘤药的分类；各类常用药的作用特点、临床应用及主要不良反应。
熟悉	抗肿瘤药的作用机制；肿瘤细胞的耐药机制。
了解	肿瘤细胞增殖周期动力学；抗肿瘤药的应用原则。

　　恶性肿瘤为当前全球较大的公共卫生问题之一，严重危害着人们的健康，已成为人类死亡的第一或第二杀手。据 WHO 国际癌症研究机构统计，2020 年全球新发病例达 1 929 万例，癌症死亡病例达 996 万例。我国 2020 年癌症新增病例 457 万，死亡病例 300 万。随着社会人口老龄化逐渐加剧，我国癌症发病率及死亡率仍不断上升，疾病负担极重。

　　目前恶性肿瘤的治疗主要采用药物化疗、外科手术、放射治疗和介入治疗等，其中药物治疗占有极为重要的地位，适用于多种类型的恶性肿瘤。药物治疗的主要优点是对播散和转移的肿瘤细胞均有杀灭作用，但传统细胞毒类药物选择性低、全身毒性大、易耐药、对免疫系统有抑制作用，远期效果不佳仍是大多数抗肿瘤药物不可避免的缺点。

　　近年来，随着肿瘤分子生物学技术的提高和对肿瘤发病机制认识的深入，新型抗肿瘤药如分子靶向药、单克隆抗体、细胞分化诱导剂、细胞凋亡诱导剂、抗肿瘤侵袭及转移药、抗肿瘤血管生成药、肿瘤耐药性逆转药及肿瘤基因治疗药等不断应用于临床并获得较好疗效。

第一节　肿瘤细胞增殖动力学及肿瘤细胞的耐药性

一、肿瘤细胞增殖动力学

　　几乎所有的肿瘤细胞都具有一个共同的特点，即与细胞增殖有关的基因被开启或激活，而与细胞分化有关的基因被关闭或抑制，从而使肿瘤细胞表现为不受机体约束的无限增殖状态。细胞增殖周期（cell reproductive cycle）是指肿瘤细胞从上一次有丝分裂结束，到下一次有丝分裂完成所经历的整个序贯过程，可分为 4 个连续的时相：① DNA 合成前期（G_1 期），自上次细胞分裂终结到开始合成 DNA，约占细胞增殖周期的 1/2；② DNA 合成期（S 期），主要合成新的 DNA，但仍继续合成 RNA 和蛋白质，占细胞增殖周期的 1/4~1/3；③ DNA 合成后期（G_2 期），DNA 合成停止，继续合成RNA和蛋白质，约占增殖周期的1/5；④ 有丝分裂期（M期），细胞的生物合成功能极低，细胞分裂成两个子细胞，子细胞可立即进入下一个增殖周期或进入静止期，约占细胞增殖周期的1/20。

从细胞生物学角度考虑，抑制肿瘤细胞增殖、诱导肿瘤细胞分化或促进肿瘤细胞死亡的药物均可发挥抗肿瘤作用。肿瘤细胞群包括增殖细胞群和非增殖细胞群（图40-1）。

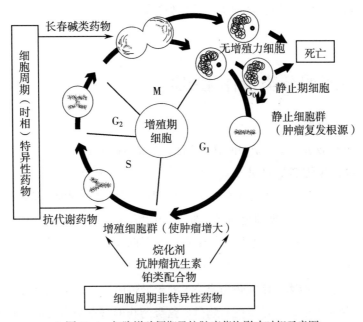

▲ 图40-1　细胞增殖周期及抗肿瘤药物影响时相示意图

1. 增殖细胞群　指正处于指数分裂增殖时期的细胞，它们对肿瘤的生长、播散和转移起决定性作用，这些细胞在全部肿瘤细胞中所占比率称为生长比率（growth fraction, GF）。增长迅速的肿瘤，GF较大（接近1）；反之，GF较小（0.01~0.5），GF是判断不同时期肿瘤细胞对药物敏感性的指标。一般肿瘤组织早期生长比较旺盛，GF较大，对药物敏感，如急性白血病及绒毛膜上皮癌等。当肿瘤组织发展到一定程度，生长变得缓慢，GF较小，对药物相对不敏感。所以，肿瘤化疗越早效果越好。

2. 非增殖细胞群　① 静止期细胞又称G_0期细胞，指暂不增殖而具有增殖能力的后备细胞，补充细胞周期中被药物杀灭的细胞，是肿瘤复发的根源；② 终末细胞：指无增殖力或已分化细胞及死亡细胞。

二、肿瘤细胞的耐药性

肿瘤细胞的耐药性（drug resistance）是指肿瘤细胞对抗肿瘤药物存在耐受性，使药物对肿瘤不能起到抑制或杀灭的治疗作用，是化疗失败的重要原因。肿瘤细胞耐药性分为：① 天然耐药性（nature drug resistance）或原发性耐药，指肿瘤细胞原本就对药物耐药，如处于G_0期的肿瘤细胞对大多数抗肿瘤药不敏感，许多非小细胞肺癌的肿瘤细胞具有这种原发性耐药；② 获得性耐药性（acquired drug resistance），又称继发性耐药，指经过一段时间的治疗后，肿瘤细胞对以往有效的药物产生耐受，从而使药物失效。当肿瘤细胞对使用的化疗药物产生获得性耐药性后，还可对其他多种结构和作用机制不同、从未接触过的化疗药物也产生不同程度耐药的现象，称为多药耐药（multidrug resistance, MDR）。肿瘤耐药性，尤其是多药耐药已成为肿瘤化疗的重大难题。

肿瘤耐药性产生的机制十分复杂，包括肿瘤细胞膜药泵蛋白将药物外排、胞内解毒系统活化、DNA修复异常、肿瘤凋亡通路阻滞及微环境改变等。

第二节　抗肿瘤药的分类及作用机制

一、抗肿瘤药的分类

目前常用抗肿瘤药较多，尚无统一的分类方法，主要有以下4种。

（一）根据药物作用的细胞周期

1. 细胞周期特异性药物　这类药物选择性作用于肿瘤细胞增殖周期中的某一时相，仅能杀灭该时相的肿瘤细胞，如作用于S期细胞的抗代谢药，作用于M期细胞的长春碱类药等，对G_0期及其他各期细胞不敏感。这些药物的特点是作用弱，对瘤细胞的杀伤作用有时间依赖性，抗肿瘤活性不随剂量的增加而增加。

2. 细胞周期非特异性药物　该类药物能杀灭处于增殖周期各时相的细胞，甚至包括G_0期细胞，如烷化剂、抗肿瘤抗生素及铂类配合物等。这类药物的特点是作用强，能迅速杀灭肿瘤细胞，杀伤作用呈剂量依赖性、在机体能耐受的限度内，其对肿瘤细胞的杀灭能力随药物剂量的增加而成倍增强。

（二）根据药物化学结构和来源

1. 烷化剂　氮芥类、乙烯亚胺类、亚硝脲类、甲烷磺酸酯类等。

2. 抗代谢物　叶酸、嘧啶、嘌呤类似物等。

3. 抗肿瘤抗生素　蒽环类抗生素、丝裂霉素、博来霉素类、放线菌素类等。

4. 抗肿瘤植物药　长春碱类、喜树碱类、紫杉醇类、三尖杉生物碱类、鬼臼霉素衍生物等。

5. 激素　肾上腺皮质激素、雌激素、雄激素等激素及其拮抗药。

6. 杂类　铂类配合物和酶等。

（三）根据药物的作用方式

1. 细胞毒类药物　细胞毒类抗肿瘤药即传统的化疗药物，主要通过抑制肿瘤细胞的DNA复制及有丝分裂，干扰肿瘤细胞周期，抑制肿瘤增殖或诱导肿瘤细胞的凋亡，达到治疗肿瘤的效果。

2. 非细胞毒类药物　指调节体内激素平衡或针对肿瘤分子病理过程的关键基因和调控分子等为靶点的药物。

（四）根据药物作用的生化机制

1. 干扰核酸合成的药物　主要有抗代谢药，如甲氨蝶呤、氟尿嘧啶、阿糖胞苷、羟基脲等。

2. 影响DNA结构与功能的药物　主要包括烷化剂、铂类、博来霉素、喜树碱及依托泊苷等。

3. 干扰转录过程和阻止RNA合成的药物　如放线菌素D、柔红霉素等。

4. 抑制蛋白质合成与功能的药物　如门冬酰胺酶、三尖杉酯碱、长春碱、紫杉醇等。

二、抗肿瘤药的作用机制

（一）细胞毒类药物的作用机制

1. 干扰核酸生物合成　干扰核酸生物合成的药物又称为抗代谢药，其化学结构与核苷酸的合成所必需的叶酸、嘌呤、嘧啶等相近，可通过阻止嘧啶类核苷酸、嘌呤类核苷酸的形成，或通过抑制相关酶的作用，而干扰核酸的生物合成。这类药物由于抑制了DNA合成，主要杀伤处于S期的肿瘤细胞，属于细胞周期时相特异性抗肿瘤药。

2. 直接影响DNA结构与功能　药物通过破坏DNA结构或抑制拓扑异构酶的活性，影响DNA复制和修复功能，引起DNA断链。这类药物由于直接损伤DNA，故对细胞周期各时相的细胞均有杀伤作用，其中氮芥、丝裂霉素甚至对处于非增殖状态的G_0期细胞也有杀伤作用，属于细胞周期非特异性抗肿瘤药。

3. 干扰转录过程和阻止RNA合成　药物可嵌入DNA碱基对之间，干扰转录过程，阻止mRNA的合成。由于与RNA、蛋白质合成有关的事件在细胞周期各时相均有发生，故这类药物对细胞周期各时相的细胞均有杀伤作用，属于细胞周期时相非特异性抗肿瘤药。

4. 干扰蛋白质合成与功能　① 干扰微管蛋白聚合功能，影响纺锤丝的形成，抑制细胞有丝分裂，主要杀伤处于M期的肿瘤细胞，属于细胞周期时相特异性抗肿瘤药；② 干扰核糖体功能；③ 干扰氨基酸供应等途径，干扰蛋白质的合成和功能。

5. 调节体内激素平衡　药物通过调节体内激素水平及其平衡状态从而抑制某些激素依赖性肿瘤。

6. 其他　药物通过对特异性酶、生长因子受体的抑制或阻断，或通过诱导肿瘤细胞分化等途径，抑制肿瘤细胞的异常增殖。

（二）非细胞毒类药物

1. 调节体内激素平衡　该类药物通过调节体内激素水平，纠正体内激素失调状态，以抑制激素依赖性肿瘤的生长。

（1）抑制激素转化：氨鲁米特能特异性结合、抑制芳香化酶，使后者不能将雄激素转化为雌激素，从而抑制乳腺癌的生长。

（2）直接作用或反馈作用：雌激素、雄激素、糖皮质激素等激素类可抑制某些肿瘤的生长。

2. 分子靶向治疗　分子靶向药物主要针对肿瘤发病机制中的关键靶点进行干预，以达到治疗肿瘤的目的。

（1）与肿瘤相关抗原结合：单克隆抗体药物如利妥昔单抗、替伊莫单抗、托西莫单抗、阿仑单抗可以结合肿瘤细胞膜分化相关抗原CD_{20}、CD_{52}等，曲妥珠单抗结合表皮生长因子受体（epidermal growth factor receptor, EGFR），贝伐珠单抗结合血管内皮生长因子，从而抑制肿瘤细胞增殖、诱导肿瘤细胞凋亡。

（2）抑制酪氨酸激酶活性：小分子化合物如伊马替尼、吉非替尼、舒尼替尼等抑制肿瘤细胞酪氨酸激酶活性，从而阻断肿瘤相关信号通路，抑制肿瘤生长。

3. 其他　重组人血管内皮抑素可以通过多种通路抑制肿瘤血管生成；维A酸通过诱导早幼粒细胞分化成熟而治疗急性早幼粒细胞白血病。

第三节　常用抗肿瘤药

一、细胞毒类抗肿瘤药

（一）干扰核酸合成的药物

本类药物与核酸合成所需物质如叶酸、嘌呤、嘧啶等化学结构相似，因此能竞争性抑制核酸代谢相关物质，从而干扰核酸合成，尤其是DNA的生物合成，阻止肿瘤细胞分裂和增殖，因此本类药物又称为抗代谢药。根据药物作用靶点不同进一步分为嘧啶核苷酸合成酶抑制药、二氢叶酸还原酶抑制药、核苷酸还原酶抑制药、DNA多聚酶抑制药、嘌呤核苷酸互变抑制药。

1. 嘧啶核苷酸合成酶抑制药

氟 尿 嘧 啶

氟尿嘧啶（fluorouracil, 5-FU）又称5-氟尿嘧啶，是尿嘧啶5位上氢被氟取代的衍生物，结构与胸腺嘧啶相似，为抗嘧啶代谢药物。

【体内过程】口服吸收不规则，首过效应明显，生物利用度低，常静脉注射给药。分布于全身组织，在肝和肿瘤组织浓度较高，能通过血脑屏障。在肝脏代谢，经肾和肺排出。

【药理作用及作用机制】5-氟尿嘧啶本身对肿瘤细胞无杀灭作用，必须在细胞内活化为5-氟尿嘧啶脱氧核苷酸（5F-dUMP），后者抑制脱氧胸苷酸合成酶，阻止脱氧尿苷酸（dUMP）甲基化转变为脱氧胸苷酸（dUTM），进而抑制DNA的生物合成，主要作用于S期细胞。另外，5-氟尿嘧啶在体内还可转化为5-氟尿嘧啶核苷，掺入RNA中干扰蛋白质的合成，故对其他各期的肿瘤细胞也有抑制作用。

【临床应用】5-氟尿嘧啶对多种肿瘤有效。主要用于治疗消化道肿瘤，如胃癌、结肠癌、直肠癌、胰腺癌、肝癌等；对乳腺癌、卵巢癌、绒毛膜上皮癌、恶性葡萄胎、宫颈癌、鼻咽癌、膀胱癌、前列腺癌和头颈部癌也有治疗作用。软膏局部应用可治疗皮肤癌。

【不良反应及用药注意事项】常见不良反应，如恶心、呕吐、食欲缺乏及口腔黏膜炎等；可引起骨髓抑制，表现为白细胞和血小板减少、贫血等，使用期间应该严格进行血象检查；还可引起脱发及皮肤色素沉着等；长期应用可见神经系统毒性；偶见肝、肾损害。由于本药对胎儿和婴儿存在潜在的致癌、致畸和致突变风险，女性妊娠初期三个月内和哺乳期禁用本药。

【药物相互作用】别嘌呤醇可减轻5-氟尿嘧啶的骨髓抑制，甲氨蝶呤、甲硝唑及四氢叶酸可影响5-氟尿嘧啶的抗癌作用和毒性。

卡 培 他 滨

卡培他滨（capecitabine）为5-氟尿嘧啶的衍生物，可口服给药。在肿瘤组织中通过胞苷脱氨酶、胸苷磷酸化酶转化为5-氟尿嘧啶而发挥作用。用于治疗结肠癌、乳腺癌及胃癌。

替 吉 奥

替吉奥（tegafur）为口服氟尿嘧啶衍生物类抗癌药，包括替加氟（5-氟尿嘧啶的前体药物）和吉美嘧啶、奥替拉西。口服给药后替加氟在体内转化为5-氟尿嘧啶而发挥作用。主要用于治疗胃癌，也可用于治疗头颈部癌、非小细胞肺癌、结肠癌、胰腺癌等。

2. 二氢叶酸还原酶抑制药

甲 氨 蝶 呤

甲氨蝶呤（methotrexate, MTX）又称氨甲蝶呤，化学结构与叶酸相似，为抗叶酸代谢药。

【体内过程】甲氨蝶呤在胃肠道吸收良好，血药浓度达峰时间为1小时，血浆蛋白结合率约为50%，半衰期约2小时。以肝、肾分布为主，不易通过血脑屏障。40%~90%以原形经肾脏排泄，少量通过胆汁从粪便排出，清除率个体差异大。

【药理作用及作用机制】甲氨蝶呤能竞争性抑制二氢叶酸还原酶，其抑制作用强大而持久，从而使二氢叶酸不能还原为四氢叶酸，造成 N^5, N^{10}-甲酰四氢叶酸生成不足，一碳单位转移受阻，影响了脱氧胸苷酸（dTMP）合成，导致DNA合成障碍。甲氨蝶呤对嘌呤核苷酸的合成也有抑制作用，干扰了RNA和蛋白质的合成，肿瘤细胞的分裂繁殖受阻，主要作用于S期细胞，属于周期特异性药物。另外，甲氨蝶呤还具有诱导细胞凋亡和抑制血管生成的作用。

【临床应用】甲氨蝶呤适用于各类型急性白血病，特别是急性淋巴细胞白血病，还可用于绒毛膜上皮癌、恶性葡萄胎、卵巢癌、睾丸癌及头颈部肿瘤等。此外，本药还可治疗一些免疫性疾病如银屑病、皮肌炎及类风湿性关节炎等。

【不良反应及用药注意事项】① 消化道反应：如口腔炎、溃疡性胃炎、出血性肠炎等；② 骨髓抑制：如白细胞、血小板减少及贫血；③ 大剂量可致肝肾损害：如黄疸、肝细胞坏死、肝硬化、高尿酸血症性肾病等，用药前3个月，每两周进行一次血常规、尿常规、肝肾功能检查，之后可1~3个月检查一次；④ 生殖毒性：妊娠早期应用可致畸胎或死胎，使用过甲氨蝶呤的患者，半年或1年后进行妊娠，哺乳期禁用。⑤ 其他：如脱发、皮炎等。

【药物相互作用】与磺胺类、水杨酸类药物合用，可增加游离的甲氨蝶呤的浓度；与乙醇或对肝脏有毒性的药物同服，可增加肝损害；甲氨蝶呤可增加抗凝作用，应慎与抗凝药同用。

培 美 曲 塞

培美曲塞（pemetrexed）为结构中含有以吡咯嘧啶基团为核心的多靶位抗叶酸制剂，可联合顺铂用于非小细胞肺癌的治疗，也可用于恶性胸膜间皮瘤。为减少毒性反应，应用本药治疗时应按要求服用低剂量叶酸或其他含叶酸的复合维生素制剂。

3. 核苷酸还原酶抑制药

羟 基 脲

羟基脲（hydroxycarbamide, HU）又称硫酸羟脲，为核苷酸还原酶抑制药。

【体内过程】口服吸收较快，血药浓度达峰时间为2小时，半衰期为3~4小时，易通过血脑屏障。主要在肝脏代谢，以尿素的形式经肾脏排泄。

【药理作用及作用机制】能抑制核苷酸还原酶的活性，阻止核苷酸（如胞苷酸、鸟苷酸、胸苷酸、腺苷酸）还原为相应的脱氧核苷酸，干扰嘌呤及嘧啶碱基的生物合成，进一步影响DNA的合成。属细胞周期特异性药物，主要作用于S期细胞。

【临床应用】主要用于慢性粒细胞白血病的治疗，也用于治疗急性白血病、真性红细胞增多症、头颈部肿瘤、黑色素瘤和卵巢癌等。

【不良反应及用药注意事项】① 骨髓抑制，如白细胞、血小板减少及贫血，防止药物引起严重的骨髓抑制；② 本药可以引起免疫抑制，故用药期间应避免接种疫苗，一般停药3个月至1年才考虑接种疫苗；③ 有诱变、致畸和致癌作用，孕妇和哺乳期妇女禁用。

【药物相互作用】羟基脲可干扰5-氟尿嘧啶转变为活性代谢产物5-氟尿嘧啶脱氧核苷酸（5F-dUMP）过程，两者合用须注意。

4. DNA多聚酶抑制药

阿 糖 胞 苷

阿糖胞苷（cytarabine, Ara-C）又称安西他滨，为胞苷及脱氧胞苷的类似物。

【体内过程】口服吸收量少，静脉注射后迅速分布到全身体液和组织细胞内，易通过血脑屏障，但达不到有效治疗浓度，治疗中枢神经系统肿瘤时常采用鞘内注射。在体内很快被胞苷脱氨酶代谢为阿糖尿苷而失活，经肾脏排泄。半衰期为2.5小时。

【药理作用及作用机制】阿糖胞苷在体内经脱氧胞苷激酶磷酸化后转化为二或三磷酸阿糖胞苷，前者能阻止二磷酸胞苷转化为二磷酸脱氧胞苷，后者能抑制DNA聚合酶的活性，也可掺入DNA中，从而影响细胞DNA的生物合成和功能；对RNA及蛋白质的合成也有弱的抑制作用。主要作用于S期细胞，属细胞周期特异性药物。

【临床应用】主要用于成人急性粒细胞白血病或单核细胞白血病；对急性淋巴细胞白血病、恶性淋巴瘤、肺癌、消化道癌、头颈部肿瘤也有效。对多数实体瘤无效。

【不良反应及用药注意事项】主要为骨髓抑制，应避免与其他有骨髓抑制作用的化疗药物同时使用；可见胃肠道反应、肝损害、结膜炎、皮疹、发热、血栓性静脉炎及中枢神经系统的损害等。由于本药可导致白细胞减少，停药后应定期复查血常规。

【药物相互作用】羟基脲能增强其抗肿瘤作用。四氢尿嘧啶核苷可增加其血药浓度，延长其半衰期，增强其抗肿瘤和骨髓抑制作用，合用时须注意。

吉 西 他 滨

吉西他滨（gemcitabine）为嘧啶核苷酸类似物，属于代谢类抗癌药，具有抗癌谱广、毒性低、与其他化疗药无交叉耐药且毒性反应无叠加等特点。主要用于非小细胞肺癌、胰腺癌、乳腺癌的治疗。

5. 嘌呤核苷酸互变抑制药

6-巯嘌呤

6-巯嘌呤（6-mercaptopurine, 6-MP）又称巯嘌呤，是腺嘌呤6位上的-NH$_2$被-SH取代的衍生物，为抗嘌呤代谢药。

【体内过程】口服胃肠道吸收不完全，有首过效应，生物利用度个体差异较大。静脉注射后，广泛分布于体内。主要在肝脏代谢，肾脏排泄。半衰期约50分钟。

【药理作用及作用机制】6-巯嘌呤在体内经酶的催化转化为硫代肌苷酸（TIMP），后者阻止肌苷酸转变为腺苷酸和鸟苷酸，干扰嘌呤代谢，影响DNA的合成。对RNA的合成也有抑制作用。主要作用于S期细胞，属细胞周期特异性抗肿瘤药。

【临床应用】主要用于儿童急性淋巴细胞白血病及慢性粒细胞白血病；对急性粒细胞及单核细胞白血病也有效；大剂量亦可用于绒毛膜上皮癌的治疗。

【不良反应及用药注意事项】常见的有骨髓抑制和胃肠道反应，偶见肝功损伤、高尿酸血症、间质性肺炎及肺纤维化等。有增加胎儿死亡及先天畸形的危险，故孕妇禁用。

【药物相互作用】与别嘌呤同服可抑制巯嘌呤代谢，明显地增加巯嘌呤的效能与毒性；与对肝细胞有毒性的药物同服时，有加重肝毒性的危险。

（二）破坏DNA结构与功能的药物

1. 烷化剂

氮 芥

氮芥（chlormethine, nitrogen mustard, HN_2）是最早应用于治疗恶性肿瘤的药物，属双功能基团烷化剂。

【体内过程】局部刺激性强，必须静脉注射给药，在体内迅速生成有高活性的季铵化合物而发挥作用。作用迅速而短暂（数分钟），在血中停留的时间只有0.5~1分钟，90%在1分钟内于血中消失。24小时内50%以代谢物形式排出，但对骨髓抑制却较久。

【药理作用及作用机制】对细胞增殖周期各时相均产生较强的细胞毒作用，对G_0期细胞也有明显的杀灭作用，属细胞周期非特异性药物。其作用机制为药物与鸟嘌呤7位氮呈共价键结合，使DNA链间或链内交叉联结，干扰DNA的复制，使肿瘤细胞生长繁殖受阻。具有高效、速效的特点。

【临床应用】主要用于恶性淋巴瘤，如霍奇金淋巴瘤及非霍奇金淋巴瘤等，尤其对纵隔压迫症状明显的恶性淋巴瘤患者，短期内可使症状缓解。腔内注射对控制癌症积液有较好疗效。

【不良反应及用药注意事项】主要为骨髓抑制，可引起显著的白细胞减少及血小板减少，严重者能使全血细胞减少；对局部组织的刺激作用较强，多次注射可引起血管硬化及血栓性静脉炎；其他不良反应有脱发、血栓性静脉炎、耳鸣、月经不调及男性不育等。

【药物相互作用】与长春新碱、丙卡巴肼、泼尼松合用可提高霍奇金淋巴瘤的治疗效果。

环 磷 酰 胺

环磷酰胺（cyclophosphamide, CTX）是将氮芥与磷酰胺基结合而成的化合物，为目前常用的烷化剂。口服吸收良好，生物利用度为75%~90%，血药浓度达峰时间为1小时，分布广泛，肿瘤组织和肝脏药物浓度较高，在肝脏代谢，经肾脏排泄。环磷酰胺为前药，体外无活性，在体内活化后才能产生抗肿瘤作用，对细胞增殖周期各时相细胞均有杀灭作用，属细胞周期非特异性药物。与其他烷化剂比，具有抗瘤谱广、选择性高、毒性较低的特点。环磷酰胺为前药，进入体后经肝转化为醛磷酰胺，在肿瘤细胞内分离出具有强大烷化作用的磷酰胺氮芥，与DNA发生烷化并形成交叉联结，影响DNA的功能，从而抑制肿瘤细胞的生长繁殖。环磷酰胺还有很强的免疫抑制作用。用于恶性淋巴瘤、急性白血病、慢性淋巴细胞白血病、多发性骨髓瘤、神经母细胞瘤、视网膜母细胞瘤、乳腺癌、卵巢癌、小细胞肺癌及软组织肉瘤等，也可作为免疫抑制药治疗非肿瘤疾病，如类风湿性关节炎、肾病综合征等。不良反应有脱发、骨髓抑制、出血性膀胱炎、胃肠道反应、心肌病变、肝损害、月经失调及精子减少等。

卡 莫 司 汀

卡莫司汀（carmustine, BCNU）又称卡氮芥、氯乙亚硝胺及氯乙亚硝脲，为亚硝脲类烷化剂。卡莫司汀脂溶性高，易通过血脑屏障，静脉给药后1小时进入脑脊液，主要在肝代谢，代谢产物经肾脏排泄。卡莫司汀通过烷化作用与DNA、RNA交叉联结，还可改变蛋白质及氨基酸的结构而发挥抗瘤作用。抗瘤谱较广，作用强而快，属细胞周期非特异性药物。主要用于中枢神经系统肿瘤，如恶性胶质细胞瘤、脑干胶质瘤、星形胶质细胞瘤及室管膜瘤等。对恶性淋巴瘤、骨髓瘤及黑色素瘤等也有一定疗效。常见骨髓抑制及胃肠道反应，还有皮肤色素沉着、静脉炎等。长期应用可产生肺间质或肺纤维化及肝、肾毒性等。偶见神经炎。

白 消 安

白消安（busulfan）又称马利兰（myleran），属甲烷磺酸类烷化剂，在体内解离后起烷化作用。口服吸收完全，血药浓度达峰时间为1～2小时。能迅速分布到各组织中，易通过血脑屏障，半衰期为2～3小时。经代谢后以甲烷磺酸形式经肾脏缓慢排泄。白消安的烷化作用点在DNA双螺旋链内的鸟嘌呤上，使DNA双链交叉联结，从而破坏DNA的结构。所产生的细胞毒作用主要为造血系统的抑制，对粒细胞最敏感，低剂量即有显著抑制作用，高剂量也抑制血小板和红细胞，对淋巴细胞也有弱的抑制作用。主要用于慢性粒细胞白血病的治疗，疗效显著，缓解率为80%～90%。对真性红细胞增多症及原发性血小板增多症也有一定疗效。常见骨髓抑制，可见肺纤维化、闭经或睾丸萎缩、皮肤色素沉着和高尿酸血症等。孕妇、哺乳期妇女禁用。

2. 影响DNA的抗生素

丝裂霉素C

丝裂霉素C（mitomycin C, MMC）又称自力霉素，是从头状链霉菌培养液中分离提取的一种抗肿瘤抗生素。

【体内过程】静脉注射后迅速分布到细胞内，心、肺、肾、肌肉等组织浓度较高，不易通过血脑屏障，肝脏代谢，肾脏排泄。

【药理作用及作用机制】具有广谱的抗肿瘤作用，对细胞周期中各时相细胞均有杀灭作用，属细胞周期非特异性药物。其化学结构中的乙酰亚胺及氨甲酰酯基团具有烷化作用，能与DNA的双链交叉联结，抑制DNA的复制；也可抑制RNA及蛋白质的合成。丝裂霉素C还有较强的抗菌作用，抗菌谱广，对革兰氏阳性和革兰氏阴性菌作用强，对立克次体及病毒也有作用。还具有免疫抑制作用。

【临床应用】用于消化道癌，如对胃癌、肠癌、肝癌及胰腺癌等疗效较好；对肺腺癌、乳腺癌、宫颈癌及绒毛膜上皮癌等也有效；还可用于恶性淋巴瘤、癌性胸腔积液、癌性腹水等。

【不良反应】毒副作用大，常见且发生率高的为骨髓抑制，表现为白细胞和血小板减少；还有消化系统反应及与剂量有关的肺毒性、心脏毒性和肾毒性；也可见肝损害、致畸、致癌作用。与多柔比星同时应用可使心脏毒性增加。鸟嘌呤及黄嘌呤可减弱丝裂霉素C的抗大肠埃希菌作用；维拉帕米可逆转其抗药性。

博 来 霉 素

博来霉素（bleomycin, BLM）又称争光霉素，是从轮状链霉菌培养液中提取的一种糖肽类抗生素。口服吸收差。须注射给药。在体内分布到肝、脾、肾等组织，尤以皮肤、肺及淋巴组织中较多，部分药物可通过血脑屏障。主要由肽酶水解，经肾脏排泄。博来霉素能与Cu^{2+}或Fe^{2+}络合，使氧分子转化为氧自由基，破坏DNA结构，使DNA单链或双链断裂，抑制DNA的复制，影响细胞的分裂繁殖，属细胞周期非特异性药物。主要用于治疗头、颈、口腔、食管、阴茎、外阴、宫颈等部位的鳞状上皮癌，也可用于淋巴瘤、睾丸癌和黑色素瘤的治疗。最常见和严重的不良反应为肺毒性，表现为间质性肺炎及肺纤维化；可引起发热、脱发、皮肤、黏膜及心血管系统反应；长期静脉注射可致静脉炎、血管闭塞及硬化等。与环磷酰胺、长春新碱、阿霉素或泼尼松合用可增强肺毒性。

3. 铂类配合物

顺 铂

顺铂（cisplatin, DDP）又称顺氯氨铂，为二价铂与一个氯原子和两个氨基结合成的金属配合物。

【体内过程】静脉注射后，广泛分布到肝、肾、肾上腺、前列腺及膀胱等组织，蛋白结合率90%，不易通过血脑屏障。原形及代谢产物经肾脏排泄。

【药理作用及作用机制】具有高效广谱抗肿瘤作用。进入体内后，氯解离，二价铂与DNA的嘌呤和嘧啶碱基交叉联结，进而破坏DNA的结构和功能，抑制DNA的复制，属细胞周期非特异性药物。大剂量可抑制RNA和蛋白质的合成。

【临床应用】主要用于非精原细胞性睾丸癌；对卵巢癌、绒癌、宫颈癌、膀胱癌、前列腺癌、肺癌、胃癌及头颈部肿瘤也有效，常与其他药物联合应用。

【不良反应及用药注意事项】最常见且严重的毒性反应是直接对肾小管的毒性而引起的肾功能损害。其他不良反应有消化道反应、骨髓抑制、周围神经炎、肝功能障碍、血清转氨酶增高、运动失调、大脑异常、球后视神经炎及耳毒性等。孕妇及哺乳期妇女禁用，严重肾功能损害患者禁用。

【药物相互作用】与氨基糖苷类抗生素、两性霉素B或头孢噻吩等合用，有肾毒性叠加作用；顺铂可延缓甲氨蝶呤及博莱霉素经肾脏排泄，导致毒性增加；与丙磺舒合用时，可致高尿酸血症；氨基糖苷类抗生素、呋塞米或依他尼酸等可增加该药的耳毒性。

卡 铂

卡铂（carboplatin, CBP）又称碳铂，为第二代铂类配合物，作用机制、适应证与顺铂相似。

其特点为抗瘤活性强，肾毒性、胃肠道反应、耳毒性及神经毒性等较低。对肺癌、卵巢癌、头颈部鳞状细胞癌及睾丸肿瘤有效，与顺铂有交叉耐药性。主要不良反应为骨髓抑制。

奥 沙 利 铂

奥沙利铂（oxaliplatin）为第三代铂类配合物，是以1，2-二氨基环己烷基团代替顺铂的铂类化合物，作用机制与其他铂类相似，与5-FU联合有协同作用，主要用于结直肠癌和肝细胞癌的治疗。

4. DNA拓扑异构酶抑制药

喜 树 碱 类

喜树碱类是从植物喜树的种子或根皮中提取的生物碱，包括喜树碱及其衍生物如羟喜碱。新型喜树碱的人工合成衍生物有拓扑替康（topotecan, TPT）和伊立替康。喜树碱类为 I 型DNA拓扑异构酶抑制药，主要作用于S期，属细胞周期特异性抗肿瘤药。

喜 树 碱

喜树碱（camptothecin, CPT）在体内外均有抗肿瘤活性，它特异性地抑制 I 型DNA拓扑异构酶，使DNA断裂，干扰DNA的功能，发挥细胞毒作用。还具有免疫抑制、抗病毒、抗早孕及改变皮肤表皮的角化过程等作用。主要用于胃癌、结肠癌、肝癌、肺癌的治疗；对绒毛膜上皮癌、头颈部肿瘤及急慢性淋巴细胞白血病也有较好疗效。主要不良反应为胃肠道反应、骨髓抑制、泌尿道刺激症状；还可见脱发、皮疹等。

羟 喜 树 碱

羟喜树碱（hydroxycamptothecin, HCPT）的抗瘤作用、作用机制与临床应用与喜树碱相似。其优点是抗瘤谱更广、活性更强、毒性较低。可用于原发性肝癌、胃癌、头颈部上皮癌、膀胱癌、直肠癌等的治疗。

拓扑替康、伊立替康

拓扑替康（topotecan, TPT）和伊立替康（irinotecan, CPT-11）都是半合成喜树碱类衍生物。前者具有广泛的抗瘤谱和较强的抗肿瘤活性，可用于小细胞肺癌，也可用于卵巢癌、慢性髓细胞白血病和骨髓发育不良综合征。后者可用于晚期大肠癌的一线治疗，也可用于术后辅助化疗，对肺癌、乳腺癌、胰腺癌等也有一定疗效。

依 托 泊 苷

依托泊苷（etoposide, VP16）又称鬼臼乙叉甙（苷），为鬼臼毒素的衍生物，但抗肿瘤作用机制完全不同。口服可吸收，血药浓度达峰时间0.5~4小时，亦可静脉给药，静脉注射后，血浆蛋白结合率达74%~90%，主要分布在胆汁、腹水、尿、胸腔积液和肺组织。大部分经肾脏排泄，少部分经粪便排泄。在体内外均有广谱抗癌作用。能抑制 II 型DNA拓扑异构酶的活性，干扰该酶对DNA链断裂的重新连接反应，导致DNA断裂，影响DNA的结构和功能。本药属细胞周期特异性药物，主要作用于S期细胞。主要用于肺癌及睾丸肿瘤的治疗；对急性白血病、恶性淋巴瘤、膀胱癌、前列腺癌、胃癌、绒毛膜上皮癌、卵巢癌、恶性葡萄胎等也有效。常与其他药物联合应用。常见骨髓抑制、胃肠道反应、脱发等不良反应；少见皮疹、红斑、瘙痒等过敏反应；也可出现发热、神经炎、心血管系统反应等。与阿糖胞苷、环磷酰胺、卡莫司汀有协同作用。

（三）干扰转录过程和阻止RNA合成的药物

放线菌素D

放线菌素D（dactinomycin D）又称更生霉素，是从链霉菌培养液中提取的一种多肽抗肿瘤抗生素。

【体内过程】口服吸收差，静脉注射后迅速分布到全身组织，肝、肾浓度较高，不易通过血脑屏障。多以原形缓慢经肾脏和胆汁排泄。

【药理作用及作用机制】放线菌素D能嵌入到DNA双链中相邻的鸟嘌呤和胞嘧啶碱基对之间形成复合物，阻碍RNA聚合酶对DNA的转录过程，干扰RNA和蛋白质的合成；也可抑制Ⅱ型DNA拓扑异构酶的活性，使DNA单链断裂，导致肿瘤细胞的生长繁殖受抑制。本药属细胞周期非特异性抗肿瘤药。

【临床应用】主要用于治疗肾母细胞瘤、恶性葡萄胎、绒毛膜上皮癌、恶性淋巴瘤、横纹肌肉瘤、睾丸肿瘤等。

【不良反应及用药注意事项】放线菌素D的毒副作用大，可出现胃肠道反应、骨髓抑制、静脉炎、脱发、色素沉着、肝肾损害、过敏反应、致畸及生殖系统的毒性等。孕妇、哺乳期妇女禁用。用药期间禁用活疫苗。

【药物相互作用】与氯霉素、磺胺类、氨基比林合用可加重骨髓抑制。与放射治疗同时应用，能提高放射敏感性，也可加重放射治疗降低白细胞和局部组织损害作用。与维生素K合用可减弱其作用。

多 柔 比 星

多柔比星（doxorubicin）又称阿霉素，为蒽环类广谱抗肿瘤抗生素。口服不吸收，须静脉注射，主要分布于心、肝、脾、肺及肾组织，不易通过血脑屏障，血浆蛋白结合率为75%。在肝脏代谢，某些代谢产物与心脏毒性有关。经胆汁和肾脏排泄。多柔比星体内、外均有较强的抗瘤作用，属细胞同期非特异性抗肿瘤药。通过嵌入DNA碱基对之间，并与其紧密结合，阻止DNA、RNA及蛋白质的合成。还能抑制Ⅱ型DNA拓扑异构酶的功能，阻止断裂DNA的再交联。通过抑制琥珀酸氧化酶及NADPH-氧化酶干扰线粒体的功能。主要用于急性白血病、恶性淋巴瘤、骨肉瘤及软组织肉瘤的治疗。对肺癌、膀胱癌、前列腺癌、肝癌、胃癌、食管癌、生殖器癌及头颈部肿瘤等多种实体瘤有效。常见不良反应为骨髓抑制、脱发、胃肠道反应；特殊严重的反应为心脏损害；还可引起发热、静脉炎、色素沉着及过敏反应等；偶见肝功能损害及蛋白尿。

表 柔 比 星

表柔比星（epirubicin）为多柔比星的同分异构体，广谱抗肿瘤抗生素。常用于治疗乳腺癌、恶性淋巴瘤、急性白血病、卵巢癌、软组织肉瘤、肺癌和胃癌等。

柔 红 霉 素

柔红霉素（daunorubicin, DRN）又称正定霉素，为第一代蒽环类抗肿瘤抗生素。静脉注射后分布至全身，特别是肾、脾、肺、肝和心脏较多，不易通过血脑屏障，可通过胎盘。在肝脏代谢，代谢产物及原形药经胆汁和肾脏缓慢排泄。抗瘤作用和作用机制与多柔比星相似，属细胞周期非特异性抗肿瘤药，但抗瘤谱窄，对实体瘤作用弱。主要用于治疗急性粒细胞白血病和急性淋巴细胞白血病，与多柔比星有交叉耐药性。骨髓抑制和心脏毒性较大，应注意观察血象和心电图的变化。

（四）抑制蛋白质合成与功能的药物

1. 干扰纺锤丝微管蛋白合成的药物

（1）长春碱类：包括从夹竹桃科植物长春花中提得的长春碱（vinblastine，VLB）、长春新碱（vincristine，VCR），以及长春碱的半合成衍生物如长春地辛（vindesine，VDS）长春瑞滨（vinorelbine，NVB）。

长 春 碱

长春碱（vinblastine，VLB）又称长春花碱。

【体内过程】口服吸收差，静脉注射后迅速分布于机体各组织，不易通过血脑屏障，蛋白结合率为80%。在肝脏代谢，大部分原形及代谢产物随胆汁排泄，少部分经肾脏排泄。

【药理作用及作用机制】长春碱属细胞周期特异性抗肿瘤药，主要作用于M期细胞。通过与微管蛋白特异性结合和装配，妨碍纺锤体的形成，使有丝分裂停止于中期；还可抑制细胞膜对氨基酸的转运和RNA聚合酶的活性，从而抑制RNA和蛋白质的合成。亦可作用于G_1期细胞，最终导致肿瘤细胞死亡。

【临床应用】主要用于治疗急性白血病、恶性淋巴瘤及绒毛膜上皮癌；对乳腺癌、卵巢癌、睾丸肿瘤、头颈部肿瘤、肾母细胞瘤及恶性黑色素瘤也有一定疗效。

【不良反应及用药注意事项】骨髓抑制强于长春新碱，停药后迅速恢复，可见胃肠道反应、神经系统毒性；也可引起脱发、失眠、头痛和直立性低血压及静脉炎等；长期应用可导致共济失调；孕妇及哺乳期妇女禁用。

长 春 新 碱

长春新碱（vincristine, VCR）又称醛基长春碱，药理作用、作用机制与长春碱相似，主要作用于M期，抑制细胞的有丝分裂，属细胞周期特异性抗肿瘤药。抗肿瘤作用强于长春碱，且抗瘤谱广，但神经毒性较大。主要用于儿童急性淋巴细胞白血病、恶性淋巴瘤等，其他与长春碱相同。与天冬酰胺酶、异烟肼合用可加重神经毒性。

长 春 地 辛

长春地辛（vindesine, VDS）又称长春花碱酰胺。抗瘤作用、作用机制与长春碱相似，但抗瘤谱较广、作用强，且与长春碱和长春新碱无完全交叉耐药性。毒性介于两者之间，骨髓抑制低于长春碱但高于长春新碱，神经毒性低于长春新碱但高于长春碱。临床主要用于治疗急性淋巴细胞白血病、慢性粒细胞白血病急性变；还可用于治疗肺癌、食管癌、乳腺癌、卵巢癌、恶性黑色素瘤、恶性淋巴瘤、肾母细胞瘤等。不良反应有骨髓抑制、神经毒性、脱发、发热、静脉炎等，胃肠道反应轻微，有生殖毒性及致畸作用，孕妇禁用。

（2）紫杉醇：紫杉醇（paclitaxel）又称泰素，是从短叶紫杉或红豆杉植物中提取的抗肿瘤有效成分，目前也可人工合成。静脉给药后可分布到各组织中，血浆蛋白结合率为89%~98%。主要在肝脏代谢，随胆汁经粪便排出（>90%），紫杉醇为新型抗微管药物，与其他抗肿瘤药的机制不同，它可以促进微管蛋白聚合，并抑制其解聚和保持稳定，使细胞内积聚大量的微管，干扰细胞的各种功能，特别是使细胞分裂停止于有丝分裂期，阻断了肿瘤细胞的分裂繁殖，属细胞周期特异性药物。体外实验证明紫杉醇还具有显著的放射增敏作用，可使细胞停止于G_2期和M期。主要用于卵巢癌和乳腺癌，对肺癌、肠癌、膀胱癌、黑色素瘤、头颈部肿瘤、淋巴瘤等也有一定疗效。

主要不良反应有：① 过敏反应，表现为支气管痉挛性呼吸困难、荨麻疹和低血压，发生于用药初期；② 骨髓抑制，表现为中性粒细胞及血小板减少；③ 神经毒性，主要表现周围神经病变；④ 心血管毒性，表现为低血压及心动过缓；⑤ 胃肠道反应较轻；⑥ 还可见肌肉关节疼痛、肝损害、脱发及静脉炎等。动物实验证实本药可影响胚胎生长，故孕妇禁用。与顺铂合用，可降低其清除率，加重骨髓抑制和神经系统毒性。与烟酰胺、维生素B_6、维生素B_1合用可预防神经毒性。

2. 干扰核糖体功能的药物 三尖杉生物碱是从三尖杉属植物的枝叶和树皮中提取的抗肿瘤有效成分，有三尖杉酯碱（harringtonine）、高三尖杉酯碱（homoharringtonine）、异三尖杉酯碱（isoharringtoine）和脱氧三尖杉碱（deoxyharringtonine）等17种。

三 尖 杉 碱

【体内过程】口服吸收迅速但不完全，主要为静脉注射，肾脏药物浓度最高，脑内最低，主要经肝脏代谢，经肾脏和胆道排泄。

【药理作用及作用机制】三尖杉碱抑制蛋白质合成的起始阶段，并使核糖体分解，释出新生肽链，但不影响mRNA及氨基酰–tRNA与核糖体的结合；还能抑制DNA聚合酶，干扰DNA合成，从而抑制蛋白质的合成，使肿瘤细胞的生长繁殖停止。属细胞周期非特异性抗肿瘤药。

【临床应用】主要用于各类型白血病及恶性淋巴瘤的治疗，对急性粒细胞白血病、急性单核细胞白血病和急性早幼粒细胞白血病的疗效较好，特别是白细胞低的患者。

【不良反应及用药注意事项】主要不良反应为骨髓抑制、胃肠道反应、脱发等。严重的为心脏毒性，表现为心动过速、心肌缺血甚至心力衰竭等。原有心律失常及器质性心血管疾病慎用本药；骨髓显著抑制、肝肾功能损害或肾尿素盐结石患者慎用。与多柔比星等蒽环类抗肿瘤药合用，可增加心脏毒性。

3. 阻止氨基酸供应的药物

门冬酰胺酶

门冬酰胺酶（asparaginase，ASP）又称左旋门冬酰胺酶（L-asparaginase），是从大肠埃希菌培养液中提取的抗肿瘤成分。

【体内过程】口服易破坏，静脉注射血药浓度明显高于肌内注射，肝、肾、淋巴组织中药物浓度较高，不易通过血脑屏障，尿中一般检测不到天冬酰胺酶。

【药理作用及作用机制】门冬酰胺是某些肿瘤生长所必需的氨基酸，但自身不能合成，必需依赖宿主提供。门冬酰胺酶能将细胞外液中的天冬酰胺水解成门冬氨酸和氨，使肿瘤细胞缺乏门冬酰胺，不能合成蛋白质，肿瘤的生长繁殖受抑制。正常细胞能自身合成门冬酰胺，故影响较小。

【临床应用】主要用于急性淋巴细胞白血病、急性粒细胞白血病、急性单核细胞白血病、慢性淋巴细胞白血病、霍奇金淋巴瘤及非霍奇金淋巴瘤、黑色素瘤等。

【不良反应及用药注意事项】常见的有过敏反应、肝损害、胰腺炎、食欲减退等。少见的有骨髓抑制、神经毒性、高血糖、高尿酸血症、精神症状、口腔炎、脱发等。糖尿病、痛风、肝功能不全、感染者慎用。本药可以引起免疫抑制，故用药期间避免接种疫苗，一般停药3个月至1年才考虑接种疫苗。

【药物相互作用】与泼尼松、促皮质素、长春新碱同时应用，可增强其致高血糖作用和神经毒性或心脏毒性。与甲氨蝶呤合用，可减弱甲氨蝶呤的抗肿瘤作用。

二、非细胞毒类抗肿瘤药

（一）调节体内激素平衡的药物

激素平衡失调与某些肿瘤的发生有关，如乳腺癌、甲状腺癌、宫颈癌、卵巢癌及睾丸等。应用激素或其拮抗药通过调节激素水平达到抑制肿瘤生长的目的。主要包括糖皮质激素类、雌激素类和抗雌激素类药、雄激素类和抗雄激素类药、孕激素类等。

糖皮质激素类药

常用于肿瘤治疗的糖皮质激素有泼尼松（prednisone）、泼尼松龙（prednisolone）和地塞米松（dexamethasone）等。糖皮质激素可作用于淋巴组织，诱导淋巴细胞溶解。主要用于急性淋巴细胞白血病的治疗，疗效好、显效快，但作用短、易产生耐药性。对慢性淋巴细胞白血病，在降低淋巴细胞数目的情况下，还可减少血液系统并发症。与抗叶酸、抗嘌呤药之间无交叉耐药性，常联合应用以增强疗效。由于糖皮质激素对其他肿瘤无效，且可能因为抑制机体免疫功能而导致肿瘤的扩散。因此在应用此类药物控制肿瘤引起的高热不退、毒血症状时，宜少量短期使用，症状缓解即可停药，并要慎重。

雌激素类及抗雌激素类药

常用于肿瘤治疗的雌激素类（estrogens）有己烯雌酚（diethylstilbestrol）及雌二醇（estradiol）等。通过抑制垂体减少脑垂体促间质细胞激素的分泌，从而使睾丸间质细胞分泌睾酮减少；还可减少肾上皮质分泌雄激素；直接对抗雄激素促进前列腺癌组织生长发育的作用。主要用于治疗前列腺癌；还可用于治疗晚期或停经5年以上的绝经期乳腺癌，机制未明。其他详见本书第二十七章。

他莫昔芬（tamoxifen）、雷洛昔芬（raloxifen）及托瑞米芬（toremifene）为选择性雌激素受体拮抗药，可与雌二醇竞争结合雌激素受体，形成稳定的复合物，干扰雌激素正常作用的发挥。同时还具有雌激素样作用。主要用于治疗某些乳腺癌和卵巢癌，雄激素受体阳性患者疗效较好。

雄激素类及抗雄激素类药

二甲基睾酮（methyltestosterone）、丙酸睾酮（testosteronepropionate）及氟羟甲酮（fluoxymesterone）等雄激素类药可抑制腺垂体分泌卵泡刺激素，使卵巢分泌激素减少，还可对抗雌激素的作用。主要用于晚期乳腺癌的治疗，特别对骨转移患者疗效更好；对绝经后的晚期乳腺癌患者疗效较绝经前好；对激素受体阳性者有效率较阴性者高。

氟他胺（flutamide）及尼鲁米特（nilutamide）为非甾体类抗雄激素药，能在靶组织内与雄激素受体结合，阻断二氢睾酮与受体的结合，从而发挥抗雄激素作用。主要用于治疗前列腺癌或转移性前列腺癌。不良反应有胃肠道不适、男子乳房女性化、阳痿、性功能减退、视力障碍和色觉障碍、肝损害、呼吸困难等。

孕激素类药物

甲羟孕酮（medroxyprogesterone, MPA）及甲地孕酮（megestrol）等孕激素类药为黄体酮的衍生物，其作用与黄体酮相似。主要通过负反馈作用抑制腺垂体分泌促性腺激素而抑制肿瘤生长。可用于肾癌、乳腺癌、子宫内膜癌、前列腺癌，可增强晚期癌症患者的食欲，改善全身状况。其他详见本书第二十七章。

芳香化酶抑制药

绝经后妇女由于卵巢不再产生雌激素，脂肪、肌肉和肝脏等组织中雄激素经由芳香化酶的作用转变为雌激素。氨鲁米特（aminoglutethimide）、来曲唑（letrozole）、阿那曲唑（anastrozole）、依西美坦（exemestane）可抑制芳香化酶，阻止雄激素转化为雌激素，降低雌激素水平，消除雌激素对肿瘤生长的刺激作用，从而抑制肿瘤生长。主要用于治疗绝经期和晚期乳腺癌。因此类药物可抑制肾上腺皮质激素的合成，也用于治疗皮质醇增多症。

（二）分子靶向药物

随着分子生物学技术的提高和从细胞增殖调控的分子水平对肿瘤发病机制的进一步认识，针对肿瘤发生发展关键因子的新型抗肿瘤药物逐渐开发上市，这些药物具有非细胞毒性和靶向性的特点，故区别于传统细胞毒性药物而称为分子靶向药物。

1. 单克隆抗体

曲妥珠单抗

曲妥珠单抗（trastuzumab）又称群司珠单抗，是一种重组DNA衍生的人源化单克隆抗体。该药能选择性地作用于人表皮生长因子受体-2（HER-2）的细胞外部位，抑制肿瘤细胞表面HER-2的过度表达，加速HER-2的内化和降解，从而阻断癌细胞的生长繁殖；还可通过抗体依赖性细胞介导的细胞毒作用，增强免疫细胞攻击和杀伤肿瘤的作用。主要用于治疗HER-2过度表达的转移性乳腺癌。不良反应有全身疼痛、胃肠道反应、呼吸困难、哮喘等；骨髓抑制及肝损害少见。

利妥昔单抗

利妥昔单抗（rituximab）又称美罗华，为鼠/人嵌合的单克隆抗体，是全球第一个被批准用于临床治疗非霍奇金淋巴瘤的单克隆抗体。该药能与纵贯细胞膜的CD_{20}抗原特异性结合，该抗原位于前B细胞和成熟B细胞，但在造血干细胞、后B细胞、正常血细胞或其他正常组织中不存在。该抗原在B细胞型非霍奇金淋巴瘤细胞高表达，占95%以上。与抗体结合后，CD_{20}抗原不发生内化或从细胞膜上脱落到周围环境中，不会作为游离抗原在血浆中循环。与B细胞上的CD_{20}结合并使B细胞溶解，其机制可能有补体依赖的细胞毒作用（CDC）和抗体依赖性细胞介导的细胞毒作用。还可增加耐药B细胞对某些化疗药物的再次敏感性。主要用于治疗复发或化疗耐药的B细胞型非霍奇金淋巴瘤。

2. 信号转导抑制剂

伊 马 替 尼

伊马替尼（imatinib）为2-苯基氨基嘧啶类化合物，属新型特异性酪氨酸激酶抑制剂。

伊马替尼在体内外均可在细胞水平上抑制Bcr-Abl酪氨酸激酶，能选择性抑制Bcr-Abl阳性细胞系细胞、费城染色体阳性（Ph+）的慢性髓性白血病（CML）和急性淋巴细胞白血病患者的细胞的增殖并诱导其凋亡；还可抑制血小板衍化生长因子（PDGF）受体、干细胞因子（SCF）及c-Kit受体的酪氨酸激酶，从而抑制由PDGF和干细胞因子介导的细胞行为。主要用于治疗慢性髓细胞性白血病（CML）急变期、加速期或干扰素治疗失败后的慢性期患者；对不能手术或发生转移的胃肠道间质肿瘤、小细胞肺癌和胶质母细胞瘤有效。本药耐受性好、不良反应轻，常见的有周围水肿、疲劳、水潴留、发热、畏寒等。肝药酶诱导剂或抑制剂可明显改变伊马替尼的血药浓度。

吉 非 替 尼

吉非替尼（gifitinib）是一种选择性表皮生长因子受体（EGFR）酪氨酸激酶抑制剂，此酶通常表达于上皮来源的实体瘤，在调节肿瘤细胞的增殖、分化和存活方面起重要作用。吉非替尼抑制EGFR酪氨酸激酶的活性，阻断肿瘤细胞的信号传递，抑制其生长繁殖。此外，还可抑制有丝分裂原激活的蛋白激酶活化，促进细胞凋亡，抑制肿瘤血管生成。主要用于既往接受过化疗或不适于化疗的局部晚期或转移性非小细胞肺癌（NSCLC）的治疗。最常见的不良反应为腹泻、皮疹、瘙痒、皮肤干燥及痤疮，还可引起间质性肺炎等。与利福平同时应用能降低血药浓度；与伊曲康唑（肝药酶抑制剂）合用，可增加血药浓度。

3. 细胞分化诱导剂

维A酸

维A酸（tretinoin）又称维甲酸，是体内维生素A的代谢中间产物，是维持生长发育不可缺少的物质。主要作用为抑制白血病细胞的增殖，诱导白血病细胞分化成熟；促进免疫细胞的增殖，增强免疫细胞对肿瘤细胞的杀伤作用，提高肿瘤细胞对化疗药物的敏感性；还可抑制肿瘤的侵袭和转移。维A酸的抗肿瘤机制尚不清楚，可能通过与受体结合调节细胞基因或酶的表达，使其活化或抑制而产生作用。用于治疗急性早幼粒细胞白血病；还可用于治疗皮肤病，如痤疮、扁平苔藓、白斑、毛发红糠疹、面部糠疹、银屑病、鱼鳞病、多发性寻常疣等。

4. 细胞凋亡诱导剂

亚 砷 酸

亚砷酸（arsenious acid）又称三氧化二砷，为细胞凋亡诱导剂。主要治疗急性早幼粒细胞白血病。作用机制尚不明确。有研究显示，三氧化二砷可显著抑制人肝癌细胞株SMMC-7721细胞生长，其机制与诱导肝癌细胞发生凋亡有关，且凋亡与用量及用药时间相关。用三氧化二砷处理的食管癌细胞株也出现明显的凋亡特征。本药用于急性早幼粒细胞白血病、慢性粒细胞白血病及慢性粒细胞白血病急变期，对肝癌、肺癌、胰腺癌、结肠癌、乳腺癌、宫颈癌、淋巴瘤也有效，放疗时应用可提高放疗效果，介入治疗及术中动脉灌注也可应用。主要不良反应有消化道不适、皮肤干燥、色素沉着、心电改变等，停药后可逐渐恢复。本药有剧毒，应在医生指导下使用。

5. 新生血管生成抑制剂

重组人血管内皮抑素

重组人血管内皮抑素（rh-endostatin）又称恩度，是从小鼠血管内皮细胞瘤的细胞培养液中分离得到。血管生成是肿瘤发生进展和转移播散的形态学基础，抗肿瘤血管生成已成为重要的治疗靶点。重组人血管内皮抑素通过抑制肿瘤内皮细胞的生长达到抑制肿瘤血管生成、诱导肿瘤细胞凋亡、防止肿瘤侵袭和转移的作用。主要与其他抗肿瘤药物联合治疗非小细胞肺癌，可明显提高疗效。

（三）肿瘤免疫治疗药物

伊匹木单抗

伊匹木单抗（ipilimumab）是一种重组人源化单克隆抗体，可与细胞毒性T细胞相关抗原-4（CTLA-4）结合。CTLA-4是T细胞活性的重要调节因子。伊匹木单抗是一种CTLA-4免疫检查点抑制剂，能够阻断CTLA-4通路诱导的T细胞抑制信号，增加活性效应T细胞的数量（能针对肿瘤细胞直接发起T细胞免疫攻击）；CTLA-4阻断也能降低调节T细胞功能，有助于抗肿瘤免疫应答增强。伊匹木单抗可选择性地耗尽肿瘤部位的调节T细胞，导致肿瘤内效应T细胞、调节T细胞的比例增加，从而导致肿瘤细胞死亡。用于治疗恶性胸膜间皮瘤，联合纳武利尤单抗用于不可手术切除的、初治的非上皮样恶性胸膜间皮瘤成人患者。

纳武利尤单抗

纳武利尤单抗（nivolumab）是一种针对程序性死亡1（programmed death-1，PD-1）受体的人源化单克隆抗体。T细胞表达的PD-1受体与其配体PD-L1和PD-L2结合，可抑制T细胞增殖和细胞因子生成。部分肿瘤细胞的PD-1配体上调，通过信号转导可抑制激活的T细胞对肿瘤的免疫监视。纳武利尤单抗是一种人类免疫球蛋白G_4（IgG_4）单克隆抗体（HuMAb），可与PD-1受体结合，阻断其与PD-L1和PD-L2之间的相互作用，阻断PD-1通路介导的免疫抑制反应，包括抗肿瘤免疫反应。主要用于治疗非小细胞肺癌、头颈部鳞状细胞癌、胃癌及恶性胸膜间皮瘤等。

帕博利珠单抗

帕博利珠单抗（pembrolizumab）为人源化PD-1单克隆抗体，其药理作用与纳武利尤单抗相似。主要用于黑色素瘤、非小细胞肺癌、食管癌等。

阿替利珠单抗

阿替利珠单抗（atezolizumab）为一种针对PD-L1的人源化单克隆抗体，通过阻断PD-1/PD-L1信号通路抑制肿瘤生长。用于治疗小细胞肺癌、非小细胞肺癌、肝细胞癌。

（四）其他抗肿瘤药

1. 抗体偶联药物（antibody-drug conjugates, ADCs） 是具有靶向性抗体和强细胞毒性药物偶联而成的一种新型抗肿瘤药，俗称"生物导弹"。ADCs利用抗体的特异性靶向作用，将药物分子运输到肿瘤组织，从而实现肿瘤杀伤作用。这种方法既能提高药物的组织特异性及抗肿瘤效果，也能降低对正常细胞的毒性，具有良好的应用前景。适应证包括淋巴癌、乳腺癌、尿路上皮癌等。

利妥珠单抗–美登素衍生物偶联物

利妥珠单抗–美登素衍生物偶联物（TDM-1）是经典的ADCs之一，由靶向肿瘤高表达抗原HER2的利妥珠单抗和细胞毒药物美登素衍生物偶联而成，可抑制微管形成，阻滞细胞周期而导致癌细胞死亡，成功用于HER2阳性的乳腺癌治疗。

2. 表观遗传药物 DNA甲基化、组蛋白乙酰化等表观遗传学改变与肿瘤的发生发展密切相关。目前，针对表观遗传靶点的药物主要包括组蛋白脱乙酰酶（histone deacetylase, HDAC）抑制剂及DNA甲基转移酶抑制剂等。

伏 林 司 他

伏林司他（vorinostat）又称伏立诺他，为HDAC抑制剂，诱导细胞分化，阻断细胞周期，抑制肿瘤生长。用于治疗其他两种系统疗法治疗时或治疗后病情进展，持续或复发的转移性皮肤T细胞淋巴瘤。严重不良反应有肺栓塞、深度静脉血栓、血小板减少和贫血等，常见不良反应有腹泻、疲乏、畏寒、恶心、食欲缺乏和味觉障碍等。

第四节 抗肿瘤药常见的不良反应及防治措施

根据药物毒性反应发生时间的远近，分近期毒性和远期毒性两类，又根据毒性反应的特点分为共有毒性和特殊毒性反应。

一、近期毒性

1. 共有毒性 为抗肿瘤药最常见、最普遍的毒性反应，主要有三种。

（1）骨髓抑制：多数抗肿瘤药均可抑制骨髓，表现为血细胞的减少，如白细胞、红细胞、血小板减少及全血细胞减少，特别是白细胞和血小板的反应最为敏感，常作为用药剂量的指标。防治措施：应定期检查血象，当白细胞计数低于3.0×10^9/L或血小板计数低于80.0×10^9/L时，应停药或更换骨髓抑制较轻的药物，如长春新碱、博来霉素等，并加用升高白细胞或血小板的药物，采取有效措施，积极对症治疗。

（2）消化道反应：大多数抗肿瘤药可引起消化道反应，如恶心、呕吐、食欲缺乏、腹痛、腹泻等，发生率及严重程度与剂量成正比，烷化剂、顺铂此反应较重。防治措施：可应用止吐药如甲氧氯普胺、昂丹司琼等。抗代谢药较常见的反应为消化道黏膜损伤，如口腔炎、咽喉炎、黏膜水肿、腹痛、腹泻、肠道黏膜溃疡等，严重者可出现消化道出血等，一般停药后可好转。

（3）皮肤毒性：如脱发，多见于烷化剂、蒽环类和植物来源的抗肿瘤药；皮肤出现红斑、皮疹及干燥，多见于博来霉素；色素沉着多见于氟尿嘧啶、环磷酰胺等。

2. 特殊毒性 特殊毒性常见于长期大量用药引起的内脏损伤。

（1）肺毒性：表现肺纤维化、肺间质蛋白渗出、呼吸困难、咳嗽等，多见于博来霉素及环磷酰胺等。用药期间应每3个月复查一次肺功能和胸片。

（2）肝毒性：如肝损害、黄疸、肝大等，多见于甲氨蝶呤、巯嘌呤、阿糖胞苷。应定期复查肝功能。

（3）心脏毒性：表现心肌损伤、心律失常、心力衰竭等，三尖杉碱、蒽环类及丝裂霉素多见。用药期间应严密监测心功能。

（4）肾及膀胱毒性：如环磷酰胺可致膀胱炎；顺铂、门冬酰胺酶可致肾小管坏死，引起血尿、蛋白尿等。应定期检查肾功能及复查尿常规。

（5）神经毒性：如长春碱可导致外周神经毒性，出现麻木、感觉异常等；门冬酰胺酶可引起大脑功能异常，出现精神错乱、谵妄等。停药后能逐渐恢复。

（6）免疫抑制及过敏反应：大多抗肿瘤药物均能抑制和杀伤免疫细胞，使机体的抵抗力下降而产生继发感染。多肽类化合物或蛋白质类抗肿瘤药，静脉注射后，易引起过敏反应。

二、远期毒性

远期毒性常发生于药物治疗的数月或数年后，包括：① 生殖毒性，如女性卵泡功能衰竭，导致不孕或畸胎；男性性欲减退，精子数量减少，生殖能力下降。烷化剂较多见。② 第二原发性肿瘤，抗肿瘤药如烷化剂有致突变和免疫抑制作用，有可能诱发第二原发性肿瘤。

第五节 抗肿瘤药的合理应用

应用抗肿瘤药应综合考虑药物的作用机制、细胞增殖动力学、不良反应及患者的状况等因素，设计合理的给药方案，以提高疗效，减少不良反应。

1. 根据细胞增殖动力学规律联合用药 即序贯疗法。对增长缓慢的实体瘤，因G_0期细胞较多，首先使用周期非特异性药物，杀灭增殖细胞和部分G_0期细胞，使瘤体缩小并驱动G_0期细胞进入增殖期，即所谓招募作用，然后再使用周期特异性药物杀灭S期或M期肿瘤细胞，反复几个疗程直至达到满意效果。相反，对增长迅速的肿瘤如急性白血病，宜先用杀灭S期或M期的周期特异性药物杀灭大量繁殖的瘤细胞，再用周期非特异性药物杀灭其他各期细胞，待G_0期细胞进入增殖期后，重复疗程，可收到满意效果。另外，首先应用周期特异性药物，使肿瘤细胞滞留于某一期，待药物作用消失后，细胞同步进入下一时期，经前一药物同步化作用后，再用作用于后一时期的药物，仍可收到满意效果。

2. 根据药物抗瘤谱和作用机制用药 胃肠道肿瘤常选用氟尿嘧啶、环磷酰胺等；鳞状细胞癌可用博来霉素、甲氨蝶呤等；肉瘤可用顺铂及多柔比星等。作用机制不同的抗肿瘤药物合用可增强疗效，如甲氨蝶呤和巯嘌呤合用。

3. 根据药物反应联合用药 毒性相同的药物不宜合用，以免增加毒性反应。

4. 根据病情确定给药方案 对病期较早、健康状况较好的患者，一般采用最大耐受量。目前多采用大剂量间歇疗法，临床效果优于小剂量连续给药，因为前者可杀灭更多的瘤细胞，间歇期也有利于造血系统等正常组织的修复与补充，有利于提高机体的免疫力和减少耐药性产生。

5. 个体化治疗 在肿瘤化疗中，无论是疗效还是毒性反应，都存在较大的个体差异。同种肿瘤，不同的化疗方案所使用的剂量有差异；不同的肿瘤，抗肿瘤药物的剂量也有差异；同一治疗方案，但不同制剂，给药剂量也不相同。因此，使用抗肿瘤药物应做到个体化，以提高疗效，降低毒性反应，提高患者的生活质量。

案例40-1　患者，女，67岁。因"进行性加重的呼吸短促伴咳嗽6个月"就诊。确诊为小细胞肺癌，按顺铂加紫杉醇的方案进行化疗，效果良好。两个疗程后，患者出现血尿、蛋白尿、白细胞计数（2.6×10^9/L）及血小板计数（75×10^9/L）降低等。

思考：患者血象改变的原因是什么？应用该化疗方案需注意什么？

学习小结

常用抗肿瘤药有细胞周期特异性药物，包括抗代谢药，如甲氨蝶呤能抑制二氢叶酸还原酶，氟尿嘧啶抑制胸苷酸合成酶，阿糖胞苷抑制DNA聚合酶，巯嘌呤抑制嘌呤核苷酸互变，羟基脲抑制核糖核苷酸还原酶；长春碱类，如长春碱等能抑制微管蛋白的功能；紫杉醇类，如紫杉醇等促进微管蛋白的聚合和解聚；喜树碱类，如喜树碱抑制Ⅰ型DNA拓扑异构酶的活性；鬼臼毒素类，如依托泊苷等抑制Ⅱ型DNA拓扑异构酶的功能。细胞周期非特异性药物，包括烷化剂，如环磷酰胺等；抗生素类，如丝裂霉素等；铂类配合物，如顺铂等；它们可直接破坏DNA的结构和功能，干扰转录过程及阻止RNA合成。常见的不良反应有骨髓抑制、胃肠道反应、脱发、不育、肝肾损害、致畸及致癌，耐药性也是肿瘤治疗失败的原因之一。

（彭求贤）

复习参考题

一、选择题

1. 甲氨蝶呤抗肿瘤的作用机制是
   - A. 阻止脱氧尿苷酸甲基化转变为脱氧胸苷酸
   - B. 阻止胞苷酸转变为脱氧胞苷酸
   - C. 阻止二氢叶酸转变为四氢叶酸
   - D. 阻止肌苷酸转变为腺苷酸
   - E. 抑制核苷酸还原酶

2. 对环磷酰胺疗效较好的肿瘤是
   - A. 乳腺癌
   - B. 恶性淋巴瘤
   - C. 卵巢癌
   - D. 肺癌
   - E. 绒癌

3. 对心脏毒性较大的药物是
   - A. 甲氨蝶呤
   - B. 博莱霉素
   - C. 柔红霉素
   - D. 长春碱
   - E. 阿糖胞苷

4. 顺铂的抗肿瘤作用机制是
   - A. 与DNA结合形成交叉联结，破坏DNA结构与功能
   - B. 阻止二氢叶酸转变为四氢叶酸
   - C. 阻止肌苷酸转变为腺苷酸
   - D. 干扰DNA拓扑异结构酶，破坏DNA结构
   - E. 抑制微管解聚，抑制有丝分裂

5. 最易引起神经毒性的抗肿瘤药是
   - A. 5-氟尿嘧啶
   - B. 甲氨蝶呤
   - C. 阿糖胞苷
   - D. 博莱霉素
   - E. 长春新碱

答案:1. C；2. B；3. C；4. A；5. E

二、简答题

1. 简述抗肿瘤药按作用的生化机制分类并举例说明。
2. 简述环磷酰胺的抗肿瘤作用机制、临床应用及不良反应。
3. 如何合理应用抗肿瘤药?

第四十一章　免疫调节药

	学习目标
掌握	常用免疫抑制药和免疫增强药的作用机制、特点及临床应用。
熟悉	免疫抑制药和免疫增强药的不良反应。
了解	免疫抑制药和免疫增强药的分类。

　　免疫系统包括免疫器官、免疫细胞和免疫分子，其主要功能为识别、清除和破坏异物，以维持机体内环境的稳定，可概括为免疫监视、免疫稳定和免疫清除。免疫系统主要通过固有免疫应答和适应性免疫应答过程来实现对机体免疫调节的功能。生理状态下，免疫应答是机体的一种保护性反应，对于抗肿瘤、抗感染、排除异物和废物、维持机体正常生理功能方面起着重要作用；在病理状态下，机体免疫系统的功能紊乱或缺陷时，产生过高或过低的免疫应答，或对自身组织产生应答，从而导致免疫性疾病。免疫调节药通过作用于免疫系统，影响机体的免疫应答和免疫病理过程，增强或抑制机体的免疫功能，从而使机体恢复稳态功能。

第一节　免疫抑制药

　　免疫抑制药（immunosuppressants）是一类对免疫系统有抑制作用，主要用于防治移植排斥反应和自身免疫性疾病的药物。包括：① 糖皮质激素类药，如泼尼松、泼尼松龙及地塞米松等；② 钙调磷酸酶抑制药，如环孢素、他克莫司等；③ 抗增殖药和抗代谢药，如吗替麦考酚酯、环磷酰胺、硫唑嘌呤等；④ 抗体类药；⑤ 其他。

一、糖皮质激素类药

　　糖皮质激素类药如泼尼松（prednisone）、泼尼松龙（prednisolone）、甲泼尼龙（methylprednisolone）等作为免疫抑制剂治疗免疫系统疾病已在临床广泛应用。糖皮质激素对免疫反应的多个环节均有抑制作用：干扰免疫应答的感应期，抑制巨噬细胞对抗原的吞噬和处理；作用于增殖分化期，干扰淋巴细胞的增殖分化，使淋巴细胞数目减少，免疫功能降低；抑制效应期免疫活性因子的生成和分泌，减轻效应期的炎症反应。现已证明糖皮质激素可抑制 $IL-6$、$IFN-\gamma$、$TNF-\alpha$ 等炎症基因及NF-κB、p38等炎症靶点的作用机制为许多组织细胞的胞质中含有与糖皮质激素特异性结合的受体。糖皮质激素与受体结合后，引起糖皮质激素受体活化，形成的糖皮质激素-受体复合物迅速进入细胞核，改变各基因表达及各靶蛋白合成。主要用于器官移植的排斥反应、自身免疫性疾病及变态反应性疾病。

二、钙调磷酸酶抑制药

钙调磷酸酶抑制药（calcineurin inhibitors, CNIs）是一类通过抑制钙调磷酸酶发挥免疫抑制作用的药物，包括环孢素、他克莫司等。

环　孢　素

环孢素（cyclosporin）又称环孢素A（cyclosporin A, CsA），是从真菌的代谢产物中获得的一种脂溶性的环状多肽，现已能人工合成。环孢素是第一个具有选择性的免疫抑制剂，也是目前临床上使用最广泛的免疫抑制剂之一。

【体内过程】可口服或注射给药，口服吸收慢且不完全，个体差异大，生物利用度20%~50%，3~4小时血药浓度达峰值，血液中50%和近7%的药物分别分布在红细胞和淋巴细胞，90%与血浆脂蛋白和其他蛋白结合。半衰期14~17小时。在肝脏代谢，大部分代谢产物通过胆汁排泄。在大多数组织中的累积浓度是血浆中的3~4倍。停药后在淋巴和髓系组织仍停留一段时间。

【药理作用】环孢素选择性抑制T细胞活化，通过抑制IL-2合成和减少IL-2受体的表达来减少T细胞的克隆增殖，使辅助性T细胞（T helper cell, Th）数量明显减少，并减少CD8$^+$细胞毒性T细胞的克隆增殖。也可通过影响干扰素的产生间接抑制自然杀伤细胞（NK细胞）。不影响吞噬细胞的功能，不产生骨髓抑制作用。环孢素与环孢素受体结合形成复合物，此复合物能选择性、可逆性抑制钙调磷酸酶或神经钙蛋白的活性，阻断活化T细胞核因子（nuclear factor of activated T, NFAT）的磷酸化，阻止NFAT进入细胞核，因而抑制T细胞活化及细胞因子如IL-2的基因表达。

【临床应用】

1. 器官移植　用于肾、肝、心、肺及骨髓移植的排斥反应。临床研究证明环孢素可明显降低急性排斥反应的发生率和感染率，显著提高移植器官的成活率；与糖皮质激素等免疫抑制剂合用可降低其毒性。

2. 自身免疫性疾病　用于治疗类风湿性关节炎、肾病综合征、系统性红斑狼疮及内源性葡萄膜炎等；局部用于银屑病及过敏性皮炎等。

【不良反应及用药注意事项】环孢素的不良反应发生率高，其严重程度与用药剂量、用药时间及血药浓度有关，但多具可逆性。

1. 肾毒性　为最常见的不良反应，可出现血清肌酐及尿素氮增高、肾小球滤过率降低等，应注意控制剂量，并进行肾功能监测。与肾毒性药物合用时应谨慎。老年患者慎用。

2. 肝损害　多见于用药早期，可出现高胆红素血症、转氨酶等升高和胆汁淤积等，减量后可部分缓解，应定期检测肝功能，严重肝损害者禁用。

3. 神经系统毒性　静脉给药或长期用药时最常见，轻者表现头痛、震颤、失眠、畏光和感觉迟钝；重者可出现运动不能、癫痫、瘫痪、神经痛、共济失调、昏迷等，减量和停药后可自行消失。

4. 继发感染 由于其免疫抑制作用，长期用药可继发病毒、真菌等感染，病死率较高，用药期间应注意感染征兆，一旦出现感染要进行有效的抗感染治疗，感染未控制的患者禁用。

5. 诱发肿瘤 有报道使用环孢素可使肿瘤的发生率较正常人高30倍，以淋巴癌和皮肤癌多见，应引起高度重视。

6. 其他 如胃肠道反应、过敏反应、多毛症、胰腺炎、牙龈炎、牙龈增生、高血压、高血糖、白细胞减少及生殖毒性等。

他 克 莫 司

他克莫司（tacrolimus）又称FK506，是从链霉菌培养液中提取的新型大环内酯类抗生素，具有较强的免疫抑制作用。可口服和注射给药，口服吸收快不完全，个体差异较大，食物可降低其吸收速率和吸收量，存在首过效应，血药浓度达峰时间为0.5~3小时，血浆蛋白结合率为75%~99%，半衰期为5~8小时，有效浓度维持12小时。本药抑制T细胞的活化并抑制细胞因子的形成（如IL-2、IL-3及INF-γ）和IL-2受体的表达，干扰T细胞依赖的B细胞产生抗体的能力；还能抑制嗜碱性粒细胞及肥大细胞释放组胺，阻止前列腺素D_2的合成，抑制5-HT及白三烯的生成。通过与胞浆蛋白FKBP12结合形成FKBP12-他克莫司复合物，它可特异性、竞争性与钙调磷酸酶结合并抑制其活性，导致T细胞内钙依赖性信号传导通路受阻，从而阻止IL-2等多种细胞因子的产生和T细胞的活化。

本药为肝、肾移植患者的首选免疫抑制药物，用于预防肝移植或肾移植术后的移植物排斥反应，治疗肝移植或肾移植术后应用其他免疫抑制药物无法控制的移植物排斥反应。他克莫司对肝有较强的亲和力，能促进肝细胞的再生和修复，显著降低急性排斥反应的发生率和再移植率。不良反应与环孢素相似，但发生率低，肝毒性较轻，高血压及血脂异常较少见，但也可引起肾毒性、神经毒性、生殖毒性、高血糖、高血钾、牙龈炎、牙龈增生及消化道反应等。

三、抗增殖药和抗代谢药

吗替麦考酚酯

吗替麦考酚酯（mycophenolate mofetil，MMF）又称霉酚酸酯，为青霉菌中获得的霉酚酸的酯类衍生物，是一种独特的具有免疫抑制作用的抗生素。与传统的抗代谢药甲氨蝶呤、硫唑嘌呤等相比具有疗效显著、不良反应轻等特点。

【体内过程】可口服或静脉注射。口服生物利用度为94%，血药浓度达峰时间为40~60分钟，血浆蛋白结合率为98%；在肝脏经葡萄糖醛基转移酶的作用迅速转化为霉酚酸（mycophenolic acid，MPA），最后代谢成无活性的霉酚酸葡糖醛酸苷（MPAG），部分随胆汁排入小肠，在细菌的作用下重新转化为MPA，被吸收入血形成肝肠循环，半衰期为16~17小时。90%以上的代谢产物可经肾小球滤过和肾小管分泌自尿液中排出，极少部分原形药随粪便排出。

【药理作用】吗替麦考酚酯为前药，进入机体迅速代谢为活性产物霉酚酸（MPA），通过非竞争性抑制嘌呤合成途径中的关键限速酶——次黄嘌呤核苷磷酸脱氢酶（inosine monophosphate dehydrogenase, IMPDH）的活性，阻断淋巴细胞内鸟嘌呤核苷酸（GMP）的合成，使DNA合成受阻，从而抑制T细胞和B细胞的增殖反应，抑制B细胞抗体形成和细胞毒T细胞的分化。对其他细胞仅有轻度抑制作用，与环孢素、硫唑嘌呤、环磷酰胺相比，较少发生骨髓抑制、肝肾损害及致癌作用。

【临床应用】

1. 器官移植　与糖皮质激素、钙调磷酸酶抑制药联用，预防接受同种异体肾、肝移植的患者的排斥反应，显著减少急性排斥反应。

2. 自身免疫性疾病　用于不耐受其他免疫抑制药或疗效不佳的系统性红斑狼疮、类风湿性关节炎、银屑病等自身免疫性疾病。

【不良反应及用药注意事项】与其他免疫抑制药相比，突出优点是安全性高，无明显的肝肾毒性。常见不良反应为胃肠道反应，如恶心、呕吐、腹泻、腹痛等，通过调整剂量即可减轻；也可引起贫血和白细胞减少，但多为轻度，通常发生在用药1~4个月，大多数病例在停药1周后缓解；机会感染轻度增加；可能诱发肿瘤。动物试验证明本药有致畸作用，故育龄妇女应用时要注意避孕。

硫 唑 嘌 呤

硫唑嘌呤（azathioprine, AZA）是6-巯基嘌呤的咪唑衍生物，为具有免疫抑制作用的抗代谢药。硫唑嘌呤在体内分解成6-巯基嘌呤，干扰嘌呤代谢，阻止肌苷酸转变为鸟苷酸和腺苷酸，抑制细胞免疫和体液免疫。硫唑嘌呤对T细胞的作用强，也可抑制NK细胞的效应，但不影响巨噬细胞的吞噬功能。常与其他药物如糖皮质激素联合应用于器官移植的排斥反应，单独应用治疗类风湿性关节炎、慢性活动性肝炎（与自身免疫有关的肝炎）等多种自身免疫性疾病，还可治疗原发性胆汁性肝硬化、急慢性白血病、后天性溶血性贫血、特发性血小板减少性紫癜等疾病。主要不良反应为骨髓抑制，此外尚有肝毒性、畸胎、胃肠道反应、皮疹等；可诱发感染和肿瘤。

西 罗 莫 司

西罗莫司（sirolimus）又称雷帕霉素，是一种大环内酯类免疫抑制剂，结构与他克莫司相似，但作用机制不同。口服后被机体迅速吸收；在健康志愿者中，单剂量口服后的平均血药浓度达峰时间约为1小时。在肾移植受者中，多剂量口服后的平均血药浓度达峰时间约为2小时。其免疫抑制活性比环孢素强数十倍，毒性低，用量小（每例患者2mg/d），且与环孢素有协同免疫抑制作用。西罗莫司能与亲免疫因子FK结合蛋白-12（FKBP-12）结合形成免疫抑制性复合物，该复合物可与哺乳动物靶蛋白（mTOR）结合并抑制其激活，从而抑制细胞因子引发的T细胞增殖，抑制细胞周期从G_1期进入到S期。适用于接受肾移植的患者，预防器官排斥反应。主要不良反应为骨髓抑制、肝毒性、腹泻、高甘油三酯血症、肺炎、头痛等。

环 磷 酰 胺

环磷酰胺（cyclophosphamide, CTX）是临床常用的抗肿瘤药物，也是强效免疫抑制药。本药在体外无活性，进入体内后在肝脏转化为醛磷酰胺，后者转运至组织形成磷酰胺氮芥而发挥免疫抑制作用。环磷酰胺对体液免疫与细胞免疫均有抑制作用，能非特异性杀伤抗原敏感性淋巴细胞，抑制其转化为免疫活性细胞；能选择性地作用于 B 细胞，对 B 细胞的抑制作用较 T 细胞强；不仅杀伤活化增殖的免疫细胞，而且能影响静止期淋巴细胞，使循环血中淋巴细胞数量减少；还能明显降低 NK 细胞的活性，但对已活化的巨噬细胞无影响。用于防治器官移植的排斥反应及长期应用糖皮质激素不能缓解的自身免疫性疾病。

<h3 style="text-align:center">来 氟 米 特</h3>

来氟米特（leflunomide）是人工合成的异噁唑类免疫抑制剂。本药口服后在肠壁和肝脏迅速转化成活性代谢产物，抑制二氢乳清酸脱氢酶的活性，阻断活化淋巴细胞的嘧啶的生物合成，抑制 T 细胞、B 细胞和非免疫细胞的增殖。抑制 NF-κB 的活化及其所调控基因（如 *IL-1* 和 *TNF*）的表达，此作用可能与本药治疗类风湿性关节炎有关。还能抑制环氧合酶-2 的活性而减少前列腺素的合成，并可抑制肥大细胞和嗜碱性粒细胞释放组胺。主要用于治疗类风湿性关节炎和狼疮性肾炎，也用于器官移植抗移植排斥反应。

四、抗体类药

<h3 style="text-align:center">利妥昔单抗</h3>

利妥昔单抗（rituximab）是一种靶向 B 细胞特异性抗原 CD20 的人-鼠嵌合单克隆抗体。能特异性地与 B 细胞跨膜抗原 CD20 结合，通过 Fc 受体 γ 介导的抗体依赖性细胞毒作用和吞噬作用、补体依赖的细胞毒性、诱导凋亡等多种方式破坏 B 细胞，从而使患者血液、骨髓和滑膜组织中 B 细胞溶解破坏。适用于治疗非霍奇金淋巴瘤和慢性淋巴细胞性白血病，自身免疫病如类风湿性关节炎等。不良反应为输液相关反应，如发热、寒战、恶心、呕吐、胸痛、头痛、关节肌肉痛、心律失常、低血压、呼吸困难等，也可引起过敏反应，如皮疹、瘙痒等；少数人有出血、粒细胞和血小板减少及贫血等。对本药及制剂中的辅料成分过敏者禁用。

<h3 style="text-align:center">贝利尤单抗</h3>

贝利尤单抗（belimumab）是针对可溶性 B 淋巴细胞刺激因子蛋白（BLyS，也称为 BAFF）的特异性人 IgG₁ λ 单克隆抗体，可阻断可溶性 BLyS 与其 B 细胞上的受体结合发挥作用。可抑制 B 细胞的存活，抑制 B 细胞分化为免疫球蛋白浆细胞。与常规治疗联合，适用于 5 岁及以上在常规治疗基础上仍具有高疾病活动的活动性、自身抗体阳性的系统性红斑狼疮及成人活动性狼疮性肾炎。主要不良反应包括感染、进行性多灶性白质脑病、静脉输液反应和超敏反应等。

<h3 style="text-align:center">抗淋巴细胞球蛋白</h3>

抗淋巴细胞球蛋白（antilymphocyte globulin, ALG）是用人的淋巴细胞、胸腺细胞或培养的免疫母细胞免疫动物获得的抗淋巴细胞血清经提纯后获得，为直接抗淋巴细胞的多克隆抗体。能与淋巴细胞结合，尤其易与 T 细胞结合，在补体的参与下，使淋巴细胞裂解，因此对细胞免疫抑制作用较强。其特点是对骨髓无毒性。适用于与其他免疫抑制剂联合应用治疗器官移植时的免疫排斥反应，特别是肾移植的患者，主要对急性排斥反应有效，对体液免疫所致的超急性排斥反应无效。还可用于治疗自身免疫性疾病，如肾小球肾炎、红斑狼疮、类风湿性关节炎、重症肌无力

等。静脉滴注可引起短时高热、寒战或伴关节痛、低血压、心率加快、呼吸困难等；静脉注射可引起局部疼痛及末梢血栓性静脉炎；可致过敏反应；长期应用可使机体免疫监视功能降低，可能诱发肿瘤。

抗人T细胞CD3鼠单抗

抗人T细胞CD3鼠单抗是直接针对人T细胞CD3抗原的鼠类单克隆抗体。通过与人T细胞抗原CD3结合，阻断抗原与抗原识别复合物的结合，抑制T细胞的活化及细胞因子的释放，进而抑制T细胞参与的免疫反应。用于治疗和预防肾、心、肝移植的急性排斥反应。不良反应主要为以高热、寒战、头痛、恶心、呕吐、腹痛、腹泻为特征的"细胞因子释放综合征"，也可引起过敏反应。

巴利昔单抗

巴利昔单抗（basiliximab）为一种鼠/人嵌合的单克隆抗体（IgG$_{1\kappa}$）。本药与IL-2受体的α亚单位（CD25）有高度亲和力，可阻止IL-2与其受体结合，阻滞IL-2介导的T细胞活化。用于预防肾移植后早期急性排斥反应，通常与其他免疫抑制剂联合应用。可引起恶心、便秘、尿路感染、水肿、高血压、头痛及高血钾。对本药过敏者禁用。

五、其他

雷公藤总苷

雷公藤总苷（tripterygium glycosides）又称雷公藤苷、雷公藤内酯，为卫矛科植物雷公藤（tripterygium wilfordii）去皮根的提取物。雷公藤总苷能诱导活化的淋巴细胞凋亡，抑制淋巴细胞的增殖，抑制IL-2和NF-κB等，因此具有较强的抗炎及免疫抑制作用。主要用于类风湿性关节炎、原发性肾小球肾病、肾病综合征、紫癜性肾炎、狼疮性肾炎、红斑狼疮、肌炎、强直性脊柱炎、自身免疫性肝炎等自身免疫性疾病，亦可用于白塞综合征、过敏性皮肤脉管炎、银屑病、麻风反应、皮炎和湿疹等。不良反应主要为胃肠道反应，一般可耐受；可能引起白细胞和血小板减少；可致月经紊乱及精子活力降低，数量减少。上述不良反应停药可恢复。孕妇忌服，老年有严重心血管病者慎用。

FTY720

FTY720为一新型免疫抑制药，最初起源于真菌辛克莱虫草及冬虫夏草，在体内被神经鞘氨醇激酶磷酸化为FTY720-P后，与淋巴细胞表面的鞘氨醇-1-磷酸受体（SIP-R）结合，从而改变淋巴细胞的迁移，促使淋巴细胞进入淋巴组织，阻止其离开淋巴组织进入移植物，从而起到免疫抑制作用。用于10岁及以上患者复发型多发性硬化（RMS）的治疗，也可与其他免疫抑制剂联合应用预防急性排斥反应。首次应用可能出现心动过缓、淋巴细胞减少等不良反应。

案例41-1　患者，男，46岁。因慢性肾衰竭接受了同种异体肾移植术。术后恢复良好，应用环孢素、泼尼松和硫唑嘌呤三联方案预防排斥反应。3个月后，患者出现咳嗽、呼吸困难而入院，诊断为双肺感染。

思考：该患者发生感染的原因何在？应如何处理？环孢素的主要不良反应有哪些？

| 理论与实践 | "不死的癌症"——系统性红斑狼疮 |

系统性红斑狼疮（systemic lupus erythematosus, SLE）是一种慢性多系统结缔组织疾病，可引起自体免疫耐受损伤，SLE症状一般是高度异质的，发病机制较为复杂，涉及遗传、表观遗传及环境等多因素的相互作用。SLE是患者的免疫系统出现了紊乱，对自己的身体进行免疫攻击导致一系列的症状甚至器官损伤。SLE表现形式多样，目前尚无治愈方法，仅能达到病情缓解，被称为"不死的癌症"。

SLE治疗原则为积极控制狼疮活动、改善和阻止脏器损害，基于个体年龄、性别、症状及生活方式等进行个性化治疗是最佳方案，临床上使用的药物治疗多以糖皮质激素和免疫抑制治疗为主。泼尼松、氢化可的松、甲基泼尼松和地塞米松是治疗SLE最常用的皮质激素类，但这类药物的副作用较大，不适用于长期使用，且仅限于严重患者使用。免疫抑制治疗药物有环磷酰胺、硫唑嘌呤、环孢素等。此外，由于B细胞耐受性的丧失在SLE的发生和维持中起着关键的病理作用，所以靶向B细胞的产生、相互作用和功能性治疗被认为是一种有前途的新策略，B细胞激活因子（BAFF）是一种天然存在的蛋白质，是B细胞发育为成熟血浆B细胞所必需的。贝利尤单抗是一种特异性识别和抑制BAFF生物活性的人源性单克隆抗体。2011年3月，贝利尤单抗在美国获得批准，用于治疗接受标准治疗的活动性、自身抗体阳性的SLE成年患者。

第二节　免疫增强药

免疫增强药（immunopotentiating drug）是一类能激活免疫细胞，增强机体免疫应答，提高机体免疫功能的药物，主要用于治疗免疫缺陷性疾病及某些自身免疫性疾病，也作为慢性难治性感染和肿瘤的辅助用药，包括：① 微生物制剂；② 细胞因子和多肽类；③ 化学制剂；④ 免疫检查点抑制剂（具体详见本书第四十章）。

一、微生物制剂

卡 介 苗

卡介苗（bacille Calmette-Guérin, BCG）又称结核菌素，是由减毒牛型结核分枝杆菌悬浮液制成的活菌苗，为非特异性免疫增强药。卡介苗具有较强的非特异性免疫刺激作用，可增强与其合用的各种抗原物质的免疫原性，发挥免疫佐剂作用，加速诱导免疫应答，提高细胞免疫和体液免疫功能。卡介苗可促进IL-1、IL-2、IL-4及TNF等多种细胞因子的产生；可促进T细胞增殖，可增强多种免疫细胞的活性，增强巨噬细胞的吞噬功能，增强抗体反应和抗体依赖性淋巴细胞介导的细胞毒性，增强天然杀伤细胞的活性。给动物预先或早期应用卡介苗，可阻止自发、诱发或移植肿瘤的生长，致部分肿瘤消退。卡介苗除用于预防结核病外，还用于急性白血病、黑色素瘤、肺癌和恶性淋巴瘤的辅助治疗。常见不良反应有寒战、高热及全身不适等，注射局部可见红斑、硬结和溃疡。有活动性结核病患者禁用。

二、细胞因子和多肽类

重组人白细胞介素-2

白细胞介素-2（IL-2）又称白介素-2、T细胞生长因子，是最早发现具有广泛生物活性的细胞因子。现在医用的IL-2为应用基因工程所生产的重组人白细胞介素-2（recombinant human interleukin-2，IL-2）。IL-2通过与相应细胞的IL-2受体结合发挥其生物活性作用：促进Th、Tc细胞增殖、分化和产生细胞因子；促进B细胞增殖分化和分泌抗体；活化巨噬细胞，增强NK细胞、细胞毒性T淋巴细胞（CTL）、抗体依赖性杀伤细胞（ADCC）和淋巴因子活化的杀伤细胞（LAK细胞）的杀伤活性；还可诱导干扰素的产生。IL-2具有抗肿瘤、抗感染、增强机体免疫功能等作用，用于治疗和辅助治疗各种恶性肿瘤、免疫缺陷症及感染性疾病。常见不良反应有畏寒、发热、乏力、厌食、恶心、呕吐、腹泻及皮疹等。高热、严重心肾功能不全、器官移植及对本药过敏者禁用。

重组人干扰素

干扰素（IFN）是宿主细胞受到病毒感染或干扰素诱导剂激发后产生的一类具有多种生物活性的糖蛋白，是重要的免疫调节因子，在非特异性和特异性免疫反应中都具有重要作用。主要分为IFN-α、IFN-β、IFN-γ三类，其中IFN-γ的免疫调节活性最强。IFN-α主要由单核-巨噬细胞产生，IFN-β主要由成纤维细胞产生，IFN-γ主要由活化的T细胞和活化的NK细胞产生。临床应用的IFN为重组人干扰素（recombinant human interferon，rhIFN）。干扰素具有抗病毒、抗肿瘤和免疫调节作用。干扰素通过与细胞膜干扰素受体结合而启动一系列细胞内反应，如诱导单核细胞2′5′-寡核苷酸合成酶，抑制细胞增殖，阻止病毒感染细胞中病毒的复制及一系列免疫调节作用，如增强巨噬细胞的吞噬功能和淋巴细胞对靶细胞的特异性细胞毒作用。新近发现干扰素还可抑制血管内皮细胞增殖，抑制肿瘤内新生血管生成。IFN-α和IFN-β具有共同的受体，因此两者无协同作用；而IFN-γ的受体与IFN-α和IFN-β的受体均不相同，故IFN-γ与IFN-α和IFN-β均有协同作用。干扰素是广谱抗病毒药，能抵抗几乎所有病毒引起的感染，如水痘、肝炎、狂犬病等病毒感染；还可用于治疗肿瘤，如某些白血病、多发性骨髓瘤、非霍奇金淋巴瘤、肾细胞癌等。常见不良反应有发热、疲乏、食欲下降、恶心、呕吐、头晕、流感样症状等；偶有嗜睡和精神错乱、呼吸困难、肝功能减退、白细胞减少和过敏反应等。严重心、肝、肾功能不全及自身免疫性疾病、甲状腺疾病、精神疾病和对本药过敏者禁用。

转 移 因 子

转移因子（transfer factor，TF）是从健康人白细胞中提取的一种多核苷酸和多肽小分子，无抗原性。TF可将细胞免疫活性转移给受体淋巴细胞，使后者转化、增殖、分化成致敏淋巴细胞，从而获得供体样免疫力，可使受体细胞免疫功能增强，但是不转移体液免疫，不起抗体作用。其作用可持续6个月，可起佐剂作用，用于抗感染药难以控制的病毒性或霉菌性细胞内感染（如带状疱疹、流行性乙型脑炎、白念珠菌感染、病毒性心肌炎等）的辅助治疗；也可作为恶性肿瘤的辅助治疗药物；也用于湿疹、血小板减少、多次感染综合征、慢性皮肤黏膜真菌病等免疫缺陷疾病。不良反应较少，少数患者可出现皮疹、瘙痒和一过性发热等反应，注射部位可产生疼痛。

胸　腺　肽

胸腺肽（thymopeptide）又称胸腺素（thymosin），是由胸腺分泌的一类促细胞分裂的多肽激素，临床常用的是从小牛胸腺中提取的一组小分子多肽。胸腺肽主要活性成分是由28个氨基酸组成的胸腺肽α1（Tα1），现已成功采用基因工程生物合成。胸腺肽可诱导造血干细胞发育为T细胞，还可调节成熟T细胞的多种功能，从而调节胸腺依赖性免疫应答反应；用于治疗各种原发性或继发性T细胞缺陷病（包括艾滋病），以及某些自身免疫性疾病、各种细胞免疫功能低下的疾病及肿瘤的辅助治疗。患者耐受性良好，少数可见恶心、发热、头晕、胸闷、无力等不良反应，偶有嗜睡，出现过敏反应的患者少。器官移植、胸腺功能亢进或胸腺肿瘤及对本药过敏者禁用。

三、化学制剂

左　旋　咪　唑

左旋咪唑（levomisole, LMS）是一种广谱、高效驱虫药，后发现其有免疫增强作用。左旋咪唑对正常机体免疫功能几乎无影响，但对免疫功能低下者可以促进其免疫功能恢复。左旋咪唑能恢复受抑制的B细胞、T细胞、单核细胞、巨噬细胞的功能。作用于T细胞，使被抑制的细胞免疫功能恢复正常；提高巨噬细胞和中性粒细胞的吞噬和趋化功能，增强杀菌作用；增强特异性淋巴细胞对肿瘤细胞的细胞毒作用，恢复肿瘤患者低下的免疫功能。左旋咪唑的作用机制可能与激活磷酸二酯酶，加快cAMP的分解，使淋巴细胞和巨噬细胞内的cAMP含量降低有关。本药用于某些疾病的辅助治疗，如结核病、肿瘤、免疫功能低下或缺陷患者的反复感染等，还可用于一些自身免疫性疾病的治疗。不良反应有胃肠道反应、神经系统反应、过敏反应等，偶见肝肾损害、粒细胞和血小板减少等。肝肾疾病、妊娠早期禁用。

异　丙　肌　苷

异丙肌苷（isoprinosine, ISO）为肌苷与二甲氨基异丙醇、对乙酰氨苯甲酸酯的复合物。能够增强PHA或抗原的免疫反应，促进T细胞的分化和增殖，促进IL-1、IL-2和干扰素的产生，恢复低下的免疫功能；对B细胞无直接作用，但可通过激活Th细胞或巨噬细胞而刺激B细胞分化和产生抗体。用于多种病毒感染，包括急性病毒性脑炎和带状疱疹等，以及某些自身免疫性疾病，还可用于肿瘤的辅助治疗、改善艾滋病患者的免疫功能。本药安全范围较大，未见明显不良反应。

> ◆ 问题与思考
> 左旋咪唑的不良反应有哪些？哪些人群禁用？

免疫调节药物主要包括免疫抑制药和免疫增强药。

免疫抑制药是一类对免疫系统有抑制作用药物，主要包括糖皮质激素类药、钙调磷酸酶抑制药（如环孢素、他克莫司）、抗增殖药和抗代谢药（如吗替麦考酚酯、环磷酰胺、硫唑嘌呤）、抗体类药（如利妥昔单抗、贝利尤单抗）。多用于防治自身免疫性疾病和器官移植的排斥反应；久用可诱发肿瘤和继发感染。

免疫增强药主要用于提高机体免疫功能，增强抗肿瘤、抗感染能力，用于治疗免疫缺陷性疾病、恶性肿瘤及难治性细菌和病毒感染的辅助治疗；常用药物有卡介苗、白细胞介素-2、干扰素、左旋咪唑等。

（李晓娟）

复习参考题

一、选择题

1. 下列不属于免疫调节药的是
   A. 长春新碱
   B. 卡介苗
   C. 环孢素A
   D. 糖皮质激素
   E. 干扰素

2. 环孢素A选择性抑制
   A. T细胞的有丝分裂期
   B. 巨噬细胞的活性
   C. T细胞活化
   D. B细胞活化
   E. NK细胞的活性

3. 目前临床应用的化学药物类免疫抑制药的作用特点不包括
   A. 诱发感染
   B. 诱发肿瘤
   C. 影响生殖功能
   D. 多数有非特异性抗炎作用
   E. 仅抑制异常免疫反应

4. 关于左旋咪唑错误的是
   A. 可以驱虫
   B. 对免疫功能低下者可以促进其免疫功能恢复
   C. 可以用于骨髓移植后的排斥反应
   D. 不良反应有胃肠道反应
   E. 可以作为免疫增强药

5. 关于吗替麦考酚酯，下列不正确的是
   A. 属免疫抑制药中的钙调磷酸酶抑制药
   B. 能选择性抑制T/B细胞增殖功能
   C. 与环孢素相比，淋巴瘤的发生率低
   D. 对肝肾无明显毒性
   E. 除用于器官移植和自身免疫性疾病外，尚可用于器官移植

答案：1. A；2. C；3. E；4. C；5. A

二、简答题

1. 环孢素主要有哪几种不良反应？

2. 免疫增强药主要用于治疗哪些疾病？

第四十二章 常见中毒及其解毒药

42章

学习目标

掌握	金属中毒解毒药二巯丁二钠、二巯丙磺钠、二巯丙醇、依地酸钙和青霉胺，氰化物中毒解毒药亚硝酸钠、硫代硫酸钠的药理作用、作用机制和临床应用。
熟悉	去铁胺、亚甲蓝的药理作用和临床应用；有机氟中毒的解毒药。
了解	金属中毒、氰化物中毒和有机氟中毒的机制。

第一节 金属中毒解毒药

常见的重金属（如铅、汞、铜、铬、银等）和类金属（如砷、锑、铋、磷等）中的金属离子可与机体细胞某些活性基团（—NH$_2$、—SH、—COOH等）结合，导致机体某些生物活性物质功能障碍，从而引起人体中毒。凡能与金属、类金属络合成稳定且可溶的络合物，并使之失去毒性的药物称为金属解毒药。金属中毒解毒药可分为巯基络合剂、氨基络合剂和去铁胺等其他络合剂。

一、巯基络合剂

二巯丁二钠

二巯丁二钠（sodium dimercaptosuccinate）肌内注射血药浓度迅速达到峰值，主要经肾脏排泄，半衰期短，无蓄积作用。其水溶液不稳定，必须新鲜配制。

【药理作用及作用机制】金属毒物可与组织细胞酶中的巯基结合，从而抑制酶的活性。本药的化学结构中含有两个巯基（—SH），与金属离子结合能力较细胞酶的巯基强，能结合成为不易解离的无毒的环状化合物，经肾脏排泄。既可防止含巯基的酶与金属离子结合，又能与巯基酶上的金属离子竞争性结合，使细胞酶得以恢复活性。但该药与金属离子结合后可重新解离，游离出来的二巯基化合物很快就被氧化，游离的金属仍能使患者产生中毒症状，故应反复用药至金属排尽为止。此外，该药属竞争性解毒剂，用药应早，量要足而不过量。

【临床应用】主要用于治疗酒石酸锑钾中毒，也可用于汞、砷、铅等中毒的解救，还用于肝豆状核变性的治疗，有排铜和改善症状的作用。

【不良反应及用药注意事项】毒性较小，常见的不良反应有口臭、恶心、头痛、头晕、胸闷、乏力及四肢酸痛等，注射速度过快较易发生或加重。有时出现过敏反应，少数患者可出现血清转氨酶升高。粉剂溶解后应立即使用，水溶液不稳定，不可久置，也不可加热。正常为无色或微红色，如为星土黄色或混浊，则不可用。

思政案例42-1
丁光生与重金属解毒药——二巯丁二钠

20世纪50年代，我国有1亿人口暴露在血吸虫病的风险中，当时一般采用酒石酸锑钾静脉注射治疗血吸虫病，但在治病救命的同时也极易引发锑中毒。中国科学院上海药物所药理室主任丁光生和他的同事在深入研究锑剂的毒性及其体内代谢的过程中，将合成巯锑钠的一个中间原料——二巯丁二钠开发成为解救重金属中毒的创新药。1958年4月26日，为了测定该药的毒性，丁光生率先自身试药，结果表明二巯丁二钠对人体是安全的。1965年12月，二巯丁二钠顺利通过成果鉴定，成为我国首创的重金属广谱解毒药物。1977年10月，二巯基丁二钠、注射用二巯基丁二钠被收录于《中华人民共和国药典》(1977年版，二部)；1991年，美国食品药品监督管理局批准二巯丁二酸用于儿童铅中毒。自此，二巯丁二钠成为第一个被美国仿制的中国新药。

二巯丙磺钠

二巯丙磺钠（sodium 2;3-dimercaptopropane sulfonate）肌内注射后30分钟血药浓度达峰值。进入体内后迅速分布于全身组织，主要存在于血液和细胞外液。主要代谢产物为四硫化合物，经肾脏排泄，半衰期约为1小时。作用机制与二巯丁二钠相似。主要用于治疗汞、砷中毒，对铅、铬、锑中毒也有一定疗效，也可用于肝豆状核变性的治疗。常用肌内注射量无明显不良反应；静脉注射过快可引起恶心、头晕、心悸等严重不良反应；偶见过敏反应，若出现剥脱性皮炎、过敏性休克，应立即停药。

二 巯 丙 醇

二巯丙醇（dimercaprol）是我国研制的解毒药，解毒效力比二巯基丙醇强，且毒性较小。口服不吸收。肌内注射后30~60分钟血药浓度达峰值，分布于全身，吸收与解毒于4小时内完成，经肾脏排泄。二巯丙醇因分子中含有两个活性巯基，所以与金属离子亲和力大，能夺取已与组织酶系统结合的金属离子，形成不易离解的无毒性络合物而经肾脏排泄，使巯基酶恢复活性，从而解除金属离子引起的中毒症状；可使肝豆状核变性患者铜排泄增多。用于砷、汞、铋、锑等重金属中毒解救；但治疗慢性汞中毒效果差。对锑中毒的作用因锑化合物的不同而异，能减轻酒石酸锑钾的毒性，而增加锑波芬与新斯锑波散等的毒性。能减轻镉对肺的损害，但因影响镉在体内的分布及排出，故增加了对肾脏的损害，在使用时要注意。还能减轻发泡性砷化合物战争毒气所引起的损害。也用于肝豆状核变性，特别对于慢性震颤初期疗效满意。有收缩小动脉的作用，可使血压上升，心跳加速，大剂量时能损伤毛细血管，使血压下降。还可引起恶心、头痛、流涎、腹痛、口咽部烧灼感、视力模糊、手麻等反应。对肝肾功能不良者忌用。可以碱化尿液减少络合物的离解而减轻肾损害。

青　霉　胺

青霉胺（penicillamine）为青霉素的水解产物，为含巯基的氨基酸。口服后约2小时血药浓度达峰值，分布于全身各组织，可通过胎盘；经肝代谢后主要经肾脏排泄；半衰期较长，可达90小时。青霉胺分子中含有的配位原子可与金属离子络合成可溶的络合物，迅速经肾脏排泄。对铜、汞和铅等金属有较强的络合能力；为治疗肝豆状核变性的首选药之一，对铅、汞、锌中毒亦有效；尚可用于类风湿性关节炎的治疗。不良反应较多，用药早期，部分患者可出现过敏反应，表现为发热、皮疹、白细胞减少、血小板减少，但嗜酸性粒细胞增多，必要时须迅速停药；长期或大剂量用药可导致视神经炎等；部分患者出现蛋白尿，少数患者可出现肾病综合征；用药6个月后，有的患者出现严重的肾病综合征。对青霉素过敏者禁用。

二、氨基络合剂

依地酸钙钠

依地酸钙钠（calcium disodium edetate）口服经胃肠道吸收少于5%，需静脉滴注给药。主要分布在细胞外液，脑脊液中浓度较低，仅为血浆浓度的1/20。在体内几乎不被代谢，主要以原形迅速经肾脏排泄。半衰期为20~60分钟。

【药理作用及作用机制】可与多种外源性或内源性的二价、三价金属离子络合形成可溶的金属络合物。凡是与依地酸–金属络合物的稳定常数大于依地酸–钙络合物的金属离子，均可置换依地酸钙钠中的Ca^{2+}，而与依地酸形成稳定的、可溶性的络合物经肾脏排泄，发挥解毒作用。但对汞、砷中毒无效。

【临床应用】为急、慢性铅中毒的首选特效解毒药，亦可用于铜、钴、镍、锰、镉等中毒，对放射性元素（镭、铀、钍等）也有解毒作用。单独使用该药效果欠佳，一般应与二巯丙醇合用。联合用药毒性小，铅经肾脏排泄加速，且铅中毒性脑病的神经后遗症发生率较低。

【不良反应及用药注意事项】较少见，偶有头晕、恶心、肌痛及乏力等。大剂量反复应用可损害肾小管，伴有少尿、蛋白尿等，严重者可出现急性肾衰竭。为避免血栓性静脉炎，溶液必须稀释后缓慢滴注。

三、其他络合剂

去　铁　胺

去铁胺（deferoxamine）口服吸收率小于15%，肌内注射后约30分钟达峰值；主要被血浆或组织中的酶代谢，迅速经肾脏（约70%）和胆道排泄；呈两相消除，半衰期α、半衰期β分别约为1小时和6小时。能与Fe^{3+}结合形成稳定的水溶性铁胺，经肾脏和胆道排泄。可少量移除运铁蛋白中的铁（10%~15%），但不能与血红蛋白或细胞色素中的铁离子络合。对其他金属离子亲和力极小。主要用于治疗急性铁中毒及慢性铁负荷过重（慢性铁中毒）。肌内注射可引起局部疼痛；静脉注射过快可引起低血压、心动过速、休克，也可出现腹泻、腿部肌肉震颤等症状；大量应用可致视听障碍；长期应用可出现发热、皮疹等。孕妇、3岁以下、严重肾功能不全及对本药过敏者禁用。

案例42-1　　　患者，男，42岁。银屑病3年，服用中药汤剂5个月后出现写字时手发抖、握拳无力，并伴有胸闷、肌力明显减退、睡眠障碍等症状和体征，无头痛、头晕。既往无系统性疾病，无遗传病史。查体：神志清，精神可，一般情况可，血压110/70mmHg。皮肤科情况：全身散在鳞屑性斑块，边界不清，皮肤增厚，间有少量红色粟粒大丘疹，无渗出、结痂。血生化和血、尿常规均正常。尿检：尿液中汞浓度263μg/ml，在中药汤剂中也检测到高浓度的汞。

思考：

1. 该患者可选用哪类解毒药？

2. 服用该类药物时应注意什么？

第二节　氰化物中毒解毒药

氰化物进入机体后迅速释放出氰离子（CN^-），CN^-可与细胞色素氧化酶的Fe^{3+}结合，从而使该酶活性受抑制，氧的利用受阻，导致细胞窒息、组织缺氧，引起中毒，严重中毒者可在吸入后立即丧失意识，1~3分钟内出现呼吸中枢麻痹而死亡。因此，氰化物中毒必须紧急抢救，争分夺秒。临床常用的解毒药主要有高铁血红蛋白形成剂和供硫剂等。

一、高铁血红蛋白形成剂

亚硝酸钠

亚硝酸钠（sodium nitrite）静脉注射后立即起效，作用维持约1小时。约60%在体内代谢，其余以原形经肾脏排泄。亚硝酸钠为氧化剂，可将血红蛋白中的Fe^{2+}氧化为Fe^{3+}，形成高铁血红蛋白（MHb）。高铁血红蛋白分子中的Fe^{3+}与CN^-的亲和力大于氧化型细胞色素氧化酶，可与游离的或已经与该酶结合的CN^-结合形成氰化高铁血红蛋白，防止或解除CN^-对此酶的抑制。但氰化高铁血红蛋白很快又逐渐解离出CN^-，因此本药对氰化物中毒仅起暂时性地延迟CN^-毒性的作用，尚需立即注射硫代硫酸钠，使氰化物转变成毒性较小的硫氰酸盐经肾脏排泄，临床常用亚硝酸钠-硫代硫酸钠联合疗法。治疗硫化氢中毒的机制与此相似。用于氰化物及硫化氢中毒的治疗。亚硝酸钠具有扩血管作用，可引起低血压、心动过速、头痛，甚至抽搐、晕厥等；剂量过大时，形成过多高铁血红蛋白，可致严重发绀、呼吸困难等。

亚甲蓝

亚甲蓝（methylene blue）静脉注射迅速起效，几乎不经代谢即经肾脏排泄。口服后可被胃肠道吸收，在组织内迅速还原成白色亚甲蓝，主要经肾脏排泄，少量经胆汁由肠道排泄。亚甲蓝为氧化还原剂，剂量不同对血红蛋白的作用不同。小剂量（1~2mg/kg）亚甲蓝可被体内还原型烟酰胺腺嘌呤二核苷酸磷酸（NADPH）还原为还原型亚甲蓝，后者可将高铁血红蛋白还原为血红蛋白，用于治疗高铁血红蛋白血症。大剂量（5~10mg/kg）亚甲蓝则发挥氧化作用，可用于治疗氰化物中毒，作用机制与亚硝酸钠相同，但作用较弱，也需与硫代硫酸钠联合应用。小剂量用于治疗由亚硝酸盐（烂白菜及腌渍不当的酸菜、咸菜等食用过量）、苯的氨基硝基化合物、伯氨喹、非那西丁等中毒所致的高铁血红蛋白血症。大剂量时用于治疗轻度氰化物中毒。本药不可皮下、肌内或鞘内注射，以免造成注射局部组织坏死及中枢神经系统损害。静脉注射过快可引起头晕、恶心、胸闷、腹痛等，剂量过大时上述症状加剧，还可出现血压下降、心律失常、意识障碍等。

二、供硫剂

硫代硫酸钠

硫代硫酸钠（sodium thiosulfate）口服不易吸收，静脉注射迅速分布到细胞外液，主要以原形经肾脏排泄。半衰期约为0.65小时。本药有活泼的硫原子，可作为供硫剂在硫氰酸酶的作用下与体内游离的或氰化高铁血红蛋白中的CN^-结合，形成毒性较低的硫氰酸盐排出体外。也能与砷、汞、铋、铅等金属离子结合，形成低毒的硫代物排出体外，但疗效不如依地酸钙钠等络合剂，较少应用。与高铁血红蛋白形成剂联合应用治疗氰化物中毒，也可单独应用治疗硝普钠过量中毒。偶见头晕、乏力、恶心、呕吐等，静脉注射速度过快时更易发生。本药不宜与亚硝酸钠混合注射。

第三节 有机氟中毒解毒药

有机氟类农药主要有氟乙酰胺、氟乙酸钠、甘氟等。氟乙酰胺为该类农药的典型代表，可通过皮肤、呼吸道和消化道进入机体引起中毒，主要损害神经系统、心血管系统。氟乙酰胺在体内经酰胺酶脱氢生成氟乙酸，后者与辅酶A结合形成氟乙酰辅酶A，再与草酰乙酸缩合生成氟柠檬酸，抑制乌头酸酶，从而阻碍三羧酸循环，导致三磷腺苷合成障碍和柠檬酸积聚。解毒药物包括乙酰胺、氟宁和硼砂等。

乙 酰 胺

乙酰胺（acetamide）口服极难吸收，肌内注射给药迅速分布于机体器官组织。乙酰胺是治疗有机氟农药中毒的有效解毒药，能延长氟乙酰胺中毒的潜伏期，减轻或解除其中毒的症状。解毒机制为乙酰胺与氟乙酰胺的结构相似，在体内竞争酰胺酶，使氟乙酰胺不能脱氨生成氟乙酸；同时乙酰胺自身脱氨后生成乙酸，后者可阻碍已形成的氟乙酸对三羧酸循环的破坏，恢复组织正常代谢功能。本药毒性低，使用安全，但肌内注射时局部疼痛，剂量过大或长期用药可引起血尿。临床应用时常与普鲁卡因（20~40mg）合用，以减轻疼痛。

学习小结

金属中毒解毒药可分为巯基络合剂、氨基络合剂和其他络合剂。二巯丁二钠和二巯丙磺钠通过防止含巯基的酶与金属离子结合、夺取已与酶结合的金属，形成稳定、无毒的水溶性复合物经肾脏排泄而发挥解毒作用，临床用于锑、汞、砷等金属中毒的解救。依地酸钙钠中的Ca^{2+}可被金属离子置换，并与依地酸形成稳定、可溶的络合物发挥作用，为急、慢性铅中毒的首选特效解毒药。氰化物中毒解毒药主要有高铁血红蛋白形成剂、供硫剂等。亚硝酸钠可通过促进Fe^{3+}形成，进而防止或解除CN^-对细胞色素氧化酶的抑制；硫代硫酸钠与体内游离的或氰化高铁血红蛋白中的CN^-结合，形成毒性较低的硫氰酸盐排出体外。临床常用亚硝酸类和硫代硫酸钠联合治疗氰化物中毒。有机氟化合物中毒常用乙酰胺、氟宁和硼砂等治疗。

（刘明妍）

复习参考题

一、选择题

1. 急、慢性铅中毒的首选特效解毒药是
   - A. 亚甲蓝
   - B. 依地酸钙钠
   - C. 硫代硫酸钠
   - D. 二巯丙醇
   - E. 二巯丁二钠

2. 用于氰化物中毒的解毒药是
   - A. 亚硝酸钠
   - B. 依地酸钙钠
   - C. 二巯丙磺钠
   - D. 青霉胺
   - E. 二巯丁二钠

3. 主要用于治疗酒石酸锑钾中毒的药物是
   - A. 亚硝酸钠
   - B. 青霉胺
   - C. 依地酸钙钠
   - D. 二巯丁二钠
   - E. 去铁胺

4. 用于氟乙酰胺和氟乙酸钠等有机氟化合物中毒的解毒药是
   - A. 亚硝酸钠
   - B. 青霉胺
   - C. 乙酰胺
   - D. 二巯丁二钠
   - E. 去铁胺

5. 可与高铁血红蛋白形成剂联合应用治疗氰化物中毒的药物是
   - A. 硫代硫酸钠
   - B. 亚硝酸钠
   - C. 乙酰胺
   - D. 二巯丁二钠
   - E. 去铁胺

答案：1. B；2. A；3. D；4. C；5. A

二、简答题

1. 简述金属中毒解毒药的分类及其代表药，各代表药的药理作用和临床应用。

2. 试述解救氰化物中毒采用亚硝酸类和硫代硫酸钠联合治疗的药理学依据。

推荐阅读

[1] 高血压药物治疗依从性共识修订联合专家委员会.提高高血压患者药物治疗依从性和改善血压控制中国专家共识.中华高血压杂志，2024，32（3）：205-213.

[2] 顾向应，林青，蔡晓辉，等.40岁及以上女性避孕指导专家共识.中华妇产科杂志，2020，55（4）：239-245.

[3] 国家消化系疾病临床医学研究中心（上海），中华医学会健康管理学分会，中华医学会核医学分会.幽门螺杆菌-尿素呼气试验临床应用专家共识（2020年）.中华消化杂志，2020，40（12）：797-802.

[4] 国家卫生计生委合理用药专家委员会，中国药师协会.心力衰竭合理用药指南（第2版）.中国医学前沿杂志（电子版），2019，11（7）：1-78.

[5] 基层医疗卫生机构合理用药指南编写专家组.成人社区获得性肺炎基层合理用药指南.中华全科医师杂志，2020，19（9）：783-791.

[6] 江西省卫生健康委员会药政食品处，江西省药学会，江西省医学会疼痛学分会，等.口服非甾体抗炎药临床镇痛综合评价与遴选标准专家共识.医药导报，2023，42（9）：1270-1280.

[7] 杨宝峰，陈建国.药理学.9版.北京：人民卫生出版社，2018.

[8] 杨俊卿，陈立.药理学.5版.北京：人民卫生出版社，2022.

[9] 中国医药教育协会真菌病专业委员会.两性霉素B不同剂型临床合理应用多学科专家共识（2024版）.中华内科杂志，2024，63（3）：230-257.

[10] 中华医学会结核病学分会.利奈唑胺抗结核治疗专家共识.中华结核与呼吸杂志，2022，45（10）：988-995.

[11] 中华医学会内分泌学分会，中国内分泌代谢病专科联盟.糖皮质激素类药物临床应用指导原则（2023版）.中华内分泌代谢杂志，2023，39（4）：289-296.

[12] 中华消化杂志编辑委员会.消化性溃疡诊断与治疗共识意见（2022年，上海）.中华消化杂志，2023，43（3）：176-192.

[13] 中华医学会消化病学分会胃肠激素与黏膜屏障学组.胃肠道黏膜保护临床专家共识（2021年，福州）.中华消化杂志，2021，41（12）：798-811.

[14] 中华医学会心血管病学分会，中国生物医学工程学会心律分会.抗心律失常药物临床应用中国专家共识.中华心血管病杂志，2023，51（3）：256-269.

[15] DU D, WANG K X, NEUBERGER A, et al. Multidrug efflux pumps: structure, function and regulation. Nat Rev Microbiol, 2018, 16 (9): 523-539.

[16] Writing Committee, MADDOX T M, JANUZZI JL J R, et al. 2021 update to the 2017 ACC Expert Consensus Decision Pathway for optimization of heart failure treatment: answers to 10 pivotal issues about heart failure with reduced ejection fraction: a report of the American College of Cardiology solution set oversight committee. J Am Coll Cardiol, 2021, 77 (6): 772-810.

索 引

克林霉素（clindamycin） 376

克仑特罗（clenbuterol） 266

克霉唑（clotrimazole） 406

口服给药（oral administration） 011

奎尼丁（quinidine） 237

奎宁（quinine） 428

快代谢型（extensive metabolizer, EM） 049

L

拉贝洛尔（labetalol） 098, 201

拉米非班（lamifiban） 296

拉米夫定（lamivudine） 415

拉莫三嗪（lamotrigine, LTG） 129

拉氧头孢（latamoxef） 371

来氟米特（leflunomide） 464

来曲唑（letrozole） 453

兰索拉唑（lansoprazole） 278

酪氨酸激酶受体（tyrosine kinase-linked receptor） 038

雷贝拉唑（rabeprazole） 278

雷公藤总苷（tripterygium glycosides） 465

雷洛昔芬（raloxifen） 452

雷尼替丁（ranitidine） 263

雷诺嗪（ranolazine） 239

离子障（ion trapping） 008

利巴韦林（ribavirin） 409

利多卡因（lidocaine） 104, 238

利福定（rifandin） 421

利福喷丁（rifapentine） 421

利福平（rifampicin） 419, 423

利格列汀（linagliptin） 348

利拉鲁肽（liraglutide） 348

利奈唑胺（linezolid） 399

利培酮（risperidone） 139

利托君（ritodrine） 309

利托那韦（ritonavir） 410, 412

利妥昔单抗（rituximab） 453, 464

粒细胞-巨噬细胞集落刺激因子（granulocyte-macrophage colony-stimulating factor, GM-CSF） 303

粒细胞集落刺激因子（granulocyte colony-stimulating factor, G-CSF） 302

联合用药（drug combination） 046

链激酶（streptokinase, SK） 297

链霉素（streptomycin） 383, 420

两性霉素B（amphotericin B） 403

量反应（graded response） 030

量效关系（doseeffect relationship） 029

量效曲线（dose-effect curve） 029

林可霉素（lincomycin） 376

磷酸二酯酶抑制药（phosphodiesterase inhibitor, PDEI） 218

零级消除动力学（zero order elimination kinetics） 021

硫代硫酸钠（sodium thiosulfate） 474

硫利达嗪（thioridazine） 137

硫脲类（thioureas） 336

硫喷妥钠（thiopental） 109

硫酸镁（magnesium sulfate） 130, 285, 288, 309

硫糖铝（sucralfate） 281

硫唑嘌呤（azathioprine, AZA） 463

柳氮磺胺吡啶（sulfasalazine, SASP） 398

罗格列酮（rosiglitazone） 346

罗红霉素（roxithromycin） 375

罗哌卡因（ropivacaine） 105

罗沙替丁（roxatidine） 263

罗通定（rotundine） 174

螺内酯（spironolactone） 188

洛贝林（lobeline） 181

洛伐他汀（lovastatin） 248

洛吉肝素（logiparin） 293

洛莫肝素（lomoparin） 293

洛哌丁胺（loperamide） 286

洛索洛芬（loxoprofen） 160

铝碳酸镁（hydrotalcite） 276, 281

氯吡格雷（clopidogrel） 295

氯丙嗪（chlorpromazine） 135

氯氮䓬（chlordiazepoxide） 119

氯氮平（clozapine） 139

氯胺酮（ketamine） 109

氯法齐明（clofazimine） 424

氯化铵（ammonium chloride） 272

氯磺丙脲（chlorpropamide） 345

氯解磷定（pralidoxime chloride, PAM-CL） 078

氯喹（chloroquine） 427

新斯的明（neostigmine） 075

兴奋（excitation） 026

性激素（sex hormones） 324

胸腺素（thymosin） 468

胸腺素 α_1（thymosin α_1） 410

胸腺肽（thymopeptide） 468

雄激素（androgen） 324

熊去氧胆酸（ursodeoxycholic acid） 287

溴己新（bromhexine） 272

溴隐亭（bromocriptine） 150

选择性（selectivity） 027

选择性雌激素受体调节药（selective estrogen receptor
modulators, SERMs） 327

Y

亚胺培南（imipenem） 370

亚甲蓝（methylene blue） 473

亚砷酸（arsenious acid） 454

亚硝酸钠（sodium nitrite） 473

亚油酸（linoleic acid, LNA） 257

烟碱（nicotine） 056

烟酸（nicotinic acid） 254

烟酸肌醇酯（inositol nicotinate） 254

盐皮质激素包括醛固酮（aldosterone） 321

氧氟沙星（ofloxacin） 396

氧化亚氮（nitrous oxide） 108

氧三尖杉碱（deoxyharringtonine） 451

氧头孢烯类（oxacephems） 371

药理效应（pharmacological effect） 026

药理学（pharmacology） 001

药物（drug） 001

药物不良反应（adverse drug reaction, ADR） 028

药物代谢动力学（pharmacokinetic） 006

药物相互作用（drug interaction） 046

药物效应动力学（pharmacodynamics, PD） 026

药物转运体（drug transporter） 009

药物作用（drug action） 026

药用炭（medicinal charcoal） 287

叶酸（folic acid） 301

液状石蜡（liquid paraffin） 285

一级消除动力学（first order elimination kinetics） 019

一室模型（one-compartment model） 019

伊布利特（ibutilide） 241

伊伐布雷定（ivabradine） 219, 242

伊立替康（irinotecan, CPT-11） 448

伊马替尼（imatinib） 454

伊匹木单抗（ipilimumab） 455

伊曲康唑（itraconazole） 406

伊托必利（itopride） 283

伊维菌素（ivermectin） 434

依地酸钙钠（calcium disodium edetate） 472

依法韦伦（efavirenz） 412

依赖性（dependence） 045

依米丁（emetine） 432

依那普利（enalapril） 198

依那普利拉（enalaprilat） 199

依诺肝素（enoxaparin） 293

依普利酮（eplerenone） 211

依替米星（etimicin） 384

依托泊苷（etoposide, VP16） 448

依托度酸（etodolac） 160

依托红霉素（erythromycin estolate） 375

依托咪酯（etomidate） 110

依西美坦（exemestane） 453

依折麦布（ezetimibe） 252

胰蛋白酶（trypsin） 273

胰岛素（insulin） 342

胰岛素类似物（insulin similitude） 344

胰酶（pancreatin） 282

遗传多样性（genetic diversity） 049

遗传药理学（pharmacogenetics） 049

乙蔗酚（stilbestrol） 325

乙胺丁醇（ethambutol） 420

乙胺嘧啶（pyrimethamine） 430

乙胺嗪（diethylcarbamazine） 434

乙琥胺（ethosuximide） 128

乙酰半胱氨酸（acetylcysteine） 272

乙酰胆碱酯酶（acetylcholinesterase, AChE） 054

乙酰胆碱酯酶抑制药（acetylcholin-esterase inhibitors,
AChEI） 059

乙酰胺（acetamide） 474

乙酰砷胺（acetarsol） 433

乙酰唑胺（acetazolamide） 184, 189

乙溴替丁（ebrotidine） 263

异丙肌苷（isoprinosine, ISO） 468